Wolfgang Klimm

Endodontologie

Παντα ρει.
Alles fließt.

(nach *Heraklit* um 550 – 480 v. Chr.)

Wolfgang Klimm

Endodontologie

Grundlagen und Praxis

Mit Beiträgen von Stephan Gäbler und
Gabriele Viergutz sowie unter Mitarbeit
von Michael Arnold und Isolde Natusch

Deutscher Zahnärzte Verlag DÄV GmbH Köln

Deutscher
Zahnärzte
Verlag

DÄV GmbH

Die Deutsche Bibliothek – CIP-Einheitsaufnahme

Klimm, Wolfgang:
Endodontologie: Grundlagen und Praxis / Wolfgang Klimm – Köln:
Dt. Zahnärzte-Verl., DÄV GmbH, 2003
ISBN 3-934280-13-7

Prof. Dr. med. Wolfgang Klimm
Direktor der Poliklinik für
Zahnerhaltung
Zentrum für Zahn-, Mund-
und Kieferheilkunde
Universitätsklinikum
Carl Gustav Carus Dresden
Fetscherstraße 74,
01307 Dresden

Dr. med. dent. Stephan Gäbler
vormals Klinik und Poliklinik für
Mund-, Kiefer- und
Gesichtschirurgie
Zentrum für Zahn-, Mund-
und Kieferheilkunde
Universitätsklinikum
Carl Gustav Carus Dresden
Fetscherstraße 74,
01307 Dresden

Dr. med. Gabriele Viergutz
Abteilung für Kinderzahn-
heilkunde
Zentrum für Zahn-, Mund-
und Kieferheilkunde
Universitätsklinikum
Carl Gustav Carus Dresden
Fetscherstraße 74,
01307 Dresden

Hinweis

Medizin und Zahnmedizin sind in ständiger Entwicklung begriffen. Der Fortschritt der Wissenschaft führt permanent zu neuen Erkenntnissen. Der Leser dieses Buches ist daher gehalten, Therapieempfehlungen, insbesondere Angaben zur Dosierung von Medikamenten, in eigener Verantwortung zu prüfen. Zwar verwenden Autoren, Herausgeber und Verlag größte Mühe darauf, dass der Inhalt des Buches dem Wissensstand bei der Abfassung entspricht, Änderungen sind jedoch grundsätzlich möglich. Die Entscheidung für eine bestimmte Therapie liegt letztlich in der Verantwortung des behandelnden Arztes bzw. Zahnarztes.

Die im Text genannten Präparate und Bezeichnungen sind zum Teil patent- und urheberrechtlich geschützt. Aus dem Fehlen eines besonderen Hinweises bzw. des Zeichens® darf nicht geschlossen werden, dass kein Schutz besteht.

© 2003 Deutscher Zahnärzte Verlag DÄV GmbH Köln
Internet: http://www.zahnheilkunde.de
Programmleitung: Manfred Schmidl
Satz: Deutscher Ärzte-Verlag GmbH, 50859 Köln
Druck/Binden: Kösel, Kempten
Printed in Germany

Die Endodontologie gilt als integrale wissenschaftliche Disziplin der Zahnerhaltungskunde und Bestandteil des zahnärztlichen Curriculums. Sie ist die Lehre von Gesundheit und Krankheit des Pulpa-Dentin-Systems sowie der peri- und interradikulären Gewebe. Ausgehend von ihren morphologisch-physiologischen Grundlagen befasst sie sich mit der Diagnostik, Prävention und Therapie der Erkrankungen und Verletzungen der genannten Gewebe. Dabei dürfen Entwicklungsstörungen nicht unberücksichtigt bleiben. Die Endodontie ist gleichsam der praktische Kern der Endodontologie.

Somit wendet sich das vorliegende Fachbuch an den Studierenden, Wissenschaftler und praktisch tätigen Kollegen. Letzteren möchte es als „Generalisten" und „Spezialisten" ansprechen. Folglich soll es der Aus-, Weiter- und Fortbildung gleichermaßen dienen und das problemorientierte Lernen unterstützen.

Diese „Endodontologie" ist als Rückblick, Standortbestimmung und Ausblick konzipiert. Sie verfolgt eine Reihe von Intentionen:

- Würdigung der Wegbereiter der modernen Endodontologie und Bewahrung von Bewährtem
- Integration neuer Erkenntnisse der Naturwissenschaften und Medizin in die Ätiologie, Pathogenese, Diagnostik, Prävention und Therapie der Erkrankungen von Pulpa und apikalem Parodont
- Darstellung der struktur- und molekularbiologischen Grundlagen der Endodontie
- Berücksichtigung der europäischen Qualitätsrichtlinien endodontischer Behandlung, der Qualitätsrichtlinien der Schweizerischen Zahnärzte-Gesellschaft, der Undergraduate Curriculum Guidelines for Endodontology der European Society of Endodontology und der Erkenntnisse der beweisgestützten (evidence-based) Zahnmedizin
- Darlegung allgemeiner Voraussetzungen für eine erfolgreiche Endodontie: Qualifikation und Spezialisierung, Indikation und Kontraindikation, Standardisierung, Rationalisierung und Visualisierung, Asepsis und Antisepsis

- Abhandlung der ätiologisch-pathogenetischen, histopathologischen, histobakteriologischen und diagnostischen Grundlagen der endodontischen Therapie
- Vermittlung einer präventionsorientierten, pulpaerhaltenden und gewebeschonenden Endodontie
- Orientierung auf praktikable Verfahren und sinnvolles Handeln angesichts der Flut teilweise spektakulär propagierter Methoden und Instrumente
- Ausblick auf potentielle molekularbiologische Therapieansätze der modernen Endodontie.

Bei der Darstellung des vielschichtigen Inhalts in Wort und Bild wurde besonderer Wert auf Systematik, Verständlichkeit und Nachvollziehbarkeit gelegt. Die detaillierten Behandlungssystematiken sollen dem Leser Schritt für Schritt einen sicheren Weg zum endodontischen Behandlungserfolg weisen.

Für die hilfreiche Unterstützung der Arbeit am Buch sei den Damen Dipl.-Ing. *M. Staat*, OA Dr. *I. Natusch*, Prof. Dr. *G. Hetzer*, *G. Oßwald*, *G. Bellmann* und Dr. *B. Helbig* sowie den Herren Dipl.-Stom. *M. Arnold*, Dr. *G. Buchmann*, Prof. Dr. *R. Koch*, Prof. Dr. *Th. Kriegel*, Prof. Dr. *W. Pfister*, Prof. Dr. *D. Kunze* und Dr. *Th. Klinke* aufrichtig gedankt.

Dresden und Leipzig, Januar 2003
Hermann Wolfgang Klimm

Inhalt

Inhalt

Inhalt

1

Struktur- und molekularbiologische Grundlagen der Endodontie

H. W. Klimm

„Die klinische Relevanz oraler Strukturbiologie ergibt sich aus der Tatsache, dass das Verständnis des Aufbaus, der Funktion und der Möglichkeiten pathologischer Entgleisung oraler Gewebe grundlegend für Diagnostik, Prävention und klinisch-praktisches Handeln ist."

(H. E. Schroeder 1982)

1.1 Morphogenese der Zähne

Jeder Zahn entsteht durch Interaktionen von
Zellen des Ektoderms und Ektomesenchyms.

Das Wunder Zahnentwicklung beginnt 4 bis 6
Wochen nach dem Eisprung (*Schroeder* 1982). Zu
diesem Zeitpunkt hat der Embryo eine Scheitel-
Steiß-Länge von 7–11 mm (*Schumacher* 1990,
Schroeder 2000). Das Epithel des Stomodeums
(primitive Mundhöhle) senkt sich in das darunter
liegende embryonale Bindegewebe. Durch verstärkte Zellteilung verdickt sich das Epithel zum
primären Epithelband (Abb. 1). Dieses ist der
Ursprung der **Vorhof-** und **Zahnleiste**. Aus der
Vorhofleiste entwickelt sich das Vestibulum.

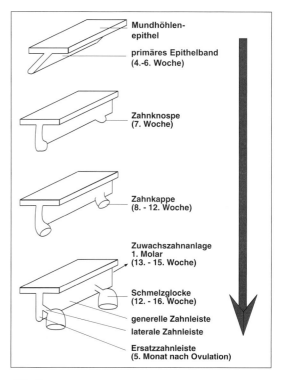

Abb. 2
Schematische Darstellung der Zahnentwicklung im
Knospen-, Kappen- und Glockenstadium (Modifikation
nach *Taatz* 1980)

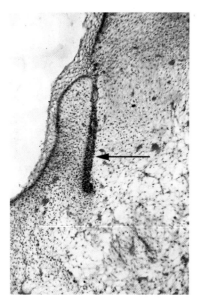

Abb. 1
Primäres
epitheliales
Band als
erstes
Zeichen der
Zahnent-
wicklung
(Pfeil)

1.1.1 Anlagen der Milchzähne

Die Milchzähne (i_1, i_2, c, m_1, m_2) entwickeln sich
aus der **generellen Zahnleiste** (Abb. 2). Aus ihr
sprossen seitwärts durch Zellvermehrung pro
Kiefer 10 epitheliale Gebilde, die jeweils 3 Stadien
durchlaufen: das **Knospen-**, **Kappen-** und
Glockenstadium (*Leche* 1896) (Abb. 3).

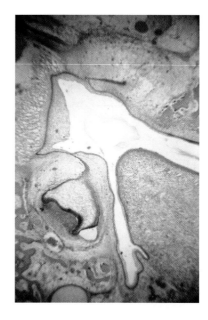

Abb. 3
Entwicklung
der Milch-
zähne:
odontogenes
Epithelband
im Oberkie-
ferwulst
(oben),
Kappensta-
dium eines
Milchzahn-
keims im
Unterkiefer-
wulst (unten)

Das glockenförmige Schmelzorgan entfernt sich mehr und mehr von der Zahnleiste. Die epitheliale Verbindung zwischen dem Schmelzorgan und der Zahnleiste wird als **laterale Zahnleiste** bezeichnet (*Bolk* 1913).

1.1.2 Anlagen der bleibenden Zähne

Die **Zuwachszähne** (M_1, M_2, M_3) sind Produkte der distal verlängerten generellen Zahnleiste (Abb. 2). Die Zuwachszahnanlage des 1. bleibenden Molaren entsteht hinter dem 2. Milchmolaren in der 13. bis 15. Woche nach der Ovulation. Die Keime der 3. Molaren erreichen das frühe Glockenstadium 6 Jahre nach der Geburt.

Die **Ersatzzähne** – bleibende Schneidezähne (I_1, I_2) und Eckzähne (C) sowie Prämolaren (P_1, P_2) – entstehen aus der **Ersatzzahnleiste**. Letztere stellt die Verlängerung der generellen Zahnleiste nach apikal über das Niveau der lateralen Zahnleiste dar. Anlage der Ersatzzahnleiste und Auflösung der lateralen Zahnleiste erfolgen zeitgleich. Die Entwicklung der Ersatzzähne beginnt im 5. Monat nach der Ovulation (*Schroeder* 2000).

1.1.3 Strukturkomponenten des Zahnkeimes

Der Zahnkeim besteht aus 3 Teilen: dem glockenförmigen Schmelzorgan, der Zahnpapille und dem Zahnsäckchen (Abb. 4).

Das **glockenförmige Schmelzorgan** wiederum zeigt 4 morphologisch, zytologisch und funktionell unterschiedliche Schichten (*Schroeder* 2000): äußeres Schmelzepithel (Epithelium enamelum externum), Stratum reticulare, Stratum intermedium und inneres Schmelzepithel (Epithelium enamelum internum). Das **äußere Schmelzepithel** (Abb. 4) besteht aus kuboiden oder leicht prismatischen Zellen und ist durch eine Basalmembran vom Zahnsäckchen getrennt. Das **Stratum reticulare** setzt sich aus sternförmigen Zellen zusammen, die lange zytoplasmatische Fortsätze aufweisen. Zwischen diesen Fortsätzen befindet sich eine mukopolysaccharidreiche Flüssigkeit. Das **Stratum intermedium** grenzt mit seinen flachen Zellen, die reich an saurer und alkalischer Phosphatase sind, unmittelbar an das innere Schmelzepithel an. Das **innere Schmelzepithel** besteht aus säulenförmigen Zellen und einem hohen Gehalt an saurer Phosphatase. Die Zellen des inneren Schmelzepithels differenzieren sich über Präameloblasten zu den Schmelzbildnern, den Ameloblasten. Die Zellverdichtung des inneren Schmelzepithels wird als **Schmelzknoten** (*Ahrens* 1913) bezeichnet. Beim Zusammentreffen des äußeren und inneren Schmelzepithels am zirkulären Rand des Schmelzorgans bildet sich die **zervikale Schlinge**, die sich durch Längenwachstum in die **Hertwigsche Epithelscheide** umwandelt.

Die ektomesenchymale **Zahnpapille** ist ein Abkömmling der **Neuralleiste**. Sie wird vom epithelialen Schmelzorgan eingeschlossen und stellt die primitive Zahnpulpa mit undifferenzierten Mesenchymzellen, Kapillarsprossungen, Nervenfasern und zunehmender Basophilie dar.

Das **Zahnsäckchen** entstammt ebenfalls dem Ektomesenchym. Aus dieser Mesenchymverdichtung entwickelt sich eine Bindegewebshülle, deren Blutgefäße das Schmelzorgan versorgen (*Taatz* 1980).

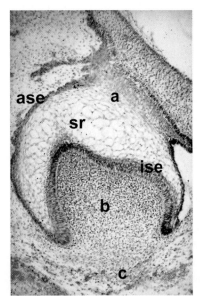

Abb. 4 Strukturkomponenten des Zahnkeims: a – glockenförmiges Schmelzorgan, b – Zahnpapille, c – Zahnsäckchen, sr – Stratum reticulare, ise – inneres Schmelzepithel, ase – äußeres Schmelzepithel

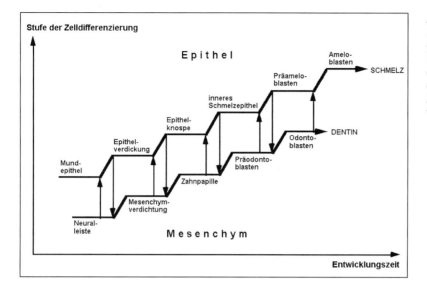

Abb. 5
Sequentielle und wechselseiti-
ge Interaktionen zwischen
Mesenchym und Epithel bei
der Morphogenese und Zelldifferenzierung während der
Zahnentwicklung (Modifikation nach *Thesleff* et al. 1995)

1.1.4 Epithelial-mesenchymale Interaktionen der Morphogenese

Die Form- und Gestaltentwicklung der Zähne (Morphogenese) sowie die Zelldifferenzierung der Dentin- und Schmelzbildner beruhen auf Interaktionen des embryonalen Epithels und Mesenchyms. Sie vollziehen sich sequentiell (aufeinander folgend) und reziprok (wechselseitig) (*Thesleff* et al. 1995). Dabei wird mit jeder Wechselwirkung ein höherer Differenzierungsgrad der Zellen erreicht (Abb. 5). Der Dialog zwischen dem Epithel und Mesenchym gestaltet sich offenbar folgendermaßen:

1. Die ektomesenchymale Neuralleiste veranlasst das Epithel der primitiven Mundhöhle zur Epithelverdickung.
2. Die Epithelverdickung induziert die Verdichtung des unter dem Epithel liegenden Mesenchyms.
3. Die Mesenchymverdichtung korrespondiert mit dem verdickten Epithel, was zur Bildung der epithelialen Zahnknospe führt.
4. Das Knospenepithel wandelt die Mesenchymverdichtung in die Zahnpapille um.
5. Die Zahnpapille verwandelt das Knospenepithel in inneres Schmelzepithel.
6. Das innere Schmelzepithel induziert in der Zahnpapille die Bildung von Präodontoblasten.
7. Die Präodontoblasten veranlassen das innere Schmelzepithel zur Bildung von Präameloblasten.
8. Die Präameloblasten verwandeln die Präodontoblasten in Odontoblasten (Dentinbildung).
9. Die Odontoblasten veranlassen die Präameloblasten zur Bildung der Ameloblasten (Schmelzbildung).

1.1.5 Molekulare Vorgänge der Morphogenese

Die molekularen Vorgänge der epithelial-mesenchymalen Interaktionen der Zahnmorphogenese werden seit den 90er Jahren des 20. Jahrhunderts mit rasantem Tempo aufgeklärt. Diese Interaktionen werden durch Signalmoleküle vermittelt, die die Zellkommunikation bei Embryonen von der Fliege bis zum Menschen regulieren. Die meisten bioaktiven Moleküle gehören 4 Proteinfamilien an: Bmp (bone morphogenetic proteins), Fgf (fibroblast growth factor), Hedgehog und Wnt (Wingless-type). Kürzlich sind verschiedene Genmutationen, die mit dem Signalnetzwerk assoziiert sind, als Ursache für Zahnfehlbildungen erkannt worden (*Thesleff* 2000). Die epithelial-mesenchymalen Interaktionen während der Zahnentwicklung können nach

Thesleff et al. (1995) als **Kaskade wechselseitiger molekularer Signalwirkungen** betrachtet werden (Abb. 6). Primäre Signalwirkung geht nach Meinung der Autoren von den Wachstumsfaktoren *Bmp2* und *Bmp4* aus. *Bmp4* lässt sich bereits im verdickten Epithel nachweisen und wandert in das verdichtete Mesenchym (Vainio et al. 1993). *Bmp2* und *Bmp4* stimulieren die Expression der Homeoboxgene *MSX1* (Mackenzie et al. 1991) und *MSX2* (Mackenzie et al. 1992) (Homologe der Homeoboxgene der Fruchtfliege Drosophila) im benachbarten Mesenchym (Wang et al. 1998). Die Verdichtung der Mesenchymzellen in der Umgebung der epithelialen Zahnknospe wird außerdem von der Expression des Zelloberflächenproteoglykans Syndecan (Vainio und Thesleff 1992), des extrazellulären Matrixproteoglykans Tenascin (Vainio et al. 1989) sowie der Transkriptionsfaktoren Egr1 (Krox20), N-Myc und Lef1 (lymphoid enhancer-binding factor) begleitet (Thesleff et al. 1995). *MSX1* könnte eine wichtige Rolle bei der Bildung des bereits erwähnten Schmelzknotens während des Kappenstadiums spielen. Die Expression der Gene *SHH* (sonic hedgehog), *BMP* und *FGF* im Schmelzknoten impliziert, dass der Schmelzknoten als Signalzentrum der Zahnmorphogenese gelten kann (Tucker und Sharpe 1999). Fgf stimuliert die Mesenchymproliferation während des Kappenstadiums. Noch vor der Odontoblasten-

differenzierung findet die Expression von *BMP2* und *TGFβ1* (transforming growth factor) statt. Die epithelial-mesenchymalen Interaktionen bei der Odontoblastendifferenzierung beruhen offenbar auf dem Zusammenspiel zwischen Wachstumsfaktoren (Bmp, Tgfβ) und Zell-Matrix-Interaktionen (Abb. 6). Neben Tgfβ sowie *Bmp2* und *Bmp4* könnten lösliche Wachstumsfaktoren der Familien Fgf, Igf (insulin growth factor) und Ngf (nerve growth factor) an der Odontoblastendifferenzierung beteiligt sein (*Vaahtokari* et al. 1991, *Cam* et al. 1992, *Mitsiadis* et al. 1992, *Joseph* et al. 1993, *Bègue-Kirn* et al. 1994, *D'Souza* und *Litz* 1996). Auch *Ruch* et al. (1995) nehmen an, dass Vertreter der Superfamilie Fgfβ, die von den Präameloblasten sezerniert werden, die Odontoblastendifferenzierung in vivo initiieren. Da *Bmp2, Bmp4* sowie Tgfβ1, Tgfβ2 und Tgfβ3 von den differenzierten Odontoblasten gebildet werden, können diese als potentielle Induktoren der Ameloblastendifferenzierung gelten (*Thesleff* et al. 1995).

1.1.6 Entwicklung der Zahnkrone und der Zahnwurzel

Noch vor dem Kappenstadium regt das Zahnepithel das Mesenchym an, ein odontogenes Potential zu erwerben. Während des Kappen- und

Abb. 6
Kaskade wechselseitiger molekularer Signale zwischen Epithel und Mesenchym bei der Morphogenese und Zelldifferenzierung während der Zahnentwicklung (Modifikation nach *Thesleff* et al. 1995)

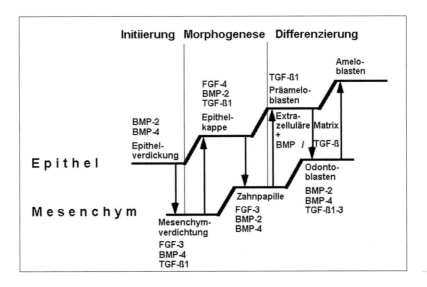

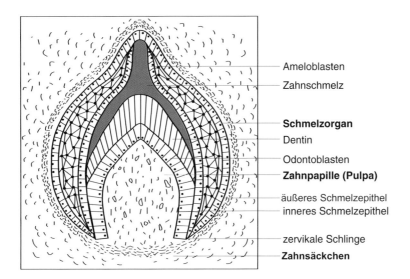

Abb. 7
Schema der morphologischen Grundlagen für die Entwicklung der formspezifischen Zahnkrone und Zahnwurzel (Modifikation nach *Starck* 1955 und *Schumacher* et al. 1990)

Ameloblasten
Zahnschmelz

Schmelzorgan
Dentin
Odontoblasten
Zahnpapille (Pulpa)

äußeres Schmelzepithel
inneres Schmelzepithel

zervikale Schlinge
Zahnsäckchen

Glockenstadiums induzieren Signale des Dental-mesenchyms die Umwandlung nichtodontogenen Epithels in odontogene Zellen (*Thesleff* et al. 1995). Nach *Schroeder* (2000) wird die Ausbildung der formspezifischen Zahnkrone und Zahnwurzel von Zellen der Zahnpapille gesteuert. Dabei veranlassen die Zellen der mesenchymalen Zahnpapille das epitheliale Schmelzorgan mit Epithelschlinge (Abb. 7) und späterer Hertwigscher Epithelscheide, eine organische Schablone der künftigen Zahnform herzustellen. Die formgebende Bedeutung der Zahnpapille sei durch Rekombinationsversuche belegbar, in denen Molarenpapillen Frontzahnkappen die Molarenform aufzwangen. An der Grenzfläche zwischen den Vorstufen der Schmelzbildner und der Zahnpapille (spätere Schmelz-Dentin-Grenze) setzt zunächst die Dentinbildung ein. Damit verwandelt sich die organische Schablone in eine solide Gussform, auf die der Schmelz gleichsam „aufgegossen" wird. Die Bildung der Zahnhartsubstanzen erfolgt schichtweise. Sie beginnt im Bereich der Schneidekanten und Höcker und setzt sich in Richtung Zahnhals fort. Die Schichten gleichen hier gestapelten Kegeln.
Die Wurzelbildung beginnt nach Beendigung der Schmelzbildung. Die Hertwigsche Epithelscheide bestimmt Form, Größe und Zahl der Wurzeln. Wenn sie beim Wachstum in die Tiefe eine

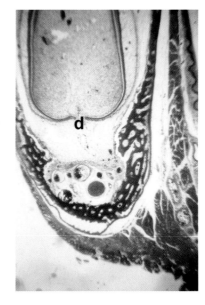

Abb. 8
Diaphragma (d) der sich bei der Apexbildung umbiegenden Hertwigschen Epithelscheide

bestimmte Länge erreicht hat, biegt sie sich bei der Apexbildung um und bildet das **Diaphragma** (Abb. 8). Wie im Kronenbereich ist das innere Schmelzepithel für die Differenzierung der benachbarten Mesenchymzellen in Präodontoblasten und Odontoblasten verantwortlich.

1.2 Das Pulpa-Dentin-System

Das Pulpa-Dentin-System ist eine strukturell-funktionelle Einheit.

Eine Reihe von Autoren erkennt diese Einheit von Pulpa und Dentin an. Dies findet seinen Ausdruck in Synonyma wie **Pulpa-Dentin-System**, **Pulpa-Dentin-Einheit**, **Pulpa-Dentin-Komplex** oder **Pulpa-Dentin-Organ** (Abb. 9). Allerdings bezeichnen

Goldberg und *Lasfargues* (1995) das Konzept des Pulpa-Dentin-Komplexes als starke Vereinfachung und fordern seine Revision. Unseres Erachtens ergibt sich die anatomisch-funktionelle Einheit des Pulpa-Dentin-Systems aus embryologischen, topographischen und funktionellen Gegebenheiten: Pulpa und Dentin sind ektomesenchymaler Herkunft. Der Odontoblastenfortsatz stellt das Bindeglied zwischen den Odontoblasten als peripheren Pulpazellen und dem in seiner Nachbarschaft liegenden Dentin dar. Er belebt gleichsam

Abb. 9
Das Pulpa-Dentin-System

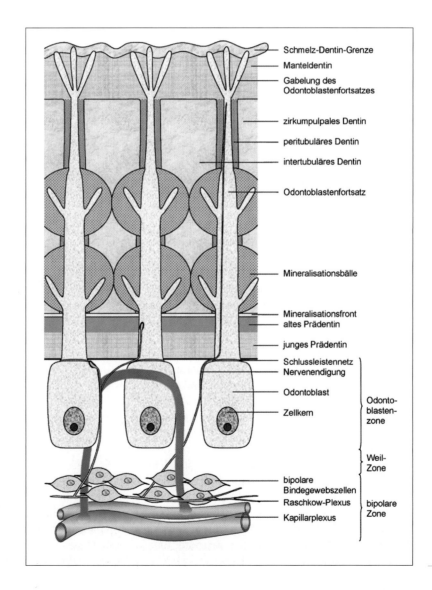

Schmelz-Dentin-Grenze
Manteldentin
Gabelung des Odontoblastenfortsatzes

zirkumpulpales Dentin

peritubuläres Dentin

intertubuläres Dentin

Odontoblastenfortsatz

Mineralisationsbälle

Mineralisationsfront
altes Prädentin

junges Prädentin

Schlussleistennetz
Nervenendigung

Odontoblast

Zellkern

Odonto-blasten-zone

Weil-Zone

bipolare Bindegewebszellen
Raschkow-Plexus
Kapillarplexus

bipolare Zone

das Dentin. Der Odontoblast bildet Dentin. Zusammen mit pulpalen Blutgefäßen ernährt er das Dentin. Pulpale Nervenendigungen, die ins Dentin eindringen, und Dentinliquor bewerkstelligen die Dentinsensibilität. Treffen pathogene Reize auf das Pulpa-Dentin-System, antwortet es mit Schutzmaßnahmen: Die Odontoblasten der Pulpa verändern vorhandenes Dentin und bilden zusätzliches Dentin, die Pulpa zeigt entzündliche Reaktionen. Somit sind dem Pulpa-Dentin-System 4 Funktionen inhärent, die von der Pulpa erfüllt werden: die **dentinbildende, sensorische, trophische** und **defensive Funktion**. Angesichts der Interaktionen zwischen Nerven, Gefäßen, Immunzellen und Odontoblasten im Pulpa-Dentin-System (*Jontell* et al. 1996, *Pashley* 1996) müssen diese Funktionen als Einheit betrachtet werden.

1.2.1 Entwicklung der Pulpa

Die Pulpa entwickelt sich aus der ektomesenchymalen Zahnpapille. Im späten Glockenstadium des Schmelzorgans und zu Beginn der Dentinbildung zeigt die Zahnpapille bereits die charakteristische Struktur der **primitiven Zahnpulpa** (*Schumacher* et al. 1990, *Schroeder* 2000). An der Grenze zum inneren Schmelzepithel befindet sich zu diesem Zeitpunkt die **Membrana praeformativa**, die von Odontoblasten gesäumt wird. Diese haben sich aus peripheren Mesenchymzellen der Zahnpapille differenziert. Die undifferenzierten Mesenchymzellen bilden denn auch die Hauptmasse der Zahnpapille. In deren mukopolysaccharidhaltige Grundsubstanz sind präkollagene Fasern, ein **intrapapillärer Gefäßplexus** (*Gängler* 1995) sowie erste Nervenfasern (*Davis* 1986) eingebettet. Als Zeichen für die Umwandlung der Zahnpapille in die Pulpa gelten die Abnahme der mesenchymalen Zelldichte, die Zunahme der fibrillären und Faserelemente, die Differenzierung von Mesenchymzellen zu Fibroblasten, die Verdichtung des Gefäß- und Nervenfasernetzes sowie der Verbleib von undifferenzierten Mesenchymzellen als pulpales Ersatzpotential (*Schroeder* 2000).

1.2.2 Strukturen der Pulpa

Das Pulpagewebe ist ein lockeres, spezialisiertes Bindegewebe und besteht aus Zellen, einer interzellulären Grundsubstanz mit oxytalanartigen, retikulären und kollagenen Fasern sowie aus Gefäßen und Nerven (*Schroeder* 2000).

Pulpatopographie

Die Pulpa gliedert sich in eine Außen- und eine Innenzone. Die Außenzone besteht aus 3 Randzonen: der **Odontoblastenreihe**, der **kernarmen Subodontoblastenschicht** oder **Weilschen Zone** sowie der **kernreichen** oder **bipolaren Zone** (Abb. 10). Die Innen- oder **Kernzone** der Kronen- und Wurzelpulpa (Abb. 11) stellt den Hauptteil des Pulpagewebes dar (*Schumacher* 1990, *Trowbridge* und *Kim* 1998, *Schroeder* 2000).

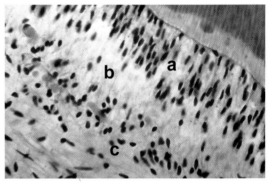

Abb. 10
Randzonen der normalen Pulpa: a – Odontoblastenzone, b – kernarme subodontoblastische Zone (Weilsche Zone), c – kernreiche (bipolare) Zone

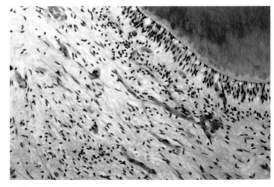

Abb. 11
Kernzone der normalen Zahnpulpa

Pulpazellen

Die **Odontoblasten** bilden die äußerste Schicht der Pulpa. Ihre Gestalt ist lokalisationsabhängig: Im Bereich der Kronenpulpa erscheinen die Odontoblastenkörper als säulenförmige Zellen. Im mittleren Wurzelabschnitt sind sie von kubischer Form. Im apikalen Wurzelbereich sind sie abgeflacht oder fehlen gänzlich. Die **Fibroblasten** repräsentieren die stärkste Zellpopulation der Pulpa (*Schroeder* 2000) und gehören zur Gruppe der fixen Bindegewebszellen (*Schumacher* et al. 1990). Diese zigarren-, spindel- oder sternförmigen Zellen mit ovalem Kern kontaktieren miteinander oder mit den Odontoblasten über desmosomale Verbindungen ihrer langen zytoplasmatischen Fortsätze. Sie kommen besonders zahlreich in der kernreichen Zone vor. Als Abkömmlinge der undifferenzierten Mesenchymzellen liegen sie in aktivem (Fibroblasten) oder inaktivem (Fibrozyten) Funktionszustand vor (*Davis* 1986). Das Zytoplasma der aktiven Fibroblasten erscheint vergrößert. Es enthält ein ausgeprägtes endoplasmatisches Retikulum und einen gut entwickelten Golgi-Apparat. Das Zytoplasma der inaktiven **Fibrozyten** ist verkleinert, seine Organellen sind reduziert oder nicht mehr vorhanden. Die Fibroblasten sind Kollagenproduzenten (*Weinstock* und *Leblond* 1974). Außerdem produzieren sie Proteoglykane und Glykosaminoglykane. Da sie andererseits überschüssiges Kollagen resorbieren können (*Torneck* 1978), sind die Fibroblasten für den Kollagenumsatz verantwortlich (*Trowbridge* und *Kim* 1998). Die Bildung **sekundärer Odontoblasten** aus Fibroblasten ist denkbar (*Fitzgerald* et al. 1990).

Als **Ersatz-** oder **Reservezellen** der Pulpa werden von einigen Autoren undifferenzierte Mesenchymzellen betrachtet. Sie sind entlang der Kapillaren und in der kernreichen Zone angesiedelt. Als pluripotente Zellen können sie sich je nach Bedarf in Fibroblasten, sekundäre Odontoblasten, Makrophagen oder Dentinoklasten differenzieren (*Smulson* und *Sieraski* 1996). Andere Autoren sind der Ansicht, dass das Reservepotential direkt bei den Fibroblasten liegt (*Trowbridge* und *Kim* 1998).

In den Maschen des Fibrozytennetzes der gesunden Pulpa liegen freie Zellen wie **Makrophagen** (*Avery 1976)*, **Lymphozyten** (*Seltzer* und *Bender* 1984) und **dentritische Zellen** (*Jontell* et al. 1987). Sie gelten als **immunkompetente Zellen** der Pulpa (*Jontell* et al. 1998). Die Makrophagen oder **Histiozyten** sind offenbar die häufigsten Immunzellen der normalen Pulpa. Sie sind von runder, ovaler, spindelförmiger oder dentritischer Gestalt. Als Monozyten sind sie aus dem Blutstrom ausgewandert und perivaskulär lokalisiert. Sie fungieren als „Aasfresser" (*Trowbridge* und *Kim* 1998). Bei den Makrophagen handelt es sich um die zahlreichste Population der pulpalen Immunzellen. Nach der Entdeckung von **CD4$^+$- und CD8$^+$-T-Lymphozyten** in der normalen menschlichen Pulpa durch *Jontell* et al. (1987) sind heute **T-Lymphozyten** bekannt, die CD45RO exprimieren (*Izumi* et al. 1995). **B-Lymphozyten** werden in der intakten Pulpa nur vereinzelt (*Hahn* et al. 1989), **Mastzellen** gar nicht angetroffen. Die von *Jontell* et al. (1987) in der normalen menschlichen Pulpa erstmalig beschriebenen dentritischen Zellen spielen in der pulpalen Immunabwehr eine bedeutende Rolle.

Grundsubstanz

Die gel- oder gallertartige amorphe Grundsubstanz der Pulpa wird als **extrazelluläre Matrix** bezeichnet (*Trowbridge* und *Kim* 1998). Diese enthält Glykosaminoglykane (Hyaluronsäure, Chondroitinsulfat) und andere Glykoproteine (*Embery* 1976, *Mangkornkarn* und *Steiner* 1992). Die Grundsubstanz umgibt und stützt die pulpalen Strukturen und ist Transportweg für Nährstoffe sowie Stoffwechsel- und Ausscheidungsprodukte (*Pashley* und *Walton* 1994). Sie „ist der Umschlagplatz und Vermittler im Zellstoffwechsel zwischen der Gefäßwand und Zellen" (*Schumacher* et al. 1990). Die langen Glykosaminoglykanketten sorgen für Wasserretention. Durch ihren hohen Wassergehalt (etwa 90%) bildet die Grundsubstanz gleichsam ein Wasserkissen, das Zellen und Gefäße schützend umgibt (*Trowbridge* und *Kim* 1998).

Faserapparat

Die Bindegewebsfasern der Pulpa bilden ein dreidimensionales Gitternetz, das die Gefäße und

Nerven stützt und nutritive Funktionen erfüllt (*Schumacher et al.* 1990). Es handelt sich um **kollagene Fibrillen**, **Fasern** und **Faserbündel** vom Kollagentyp I und III. Die kollagenen Faserbündel sind im apikalen Teil der Wurzelpulpa besonders dicht angeordnet (*Trowbridge* und *Kim* 1998, *Schroeder* 2000). Allerdings wird die Existenz eines Mischgewebes (*Fischer* 1907), an dessen Aufbau sowohl Pulpa als auch Desmodont beteiligt sind, von *Pritz* (1973) verneint. Dünne Kollagenfasern der jugendlichen Pulpa zeigen Argyrophilie und sind **retikulären Fasern** zwar ähnlich, aber nicht mit ihnen identisch (*Trowbridge* und *Kim* 1998). **Elastische Fasern** sind lediglich in der Wand der Arteriolen vertreten.

Nerven und Blutgefäße

Die Pulpa ist reich innerviert (Abb. 12) und vaskularisiert (Abb. 13). Ihr Nervensystem besteht aus **myelinisierten** und **nichtmyelinisierten sensiblen Fasern** sowie aus **autonomen sympathischen Fasern**. Das Blutgefäßsystem der Pulpa umfasst **Arterien, Arteriolen, Anastomosen, Kapillaren, Venolen** und **Venen**. Die Strukturen beider Systeme werden im Zusammenhang mit ihrer sensorischen und trophischen Funktion ausführlich beschrieben.

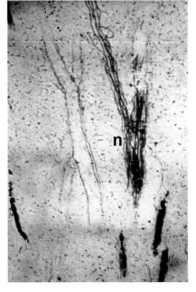

Abb. 12
Nervenfaserbündel (n) der Pulpa

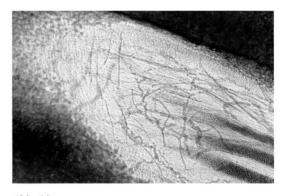

Abb. 13
Gefäßbaum der normalen Pulpa

Lymphgefäße

Die Existenz von Lymphgefäßen in der menschlichen Pulpa war Gegenstand langjähriger Kontroversen. Die Ursache lag in der Schwierigkeit, mit klassischen histologischen Methoden zwischen Lymph- und Blutgefäßen zu differenzieren. Heute ist das Vorliegen von Lymphgefäßen in der Pulpa des Menschen unstrittig (*Marchetti et al.* 1990, 1992). Dies ist der Entwicklung enzymhistochemischer (*Kato* und *Miyauchi* 1989, *Matsumoto* et al. 1997) und immunhistochemischer (*Sawa* et al. 1998) Techniken zu verdanken. Mit Hilfe dieser Methoden konnte Folgendes festgestellt werden:

1. Im Zentrum der Pulpa sind große, an ihrer Peripherie kleine Lymphgefäße lokalisiert.
2. Die Lymphgefäße verlaufen in enger Nachbarschaft der Blutgefäße.
3. Die Lymphdrainage beginnt an der Pulpaperipherie.

Autoradiographisch wurde ermittelt, dass der pulpale Lymphstrom in die **submandibulären Lymphknoten** mündet (*Feiglin* und *Reade* 1979).

1.2.3 Dentinbildende Funktion

Die Dentinbildung durch die Odontoblasten (Abb. 14) gilt als **formative Funktion** der Pulpa.

Odontoblasten sind spezialisierte Pulpazellen mit ekkriner Sekretion.

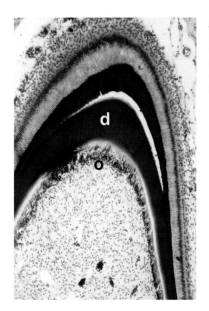

Abb. 14
Dentinbil-
dung (d)
durch
Odonto-
blasten (o)

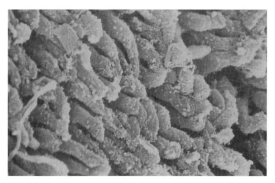

Abb.16
Schicht von Odontoblastenkörpern an der Wand der
Pulpakammer (REM)

Odontoblasten stellen lange säulenförmige Zellen
(Abb. 15) mit einem sich ständig verlängernden
zytoplasmatischen Fortsatz, dem **Odontoblastenfortsatz**, dar (*Schroeder* 2000). Die **Odontoblastenkörper** (Abb. 16) haben etwa eine Länge von
40–50 μm und eine Breite von 7 μm. Sie sind
durch spezialisierte Zell-zu-Zell-Verbindungen wie
Desmosomen (Zonula adhaerens), **Gap junctions**
(Nexus) und **Tight junctions** (Zonula occludens)
miteinander verbunden (*Trowbridge* und *Kim*
1998). Im Zytoplasma des Odontoblastenkörpers
befindet sich ein basal, also pulpawärts liegender

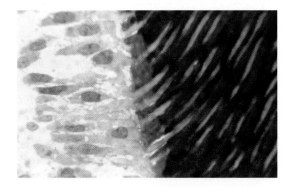

Abb. 15
Säulenförmige Odontoblasten mit Zellkern und zytoplasmatischen Fortsätzen im Semidünnschnitt

Zellkern, der bis zu 4 Nucleoli enthält (Abb. 17).
Das Zytoplasma enthält folgende Organellen: das
endoplasmatische Retikulum mit vielen Zisternen,
den **Golgi-Apparat** mit seinen Sacculi und zahlreichen sekretorischen Vesikeln und **Sekretgranula**
(*Davis* 1986). Das endoplasmatische Retikulum als
größte Organelle des sekretorischen Odontoblasten ist für die Proteinsynthese zuständig. Es
begrenzt apikal und supranuklear den ausgedehnten und zentral gelegenen Golgi-Apparat. Seine
Funktion besteht in der Synthese komplexer
Kohlenhydrate und der Sulfatierung von Proteinen. Im Golgi-Apparat werden Eiweiße aus dem
endoplasmatischen Retikulum mit Kohlenhydra-
ten zu **Glykoproteinen**, **Proteoglykanen** und
Glykosaminoglykanen gekoppelt. Die Sulfatierung führt zu Chondroitinsulfaten (*Weinstock*
et al. 1972). Die **Kohlenhydrat-Protein-Komplexe**
werden zu präsekretorischen Granula, die auf dem
Weg zum Odontoblastenfortsatz zu **sekretorischen
Granula** reifen (*Schroeder* 2000). Das apikale Zyto-
plasma beinhaltet weitere Organellen wie freie
Ribosomen, **Mitochondrien**, **Lysosomen** und
Zentriolen (*Davis* 1986). Am distalen Ende des
Zellkörpers befindet sich ein **Schlussleistensystem**,
das die Zellkörper miteinander vereint und sie
vom Odontoblastenfortsatz abgrenzt.
Der Odontoblastenfortsatz ist der sekretorische
Pol des Odontoblasten (*Sasaki* und *Garant* 1996).
Er durchzieht das Prädentin und penetriert die
Dentinkanälchen. Er besteht aus einem dickeren
Stamm, der sich teilen kann, und mehreren dün-

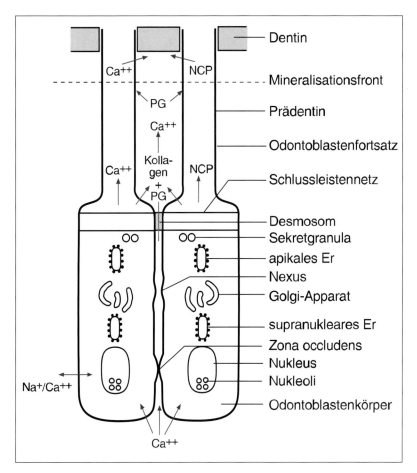

Abb. 17
Sekretorischer Odontoblast (Modifikation nach *Schumacher* et al. 1990, *Linde* und *Goldberg* 1993 sowie *Schroeder* 2000)

neren lateralen Ästen (*Linde* und *Goldberg* 1993). Der Odontoblastenfortsatz enthält keine Organellen für die Synthese von Makromolekülen, wohl aber Vesikel, die an der **Exozytose** und **Endozytose** teilnehmen. Die Vesikel sind in ein Netzwerk von Mikrotubuli und Filamenten eingebettet.

> Der Odontoblast ist für die Synthese, Sekretion und Reabsorption der organischen Matrix bei der Dentinbildung verantwortlich (*Linde* und *Goldberg* 1993).

Die organische extrazelluläre Matrix des Dentins wird von dem reifen Odontoblasten und dem Odontoblastenfortsatz auf zwei Ebenen sezerniert: an der Basis des Odontoblastenfortsatzes in der Nachbarschaft der Odontoblastenkörper und am distalen Ende des Odontoblastenfortsatzes in der Nähe der Mineralisationsfront. Die extrazelluläre Matrix besteht aus einem Gemisch von **Kollagenen**, **nichtkollagenen Proteinen (NCP)**, anderen Matrixkomponenten und Wachstumsfaktoren (*Butler* und *Ritchie* 1995, *Goldberg* et al. 1995). Die Kollagene liegen überwiegend als Typ-I-Kollagen, in geringen Mengen als Typ-V-Kollagen (*Sodek* und *Mandell* 1982) sowie als Typ-VI-Kollagen vor. Zu den nichtkollagenen Proteinen zählen die dentinspezifischen Proteine wie **Dentinphosphoproteine (DPP)**, **Dentinsialoproteine (DSP)** (*Butler* 1998) und **Dentinmatrixprotein 1 (Dmp1)** (*Butler* und *Ritchie* 1995). DPP bindet das Kollagen und initiiert die Bildung von Apatitkristallen. Als weitere nichtkollagene Proteine der

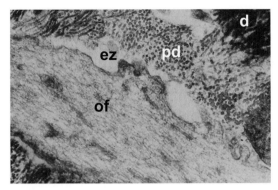

Abb. 18
Odontoblastenfortsatz als sekretorischer Pol des Odontoblasten bei der Dentinbildung: of – Odontoblastenfortsatz, ez – Exozytose organischer Matrix, pd – Kollagenfibrillen des Prädentins, d – Dentin nach Mineralisation (TEM x 14000)

extrazellulären Matrix gelten **Osteonectin (ON)** (*Tung* et al. 1985), **Osteopontin (OPN)** (*Chen* et al. 1993), **Osteocalcin (OC)** (*Linde* et al. 1982), **Proteoglykane (PG)** (*Pincus* 1950), α_2**HS-Glykoprotein** (*Takagi* et al. 1990), **Albumin** (*Kinoshita* 1979) und **Immunglobuline** (*Ruch* 1998). Außerdem enthält die extrazelluläre Matrix **Lipide** (*Ellingson* et al. 1977). Die Rolle der von *Finkelman* et al. (1990) im Dentin identifizierten Wachstumsfaktoren IGF-I, SGF/IGF II und TGF-β bei der Mineralisation ist unklar.
Typ-I-Kollagen und Proteoglykane werden durch Exozytose (Abb. 18) an der Basis des Odontoblastenfortsatzes bereitgestellt (*Ruch* et al. 1995, *Sasaki* und *Garant* 1996). Sie stellen das nichtmineralisierte **Prädentin** dar. Ein Teil der Proteoglykane wird metabolisiert (*Linde* und *Goldberg* 1993). Die Abbauprodukte durchdringen die Membran des Odontoblastenfortsatzes. Das Kollagen bildet **Kollagenfibrillen**, die als kollagenes Netzwerk vorliegen. Nichtkollagene Proteine wie Dentinphosphoproteine, Osteocalcin und Proteoglykane werden im Odontoblastenfortsatz transportiert und an der **Mineralisationsfront** sezerniert. Die Mineralisation des kollagenen Netzes vollzieht sich an der Mineralisationsfront, die täglich etwa 20 µm vorrückt.
Die Versorgung der Mineralisationsfront mit Kalziumionen stellen sich *Linde* und *Goldberg*

(1993) folgendermaßen vor: Die Kalziumionen entstammen den subodontoblastischen Blutgefäßen. Sie werden entweder in den Odontoblasten (intrazellulär) oder zwischen den Odontoblasten (interzellulär) ins Prädentin transportiert (*Nagai* und *Frank* 1974). Auch beide Wege sind denkbar (Abb. 17). Für einen **transmembranalen Ca^{++}-Transportmechanismus** sprechen einige Argumente. Der Nachweis Ca^{++}-aktivierter ATPase und eines Natrium-Kalzium-Austauschers lässt an vorhandene Kalziumkanäle denken (*Linde* und *Goldberg* 1993).

1.2.4 Strukturen des Dentins

Das Dentin wird in **Primär-, Sekundär-** und **Tertiärdentin** eingeteilt. Zum Primärdentin zählen folgende Strukturen: das Manteldentin, das intertubuläre Zirkumpulpaldentin, das peritubuläre Zirkumpulpaldentin, die Dentinkanälchen, der Dentinliquor, der Odontoblastenfortsatz und pulpale Nervenendigungen (Abb. 9).
Das **Manteldentin** (Abb. 19) ist das erste Produkt der jungen, unreifen Odontoblasten. Es erreicht eine Schichtstärke bis zu 20 µm und liegt an der **Schmelz-Dentin-Grenze**. Das Manteldentin wird durch grobe und feine Kollagenfibrillen gebildet. Sie sind dem Typ-I- und Typ-V-Kollagen zuzuordnen (*Lesot* et al. 1981, *Bronckers* et al. 1986). Im

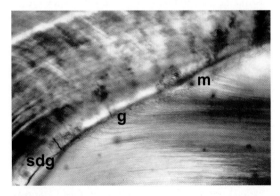

Abb. 19
Manteldentin (m) als erstes Produkt der jungen Odontoblasten mit Gabelung der Odontoblastenfortsätze (g) und Schmelz-Dentin-Grenze (sdg)

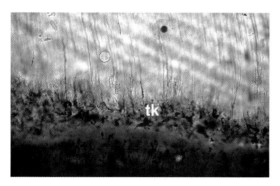

Abb. 20
Tomessche Körnerschicht (tk) als Ausdruck ungenügender Dentinmineralisation im Manteldentin der Zahnwurzel

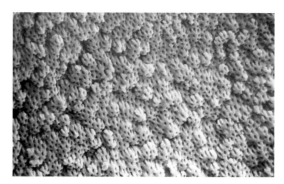

Abb. 21
Mineralisationsbälle als Ergebnis der globulären Dentinmineralisation (REM)

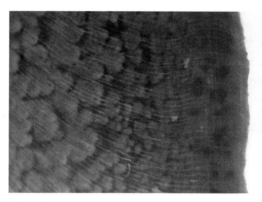

Abb. 22
Interglobularbezirke (blau) als Indiz für insuffiziente Dentinmineralisation

Kronenbereich sind diese Fibrillen parallel zu den Dentinkanälchen, im Wurzelbereich senkrecht zu den Dentinkanälchen angeordnet. Das Manteldentin ist reich an organischer Grundsubstanz. Zu seinen nichtkollagenen Proteinen gehören Proteoglykane und Glykoproteine (*Davis* 1986). Die Existenz der **v. Korffschen Fasern** im Manteldentin ist nach wie vor strittig (*Schroeder* 2000). Die anorganische Phase des Manteldentins besteht aus Hydroxylapatit. Das Manteldentin enthält keine Dentinkanälchen, manchmal jedoch dünne Canaliculi. Seine mineralischen Globularstrukturen sind in ein Netzwerk interglobulären Dentins eingebettet (*Linde* und *Goldberg* 1993). Nicht- oder mindermineralisierte Interglobularbezirke des Manteldentins der Zahnwurzel werden als **Tomessche Körnerschicht** bezeichnet (Abb. 20).

Das **zirkumpulpale Dentin** stellt die Hauptmasse des Dentins dar und reicht von der Odontoblastenschicht bis zum Manteldentin. *Goldberg* et al. (1995) haben es in **intertubuläres** und **peritubuläres Zirkumpulpaldentin** eingeteilt. Das intertubuläre Zirkumpulpaldentin wird, wie bereits beschrieben, durch zwei simultan ablaufende Prozesse gebildet: 1. Bereitstellung des organischen Prädentins und 2. Mineralisation des Prädentins an der Mineralisationsfront. Somit sind drei Schichten beteiligt: die Odontoblastenschicht mit Zellkörper und Zellfortsatz, das Prädentin und das mineralisierte Dentin. Das intertubuläre Zirkumpulpaldentin wird erst dann mineralisiert, wenn das Prädentin einen bestimmten Reifegrad erreicht hat (*Schroeder* 2000). Dadurch ist die Mineralisationsfront etwa 5–20 μm vom Odontoblastensaum entfernt. An der Mineralisationsfront vollzieht sich eine **globuläre Mineralisation**. Zunächst sind daher einzelne **Mineralisationsbälle** oder **Kalkglobuli** (Abb. 21) feststellbar, die aber später zu einer weitestgehend homogenen Dentinmasse konfluieren. Nicht- oder hypomineralisierte Bereiche heißen **Interglobularbezirke** oder **interglobuläres Dentin** und gelten als Strukturfehler (Abb. 22). Die Ausbildung des Zirkumpulpaldentins erfolgt rhythmisch (*Schroeder* 2000). Ausdruck der Sekretions- und Mineralisationsrhythmik sind die **v. Ebnerschen Linien** oder **Wachstumslinien**. Der Abstand zwischen zwei Wachstumslinien beträgt etwa 20 µm. Die im Abstand von 4 µm dazwischenliegenden feinen Schichtlinien erklären die tägliche Dentinbildung in einer Schichtstärke von 4 µm (*Kawasaki* et al. 1980). Hypomineralisierte verstärkte Wachstumslinien sind als **Owensche Konturlinien** bekannt. Sie entstehen während der Geburt oder durch postnatale Kinderkrankheiten. Indiz für die ruhende Dentinbildung während der Geburt ist die **Neonatal-** oder **Geburtslinie** der Milchzähne und ersten bleibenden Molaren.

Die **Dentinkanälchen (Dentintubuli)** durchziehen als Röhrchensystem zu Hunderttausenden das zirkumpulpale Dentin (Abb. 23). Sie beanspruchen bis 30% des gesamten Dentinvolumens (*Trowbridge* und *Kim* 1998). Im Kronenbereich verlaufen sie leicht s-förmig von der Schmelz-Dentin-Grenze bis zur Pulpa, im Wurzelbereich

(*Ketterl* 1961). Aufgrund ihres radiären Verlaufs fand *Ketterl* im Altersdurchschnitt an der pulpaseitigen Dentinoberfläche pro mm^2 etwa 64.000 Dentinkanälchen, an der schmelzseitigen nur etwa 16.000. Nach *Garberoglio* und *Brännström* (1976) beträgt die Dichte der Dentinkanälchen pulpaseitig 45.000/mm^2, schmelzseitig 20.000/mm^2, ihr Durchmesser an der Pulpaseite 2,5 µm, an der Schmelzseite 0,9 µm. Die Dentinkanälchen können sich verzweigen und End- und Seitenäste bilden. An der Schmelz-Dentin-Grenze liegen teilweise mehrere Endäste vor. Das Kaliber der Verzweigungen reicht von großen über feine bis zu Mikroästen (*Mjör* und *Nordahl* 1996). Die Verzweigungen anastomosieren im peritubulären Dentin.

Die Dentintubuli beinhalten neben den Odontoblastenfortsätzen (Abb. 24) **Nervenendigungen** und **Dentinliquor**. Der Dentinliquor entstammt

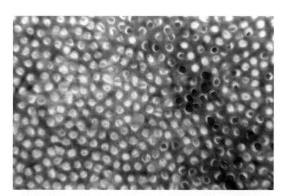

Abb. 23
Röhrchensystem der Dentinkanälchen im zirkumpulpalen Dentin

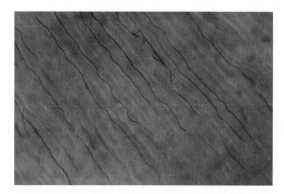

Abb. 24
Odontoblastenfortsätze im zirkumpulpalen Dentin

von der Zement-Dentin-Grenze zum Zahnmark mehr geradlinig (*Schroeder* 2000). Durch den s-förmigen Verlauf entstehen zwei Konvexitäten: Die innere ist wurzelwärts, die äußere kronenwärts gerichtet (*Schumacher* et al. 1990). Durch die permanente Bildung von peritubulärem Dentin verjüngen sich die Dentinkanälchen in Richtung Schmelz. Sie haben die Gestalt eines Kegels, dessen Spitze an die Schmelz-Dentin-Grenze stößt (*Pashley* 1996). Außerdem verringern sich die Durchmesser der Tubuli mit steigendem Alter

dem Blut der Pulpakapillaren. Er fließt zwischen den Odontoblasten hindurch in die Dentinkanälchen und gegebenenfalls weiter in Mikroporen des Schmelzes. Die Flüssigkeitsbewegung wird durch den positiven Pulpadruck ermöglicht, der etwa 14 bis 15 cm Wassersäule entspricht (*Ciucchi* et al. 1995, *Vongsavan* und *Matthews* 1992).

Die Bildung peritubulären Zirkumpulpaldentins an der Wand der Dentinkanälchen (Abb. 25) findet lebenslang statt. Sie ist zum einen als physiologischer Alternsprozess und zum anderen als

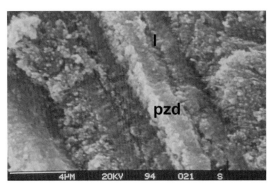

Abb. 25
Anlagerung von peritubulärem Zirkumpulpaldentin (pzd) an die Wand des Dentinkanälchens und verbliebenes Lumen des Tubulus (l) (REM)

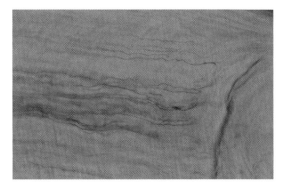

Abb. 26
Tertiärdentin mit irregulären Dentinstrukturen in Form unregelmäßig angeordneter und numerisch reduzierter Dentinkanälchen

Abwehrreaktion (s. Schutzfunktion) aufzufassen (*Schroeder* 2000). Die Bildung von peritubulärem Dentin erfolgt ausschließlich auf der Grundlage einer amorphen extrazellulären Matrix, die aus nichtkollagenen Komponenten wie Glykoproteinen, Proteoglykanen, Lipiden und Serumprotein besteht (*Goldberg* et al. 1995). Voraussetzung für die Bildung des peritubulären Dentins ist die Präsenz lebender Odontoblasten (*Goldberg* et al. 1980). Das peritubuläre Dentin gilt als das am besten mineralisierte Dentin. Seine Hydoxylapatitkristalle sind extrem klein und dicht angeordnet (*Davis* 1986). Dadurch erscheint es glatter als das intertubuläre Dentin. Das peritubuläre Dentin umschließt den **periodontoblastischen Raum**, der sich zwischen der Wand der Dentinkanälchen und dem Odontoblastenfortsatz befindet. Im Interglobulardentin und Prädentin ist Peritubulardentin nicht anzutreffen, wohl aber im Sekundärdentin (*Schroeder* 2000). Im Kronendentin wird es häufiger vorgefunden als im Wurzeldentin. Manchmal füllt es das Lumen der Dentinkanälchen völlig aus. Die Obliteration der Dentinkanälchen wird optisch als glasartige **Transparenzzone** (Dentinsklerosierung) wahrgenommen.

Sekundärdentin ist zusätzliches Dentin mit regulären Strukturen, das sich physiologisch nach Abschluss des Wurzelwachstums bildet. Es lagert sich an der Grenzfläche Pulpa/Dentin in den Pulpahörnern sowie an den Seiten und am Boden des Kronenkavums an. **Tertiärdentin** stellt irregulär strukturiertes Dentin dar (Abb. 26) und entsteht dank der defensiven Funktion des Pulpa-Dentin-Systems.

1.2.5 Zusammensetzung und Eigenschaften des Dentins

Das Dentin ähnelt in seiner Zusammensetzung sehr dem Knochen (*Schroeder* 2000). Es besteht zu 50–70% aus einer anorganischen Phase, zu 10–20% aus Wasser bzw. Dentinflüssigkeit und zu 20–30% aus einer organischen Phase (*Marshall* et al. 1997, *Trowbridge* und *Kim* 1998). Die anorganische Komponente liegt als **Kalzium** und **Phosphor** in Form von **Hydroxylapatitkristallen** $(Ca_{10}(PO_4)_6(OH)_2)$ vor. Dabei verfügt peritubuläres Dentin über einen höheren Mineralgehalt als intertubuläres (*Miller* et al. 1971). An Spurenelementen sind im Dentin u.a. **Fluor, Natrium, Kalium, Barium, Eisen, Kupfer, Zinn** und **Zink** vertreten (*Weatherell* und *Robinson* 1973). Die organische Phase enthält etwa 91% Kollagen überwiegend vom Typ I und nur geringfügig vom Typ V. Die nichtkollagene Matrixkomponente setzt sich aus Proteoglykanen, Phosphoproteinen, **Gla-Proteinen** (γ-Carboxyglutaminsäure), Glykoproteinen, Plasmaproteinen, Lipiden, Zitronen- und Milchsäure zusammen (*Schumacher* et al. 1990).

Tabelle 1 Physikalische Eigenschaften des Dentins im Vergleich zum Schmelz (nach *Bowen* und *Rodriguez* 1962, *Lehman* 1967, *Smith* und *Cooper* 1971, *Craig* 1993, *Sano* et al. 1994, *Watanabe* et al. 1996)

Parameter	Schmelz	Dentin insgesamt	oberflächliches	mittleres	pulpanahes
Knoop-Härte	343	68			
Elastizitätsmodul (GPa)	84	11–19			
Scherfestigkeit (MPa)	93		138	90	45
Zugfestigkeit (MPa)	10	37–94			

Dentin zeigt eine geringere Härte als Schmelz. Allerdings sind die physikalischen Parameter des Dentins lokalisationsabhängig (Tab. 1).

Dentin dient als Stressbrecher oder Stoßdämpfer des Schmelzes (*Pashley* 1996).

1.2.6 Sensorische Funktion

Die Nerven der Pulpa münden in enger Nachbarschaft mit den Gefäßen als Nervenfaserbündel am Foramen apicale in das Zahninnere und durchziehen dieses bis zur Peripherie der Kronenpulpa. Hier verzweigen sie sich unterhalb der kernreichen Zone und formieren sich zum **Raschkowschen Nervenplexus** (Abb. 9). Die Nervenbündel führen sowohl **myelinisierte** als auch **nichtmyelinisierte Fasern** (*Johnsen* und *Johns* 1978, *Nair* 1995, *Trowbridge* und *Kim* 1998, *Schroeder* 2000). Die afferenten **sensiblen Nerven** sind Endäste des V. Hirnnervs, des **N. trigeminus**. Sie werden in myelinisierte (A-Fasern) und nichtmyelinisierte (C-Fasern) unterteilt. Die Myelinscheiden der **A-Fasern** werden von **Schwann-Zellen** gebildet, aber auch die **C-Fasern** sind von Schwann-Zellen umgeben, ohne dass eine Myelinspirale vorliegt (*Smulson* und *Sieraski* 1996). In jugendlichen Prämolaren konnten oberhalb des Apex 312 myelinisierte **Achsenzylinder** (Axone) nachgewiesen werden (*Nair* et al. 1992), in Eckzähnen 361 und in Schneidezähnen 359 (*Johnsen* und *Johns* 1978). Mehr als 93% der myelinisierten apikal einmündenden **Axone** stellen **Aδ-Fasern** dar, weniger als 7% **Aβ-Fasern** (*Nair* et al. 1992). Myelinisierte Fasern sind durchschnittlich 3 μm dick. Die nichtmyelinisierten **C-Fasern**

sind mit einem Durchmesser von 0,25 μm wesentlich dünner (*Nair* und *Schroeder* 1995). Die Zahl der nichtmyelinisierten Fasern im apikalen Drittel des Wurzelkanals beträgt bei Eckzähnen 2240, bei Schneidezähnen 1591 (*Johnsen* und *Johns* 1978) und bei Prämolaren 2000 (*Nair* und *Schroeder* 1995). Der Raschkowsche Plexus enthält myelinisierte Aδ- und nichtmyelinisierte C-Fasern. In der kernreichen Zone verlieren die myelinisierten Fasern ihre Myelinscheide. Die Axone des Nervenplexus passieren als freie Nervenendigungen die kernarme Weilsche Zone, enden an den Odontoblastenkörpern oder ziehen an ihnen vorüber und umwinden ihre Fortsätze korkenzieherartig in den Dentinkanälchen (*Trowbridge* und *Kim* 1998). Vereinzelte Nervenendigungen können 100–200 μm in die Dentinkanälchen eindringen (*Byers* 1984, 1985). *La Fleche* et al. (1985) haben transmissionsoptisch festgestellt, dass die koronalen Nervenendigungen sogar bis in die Nähe der Schmelz-Dentin-Grenze vordringen können. Es schien sich dabei offenbar eher um die Verzweigung eines Odontoblastenfortsatzes denn um eine Nervenendigung zu handeln (*Nair* 1995). Allerdings enthält nicht jedes Dentinkanälchen eine Nervenendigung. Im Bereich der Pulpahörner sind mehr als 40%, im lateralen Kronendentin 4–8%, im Zahnhalsdentin 1% und im Wurzeldentin nur vereinzelte Dentinkanälchen innerviert (*Lilja* 1979, *Byers* 1984). Der Abstand zwischen den Nervenfasern und Odontoblastenfortsätzen beträgt nur 20 nm (*Ochi* und *Matsumoto* 1988). Bei aller Nähe zwischen Nervenendigung und Odontoblastenfortsatz (Abb. 27) bestehen keinerlei synaptische oder elektrotonische Verbindungen (*Frank* et al. 1972, *Arwill* et al. 1973, *Corpron* und *Avery* 1973, *Byers* 1984, *Holland* 1990).

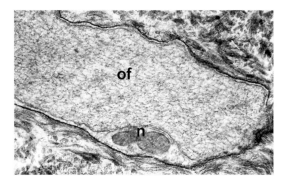

Abb. 27
Enge Nachbarschaft von Odontoblastenfortsatz (of)
und Nervenendigungen (n) im Dentinkanälchen
(TEM x 14000)

Hauptsächlich nichtmyelinisierte Nerven enthalten vasoaktive Peptide wie **CGRP** (calcitonin gene-related peptide) (*Gazelius* et al. 1987), **SP** (substance P) (*Olgart* et al.1977), **NKA** (Neurokinin A) (*Wakisaka* et al. 1988) und **NPY** (Neuropeptid Y) (*Edwall* et al. 1985). Zu den nichtmyelinisierten Axonen zählen auch autonome **sympathische Fasern** aus dem **Ganglion cervicale superius** des Halssympathikus (*Schumacher* et al. 1990). Sie liegen als Plexus in der Umgebung der Blutgefäße und als Nervenendigungen in Odontoblastennähe.

Im Pulpa-Dentin-System führen überschwellige thermische, mechanische, osmotische und entzündliche Reize wie in einem **nozizeptiven Organ**

zur Wahrnehmung von Schmerz. Dabei wird zwischen **Dentin-** und **Entzündungsschmerz** unterschieden (*Raab* 1991). Obwohl die Innervation von Pulpa und Dentin heute hinlänglich bekannt ist, bedarf der Mechanismus der Reizübertragung im Dentin nach wie vor der endgültigen Klärung. Die Unsicherheit hinsichtlich der **Dentinsensibilität** wird durch 3 Theorien reflektiert (Abb. 28): Die **neuronale** oder **Konduktionstheorie** besagt, dass freie Nervenendigungen an der Schmelz-Dentin-Grenze direkt gereizt werden. Diese Theorie konnte sich allerdings nicht durchsetzen, da freie Nervenendigungen in der Nähe der Schmelz-Dentin-Grenze niemals sicher nachgewiesen wurden. In der später entwickelten **Transduktionstheorie** fungiert der Odontoblast als **Rezeptor** und ist über **Synapsen** mit der Nervenendigung verbunden. Auch diese Theorie war nicht aufrechtzuerhalten, weil der Nachweis der Synapsen ausblieb. Die meisten Autoren favorisieren heute die **hydrodynamische Theorie** (*Brännström* 1966). Es wird angenommen, dass unterschiedliche externe Stimuli die Dentinflüssigkeit in den Dentinkanälchen nach außen (Kälte) und nach innen (Wärme) in Bewegung versetzen. Dies führe zur Reizung der freien Nervenendigungen im inneren Dentin und in der Nachbarschaft der Odontoblasten.

Im Rahmen von **Sensibilitätstests** (Abb. 29) applizierte Kälte zwischen –20 und –70°C vermag sogar

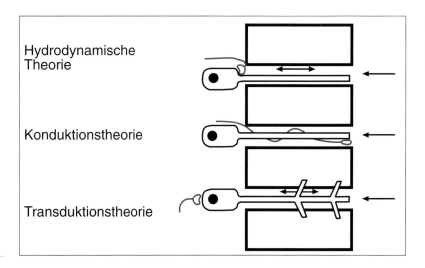

Hydrodynamische
Theorie

Konduktionstheorie

Transduktionstheorie

Abb. 28
Theorien zur Entstehung des
Dentinschmerzes
(Modifikation nach *Raab*
1991)

Abb. 29
Ergebnis des Sensibilitätstests
und Schmerzqualität nach
Reizung von Aδ- und C-Fasern
der Pulpa (Modifikation nach
Figdor 1994)

	Sensibilitätstest	Dentinschmerz (Hydrodynamik)	Pulpaschmerz (Entzündung)
Reiz	thermisch: -20 bis -40°C (-70°C) elektrisch: 6 - 40 μA	thermisch: Kälte, Wärme physikalisch: Luft, Microleakage mechanisch: Bohrer, Sonde chemisch: Säure osmotisch: Zucker	Bakterien Kinine Neuropeptide
Nervenfaser	Aδ	Aδ	C
Testergebnis	+		
Schmerz-qualität	reizgebunden lokalisiert	reizgebunden kurz stechend erträglich lokalisiert	reizüberdauernd lang dumpf unerträglich ausstrahlend

bei vorhandener Schmelzintegrität derartige
hydrodynamische Mechanismen auszulösen. Auf
erhöhte Temperaturen über 45°C (*Nähri* 1985)
reagieren die C-Fasern aufgrund der temperaturbe-
dingten Schädigung der Pulpa (*Trowbridge* und
Kim 1998). Deshalb wird von Wärmetests in der
Praxis Abstand genommen. Bei elektrischer Sensibilitätstestung liegt die Reizschwelle der pulpalen
Neurone zwischen 6 und 40 μA (*Raab* 1991).
Am freiliegenden Dentin können hydrodynamische Effekte durch **thermische** (Kälte, Wärme),
physikalische (Luftbläser, Pumpeffekte im Füllungsrandspalt), **mechanische** (Kavitätenpräparation, Sondierung, Scaling, Zahnpflege), **chemische**
(Säure) und **osmotische** (Zuckerlösungen) **Reize**
ausgelöst werden (Abb. 29). Nur so lässt sich der
Dentinschmerz bei freiliegenden Zahnhälsen,
keilförmigen Defekten, Erosionen, Dentinkaries
und Füllungen mit Randspalten (Microleakage)
erklären (*Raab* 1991).
Außerdem kann okklusale Belastung nach Fül-
lungsapplikation auf hydrodynamischer Grundlage zu Schmerzempfindungen führen (*Lutz* et al.
1991). Durch ihre enge Nachbarschaft mit den
Odontoblasten werden Aδ- und Aβ-Fasern durch
hydrodynamische Kräfte gereizt. Es kommt dabei
zur druckabhängigen Änderung der Ionenpermea-
bilität in der rezeptiven Membran der Fasern. Das
resultierende Rezeptorpotential wird bei ent-

sprechender Amplitudengröße in eine Aktions-
potentialfrequenz umgesetzt und in den afferenten sensiblen Bahnen des N. trigeminus zum
Zentralnervensystem fortgeleitet (*Deußen* 2001).
Die zweite Umschaltung der sensiblen Bahnen
erfolgt in der **Medulla oblongata (Nucleus spinalis
N. V).** Zur Projektion auf die **Großhirnrinde
(Gyrus postcentralis)** erfahren die durch die
Brücke (Pons) aufsteigenden Bahnen im **Thalamus**
ihre letzte Umschaltung (*Smulson* und *Sieraski*
1996). Nach der Reizung von A-Fasern wird ein
heller, kurzer, stechender, heftiger, lokalisierter
und **reizgebundener Schmerz** (Abb. 29) empfunden (*Figdor* 1994, *Ngassapa* 1996). Hydrodynamische Stimuli setzen zudem an den freien
Nervenendigungen Neuropeptide (SP, CGRP) frei.
Letztere induzieren eine Vasodilatation, die zu
erhöhtem Pulpadruck führt. Der verstärkte Gewebedruck wiederum hat eine verstärkte zentrifugale Flüssigkeitsbewegung in den eröffneten
Dentinkanälchen zur Folge. Dadurch wird die
Pulpa vor exogenen Noxen geschützt (*Mjör* und
Heyeraas 1998).
Die Ursachen für den pulpalen Entzündungsschmerz sind nach *Raab* (1991) vielfältig, und die
Schmerzentstehung läuft in mehreren simultanen
Kaskaden ab: Zunächst werden die freien Ner-
venendigungen durch bakterielle Noxen direkt
gereizt. Durch die Entzündung der Pulpa freige-

setzte **Entzündungsmediatoren** (Prostaglandine, **Histamin**, **Bradykinin**) bewirken **Vasodilatation** und **Plasmaextravasation**. Diese Entzündungsphänomene werden durch Neuropeptide (CGRP, SP) der freien Nervenendigungen direkt verstärkt. Außerdem werden Vasodilatation und Plasmaextravasation durch Neuropeptide auf indirektem Weg erhöht, indem **Substanz P** die **Monozyten** anregt, Histamin auszuschütten. Insofern gelten die Neuropeptide als Entzündungsmediatoren, die eine „**neurogene Entzündung**" auslösen. Vasodilatation und Plasmaextravasation führen zu Druckanstieg und pH-Absenkung in der Pulpa, was die Senkung der Reizschwelle der freien Nervenendigungen zur Folge hat. Diese werden also direkt durch Noxen und weiterhin durch Neuropeptide und Entzündungsmediatoren **(Kinine)** gereizt. Durch Entzündung und Gewebeschädigung werden die sensiblen Fasern mit hoher Reizschwelle erregt, die C-Fasern. Dabei werden **reizüberdauernde** (*Klimm* 1997), spontane, ununterbrochene, dumpfe bis pochende, ausstrahlende, brennende, schier unerträgliche Schmerzen empfunden (*Figdor* 1994, *Pashley* und *Walton* 1994, *Smulson* und *Sieraski* 1996, *Trowbridge* und *Kim* 1998) (Abb. 29).

1.2.7 Trophische Funktion

Die trophische oder nutritive Funktion im Pulpa-Dentin-System bedarf einer morphologischen Grundlage, des Blutkreislaufsystems der Pulpa: Die **A. dentalis** teilt sich meist in mehrere **Pulpaarterien**, die über das **Foramen apicale** oder **apikale Ramifikationen** in den Wurzelkanal eintreten. Außerdem wird die Pulpa durch kleinere Arterien versorgt, die über akzessorische **pulpodesmodontale Seitenkanäle** (Abb. 30) oder Kanäle der **Bi-** und **Trifurkationen** in das Zahninnere gelangen. Die an der Wand oder im Zentrum des Wurzelkanals zur Kronenpulpa aufsteigenden **Arterien** verzweigen sich dort mehr und mehr und bilden **Arteriolen,** denen ein dichtes netzartiges Kapillargeflecht folgt. Dieser **Kapillarplexus** befindet sich größtenteils in den subodontoblastischen Gewebszonen der Kronen- und Wurzelpulpa

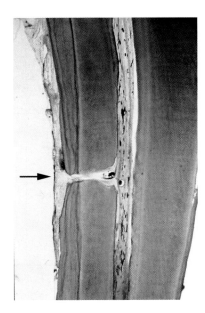

Abb. 30
Mögliche Blutversorgung über akzessorischen pulpodesmodontalen Seitenkanal (Pfeil)

(*Schroeder* 2000). Seine Schlingen berühren die Odontoblastenkörper (Abb. 9). Die peripheren Kapillaren sind stark gefenstert (*Dahl* und *Mjör* 1973). An die Kapillaren schließen sich **Venolen** an, die zunächst mit kleineren und zunehmend größeren **Venen** verbunden sind. Die Venen verlaufen im Gegensatz zu den Arterien gewundener und zeigen ein größeres Lumen. Die Gefäßwände enthalten eine vergleichsweise dünne Schicht glatter Muskulatur, die von marklosen sympathischen Nervenfasern innerviert wird. **Arteriovenöse Anastomosen** sind sowohl in der Kronen- als auch in der Wurzelpulpa vorhanden (*Takahashi* et al. 1982). Sie stellen eine direkte Verbindung zwischen den Arteriolen und Venolen unter Umgehung des Kapillarbettes dar (*Trowbridge und Kim* 1998).

Gängler und *Pilz* (1974) haben den Blutkreislauf der Pulpa morphologisch-funktionell in eine **Systemzirkulation** und eine **Mikrozirkulation** gegliedert (Abb. 31). Dabei wird die Systemzirkulation aus mehreren zuführenden peripheren **Magistralarterien**, vielfältigen Anastomosen zwischen größeren und kleineren Arterien, lateralen **akzessorischen Arterien**, unter dem Pulpadach verlaufenden koronalen **Arkadenarterien**, darunter liegenden **Arkadenvenen**, mehreren zentral absteigenden **Magistralvenen** oder einer einzigen

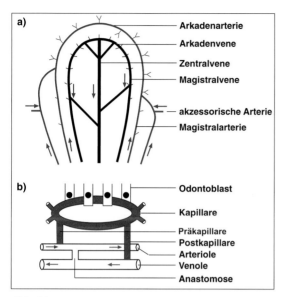

Abb. 31
Prinzip der Angioarchitektonik der Pulpa: a) Systemzirkulation, b) Mikrozirkulation (Modifikation nach *Gängler* und *Pilz* 1974)

Zentralvene gewährleistet. Die terminale Mikrozirkulation vollzieht sich in den Arteriolen, dem subodontoblastischen Kapillarplexus, den Venolen und den arteriovenösen Anastomosen. Auf der Grundlage zahlreicher Anastomosen zwischen Pulpa und Parodont verfüge die Pulpa über einen Kollateralkreislauf und sei kein Stauungsorgan. Die Existenz eines Kollateralkreislaufs wird von *Trowbridge* und *Emling* (1997) expressis verbis abgelehnt.

> Die Struktur des terminalen Kapillarnetzes der Pulpa wird von der dentinbildenden Funktion der Odontoblasten bestimmt.

In licht-, transmissions- und rasterelektronenmikroskopischen Untersuchungen gelangten *Yoshida* und *Ohshima* (1996) zu nachstehenden Erkenntnissen:
Vor Beginn der Dentinbildung formieren sich die Kapillaren der Pulpa zu einem groben Netzwerk unterhalb der Odontoblastenschicht. Mit einsetzender Dentinbildung durchdringen sie den Odontoblastensaum und organisieren sich in

unmittelbarer Nachbarschaft zum Prädentin zu einem dichten Kapillarplexus. Die Kapillaren sind hier stark gefenstert. In den Pulpen der Schneidezähne verbleiben die gefensterten Kapillaren auch nach der Dentinbildung im Bereich des Odontoblastensaums. In den Molaren schließen die Kapillaren allerdings nach aktiver Dentinbildung ihre Fenster und ziehen sich in subodontoblastische Regionen zurück. Aus den morphologischen Befunden zogen die Autoren die folgenden Schlüsse: Verteilung und Struktur der peripheren Kapillaren sind an die sekretorische Aktivität der Odontoblasten gebunden. Der dringende und hohe Nährstoffbedarf an der Mineralisationsfront kann einzig und allein durch die Ausbildung eines dichten Versorgungsnetzes der Odontoblasten im Prädentin und die Fensterung der Kapillarwand gedeckt werden. Nach „getaner Schuldigkeit" ändern die Kapillaren ihr Epithel vom gefensterten zum geschlossenen Typ und retrahieren sich.
Die Hämodynamik der Pulpa unterliegt sowohl der zentralen als auch lokalen Regulation durch das Nervensystem (*Olgart* 1996). Von der nervalen Steuerung der Pulpadurchblutung hängen wichtige Funktionen wie die Ernährung der Pulpazellen, der Abtransport von Metaboliten und die Aufrechterhaltung des Gleichgewichts zwischen Blut- und Gewebedruck der Pulpa ab. Als zentrale Steuerungsfaktoren der pulpalen Durchblutung werden Parasympathikus und Sympathikus, als lokale Regulatoren sensible Nerven und endotheliale Faktoren (**Endotheline**) der Pulpa diskutiert. In der Tat sind alle Voraussetzungen für die parasympathische Regulation der pulpalen Hämodynamik gegeben, allein der zentrale **parasympathische cholinerge** Einfluss auf die Blutzirkulation der Pulpa ist schwach. Somit wird die physiologische Relevanz dieses autonomen Systems als gering eingestuft (*Olgart* 1996). Dagegen ist die **vasomotorische Funktion** des **sympathischen adrenergen Nervensystems** unumstritten. Die sympathischen Nerven bewirken die pulpale **Vasokonstriktion** (*Ogilvie* et al. 1966, *Heyeraas Tønder* 1980). Diese Funktion ist an die Existenz von Rezeptoren und Mediatoren geknüpft. Bei Katzen und Hunden wird die sympathische Vasodilatation von α_1-**Vasorezeptoren**

vermittelt (*Edwall* und *Kindlova* 1971). Die α-Adrenorezeptoren sind bei Ratten offenbar sowohl in Arteriolen als auch Venolen lokalisiert (*Kim* et al. 1989), woraus eine selektive Regulation prä- und postkapillärer Sphinkter resultieren könnte. Existierende β-Adrenorezeptoren spielen offenbar keine Rolle in der pulpalen Blutzirkulation. Als Mediatoren der sympathischen Vasokonstriktion gelten **Noradrenalin** und **Neuropeptid Y** (*Olgart* 1996). Letzteres wurde eindeutig in sympathischen Nervenendigungen der menschlichen Pulpa nachgewiesen (*Casasco* et al. 1990, *Luthman* et al. 1992).

Die lokale Steuerung der pulpalen Hämodynamik wird durch die intradentalen sensiblen Nerven gewährleistet. Dank ihres Neuropeptidgehalts (SP, NKA, CGRP) rufen diese Nerven pulpale **Vasodilatation** hervor und hemmen die sympathische Vasokonstriktion, wenn durch exogene Reize (Elektrostimulation, Präparation, Sondierung, Ultraschallanwendung, Perkussion) hydrodynamische Vorgänge im Pulpa-Dentin-System ausgelöst werden. Diese neurogene Vasodilatation ist gleichsam als Schutzreaktion aufzufassen, die den Transport von Nährstoffen und Metaboliten im Gewebe erhöht. Dabei ist es durchaus möglich, dass eine lokal induzierte neurogene Vasodilatation eine sympathische Vasokonstriktion unterdrückt oder eine sympathische Aktivität einen lokalen Regulationsmechanismus einschränkt.

> Die Hämodynamik der Pulpa wird durch wechselseitige und kompetitive Interaktionen zwischen zentralen sympathischen und lokalen sensiblen Mechanismen des Nervensystems gesteuert (*Olgart* 1996).

1.2.8 Defensive Funktion

Eigentlich sollte man das Pulpa-Dentin-System mit einem „weinenden" und einem „lachenden" Auge betrachten. So stellt es einerseits eine denkbar schlechte Barriere gegen exogene Schadfaktoren dar (*Pashley* 1996), andererseits ergreift es eine Reihe von Verteidigungsmaßnahmen gegen diese Noxen. Wenn es einmal durch Karies oder

Trauma entblößt ist, lösen die bereits genannten externen Reize hydrodynamische Vorgänge aus, die zur Wahrnehmung von Dentinschmerz führen. Der mikrobiellen Invasion der Pulpa über exponierte Dentinkanälchen ist gleichsam „Tür und Tor" geöffnet, was Pulpaentzündung und Pulpaschmerz hervorruft. Auf diese Herausforderungen reagiert die Pulpa mit erhöhter Aktivität ihrer Nerven und Gefäße sowie ihres Immunsystems und interstitiellen Flüssigkeitsturnovers. Dadurch wird die Durchlässigkeit des Dentins herabgesetzt. Das geschieht funktionell durch verstärkte zentrifugale Bewegung der Dentinflüssigkeit und morphologisch durch die Ausfüllung der Dentinkanälchen mit Proteinen und Mineralien sowie Tertiärdentinbildung (*Pashley* 1996). Das Eindringen von Noxen in das Pulpa-Dentin-System wird **behindert**, aber nicht **verhindert**. Dabei spielt die vitale Pulpa eine wichtige Rolle (*Nagaoka* et al. 1995). So konnten diese Autoren eindeutig nachweisen, dass die Dentintubuli avitaler Zähne nach 150-tägiger Exposition durch Mikroorganismen signifikant häufiger von mikrobieller Invasion betroffen waren (35,7%) als die Tubuli vitaler Zähne (18,9%). Aus der Sicht *Smulsons* und *Sieraskis* (1996) ergeben sich für das Pulpa-Dentin-System folgende Schutzfunktionen: Dentinschmerz, Smear layer, Dentinsklerose, Reizdentinbildung und Pulpaentzündung. Die bisher genannten defensiven Funktionen werden hier näher beschrieben.

Tubulusinhalte

Nagaoka et al. (1995) führten die seltenere bakterielle Besiedelung der Dentinkanälchen bei vitalen Zähnen auf den Inhalt der Dentinkanälchen und dessen Funktion zurück: die **Kinetik der Dentinflüssigkeit**, ihr **Immunpotential** sowie die Präsenz von **Odontoblastenfortsätzen** und **Fibrinogen**.

Die zentrifugale Bewegung der Dentinflüssigkeit ist, wie bereits dargestellt, das Ergebnis des erhöhten Gewebedruckes in der Pulpa. Diese Flüssigkeitsbewegung, die allerdings als sehr gering eingeschätzt wird, könnte die bakterielle Invasion behindern. Der Nachweis von **Immunglobulinen** im kariösen Dentin ist zwar erbracht (*Ackermans* et al. 1981), allein ihr Einfluss auf die Kariesentwicklung blieb ungeklärt. Da der Odontoblastenfortsatz den größten Teil des Dentinkanälchens einnimmt (*Trowbridge* und *Kim* 1998), ist anzunehmen, dass er als Barriere gegen eindringende Mikroorganismen dient. Durch die Auskleidung der Tubuluswand vitaler Zähne mit Fibrinogen sinkt die Dentinpermeabilität (*Pashley* et al. 1984), was die mikrobielle Penetration der Dentinkanälchen ebenso reduzieren könnte.

Wie bereits erwähnt, entsteht **peritubuläres Dentin** als Bindegewebsmineralisation ohne Kollagenfasern (*Goldberg* et al. 1995) durch die Tätigkeit vitaler Odontoblasten, füllt das Lumen der Dentinkanälchen manchmal völlig aus, bildet **Transparenzzonen** und gilt als Abwehrmechanismus des Pulpa-Dentin-Systems. *Smulson* und *Sieraski* (1996) bezeichnen diese Abwehrleistung als **Tubularsklerose (Dentinsklerose)**, die als Reaktion auf milde bis moderate Reize bei geringer Kariesprogression, Kavitätenpräparation, Abrasion, Attrition, Erosion und als Altersveränderung aufgefasst wird. Sie differenzieren zwischen physiologischer und pathologischer Sklerose. Unter physiologischer Sklerose verstehen sie die Bildung von peritubulärem Dentin durch Odontoblastentätigkeit. Pathologische Sklerose entsteht ihres Erachtens durch **intratubuläre Mineralisation** als Ergebnis eines **physikalisch-chemischen Prozesses**. Dabei komme es zur Ausfällung von Mineralien (Kalziumphosphate), die zuvor durch den kariösen Prozess aufgelöst worden wären. Diese Tubulusinhalte lägen als nadelförmige oder rhomboedrische **(Whitlockite)** Kristalltypen vor. Eine andere Quelle der intratubulären Mineralisation könnte die Präzipitation von Kalziumphosphaten aus der übersättigten Dentinflüssigkeit sein.

Zur Thematik der Transparenzzone liegen mehrere Beiträge der Dresdner Schule vor. Hier wurde die Bildung der Transparenzzone (Abb. 32) früher als passiver Schutzwall (*Natusch* 1977), später mehr als passiver chemischer Ausfällungsprozess denn als aktive Schutzleistung (*Natusch* et al. 1989) und heute mehr als aktiver Prozess (*Buchmann* 1993) aufgefasst. Indizien für eine duale Theorie lieferte *Wippich* (1998), die in der Transparenzzone der Dentinkaries nur selten offe

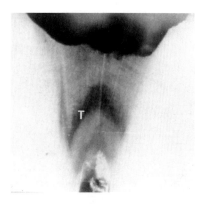

Abb. 32
Transparenzzone als Schutzwall gegen exogene Reize (*Natusch* 1977)

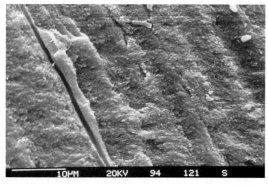

Abb. 33
Fast ausnahmslose Vermauerung der Dentinkanälchen in der Transparenzzone (REM)

ne Dentinkanälchen (Abb. 33) beobachten konnte. Die wenigen nicht obliterierten, verengten Tubuli enthielten u. a. Whitlockit-Kristalle. In der **supratransparenten Zone** nahm die Zahl und Größe der Whitlockit-Kristalle (Abb. 34) in den Dentinkanälchen pulpawärts zu. In der **subtransparenten Zone** befanden sich neben Odontoblastenfortsätzen und Fasernetzen (Abb. 35) Anhäufungen von globulären Kristallen als Zeichen globulärer Mineralisation (Abb. 36). Anhand der histochemischen und rasterelektronenmikroskopischen Befunde darf angenommen werden, dass bei der Bildung der Transparenzzonen passive und aktive Prozesse gleichzeitig ablaufen (Abb. 37). Übrigens hat *Frank* (1990) in der Transparenzzone sowohl rhomboedrische Whitlockit-Kristalle als auch Apatitkristalle nachgewiesen.

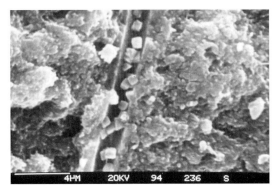

Abb. 34
Präsenz von rhomboedrischen Whitlockitkristallen in den Dentinkanälchen der supratransparenten Zone als Zeichen passiver Mineralisation

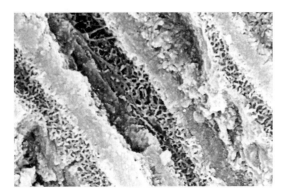

Abb. 35
Intratubuläre Fasernetze der subtransparenten Zone als Ausdruck aktiver Schutzmechanismen des Pulpa-Dentin-Systems

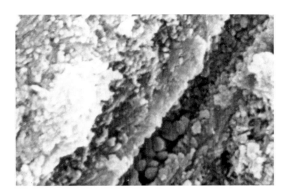

Abb. 36
Intratubuläre globuläre Mineralisation als Schutzreaktion des Pulpa-Dentin-Systems

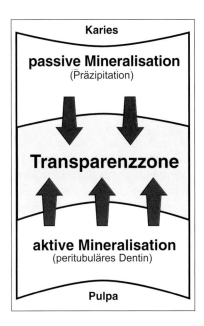

Abb. 37
Bildung der Transparenzzone durch passive und aktive Mineralisation

Transparenzzonen entstehen offenbar durch zentripetale passive Ausfällungen von Kalziumphosphatkristallen und zentrifugale aktive peritubuläre Dentinbildung und bieten einen relativen Schutz gegen exogene Noxen.

Tertiärdentin

Die Bildung von Tertiärdentin stellt eine weitere Abwehrleistung im Pulpa-Dentin-System dar. Es entsteht in der Regel als Antwort der Pulpa auf die Zerstörung primärer Odontoblasten durch vielfältige exogene Reize. Im Gegensatz zum physiologisch gebildeten und zirkumpulpal angelagerten Sekundärdentin ist es meistens dort im Pulpakavum lokalisiert, wo die Odontoblastenschädigung erfolgte, und es bedeckt Primär- und Sekundärdentin (Abb. 38). In der nicht eröffneten Pulpa liegt Tertiärdentin meist nach dem Untergang der primären Odontoblasten durch Karies, **Präparationstrauma** und Austrocknung des Dentins **(Odontoblastenaspiration)** vor. Die Menge des Tertiärdentins und die Tiefe der Karies verhielten sich direkt proportional zueinander. Dabei befand sich unter superfizieller Karies mehr oder weniger reguläres, unter tiefer Karies relativ

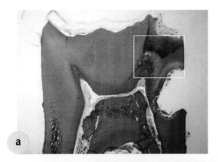

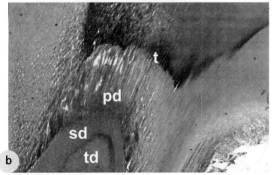

Abb. 38
Kariesorientierte Lokalisation des Tertiärdentins
a) Übersicht
b) Ausschnittvergrößerung: t – Transparenzzone,
pd – Primärdentin, sd – Sekundärdentin,
td – Tertiärdentin

atubuläres und geringer mineralisiertes Dentin (*Kamal* et al. 1997). Bei vorliegender traumatischer und artifizieller Pulpaeröffnung wird nach Verlust der primären Odontoblasten die Pulpa durch therapeutische Maßnahmen angeregt, Tertiärdentin in Form von **Dentinbrücken** zu bilden. Tertiärdentin zeigt hinsichtlich der Zahl und Anordnung seiner Dentinkanälchen unterschiedliche Grade der Irregularität. Nach direkter Pulpaüberkappung und -amputation werden zuweilen reguläre Dentinstrukturen angetroffen, die in ihrer Regelmäßigkeit an Primärdentin **(Orthodentin)** erinnern (*Goldberg* und *Lasfargues* 1995). Angesichts der geschilderten Tatsachen ist es nicht verwunderlich, dass das Tertiärdentin synonym als **irreguläres Dentin, Reizdentin, Reaktionsdentin** und **Reparationsdentin** bezeichnet wird (*Trowbridge* und *Kim* 1998).

Primärdentin entsteht entwicklungsbedingt, Sekundärdentin physiologisch und Tertiärdentin reizabhängig.

In Abhängigkeit vom Schädigungsgrad der Odontoblasten unterscheiden *Tziafas* et al. (2000) zwischen der Bildung von Reaktionsdentin und Reparationsdentin. Die Genese von Reaktionsdentin geht auf primäre Odontoblasten zurück, die für primäre Dentinbildung verantwortlich sind. Somit stellt die Bildung des Reaktionsdentins die Fortsetzung der physiologischen Dentinogenese dar. Da sie jedoch als Antwort auf pathogene Reize erfolgt, ist sie von der primären und sekundären Dentinbildung abzugrenzen. Nichtsdestoweniger findet eine Hochregulation der synthetischen und sekretorischen Aktivitäten der Odontoblasten im Vergleich zu einem relativen Ruhezustand während der physiologischen Dentinbildung statt. Es wird davon ausgegangen, dass die molekularen Wachstumsfaktoren TGF-β und BMP die Bildung des Reaktionsdentins steuern. In vitro wurde diesbezüglich festgestellt, dass BMPs und CGRP in die Bildung von Tertiärdentin involviert sind (*Calland* et al. 1997). Während die Existenz von TGF-β im Dentin unstrittig sei (*Cassidy* et al. 1997), stehe der Nachweis von BMP in der Dentinmatrix noch aus.

Nach Meinung von *Smith* et al. (1995) bedarf die Bildung von Reaktionsdentin lediglich der Interaktion zwischen einem molekularen Stimulus und dem Odontoblasten, um die Sekretion der Dentinmatrix anzuregen. Im Gegensatz dazu beruht die Bildung von Reparationsdentin auf einer Kaskade von zellulären Vorgängen, die von der **Zellteilung** über die **Chemotaxis, Zellmigration** und **Zelladhäsion** zur **Zelldifferenzierung** von so genannten **Vorläuferzellen** führen. Erst die entstandene neue Generation von **odontoblastenähnlichen Zellen** ist in der Lage, Dentinmatrix zu sezernieren. Das so produzierte Reparationsdentin ist von tubulärer Struktur, die allerdings dysplastisch sein kann (*Tziafas* et al. 2000). Neben der Zytodifferenzierung laufen typische Wundheilungsvorgänge im pulpalen Bindegewebe ab, die vaskuläre und zelluläre Entzündungsreaktionen einschließen. Die

Zelldifferenzierung kann durch drei unterschiedliche Mechanismen induziert werden:

1. Die Bildung von **Fibrodentin**, das bei jeder Wundheilung der Pulpa entsteht, führt zur Akkumulation von **endogenen Signalmolekülen**, die die Zytodifferenzierung steuern.
2. **Endogene Signalmoleküle** entstehen außerdem durch Adsorption von **Fibronektin** an **Kalziumhydroxid**. In diesem Zusammenhang darf nicht unerwähnt bleiben, dass Kalziumhydroxid (*Smith* et al. 1995) und Dentinkonditionierer (*Smith* und *Smith* 1998) Wachstumsfaktoren wie TGF-β1 aus der Dentinmatrix herauslösen können.
3. **Exogene Signalmoleküle** der Zytodifferenzierung werden durch intrapulpal implantierte Dentinmatrix, Matrixkomponenten und Human-TGF-β bereitgestellt.

Diese drei Wege bilden die Grundlage für bewährte Vorgehensweisen und neue Therapieansätze bei der direkten Überkappung und Vitalamputation.

Entzündung der Pulpa

Allgemein gilt die Entzündung (lat. inflammatio) als Abwehrreaktion des lebenden Organismus und seiner Gewebe auf Noxen in Form von Veränderungen des Nerven-Gefäß-Bindegewebs-Apparates. Das Ziel der Abwehr besteht in der Eliminierung des Schadfaktors selbst und der von ihm verursachten Folgeschäden. Dabei wirkt die Noxe als **Antigen** und löst **zelluläre** und **humorale Immunreaktionen** aus. *Kaufmann* (1999a) formulierte:

> „Es gibt keine Entzündung ohne die Beteiligung von Zellen und Faktoren des Immunsystems."

Zum Immunsystem gehören unterschiedliche Zellpopulationen (Abb. 39). Diese Zellen gehen auf einen gemeinsamen Ursprung zurück, die **pluripotente Stammzelle** des Knochenmarks (*Kaufmann* 1999b).

Am Anfang jeder Entzündung werden **Entzündungsmediatoren** freigesetzt. Sie sind das Produkt von Granulozyten und Mastzellen. Zu diesen Wirkstoffen zählen **vasoaktive Amine (Histamin)**, **Arachidonsäureprodukte (Leukotriene, Prosta-**

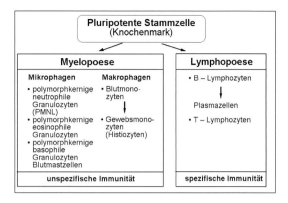

Abb. 39
Zellen des Immunsystems und ihre Herkunft (Modifikation nach *Kaufmann* 1999b)

glandine), Kinine (Bradykinin), der **Plättchenaktivierende Faktor (PAF), Heparin** und **Chemokine.**

Häufig wird die Immunantwort von **immunpathologischen Reaktionen** begleitet. Darunter versteht man Gewebeschädigungen durch fehlende, fehlgeleitete oder überschießende Immunreaktionen. So erfüllen die von den polymorphkernigen neutrophilen Granulozyten und von den mononukleären Phagozyten gebildeten **reaktiven Sauerstoffmetabolite** nicht nur defensive Aufgaben, sondern sie schädigen auch das umliegende Gewebe (*Kaufmann* 1999a).

> Die Pulpitis stellt die dritte Abwehrreaktion im Pulpa-Dentin-System dar. Sie besteht in Protektion und Destruktion.

Hierbei greift die Pulpa generell auf die bereits im gesunden Zustand vorliegenden **unspezifischen** und **spezifischen Immunfaktoren** zurück. Liegt eine **akute exsudative Pulpitis** vor, übernehmen die **Mikrophagen (PMNL)** sowie **Makrophagen** aus dem Blut und Gewebe Abwehrfunktionen. Die **chronische proliferative Pulpitis** wird durch die Aktivität von **Makrophagen, Lymphozyten** und **Plasmazellen** charakterisiert (*Smulson* und *Sieraski* 1996, *Schroeder* 1997). In der entzündeten Pulpa liegen außerdem die **Immunglobuline IgG, IgA und IgM** sowie die **Entzündungsfaktoren Elastase, Prostaglandin E$_2$, Interleukin-1α, Interleukin-1β, Interleukin-6** und **TNF-α** vor (*Nakanishi* et al. 1995).

Die immunologischen Aspekte der Pulpitis werden in den Kapiteln 3 (Ätiologie und Pathogenese) und 4 (Pathomorphologie) ausführlicher beschrieben.

1.2.9 Strukturelle Metamorphosen

> Das Pulpa-Dentin-System unterliegt lebenslang der fortschreitenden quantitativ-qualitativen Veränderung.

Die quantitativen Veränderungen des Pulpa-Dentin-Systems werden unter dem Begriff der **Atrophie** zusammengefasst. Darunter versteht man die Rückbildung eines Organs oder Gewebes durch Verkleinerung oder numerische Abnahme der Zellen. Die qualitativen Veränderungen stellen sich als **Degeneration** dar, was die so genannte Entartung zellulärer Strukturen oder Funktionen infolge Schädigung der Zelle bedeutet (*Pschyrembel* 1994). In diesem Kontext sei die Bezeichnung der Veränderungen als „regressiv" denkbar ungeeignet, da der Beweis dafür, dass die gealterte Pulpa anfälliger wäre oder schlechter heile, noch ausstehe (*Pashley* und *Walton* 1994). Wie auch immer bezeichnet, das Pulpa-Dentin-System ändert sich mit zunehmendem Alter. Dabei können das Altern per se oder die Kombination aus Altern, Pathologie und Therapie zu Metamorphosen an Dentin und Pulpa führen (*Burke* und *Samarawickrama* 1995). Die Autoren haben in einem Überblick die progressiven Veränderungen und die Konsequenzen für die Klinik ausführlich beschrieben.

Im Pulpa-Dentin-System finden Veränderungen im vorhandenen Dentin, die Bildung zusätzlichen Dentins und die Umwandlung der Pulpa statt. Typisch für den gealterten Zahn ist die **Dentinsklerose**. Sie breitet sich in zwei Richtungen aus: vom Apex zur Krone und von der Zement-Dentin-Grenze zur Pulpa (*Vasiliadis* et al. 1983). Das lebenslang gebildete **Sekundär-** und **Tertiärdentin** am Boden der Pulpakammer von Molaren ist in der Regel dicker und irregulärer als an ihrem Dach (*Foreman* 1987) (Abb. 40). In menschlichen Schneidezähnen wurden Pulpakammer und

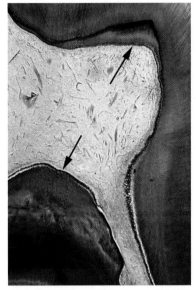

Abb. 40
Stärker ausgeprägte Bildung zusätzlichen Dentins am Boden der Pulpakammer (Pfeil) im Vergleich zum Kammerdach (Pfeil)

Wurzelkanäle mit zunehmendem Alter durch zusätzliches Dentin in mesiodistaler, nicht jedoch oder erst später in vestibulooraler Richtung eingeengt. Die Einengung der Wurzelkanäle erfolgte durch die Ablagerung von netzartigem, nichtkanalisiertem **Fibrodentin**, regulärem Sekundärdentin und irregulärem Tertiärdentin. Die Dichte der Dentintubuli war in den vestibulären und oralen Wänden der Pulpakammer höher als an den mesialen und distalen Wandungen und nahm nach apikal ab. Außerdem wiesen die oberen Schneidezähne eine höhere Dichte auf als die unteren (*Schroeder* et al. 1990). Im Gegensatz zu den Schneidezähnen wurde an Eckzähnen konstatiert (*Schroeder* 1993): Ihre Pulpakammer war mit steigendem Alter in vestibulär-oraler Richtung kaum und in mesiodistaler Richtung nur mäßig oder stellenweise eingeengt. Die Einengung durch Fibrodentin erfolgte erst zwischen dem 60. und 70. Lebensjahr. Die Dichte der Dentinkanälchen war in allen Lokalisationen ähnlich, nur apikal sehr gering. Zwischen dem Lebensalter und dem Verhältnis der Pulpa- und Wurzelbreite bestand bei Schneidezähnen, Eckzähnen und Prämolaren eine eindeutige statistisch signifikante negative Korrelation. Dagegen war die Korrelation zwischen apikaler Transparenzzone (Dentinsklerose) und Alter nachweislich schwächer (*Kvaal* und *Solheim* 1994). An oberen ersten Molaren konnte die Altersabhängigkeit des Wurzelkanaldurchmessers nur bei palatinalen und mesiobukkalen Kanälen bestätigt werden. Die Form des Kanalquerschnitts blieb jedoch vom Alter unbeeinflusst (*Gani* und *Visvisian* 1999). Auch untere Frontzähne zeigten die zunehmende Einengung des Wurzelkanals mit steigendem Alter (*Morse* et al. 1993).

Sklerotisch verändertes Dentin kann durch endodontische Maßnahmen leichter frakturiert werden. Zusätzliches Dentin erschwert einerseits den Zugang zu Pulpakammer und Wurzelkanälen sowie ihre Instrumentation, andererseits werden weniger Aufbereitungsinstrumente benötigt. Apikale Stopps lassen sich leichter anlegen (*Burke* und *Samarawickrama* 1995). Die röntgenographische Messung der Ausdehnung von Pulpa und Transparenzzonen ist von Bedeutung für die Altersbestimmung der Zähne bei forensischen und anthropologischen Fragestellungen.

In der Pulpa sind mit zunehmendem Lebensalter die Abnahme der Zahl der Pulpazellen und die Zunahme der Faserdichte, besonders in der Wurzelpulpa, festzustellen. Die Zunahme der kollagenen Fasern wird allerdings offenbar durch die Verkleinerung des Pulpakavums relativiert (*Burke* und *Samarawickrama* 1995). Neben quantitativen Veränderungen wird die Qualität aller Pulpazellen eingeschränkt. Die **Odontoblasten** als Indikatoren für die Vitalität der Pulpa (*Ranly* et al. 1997) nehmen an Zahl und Größe ab. Am Boden der Pulpakammer über den Bi- und Trifurkationen verschwinden sie sogar gänzlich. Alternde Odontoblasten reduzieren ihre sekretorische Aktivität und zeigen **vakuoläre Degeneration** (*Taatz* 1980, *Couve* 1986). Damit wird zwar weniger zusätzliches Dentin gebildet (*Massler* und *Schour* 1946), aber diese Schutzfunktion gegen Karies und Trauma bleibt erhalten. So konnte auch im Alter über 50 Jahre Osteocalcin-Expression in der menschlichen Pulpa als Determinante der Odontoblastenfunktion nachgewiesen werden (*Ranly* et al. 1997). Neben quantitativen Veränderungen (*Saunders* und *Saunders* 1988) zeigen auch **Fibroblasten** Degenerationserscheinungen

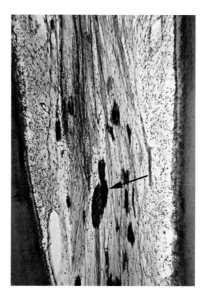

Abb. 41
Degenerative Verkalkung der Pulpa (Pfeil)

(*Bhaskar* 1980). Von quantitativen und qualitativen Veränderungen im Verlauf des Lebens sind ebenso die **Blutgefäße** und **Nerven** der Pulpa betroffen. Während *Bernick* und *Nedelman* (1975) die Reduktion der Blutgefäße und Nerven feststellten, wiesen *Saunders* und *Rockert* (1967) auf **Arteriosklerose** der Blutgefäße in der subodontoblastischen Region der Pulpa hin. Mangelhafte Durchblutung führt offenbar zur **dystrophischen Verkalkung** von Kollagenfasern, Nerven und arteriosklerotischen Blutgefäßen (*Burke* und *Samarawickrama* 1995) (Abb. 41). **Degenerative Verfettung** und **retikuläre Atrophie** der Pulpa können altersassoziiert sein oder Artefakte darstellen (*Morse* 1991).

Insgesamt lassen sich die altersassoziierten atrophisch-degenerativen Veränderungen des Pulpa-Dentin-Systems auf die reduzierte Blutversorgung der Pulpa zurückführen (*Geurtsen* und *Hillmann* 1993). Die Ursachen liegen hierbei in der Sklerosierung der Gefäße und der Einengung des Pulparaums bis zur Einmauerung der am Apex eintretenden Nerven und Gefäße. Insofern liegt es nahe, dass die Sensibilität des gealterten Zahns herabgesetzt ist und dass Vitalerhaltungsmaßnahmen in höherem Alter an Grenzen stoßen.

In jedem Lebensalter können im Zahnmark solitäre oder multiple **Pulpasteine** (Abb. 42) vorgefun-

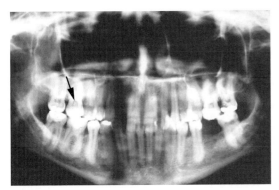

Abb. 42
Vorliegen von Pulpasteinen in mehreren Pulpakammern im Orthopantomogramm

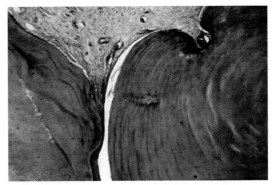

Abb. 44
Adhärenter Pulpastein am Wurzelkanaleingang

den werden. Sie bestehen hauptsächlich aus
Kalzium und Phosphor, zu geringeren Anteilen
aus Fluor, Natrium und Magnesium und in Spuren
aus Kalium, Chlor, Mangan, Zink und Eisen (*Le
May* und *Kaqueler* 1993). Nach ihrer Lage zum
umgebenden Dentin wurden sie in **freie** (Abb. 43),
adhärente (Abb. 44) und **interstitielle** (Abb. 45)
Pulpasteine eingeteilt (*Taatz* 1980). Die Einteilung
in unechte (zwiebelschalenartige) (Abb. 46) und
echte sowie in niedrig- und hochorganisierte
Dentikel (*Taatz* 1980) ist insofern nicht mehr zu
vertreten, als unechte Dentikel ebenfalls Dentinkanälchen führen können (*Le May* und *Kaqueler*

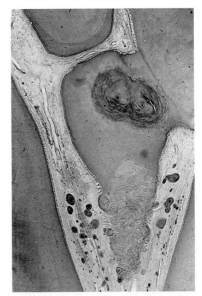

Abb. 45
Interstitieller
Pulpastein

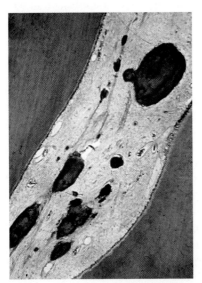

Abb. 43
Multiple freie
Pulpasteine

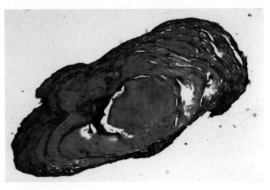

Abb. 46
Zwiebelschalenartiger Pulpastein

1991). Somit wird zunehmend eine Klassifikation favorisiert, die die pulpalen Hartgewebebildungen nach ihrem Entstehungsmodus differenziert (*Moss-Salentijn* und *Hendricks-Klyvert* 1983, 1988): **Dentikel** entwickeln sich durch eine Interaktion zwischen Pulpagewebe und intrapulpalen Zellresten der Hertwigschen Epithelscheide und enthalten obligat einen zentralen Hohlraum (Abb. 47a und b). **Pulpasteine** entstehen aus Pulpagewebe. Die Ursachen für ihre Bildung bleiben ungeklärt (*Dammaschke* et al. 2000). Auf keinen Fall darf man jedwede Hartgewebebildung in der Pulpa generell der dystrophischen Verkalkung zuordnen, da konzentrische Dentikel auch in der gesunden Pulpa impaktierter Zähne in allen Altersklassen vorgefunden wurden (*Nitzan* et al. 1986).

Wie auch immer entstanden und bezeichnet, Pulpasteine und Dentikel stören: Sie behindern

den Behandler bei der Suche nach den Wurzelkanaleingängen und bei deren Sondierung. Außerdem ist nicht auszuschließen, dass sie neuralgiforme Pulpabeschwerden induzieren können. Eine wissenschaftlich begründete Erklärung für den Verlust der Leuchtkraft des jungen Zahns und das **Dunklerwerden** des älteren Zahns liegt noch immer nicht vor. Offenbar ist das Phänomen auf die Einlagerung von Substanzen, die Zunahme der Schmelzdichte und die Anlagerung zusätzlichen Dentins zurückzuführen (*Taatz* 1980).

Variatio delectat.
Abwechslung macht Freude.
(nach *Euripides* [484 – 406 v. Chr.] aus „Orest")

1.2.10 Anatomische Variationen

Zahl und Form der Wurzeln und Wurzelkanäle

Zweifelsfrei sind wir von dem enormen Formenreichtum des Pulpa-Dentin-Systems aus anatomischer Sicht fasziniert. Unter dem Aspekt der täglichen endodontischen Praxis stoßen wir jedoch angesichts dieser starken Formvariabilität oft auf erhebliche Schwierigkeiten in Diagnostik und Therapie endodontaler Erkrankungen, da wir den Polymorphismus des Pulparaumes klinisch-röntgenographisch nur unzureichend erfassen, ja oftmals nur erahnen können. Wenn aber endodontische Therapie von Erfolg gekrönt sein soll, muss das Wurzelkanalsystem aufgefunden, weitestgehend erkundet, aufbereitet und abgefüllt werden. Voraussetzung dafür ist die Kenntnis möglicher morphologischer Varianten des Wurzelkanalsystems bei den unterschiedlichen Zahntypen des menschlichen Gebisses. Dieses Wissen kann bei der gegebenen Formenvielfalt kein Patentrezept, wohl aber eine wichtige Orientierungshilfe zur Lösung des konkreten Einzelfalls darstellen, mit dem wir tagtäglich neu konfrontiert werden. Somit wird Endodontie leichter, berechenbarer und risikoärmer.

Grundsätzlich befindet sich die Pulpa in der koronalen Pulpakammer (Kronenkavum) und in den vielgestaltigen Wurzelkanälen. Die Pulpakammer

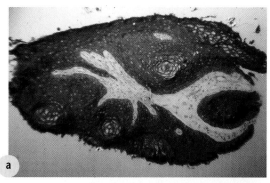

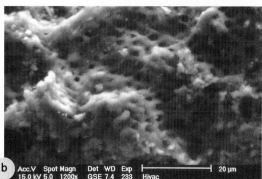

Abb. 47
Dentikel
a) Typische Hohlraumbildung
b) Nachweis von Dentinkanälchen im Dentikel (REM)

läuft im Bereich der Zahnhöcker zipfelartig zu Pulpahörnern aus. Die am Boden der Pulpakammer befindlichen Wurzelkanaleingänge (Orifizien) führen in das komplexe Wurzelkanalsystem. Zwischen dem Hauptkanal und dem Desmodontalspalt können laterale Wurzelkanäle bestehen. Dünnere akzessorische Wurzelkanäle bilden an der Wurzelspitze feine flussdeltaartige Verzweigungen des Hauptkanals (apikale Ramifikationen) oder verlassen die Pulpakammer im Bereich der Furkationen (*Wrbas* et al. 1997). In ihrem zervikalen, mittleren und apikalen Drittel können Hauptkanäle durch transversale Anastomosen kommunizieren (*Çalişkan* et al. 1995).

Seitenkanäle, transversale Anastomosen und Ramifikationen sind durch Aufbereitungsmaßnahmen nicht zugänglich. Apikale Ramifikationen können der Grund für Misserfolge der konservativen Wurzelkanalbehandlung und die anschließende chirurgische Intervention sein (*Ida* und *Gutmann* 1995).

Der Hauptkanal verjüngt sich etwa 0,5-1,0 mm vor dem **apikalen Foramen** und bildet das **physiologische Foramen (apikale Konstriktion)** (Abb. 48). Hier vereinigen sich Wurzeldentin und Zement. Das **anatomische Hauptforamen** wich bei 60,25% oberer und unterer Frontzähne übrigens nur um 0,35 mm vom anatomischen Apex ab. Apikale Ramifikationen lagen in 33,3% der Fälle vor (*Martić* et al. 1998). Da wir in der Klinik nicht zwischen den einzelnen Strukturen des Apex zu differenzieren vermögen, bleibt uns bei der Bestimmung der **Arbeitslänge** der **röntgenographische Apex** als einzige Orientierungsmöglichkeit.

Bis heute hat es nicht an Versuchen gefehlt, das komplexe Wurzelkanalsystem darzustellen. Dazu wurden folgende Verfahren herangezogen:

1	In-vitro-Methoden
1.1	Destruktive Methoden
1.1.1	Schlifftechnik
1.1.2	Schnitttechnik
1.1.3	Schliff- oder Schnitttechnik mit 3D-Rekonstruktion
1.1.4	Herstellung dreidimensionaler Pulpamodelle
1.1.5	Transparenzmethode
1.2	Nondestruktive Methoden
1.2.1	Visuelle Beurteilung
1.2.2	Röntgenographie mit eingelegtem Instrument
1.2.3	Röntgenkontrastmethode
1.2.4	Röntgenographische 3D-Darstellung
1.2.5	Röntgenmikrotomographie (XMT)
1.2.6	Magnetresonanzmikroskopie (MRM)
2	In-vivo-Methoden
2.1	Inspektion mit unbewaffnetem Auge
2.2	Inspektion mit bewaffnetem Auge
2.2.1	Lupe
2.2.2	Operationsmikroskop
2.3	Konventionelle oder digitale Röntgenographie

Abb. 48
Anatomie der Wurzelspitze (Modifikation nach *Harty* 1990)

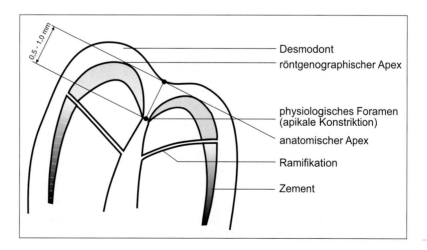

0,5 - 1,0 mm

Desmodont
röntgenographischer Apex

physiologisches Foramen (apikale Konstriktion)

anatomischer Apex

Ramifikation

Zement

2.3.1   Röntgenographie mit eingegelegtem In-
        strument
2.3.2   Röntgenographie nach Wurzelkanalfül-
        lung
2.3.3   Masterpointaufnahme

Die In-vitro-Methoden kommen logischerweise am extrahierten Zahn zur Anwendung und gehen entweder mit der Zerstörung oder der Erhaltung der Integrität der Zahnhartsubstanzen und des Wurzelkanalsystems einher. Dabei gelten die Schliff- und Schnitttechnik als die ältesten Methoden (*Black* 1897). Heute ist es möglich, über die Digitalisierung fotografierter Schliffe oder Schnitte (*Lyroudia* et al. 1997, *Mikrogeorgis* et al. 1999) oder auf direktem Wege mit mikroskopischer Digitalkamera das Wurzelkanalsystem dreidimensional zu rekonstruieren. Für die Herstellung räumlicher Pulpamodelle mittels des Ausgießverfahrens wurden Wood-Metall (*Preiswerk* 1909), Zelluloid (*Fischer* 1907), roter Kautschuk (*Hess* 1917) und Kunststoff (*Fisher* et al. 1975) verwendet. *Meyer* (1955) hat die Wurzelspitze anhand von histologischen Serienschnitten mit Wachs dargestellt. Die **Transparenzmethode**, fälschlicherweise als Aufhellungsmethode bezeichnet, ermöglicht die zweidimensionale Darstellung der Wurzelkanalsysteme, nachdem die Zähne entkalkt, mit Farbstoff gefüllt, entwässert und transparent gemacht wurden (z.B. Zedernöl, Anisöl). Das Öl muss hierbei übrigens den gleichen Brechungsindex aufweisen wie die demineralisierte Zahnhartsubstanz. Die Methode wurde von *Vertucci* (1984) optimiert.
Bei den nondestruktiven Verfahren sind die reine visuelle Beurteilung des extrahierten Zahnes, seine röntgenographische Darstellung mit eingelegtem Wurzelkanalinstrument (*Eskoz* und *Weine* 1995), die röntgenographische 3D-Darstellung und die **Röntgenkontrastmethode** (*Shearer* et al. 1996) unverzichtbar. Unter **Röntgenmikrotomographie** (XMT) versteht man die miniaturisierte Form der konventionellen axialen Computertomographie. Aufgrund der hohen Strahlenbelastung für den Patienten ist sie für klinische Zahnröntgenaufnahmen nicht geeignet, wohl aber als In-vitro-Methode in Forschung und Lehre (*Dowker* et al. 1997). Die **Magnetresonanzmikroskopie** (MRM)

arbeitet ohne ionisierende Strahlung, befindet sich aber bis heute im experimentellen Stadium. Sie verbindet die Vorzüge der Magnetresonanz als noninvasives und nondestruktives Verfahren mit der Darstellung von Objekten in mikroskopischer Dimension. In vitro gelang damit die zerstörungsfreie räumliche Visualisierung der Außenkontur des Zahnes und des Pulparaumes (*Baumann* et al. 1993). Aufgrund der erforderlichen starken Magnetfelder und des hohen Kostenaufwandes blieb der verheißungsvollen Technik der Einsatz in der Klinik bisher versagt (*Baumann* und *Doll* 1997). Sieht man von der räumlichen Erfassung des Pulpakavums mit unbewaffnetem und bewaffnetem Auge ab, fehlt in der Klinik eine Methode zur dreidimensionalen Wiedergabe des Wurzelkanalsystems. Nach wie vor sind wir auf die zweidimensionale röntgenographische Darstellung des Wurzelkanalsystems durch eingelegte Wurzelkanalinstrumente (*Reeh* 1998), Masterpointaufnahmen (*DeGrood* und *Cunningham* 1997) oder Wurzelkanalfüllung (*Funato* et al. 1998) angewiesen.
Gleichwohl tun sich dem Endodontologen mit dem Einsatz des Operationsmikroskops bei der Erfassung anatomischer Variationen des Pulpa-Dentin-Systems neue Horizonte auf.
Weine (1982) und *Vertucci* (1984) haben die Vielfalt der Wurzelkanalsysteme systematisiert. Ihre Klassifikationen beinhalten unterschiedliche Kategorien von Wurzelkanalkonfigurationen in einer Wurzel. Die einfache und klinisch orientierte Einteilung von *Weine* (1996) fußt auf der Auswertung von Röntgenaufnahmen während und nach der endodontischen Behandlung. Seine 4 Typen von Wurzelkanalkonfigurationen werden wie folgt beschrieben:

Typ I: Es liegt ein Wurzelkanal vor, der vom Pulpakavum zum Apex führt.
Typ II: Zwei separate Kanäle verlassen das Pulpakavum und fusionieren kurz vor dem Apex zu einem Kanal.
Typ III: Zwei separate Kanäle entspringen dem Pulpakavum und münden in zwei apikale Foramina.
Typ IV: Ein Kanal verlässt das Pulpakavum, teilt sich aber in zwei separate Kanäle mit zwei separaten apikalen Foramina.

Abb. 49
Klassifikation der Wurzelkanalkonfigurationen (Modifikation
nach *Vertucci* 1984)

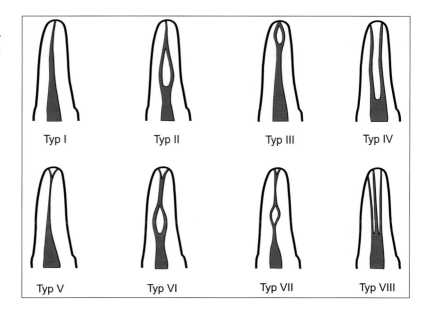

Typ I　Typ II　Typ III　Typ IV

Typ V　Typ VI　Typ VII　Typ VIII

Im Gegensatz dazu hat *Vertucci* (1984) eine Klassifikation der Wurzelkanalkonfigurationen auf der Grundlage von 2.400 extrahierten, entkalkten, mit Hämatoxylin gefüllten und transparent gemachten bleibenden Zähnen entwickelt. Er unterschied in der Einzelwurzel zwischen 8 Wurzelkanaltypen (Abb. 49):

Typ I: Ein Einzelkanal verläuft vom Pulpakavum zum Apex.

Typ II: Zwei separate Kanäle verlassen das Pulpakavum und vereinigen sich kurz vor dem Apex zu einem Kanal.

Typ III: Ein Kanal entspringt dem Pulpakavum und teilt sich innerhalb der Wurzel in zwei Kanäle, die konfluieren und als ein Kanal die Wurzel verlassen.

Typ IV: Zwei separate Kanäle erstrecken sich vom Pulpakavum bis zum Apex.

Typ V: Ein Kanal verlässt das Pulpakavum und verzweigt sich kurz vor dem Apex in zwei separate Kanäle mit separaten Foramina.

Typ VI: Zwei separate Kanäle entspringen der Pulpakammer, fusionieren im Zentrum der Wurzel und teilen sich erneut kurz vor dem Apex, um ihn als zwei getrennte Kanäle zu verlassen.

Typ VII: Ein Kanal beginnt im Pulpakavum, teilt sich und konfluiert dann im Zentrum der Wurzel, um sich abermals kurz vor dem Apex in zwei separate Kanäle aufzuteilen.

Typ VIII: Drei separate Kanäle erstrecken sich vom Pulpakavum bis zum Apex.

Für die Bestimmung der Arbeitslänge im Rahmen der Wurzelkanalbehandlung ist die vorherige Orientierung an den durchschnittlichen Zahnlängen einzelner Zahntypen außerordentlich hilfreich (Tab. 2). Außerdem sollen hier die anatomischen Variationen der Wurzeln und Wurzelkanalsysteme der Zahntypen kurz verbal charakterisiert, mit Abbildungen exemplarisch belegt und zur Gewinnung eines schnellen und möglichst vollständigen Überblickes vor der Wurzelkanalbehandlung tabellarisch zusammengefasst werden (Tab. 3).

Oberer zentraler Schneidezahn

In der Regel ist der zentrale obere Schneidezahn länger als sein lateraler Nachbar (Tab. 2) und besitzt normalerweise nicht mehr als eine Wurzel mit einem Wurzelkanal (Abb. 50a und b, Tab. 3). Die Pulpakammer zeigt en profil die Konfiguration eines gotischen Spitzbogens, en face läuft

Tabelle 2   Durchschnittliche Zahnlängen

Zahn	Durchschnittliche Zahnlänge (mm)	Quelle
Oberer zentraler Schneidezahn	22,0	*Çalişkan* et al. (1995)
	22,5	*Burns* u. *Herbranson* (1998)
	23,0	*Harty* (1990)
	23,3	*Ingle* et al. (1994)
	23,6	*Woelfel* (1990)
	23,7	*Bjorndal* et al. (1974)
Oberer lateraler Schneidezahn	21,0–22,0	*Harty* (1990)
	22,0	*Çalişkan* et al. (1995)
	22,0	*Burns* u. *Herbranson* (1998)
	22,1	*Bjorndal* et al. (1974)
	22,5	*Woelfel* (1990)
	22,8	*Ingle* et al. (1994)
Oberer Eckzahn	26,0	*Ingle* et al. (1994)
	26,0	*Çalişkan* et al. (1995)
	26,4	*Woelfel* (1990)
	26,5	*Harty* (1990)
	26,5	*Burns* u. *Herbranson* (1998)
	27,3	*Bjorndal* et al. (1974)
Oberer 1. Prämolar	19,9	*Çalişkan* et al. (1995)
	20,6	*Burns* u. *Herbranson* (1998)
	21,0	*Harty* (1990)
	21,5	*Woelfel* (1990)
	21,8	*Ingle* et al. (1994)
	22,3	*Bjorndal* et al. (1974)
Oberer 2. Prämolar	20,5	*Çalişkan* et al. (1995)
	21,0	*Ingle* et al. (1994)
	21,2	*Woelfel* (1990)
	21,5	*Harty* (1990)
	22,3	*Bjorndal* et al. (1974)
Oberer 1. Molar	mb 19,5	*Çalişkan* et al. (1995)
	db 19,2	
	p 20,5	
	mb 19,9	*Ingle* et al. (1994)
	db 19,4	
	p 20,6	
	20,8	*Burns* u. *Herbranson* (1998)
	22,0	*Harty* (1990)
	22,3	*Bjorndal* et al. (1974)

Tabelle 2   Fortsetzung

Zahn	Durchschnittliche Zahnlänge (mm)	Quelle
Oberer 2. Molar	mb 18,7	Çalişkan et al. (1995)
	db 18,5	
	p 19,4	
	mb 20,2	Ingle et al. (1994)
	db 19,4	
	p 20,8	
	20,0	Burns u. Herbranson (1998)
	20,0	Woelfel (1990)
	21,0	Harty (1990)
	22,2	Bjorndal et al. (1974)
Oberer 3. Molar	17,0	Burns u. Herbranson (1998)
	17,5	Woelfel (1990)
Unterer zentraler Schneidezahn	20,8	Çalişkan et al. (1995)
	20,8	Woelfel (1990)
	21,5	Ingle et al. (1994)
	21,8	Bjorndal et al. (1974)
Unterer lateraler Schneidezahn	21,1	Woelfel (1990)
	21,6	Çalişkan et al. (1995)
	22,3	Bjorndal et al. (1974)
	22,4	Ingle et al. (1994)
Unterer Eckzahn	22,5	Harty (1990)
	22,9	Çalişkan et al. (1995)
	25,2	Ingle et al. (1994)
	25,6	Burns u. Herbranson (1998)
	25,9	Woelfel (1990)
	26,0	Bjorndal et al. (1974)
Unterer 1. Prämolar	21,2	Çalişkan et al. (1995)
	21,6	Burns u. Herbranson (1998)
	22,1	Ingle et al. (1994)
	22,4	Woelfel (1990)
	22,9	Bjorndal et al. (1974)
Unterer 2. Prämolar	21,4	Ingle et al. (1994)
	21,6	Çalişkan et al. (1995)
	22,1	Woelfel (1990)
	22,3	Burns u. Herbranson (1998)
	22,3	Bjorndal et al. (1974)

Tabelle 2   Fortsetzung

Zahn	Durchschnittliche Zahnlänge (mm)	Quelle
Unterer 1. Molar	m 20,4	Çalişkan et al. (1995)
	d 19,9	
	m 20,9	Ingle et al. (1994)
	d 20,9	
	20,9	Woelfel (1990)
	21,0	Burns u. Herbranson (1998)
	m 21,13	El-Aziz et al. (1977)
	d 20,28	
	22,0	Bjorndal et al. (1974)
Unterer 2. Molar	m 19,6	Çalişkan et al. (1995)
	d 18,9	
	19,8	Burns u. Herbranson (1998)
	20,0	Harty (1990)
	20,6	Woelfel (1990)
	m 20,9	Ingle et al. (1994)
	d 20,8	
	21,7	Bjorndal et al. (1974)
Unterer 3. Molar	18,2	Woelfel (1990)
	18,5	Burns u. Herbranson (1998)

Tabelle 3   Anatomische Variationen von Wurzeln und Wurzelkanalsystemen

Zahn	Anzahl der Wurzeln	Anzahl der Wurzelkanäle	Anzahl der Wurzelkanäle am Apex	Wurzelkanaltyp n. Vertucci	in %	Autor
Oberer zentraler Schneidezahn	1		1	I	100	Vertucci (1984)
Oberer lateraler Schneidezahn	1		1	I	100	Vertucci (1984)
	1		1	I, II,III	95,1	Çalişkan et al.
	1		2	V	4,9	(1995)
Oberer Eckzahn	1		1	I	100	Vertucci (1984)
	1		1	I, III	97,8	Çalişkan et al. (1995)
	1		2	V	2,2	
Oberer 1. Prämolar	1		1	I, II	26	Vertucci und
	1		2	IV	13	Gegauff (1979)
	1		3	VIII	0,5	Vertucci (1984)
	2 (b, p)		2	IV	56	
	2 (b, p)		3	VIII	0,5	
	3 (mb, db, p)		3	VIII	4	
	1		1	I, II	9,7	Kartal et al. (1998)
	1		2	IV, V, VI, VII	27,7	
	2		2	IV, V	61	
	2		3	IX	0,3	
	3		3	VIII	1,3	
	3 (mb, db, p)		3	Fall		Hülsmann (1994)
	3		3	Fall		Biggs u. Benenati (1995)
Oberer 2. Prämolar	1		1	I, II	55	Kartal et al. (1998)
	1		2	IV, V, VI	14,6	
	2 (b, p)		2	IV, V	29,7	
	3 (mb, db, p)		3	VIII	0,7	
			1	I, II	75	Vertucci et al. (1974)
			2	IV, V, VI, VII	24	
			3	VIII	1	
	3 (mb, db, p)		3	Fall		Hülsmann (1994)
	3 (mb, db, p)		3	Fall		Kalwitzki u. Weiger (1996)

Tabelle 3   Fortsetzung

Zahn	Anzahl der Wurzeln	Anzahl der Wurzelkanäle	Anzahl der Wurzelkanäle am Apex	Wurzelkanaltyp n. Vertucci	in %	Autor
Oberer 1. Molar	2 (b, p)	3		Fall		*Malagnino* et al. (1997)
	1b (Fusion)	1mb, 1md	1b			
	1p	1p	1p			
	3 (mb, db, p)	3–4				*Vertucci* (1984)
	1 mb		1	I	45	
				II	37	
			2	IV	18	
	1 db		1	I	100	
	1 p		1	I	100	
	3 (mb, db, p)					*Çalişkan* et al. (1995)
	1 mb		1	I	34,43	
				II	40,98	
			2	IV	11,48	
				V	1,64	
				VI	11,48	
	1 db		1	I	98,36	
			2	VI	1,64	
	1 p		1	I	93,44	
			1	II	3,28	
			2	V	3,28	
		2		verbunden	33,3	*Stropko* (1999)
				separat	66,7	
		3		verbunden	0,04	
				separat	99,6	
		4		mb+mp	45,1	
				mp	54,9	
	3 (mb, db, p)	4		Fall		*Hülsmann* (1996)
	1 mb	1mb				
	1 db	2db				
	1 p	1p				
	3 (mb, db, p)	5		Fälle		*Holtzmann* (1998)
	1 mb	1mb,1mp	1 oder 2			
	1 db	1db				
	1 p	2p	1 oder 2			

Tabelle 3 Fortsetzung

Zahn	Anzahl der Wurzeln	Anzahl der Wurzelkanäle	Anzahl der Wurzelkanäle am Apex	Wurzelkanaltyp n. Vertucci	in %	Autor
Oberer 1. Molar	3	6				Martinez-Berna u. Ruiz-Badanelli (1983), Bond et al. (1988), Zill (1997)
	4	4				Di Fiore (1999)
	1mb	1mb	1			
	1mp	1mp	1			
	1db	1db	1			
	1dp	1dp	1			
				C-Form		Newton u. McDonald (1984) Dankner et al. (1990)
				Pseudo-C-Form		Hülsmann (1996)
Oberer 2. Molar	3(mb, db, p)	3–4				Vertucci (1984)
	1mb		1	I	71	
			1	II	17	
			2	IV	12	
	1db		1	I	100	
	1p		1	I	100	
	3		1	I	27,08	Çalişkan et al. (1995)
			1	II	23,58	
			1	III	2,08	
			2	IV	14,67	
			2	V	4,17	
			2	VI	6,25	
			3	VIII	4,16	
Oberer 3. Molar	1	1–2				Burns und Herbranson (1998)
	2	2				
	3	3				
		1				Stropko (1999)
		2		verbunden	30,4	
				separat	69,6	
		3		verbunden	2,9	
				separat	97,1	
		4		verbunden	54,4	
				separat	45,6	

Tabelle 3   Fortsetzung

Zahn	Anzahl der Wurzeln	Anzahl der Wurzelkanäle	Anzahl der Wurzelkanäle am Apex	Wurzelkanaltyp n. Vertucci	in %	Autor
Unterer zentraler Schneidezahn	1		1	I	70	*Vertucci* (1984)
			1	II	5	
			1	III	22	
			2	IV	3	
	1		1	I	68,63	*Çalişkan* et al. (1995)
			1	II	13,73	
			1	III	13,73	
			2	V	1,96	
			3	VIII	1,96	
	1		1	I	63,8	*Gomes* et al. (1996)
			1	II	22,4	
			1	III	1,7	
			2	V	5,2	
			2	VI	5,2	
			2	VII	1,7	
Unterer lateraler Schneidezahn	1		1	I	75	*Vertucci* (1984)
			1	II	5	
			1	III	18	
			2	IV	2	
	1		1	I	68,63	*Çalişkan* et al. (1995)
			1	II	13,73	
			1	III	15,69	
			2	V	1,96	
	1		1	I	64,1	*Gomes* et al. (1996)
			1	II	20,7	
			1	III	3,8	
			2	V	5,7	
			2	VI	5,7	
Unterer Eckzahn			1	I	78	*Vertucci* (1984)
			1	II	14	
			1	III	2	
			2	IV	6	
			1	I	80,39	*Çalişkan* et al. (1995)
			1	II	3,92	
			1	III	13,73	
			2	V	1,96	

Tabelle 3 Fortsetzung

Zahn	Anzahl der Wurzeln	Anzahl der Wurzelkanäle	Anzahl der Wurzelkanäle am Apex	Wurzelkanaltyp n. Vertucci	in %	Autor
	1	1	1		92,2	*Pécora* et al.
		2	1		4,9	(1993)
		2	2		1,2	
	2	2	2		1,7	
	2	3		Fall		*Heling* et al. (1995)
		3	2	Fall		*Orgumeser* u. *Kartal* (1998)
Unterer 1. Prämolar			1	I	70	*Vertucci* (1978)
			1	III	4	
			2	IV	1,5	
			2	V	24	
			3	VIII	0,5	
			1	I	64,15	*Çalişkan* et al.
			1	II	7,55	(1995)
			1	III	3,77	
			2	IV	7,55	
			2	V	9,43	
			2	VI	1,89	
			3	VIII	5,66	
		1	2	C (I, IV)	14	*Baisden* et al. (1992)
	2	2 (b, l)	2	Fall		*Ricucci* (1997)
		3			0,5	*Zillich* u. *Dowson* (1973)
		3 (mb, db, l)		Fall		*Hülsmann* (1994)
	2	4		Fall		*Yang* (1994)
Unterer 2. Prämolar			1	I	97,5	*Vertucci* (1978)
			2	V	2,5	
			1	I	93,62	*Çalişkan* et al.
			2	V	6,38	(1995)
	2	2 (m, d!)	2	Fall		*Gosmami* et al. (1997)
		3			0,5	*Zillich* u. *Dowson* (1973)
		4		Fall		*Bram* u. *Fleisher* (1991)
		5		Fall		*Macri* u. *Zmener* (2000)

Tabelle 3   Fortsetzung

Zahn	Anzahl der Wurzeln	Anzahl der Wurzelkanäle	Anzahl der Wurzelkanäle am Apex	Wurzelkanaltyp n. Vertucci	in %	Autor
Unterer 1. Molar	2 (m, d)					Vertucci (1984)
	1 m		1	I	12	
			1	II	28	
			2	IV	43	
			2	V	6	
			2	VI	10	
			3	VIII	1	
	1 d		1	I	70	
			1	II	15	
			2	IV	5	
			2	V	8	
			2	VI	2	
	2 (m, d)					Çalişkan et al. (1995)
	1 m		1	I	4,00	
			1	II	37,29	
			1	III	1,69	
			2	IV	44,07	
			2	V	1,69	
			2	VI	6,78	
			2	VII	5,08	
			3	VIII	3,39	
	1 d		1	I	60,46	
			1	II	33,29	
			1	III	1,69	
			2	IV	10,17	
			2	V	5,08	
			2	VII	1,69	
			3	VIII	1,69	
	2 (m, d)	4		Fälle		Holtzman (1997), Ricucci (1997)
		3 m				
		1 d				
	2 (m, d)	4		Fall		Hülsmann und Schäfers (1996)
		2 m				
		2 d				
	2 (m, d)	5		Fall		DeGrood und Cunningham (1997)
		3 m (mb, mm, ml)				
		2 d				

Tabelle 3 Fortsetzung

Zahn	Anzahl der Wurzeln	Anzahl der Wurzelkanäle	Anzahl der Wurzelkanäle am Apex	Wurzelkanaltyp n. Vertucci	in %	Autor
	2	7		Fall		*Reeh* (1998)
		2 mb				
		2 ml				
		1 db				
		1 d				
		1dl				
	3 (m, db, dl)	3 (m, db, dl)		Fall		*Ricucci* (1997)
	3 (m, db, dl)	4		Fall		*Hülsmann* und
		2 m				*Schäfers* (1996)
		2 d				
Unterer 2. Molar	2 (m, d)					*Vertucci* (1984)
	1 m		1	I	27	
			1	II	38	
			2	IV	26	
			2	V	9	
	1 d		1	I	92	
			1	II	3	
			2	IV	4	
			2	V	1	
	2 (m, d)		1	I	9,80	*Çalişkan* et al. (1995)
	1 m		1	II	19,20	
			2	IV	52,94	
			2	VI	3,92	
			3	VIII	1,96	
	1 d		1	I	70,02	
			1	II	14,41	
			1	III	11,65	
			2	V	3,92	
				C	7,6	*Weine* et al. (1998)
					12,8	*Manning* (1990)
					31,5	*Yang* et al. (1988)
				Fälle		*Simon* (1993),
						Löst u. *Reichenmiller* (1996)
						Ricucci (1997)
Unterer 3. Molar	2 (m, d)					*Woelfel* (1990)
		3 (mb, ml, d)		I		*Burns* u. *Herbranson*
				II		(1998)
				IV		
				V		
	3					*Walker* (1995)

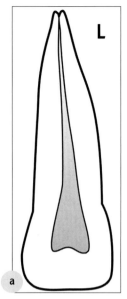
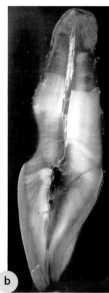
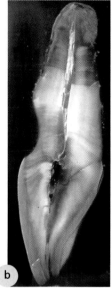
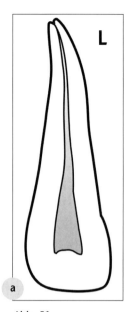
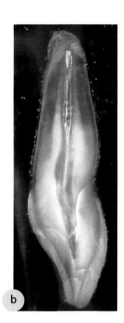

Abb. 50
Oberer zentraler Schneidezahn
a)   Schematische Darstellung des Zahnes 11 von labial (L)
b)   Zahnschliff in labial-palatinaler Richtung

Abb. 51
Oberer lateraler Schneidezahn
a)   Schematische Darstellung des Zahnes 12 von labial (L)
b)   Zahnschliff in labial-palatinaler Richtung

sie beim jugendlichen Zahn meist dreimal spitz aus. Sie ist in vestibulär-palatinaler Richtung mehr ausgedehnt als in mesiodistaler. Durch Dentinapposition befindet sich das Pulpadach beim älteren Zahn gegebenenfalls in Höhe des Zahnhalses. Der Übergang vom Pulpakavum zum Wurzelkanal erfolgt zumeist fließend. Der Wurzelkanal hat auf zervikaler Ebene einen dreieckigen Querschnitt, der in Richtung Apex eine runde Gestalt annimmt (*Burns* und *Herbranson* 1998). Das apikale Foramen liegt meist lateral von der Wurzelspitze. Die Wurzelspitze ist selten nach distal oder lateral gekrümmt (*Ingle* et al. 1994). Extreme Längen von 32 und 33 mm sind bei oberen zentralen Schneidezähnen selbstredend die absolute Ausnahme (*Cohenca* et al. 1996).

Oberer lateraler Schneidezahn
Er ist grundsätzlich dem zentralen Schneidezahn ähnlich und krümmt sich apikal in 53% der Fälle nach distal (Abb. 51a und b) (*Ingle* et al. 1994).

Die Pulpakammer bildet beim jugendlichen Zahn zumeist zwei spitze Pulpahörner. Der Querschnitt des Wurzelkanals ist zervikal von ovaler und apikal von runder Gestalt. Das apikale Foramen weicht weniger häufig vom anatomischen Apex ab als beim mittleren Schneidezahn. Neben dem Kanaltyp I nach *Vertucci* fanden *Çalişkan* et al. (1995) noch andere Wurzelkanalkonfigurationen (Tab.3).

Oberer Eckzahn
Der obere Eckzahn gilt als längster Zahn des menschlichen Gebisses (Tab. 2). Er ist in der Regel einwurzlig und wird von einem einzigen Wurzelkanal durchzogen (Abb. 52), der durchgängig über einen ovalen Querschnitt verfügt. Es liegt hauptsächlich der Wurzelkanaltyp I vor. Anastomosen können durchaus vorhanden sein (*Çalişkan* et al. 1995). Die Wurzeln verlaufen zumeist gerade oder zeigen distale oder laterale Krümmungen. Allerdings sind extreme Krümmungen nicht auszuschließen (Abb. 53).

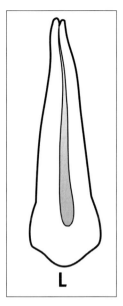

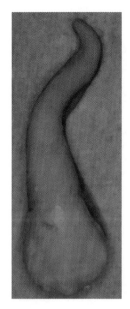

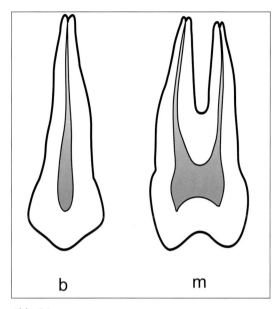

Abb. 52
Schematische
Darstellung des obe-
ren Eckzahnes von
labial (L)

Abb. 53
Korkenzieherartige
Konfiguration der
Wurzel eines oberen
Eckzahnes

Abb. 54
Schematische Darstellung eines oberen 1. Prämolaren
von bukkal (b) und mesial (m)

Oberer 1. Prämolar

Dieser Zahn stellt gleichsam eine Übergangsform zwischen Schneidezähnen und Molaren dar (*Burns* und *Herbranson* 1998) und weist hinsichtlich seiner Wurzeln und Wurzelkanalkonfigurationen eine starke Variationsbreite auf (Tab. 3). Der obere 1. Prämolar ist länger als sein Nachbar, der 2. Prämolar (Tab. 2). Er verfügt zumeist über eine bukkale und eine palatinale Wurzel und zwei gleichnamige Wurzelkanäle (Abb. 54). Die Wurzeln verlaufen am häufigsten gerade, können aber auch nach distal, bukkal und palatinal gekrümmt sein. In bukkopalatinaler Richtung liegt eine weite Pulpakammer vor, die jedoch in mesiodistaler Richtung ziemlich eng ausfällt und sich von okklusal nach zervikal durch Sekundärdentin mehr und mehr einengt. Die Wurzelkanaleingänge sind trichterförmig gestaltet. Transversale Anastomosen und „Netze" sind typisch für das formenreiche Wurzelkanalsystem des oberen 1. Prämolaren (*Çaliṣkan* et al. 1995). Das apikale Foramen liegt gewöhnlich nahe am anatomischen

Apex. Bei selten vorkommenden dreiwurzligen oberen 1. Prämolaren (Molarisierung) werden drei Wurzelkanäle – zwei bukkale und ein palatinaler – angetroffen (Abb. 55).

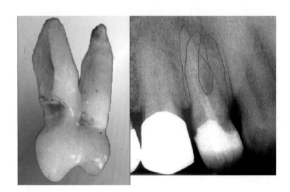

Abb. 55
Dreiwurzliger oberer 1. Prämolar (Molarisation)

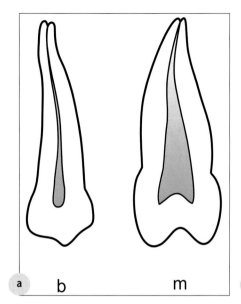

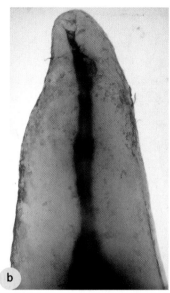

Abb. 56
Oberer 2. Prämolar
a) Schematische Darstellung von bukkal (b) und mesial (m)
b) Realbild nach Anwendung der Transparenzmethode

Oberer 2. Prämolar

Der Grundtyp dieses Zahnes ist mit einer Wurzel und einem Wurzelkanal ausgestattet (Abb. 56a und b), weist aber darüber hinaus eine Reihe von morphologischen Spielarten auf (Tab. 3). Der längere von den beiden oberen Prämolaren (Tab. 2) hat nur selten zwei Wurzeln, wobei die Bifurkation erst im apikalen Drittel liegt. Dreiwurzlige obere 2. Prämolaren sind die Ausnahme. Die bukkopalatinale Dimension der Pulpakammer ist erheblich größer als die mesiodistale. Der zentral liegende Wurzelkanaleingang ist mehr schlitzförmig als ovoid gestaltet. Verbindungskanäle sind auch hier keine Seltenheit (Çalişkan et al. 1995). Die Wurzeln zeigen häufig distale, bukkale und bajonettförmige Krümmungen (Vertucci et al. 1974).

Oberer 1. Molar

„Der 6-Jahresmolar ist möglicherweise der meistbehandelte und am wenigsten verstandene Seitenzahn."

(Burns und Herbranson 1998)

Dieser Zahn ist der größte und komplizierteste bleibende Zahn mit der höchsten endodontischen Misserfolgsrate. Er gilt im Allgemeinen als dreiwurzliger und vierkanaliger Zahn (Abb. 57). Dabei sind die **mesiobukkale, distobukkale** und **palatinale Wurzel** von unterschiedlicher Länge (Tab. 2). Der Umriss der Pulpakammer hat die Form eines Vierecks und ist in bukkopalatinaler Richtung breiter als in mesiodistaler (Harty 1990). Sie läuft in vier Pulpahörnern aus. Der Kammerboden wölbt sich zum Pulpakavum und enthält die Orifizien der Wurzelkanäle sowie Furchen und Verengungen. Die anatomische Varianz des Wurzelkanalsystems ist besonders bei der mesiobukkalen Wurzel ausgeprägt (Tab. 3), was die Forschung immer wieder beflügelt und häufig zur Frustration geführt hat. Das Nichterkennen und Nichtbehandeln des **mesiopalatinalen Wurzelkanals** (Abb. 58) führt denn offenbar auch zu der hohen Misserfolgsrate bei der endodontischen

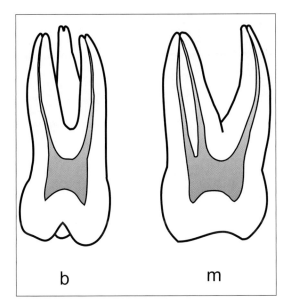

Abb. 57
Schematische Darstellung eines rechten oberen
1. Molaren (16) von bukkal (b) und mesial (m)

Behandlung des oberen 1. Molaren (*Weine* 1982).
Dabei wurde auch auf die extreme Häufigkeit
eines 2. Wurzelkanals in der mesiobukkalen
Wurzel hingewiesen (*Kulild* und *Peters* 1990). So
konnte bei 95,2% extrahierter 1. und 2. Molaren
am Boden der Pulpakammer ein mesiopalatinaler

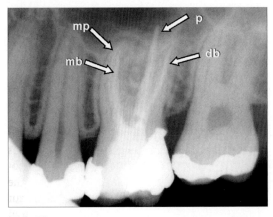

Abb. 58
Zahn 26 mit 4 Wurzelkanälen: mb – mesiobukkaler,
mp – mesiopalatinaler, db – distobukkaler, p – palatinaler Wurzelkanal

Kanal gefunden werden: in 54,2% mit der Sonde,
in 31,3% mit dem Bohrer und in 9,6% mit dem
Mikroskop. Ferner stellten die Autoren fest, dass in
71,1% der Fälle am Apex der mesiobukkalen
Wurzel zwei Wurzelkanäle vorlagen. Der Abstand
zwischen den Orifizien des mesiobukkalen und
mesiopalatinalen Wurzelkanals betrug durchschnittlich 1,82 mm.
Das Orifizium des mesiopalatinalen Kanals lässt
sich durch drei Geraden lokalisieren (*Harty* 1990,
Beer und *Baumann* 1997): Die 1. Gerade verbindet
das Orifizium des mesiobukkalen Kanals mit dem
des palatinalen Kanals (Abb. 59). Die 2. Gerade,
die das Orifizium des distobukkalen Kanals durchläuft, schneidet die 1. Gerade rechtwinklig nach
der Distanz eines Drittels vom mesiobukkalen
Kanaleingang. Die 3. Gerade geht durch den
Eingang des mesiobukkalen Kanals und bildet mit
der 1. Gerade einen Winkel von 10°. Dort, wo sich
3. und 2. Gerade schneiden, liegt zumeist der
Eingang des mesiopalatinalen Kanals (Abb. 59).
Die Auffindbarkeit des mesiopalatinalen Kanals
wird in der Klinik durch Gewebereste, Wurzel-

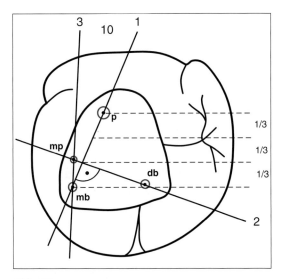

Abb. 59
Lokalisation des Eingangs in den mesiopalatinalen
Wurzelkanal (Modifikation nach *Beer* und *Baumann*
1997 sowie *Harty* 1990): mb – mesiobukkaler,
db – distobukkaler, mp – mesiopalatinaler, p – palatinaler Wurzelkanaleingang

kanalfüllpaste, Dentinspäne, diffuse Verkalkungen und Pulpasteine erschwert (*Ibarrola* et al. 1997).

Die Ergebnisse von *Kulild* und *Peters* (1990) müssen allerdings insofern relativiert werden, als zwischen den mesiobukkalen und mesiopalatinalen Wurzelkanälen Kommunikationen bestehen, die als Korridore, laterale Verbindungen, transversale Anastomosen oder **Isthmi** bezeichnet werden. Ein solcher Isthmus ist eine enge, bandförmige Verbindung zwischen zwei Wurzelkanälen, die Pulpa oder von der Pulpa generiertes Gewebe enthält (*Weller* et al. 1995). Immer dann, wenn zwei Kanäle eine Wurzel durchziehen, ist mit derartigen Isthmen zu rechnen. Bei *Vertucci* (1984) finden wir in 52% der mesiobukkalen Kanäle transversale Anastomosen, wobei 10% zervikal, 70% in der Kanalmitte und 15% apikal lokalisiert waren.

Nach der Klassifikation von *Weine* (1982) kamen in der mesiobukkalen Wurzel des oberen ersten Molaren folgende Typen der Wurzelkanalkonfiguration vor (*Weller* et al. 1995):

Typ I   (ein Kanal) – 40%

Typ II   (zwei Kanäle mit apikaler Konfluenz) – 20 %

Typ III   (zwei durchgehend getrennte Kanäle) – 34 %

Typ IV   (ein Wurzelkanal, der sich in zwei Kanäle und getrennte Foramina aufzweigt) – 6 %

Das bedeutet, dass in 40 % eine einkanalige mesiobukkale Wurzel und in 60 % eine zweikanalige Wurzel in unterschiedlicher Ausprägung der Kanäle vorhanden ist. Bei den zweikanaligen Wurzeln zeigen die Wurzelkanäle, 6 mm vom Apex entfernt, in 18,5 % keinen Isthmus, in 14,8 % einen partiellen Isthmus und in 66,7 % einen kompletten Isthmus (Abb. 60).

Daraus folgt:

> Bei den angeblich separaten Wurzelkanälen der mesiobukkalen Wurzel des oberen 1. Molaren kann aufgrund von Isthmen nicht von einer strengen Trennung der beiden Wurzelkanäle gesprochen werden.

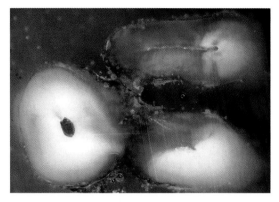

Abb. 60
Kompletter Isthmus zweier Wurzelkanäle in der mesiobukkalen Wurzel des Zahnes 26

Bei der orthograden Wurzelkanalbehandlung ist die teilweise Präparation infizierter Isthmen unabdingbar. Im Rahmen der retrograden Wurzelkanalfüllung unter dem Operationsmikroskop muss das Gebiet zwischen den beiden Wurzelkanälen präpariert und gefüllt werden (*Weller* et al. 1995).

Die distobukkale Wurzel enthält in der Regel einen Kanal (Tab. 3). Zwei Kanäle sind dort selten vorzufinden (*Zill* 1997) (Abb. 61).

Seltene c-förmige Wurzelkanalkonfigurationen (*Newton* und *McDonald* 1984) sind von nicht-

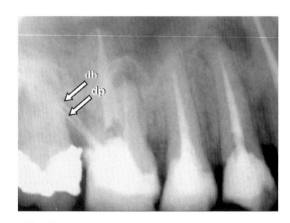

Abb. 61
Zahn 16 mit zwei Wurzelkanälen in der distobukkalen Wurzel: db – distobukkaler, dp – distopalatinaler Wurzelkanal

klassischen C-Formen (*Hülsmann* 1996) zu unterscheiden. Die klassische C-Form entsteht durch Fusion des mesiobukkalen, distobukkalen und palatinalen Kanals.

Oberer 2. Molar

Beim oberen 2. Molaren handelt es sich meist um das verkleinerte Abbild des 1. Molaren (*Harty* 1990) (Tab. 2). Häufig enthalten seine drei Wurzeln auch drei Wurzelkanäle (Abb. 62). Allerdings fusionieren diese Wurzeln häufiger als die seines vorderen Nachbarn. Der Boden des Pulpakavums zeigt eine starke Konvexität und wird häufig von drei Orifizien in triangulärer und manchmal in linearer Konstellation durchbro-

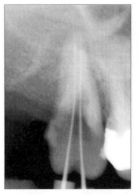
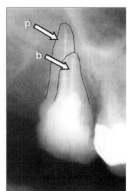

Abb. 63
Zahn 17 mit 2 Wurzeln und 2 Wurzelkanälen:
b – bukkal, p – palatinal

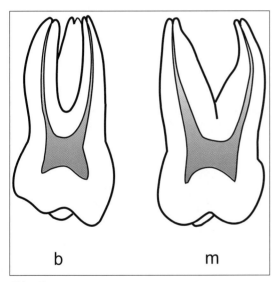

Abb. 62
Schematische Darstellung eines rechten oberen
2. Molaren (17) aus bukkaler (b) und mesialer (m)
Sicht

IV nach *Weine* (1982) auf (*Eskoz* und *Weine* 1995). Auf die mögliche Existenz eine mesiopalatinalen Kanals bei oberen 2. Molaren wurde bereits hingewiesen (*Kulild* und *Peters* 1990).

Oberer 3. Molar

Die Wurzelform und Wurzelkanalmorphologie des oberen Weisheitszahnes sorgen in ihrer extremen Variabilität in der Praxis immer wieder für Überraschungen (Abb. 64). Leider sind sie bisher recht stiefmütterlich untersucht worden. Dabei ist die Erhaltung dieses Zahnes oftmals die Ultima ratio bei der Versorgung des Lückengebisses. Manchmal ist der obere 3. Molar hinsichtlich seiner Morphologie nicht vom 2. Molaren zu unter-

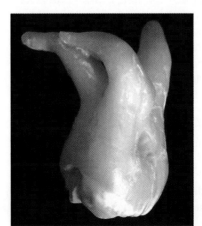

Abb. 64
Extreme
Wurzelkrüm-
mung bei
einem
oberen
3. Molaren

chen. Wie beim oberen 1. Molaren zeigt die Wurzelkanalkonfiguration der mesiobukkalen Wurzel eine starke Formvariabilität (Tab. 3). Von 73 extrahierten oberen 2. Molaren hatten 91,8 % drei und 8,2 % zwei (Abb. 63) Wurzeln. Bei den dreiwurzligen Molaren wiesen die mesiobukkalen Wurzeln zu 59,7 % den Wurzelkanaltyp I, zu 20,9 % Typ II, zu 16,4 % Typ III und zu 3 % Typ

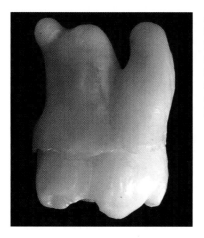

Abb. 65
Wurzelfusion bei einem rechten oberen 3. Molaren (nach operativer Entfernung)

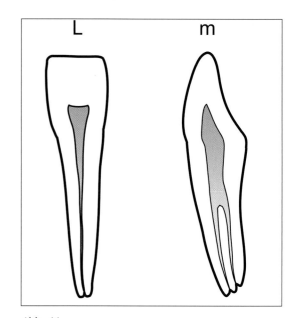

Abb. 66
Schematische Darstellung unterer Schneidezähne aus labialer (L) und mesialer (m) Sicht

scheiden. So besitzt er drei Wurzeln (mb, db, p), die getrennt voneinander verlaufen. Häufig jedoch fusionieren diese Wurzeln (Abb. 65) und sind manchmal vom Zahnhals bis zur Wurzelspitze zu einer langen Pfahlwurzel verschmolzen. Der obere Weisheitszahn kann als ein-, zwei- oder dreikanalige Variante vorliegen.

Unterer zentraler und lateraler Schneidezahn

Da sich der untere zentrale und laterale Schneidezahn morphologisch sehr ähneln, werden sie hier gemeinsam beschrieben. Allerdings ist der zentrale Schneidezahn gewöhnlich etwas kürzer als der laterale (Tab. 2). Die im Vergleich zu den oberen Inzisiven kleinere Pulpakammer der unteren Schneidezähne hat einen ovalen Querschnitt und ist in labiolingualer Richtung größer als in mesiodistaler. Bei der Wurzelkanalbehandlung unterer Inzisiven sollte stets mit einem zweiten, lingual gelegenen Wurzelkanal gerechnet werden (Tab. 3, Abb. 66). Die beiden Kanäle münden jedoch zumeist in ein gemeinsames apikales Foramen. Dieses befindet sich überwiegend in lateraler Position. Die Existenz zweier separater Wurzelkanäle und Foramina ist sehr selten (*Funato* et al. 1998). In unmittelbarer Apexnähe betrug die Häufigkeit zweier getrennter Wurzelkanäle nur 2% (*Mauger* et al. 1998). In Analogie zur mesiobukkalen Wurzel der oberen Molaren ist bei unteren Inzisiven eine hohe Zahl von Isthmen festgestellt worden (Abb. 67): 20 % aller Zähne zeigten den

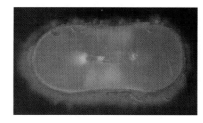

Abb. 67
Isthmus des Wurzelkanals am Zahn 31 im mittleren Wurzelkanaldrittel

Isthmus in einem Abstand zum Apex von 1 mm, 30% von 2 mm und 55 % von 3 mm. Daraus erklärt sich denn auch die Form des Wurzelquerschnitts, die in Apexnähe mehr rund bis oval, hingegen kronenwärts mehr länglich bis schlitzförmig gestaltet ist.

Unterer Eckzahn

Der untere Eckzahn (Abb. 68) erinnert zwar in morphologischer Hinsicht an den oberen, ist aber geringer dimensioniert (Tab. 2). Im Gegensatz zum oberen Eckzahn kann der untere mit zwei Wurzeln bestückt sein (Abb. 69). Teilungen des Wurzelkanals (Tab. 3, Abb. 70) werden ebenso angetroffen wie transversale Anastomosen (*Çalişkan* et al. 1995).

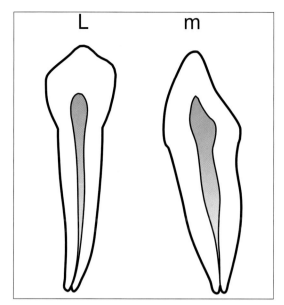

Abb. 68
Schematische Darstellung eines unteren Eckzahns aus
labialer (L) und mesialer (m) Sicht

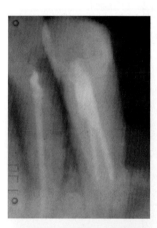

Abb. 69
Zahn 33 mit
2 Wurzeln und
2 Wurzelkanälen
(Wurzelkanalfüllung
ab altera manu)

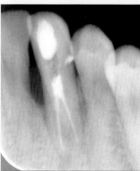

Abb. 70
Zahn 33 mit Teilung
des Wurzelkanals
(labial/ lingual) im
mittleren Wurzel-
drittel

Unterer 1. Prämolar

Der untere 1. Prämolar gibt dem Endodontologen insofern Rätsel auf, als sich auf unterschiedlicher Höhe der Wurzel eine Teilung des Wurzelkanals vollziehen kann (*Burns* und *Herbranson* 1998). Seine runde bis eiförmige Pulpakammer lädt bukkolingual weiter aus als mesiodistal und bildet bukkal ein größeres Pulpahorn. Angesichts heterogener Längenangaben ist unklar, welcher der beiden unteren Prämolaren der längere ist (Tab. 2). Bei dem meist einwurzligen Zahn erfolgt manchmal eine Wurzelteilung im apikalen Drittel (Abb. 71). Zweikanalige (b, l) untere 1. Prämolaren sind seltener anzutreffen als einkanalige (Tab. 3). Die zwei Wurzelkanäle durchziehen entweder eine Wurzel (Abb. 72) oder zwei Wurzeln (Abb. 73). C-Formen des Wurzelkanals sind nicht ausgeschlossen (*Baisden* et al. 1992).

Unterer 2. Prämolar

Der in Kronenform und Zahnlänge (Tab. 2) dem unteren 1. Prämolaren sehr ähnliche Zahn beherbergt jedoch ein wesentlich unkomplizierteres Wurzelkanalsystem (Tab. 3). Folglich ist seine endodontische Behandlung im Allgemeinen auch unproblematischer. Meistens liegt ein Wurzelkanal vor, der am Apex selten zwei Foramina bildet. Als Ausnahmen von dieser Regel können allerdings 2 (Abb. 74a und b), 3, 4 oder gar 5 Wurzelkanäle existieren.

Unterer 1. Molar

Der untere 6-Jahresmolar bricht als erster bleibender Zahn durch und scheint der häufigste Kandidat für die endodontische Behandlung zu sein (*Nehammer* 1994, *Burns* u. *Herbranson* 1998). Er ist größer als der untere 2. Molar (Tab. 2, Abb. 75) und verfügt über ein variationsreiches Wurzelkanalsystem (Tab. 3). Im Normalfall besitzt er zwei Wurzeln, eine mesiale und eine distale, wobei die mesiale Wurzel stärker gekrümmt ist. Die mesiale Wurzel enthält in der Regel zwei Wurzelkanäle, die distale einen (Abb. 76). Die beiden mesialen Wurzelkanäle können durch den besagten Isthmus kommunizieren. Das Orifizium des distalen Kanals ist breiter angelegt als die mesialen Wurzelkanaleingänge und leichter loka-

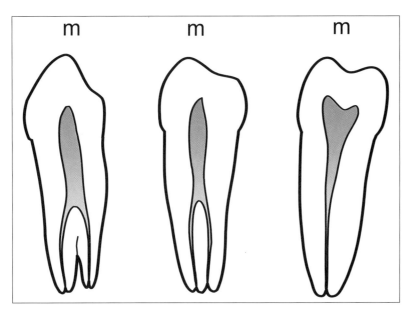

Abb. 71
Anatomische Varianten der unteren Prämolaren aus mesialer Blickrichtung

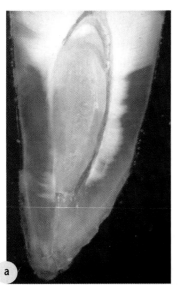

Abb. 72
Einwurzlige zweikanalige (bukkal/lingual) untere 1. Prämolaren mit apikaler Konfluenz
a) Zahnschliff von 34
b) distoexzentrische (links) und orthoradiale (rechts) Röntgenaufnahme von 44

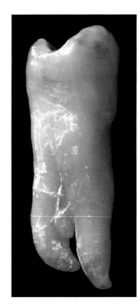

Abb. 73
Zweiwurzliger (bukkal/lingual) 1. unterer Prämolar

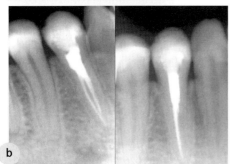

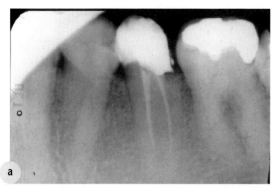
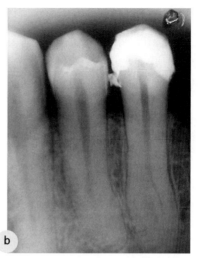

Abb. 74
Zweikanalige untere 2. Prämolaren
a) 2 separate Wurzelkanäle und apikale Foramina
(Wurzelkanalfüllung ab altera manu)
b) Teilung des Wurzelkanals im apikalen Drittel

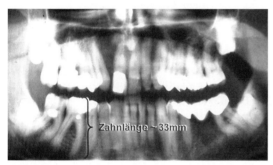

Abb. 75
Extrem langer Zahn 46 (33 mm)

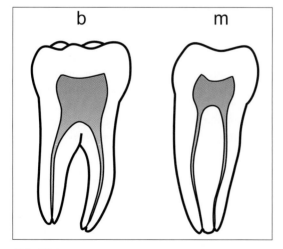

Abb. 76
Schematische Darstellung eines unteren 1. Molaren aus
bukkaler (b) und mesialer Sicht (m)

lisierbar. Manchmal nimmt es die gesamte Breite der Pulpakammer von bukkal nach lingual in Form eines Schlitzes ein. Hinter dieser Konfiguration verbergen sich entweder zwei distale Wurzelkanäle oder ein bandförmiger Kanal mit netzartigen Querverbindungen (*Burns* und *Herbranson* 1998). Es ist sowohl in der mesialen als auch distalen Wurzel mit transversalen Anastomosen zu rechnen. Zudem werden die Furkationen von zahlreichen akzessorischen Kanälen durchzogen. Untere 1. Molaren (Tab. 3) können in Abweichung vom Regelfall mit 3, 4 oder 5 Wurzeln bestückt sein und 4 (Abb. 77) oder 5 (Abb. 78) Wurzelkanäle beinhalten. Diese enden separat (Abb. 79) oder konfluieren am Apex (Abb. 80). Außerdem wurden c-förmige Wurzelkanäle beschrieben (*Rice* und *Gilbert* 1987, *Simon* 1993).

Unterer 2. Molar

Betrachtet man seine klinische Krone, so stellt der untere 2. Molar lediglich die kleinere Version des unteren 1. Molaren dar (Tab. 2). Seine Wurzeln zeigen hingegen eine stärkere Tendenz zur Fusion als die der 1. Molaren (Abb. 81a). In der Regel durchziehen zwei Wurzelkanäle die mesiale Wurzel (Abb. 81b); die distale Wurzel ist im Gegensatz zum 1. Molaren meist einkanalig (Tab. 3). Die meisten mesialen Kanäle neigen im apikalen Drittel zur Konfluenz und bilden ein apikales Foramen. Wurzelfusionen können zu Pfahlwur-

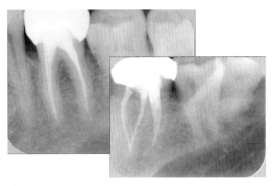

Abb. 77
Zahn 36 mit 4 Wurzelkanälen (links in orthoradialer, rechts in exzentrischer Strahlenrichtung)

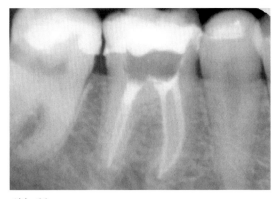

Abb. 80
Zahn 46 mit 4 Wurzelkanälen, von denen je 2 apikal konfluieren

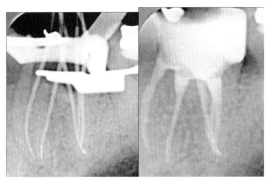

Abb.78
Zahn 36 mit 5 Wurzelkanälen, 2 mesialen und 3 distalen (links: Masterpointaufnahme, rechts: Zustand nach definitiver Wurzelkanalfüllung)

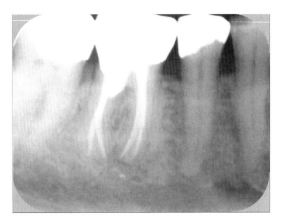

Abb. 79
Zahn 46 mit 4 separat endenden Wurzelkanälen

zeln mit einem Wurzelkanal (Abb. 82) oder zu C-Konfigurationen des Wurzelkanals führen. C-förmige Wurzelkanäle werden häufiger in der asiatischen Bevölkerung angetroffen (*Yang* et al. 1988, *Manning* 1990). Es handelt sich dabei um die c-förmige Konfluenz von zwei oder mehreren Orifizien oder Wurzelkanälen. Die C-Formen werden in zwei Hauptgruppen eingeteilt: 1. ein solitärer bandförmiger C-konfigurierter Wurzelkanal reicht vom Orifizium bis zum Apex. 2. Die Wurzelkanäle bilden ein C-förmiges Orifizium und erreichen getrennt den Apex (*Burns* u. *Herbranson* 1998). Das C-förmige Orifizium kann von mesiolingual über mesiobukkal und distobukkal bis nach distolingual reichen (lingual geschlossen) (*Weine* et al. 1998). In der spiegelbildlichen Situation erstreckt sich die schlitzförmige Kommunikation von mesiobukkal über mesiolingual und distolingual bis nach distobukkal (bukkal geschlossen) (Abb. 83a, b, c). Probleme bereiten C-Konfigurationen mitunter bei der Schmerzbehandlung, Blutstillung sowie Aufbereitung und Füllung der Wurzelkanäle (*Simon* 1993, *Löst* und *Reichenmiller* 1996).

Unterer 3. Molar

Untere Weisheitszähne sind länger als untere 2. Molaren (Tab. 2). Ihre meist wohlgeformten Kronen werden oft von fusionierten (Abb. 84), kurzen und stark gekrümmten Wurzeln getragen (*Burns* und *Herbranson* 1998). Durch den leichte-

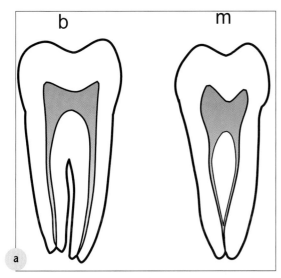

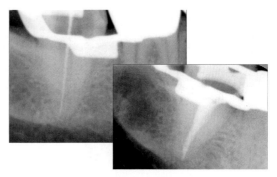

Abb. 82
Zahn 47 mit einkanaliger Pfahlwurzel

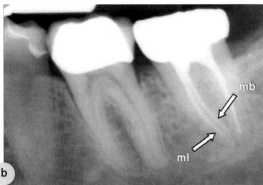

Abb. 81
Unterer 2. Molar mit eindeutiger Tendenz zur Wurzelfusion
a) Schematische Darstellung aus bukkaler (b) und mesialer (m) Sicht
b) Zahn 37 mit 2 separaten Wurzelkanälen (mb – mesiobukkal, ml – mesiolingual) in der mesialen und einem Wurzelkanal in der distalen Wurzel

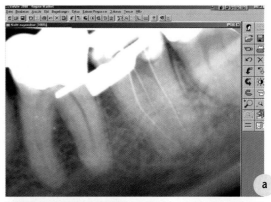

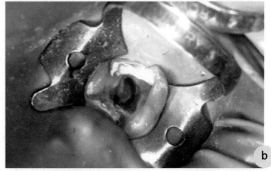

Abb. 83 →
Lingual lokalisiertes c-förmiges Wurzelkanalorificium eines 37, das von mesiobukkal über mesiolingual und distolingual bis distobukkal reicht (bukkal geschlossen):
a) Röntgenmessaufnahme,
b) Klinische Situation,
c) Zustand nach definitiver Wurzelkanalfüllung

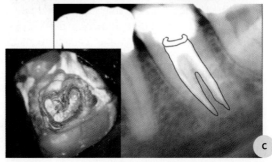

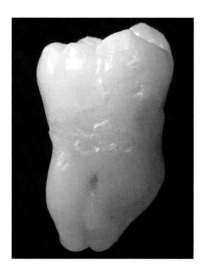

Abb. 84
Zahn 48 mit fusionierten Wurzeln (nach operativer Entfernung)

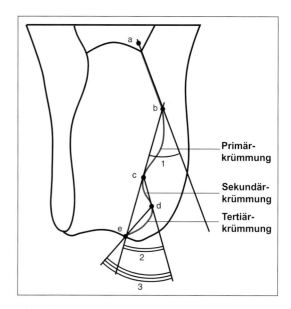

Abb. 85
Bestimmung der Wurzelkanalkrümmung bei der Wurzelkanalkonfiguration Typ IV nach *Vertucci* (1984)
a – Ausgangspunkt, b, c, d, e – Scheitelpunkte der Winkel der Wurzelkanalkrümmung; 1 – Winkel der Primärkrümmung, 2 – Winkel der Sekundärkrümmung, 3 – Winkel der Tertiärkrümmung (Modifikation nach *Schneider* 1971, *Cunningham* und *Senia* 1992, *Kartal* und *Cimilli* 1997)

ren Zugang zum Wurzelkanalsystem aufgrund ihrer Mesialneigung lassen sich die unteren Weisheitszähne leichter endodontisch behandeln als die oberen (*Harty* 1990).

Ermittlung der Wurzelkanalkrümmung

Der Erfolg der Wurzelkanalbehandlung hängt nicht nur vom Wissen um die Anzahl und mögliche Konfiguration der Wurzelkanäle, sondern auch von der Kenntnis des Winkels der Wurzelkanalkrümmung ab. Trotz der enormen Fortschritte der Computertechnik war die dreidimensionale Darstellung der Wurzelkanalkrümmung in vivo bislang nicht möglich. Unter klinischen Bedingungen ist bisher lediglich die zweidimensionale Bestimmung des Winkels der Wurzelkanalkrümmung im Röntgenbild bei bukkolingualem Strahlengang in klinischer Ebene realisierbar. Dabei kann die Messmethode nach *Schneider* (1971) angewendet werden. In das Röntgenbild wird eine Gerade eingezeichnet, die die Punkte a und b durchläuft und der Längsachse des Wurzelkanals entspricht. Eine zweite Gerade verläuft vom apikalen Foramen bis zu dem Punkt, an dem der Wurzelkanal die Längsachse des Zahnes verlässt. Der von beiden Geraden gebildete Schnittpunkt entspricht dem Scheitelpunkt des Winkels der **primären Wurzelkanalkrümmung** (Abb. 85). Diese Technik wird auch bei der Bestimmung des Winkels der **sekundären** (*Cun-*

ningham und *Senia* 1992) und **tertiären** (*Kartal* und *Cimilli* 1997) Wurzelkanalkrümmung angewandt (Abb. 85). Unter experimentellen Bedingungen kann die zweidimensionale Bestimmung der Wurzelkanalkrümmung sowohl in klinischer Ebene (bukkolingualer Strahlengang) als auch in approximaler Ebene (mesiodistaler Strahlengang) erfolgen. Anhand seiner Messungen hat *Schneider* (1971) die Wurzelkanalkrümmung in drei Kategorien eingeteilt:
1. gerade: $\leq 5°$,
2. mäßig: $10–20°$,
3. stark: $25–70°$ (Abb. 86a und b).

Cunningham und *Senia* (1992) haben bei den mesialen Wurzeln von Unterkiefermolaren eine größere durchschnittliche Krümmung des Wurzelkanals in der approximalen als in der klinischen Ebene festgestellt. Die größten Schwankun-

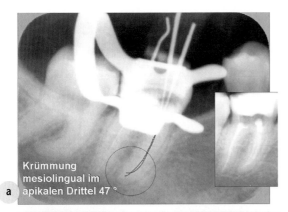

Krümmung
mesiolingual im
a apikalen Drittel 47 °

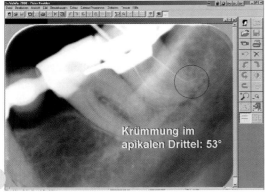

Krümmung im
apikalen Drittel: 53°

b

Abb. 86
Starke Krümmung des Wurzelkanals nach *Schneider*
(1971)
a) Krümmung von 47° im apikalen Drittel des mesiolingualen Wurzelkanals eines 47
b) Krümmung von 53° im apikalen Drittel des distalen
Wurzelkanals von 38

Messung unterschieden die Autoren zwischen vier
Wurzelkanalformen:
1.　I-Form:　gerader Wurzelkanal,
2.　J-Form:　Krümmung des apikalen Wurzel-
　　　　　　kanaldrittels,
3.　C-Form:　Krümmung des Wurzelkanals über
　　　　　　seine gesamte Länge,
4.　S-Form:　Mehrfachkrümmung des Wurzel-
　　　　　　kanals (Abb. 87a und b).

Diese Methode ist nicht für den klinischen
Einsatz, sondern für die praxisorientierte For-

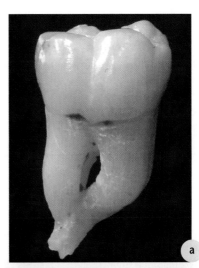

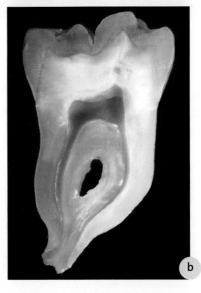

Abb. 87
Mehrfach-
krümmung
von Wurzel-
kanälen
a) unterer
Molar in toto
b) Zahnschliff
mit s-förmi-
gen Wurzel-
kanälen

gen der Wurzelkanalkrümmung betrafen Wurzelkanaltyp II nach *Vertucci* in der approximalen
Ebene. Eine starke Korrelation zwischen den sekundären Krümmungen des mesiobukkalen und
mesiolingualen Kanals in klinischer Ebene
bestand nur für den *Vertucci*-Typ II (*Kartal* und
Cimilli 1997).
Durch zweidimensionale Messung von 7 Punkten,
die in mesiodistaler Ebene über den gesamten
Wurzelkanal verteilt waren, wurde nach Füllung
und Röntgenographie des Wurzelkanals über rech-
nergestützte Bildverarbeitung der Verlauf der
Wurzelkanalachse in ihrer gesamten Länge ermittelt (*Nagy* et al. 1995). Auf der Grundlage dieser

schung vorgesehen. Hier ermöglicht die Klassifikation die Auswahl standardisierten natürlichen Zahnmaterials, geeigneter Aufbereitungsinstrumente und adäquater Aufbereitungstechniken sowie den Vergleich von Ergebnissen verschiedener Studien.

1.3 Entwicklungsstörungen

Die bisher beschriebenen Formvariationen des Pulpa-Dentin-Systems gelten als Spielarten der Natur. Entwicklungsstörungen sind Abweichungen von der Norm, die mit Funktionsveränderungen oder -verlusten einhergehen können. Die Kenntnis des Erscheinungsbildes und der Prognose der Entwicklungsstörungen ist die Voraussetzung für mögliche präventive Interventionen sowie geeignete und rechtzeitige endodontische Therapiemaßnahmen. Bei einer Reihe von Anomalien ergeben sich durch anatomische und strukturelle Gegebenheiten Besonderheiten in der endodontischen Behandlung. Derartige Entwick-

lungsstörungen mit endodontologischer Spezifik sind in Tabelle 4 zusammengefasst. Dabei wurde die Application of the International Classification of Diseases to Dentistry and Stomatology der *World Health Organization* (1995) berücksichtigt.

Makrodontie und Mikrodontie

Unter diesen Formanomalien werden lediglich Extreme subsumiert. Generalisierte Makrodontie dürfte eine Ausnahme darstellen (*Schroeder* 1997). Von der Mikrodontie (Zapfenzähne, dentes emboliformes) sind häufig laterale Schneidezähne (Abb. 88) und Weisheitszähne betroffen. Der **Mesiodens** ist ein überzähliger Zapfenzahn, der zwischen den oberen zentralen Schneidezähnen lokalisiert ist. Retinierte Mikrodentes (Abb. 89) können **Fistelbildung** und **follikuläre Zysten** verursachen. Mikrodontie von Einzelzähnen könnte auf die **phylogenetische Gebissreduktion** zurückgeführt werden. Generalisierte Mikrodontie steht oft im Zusammenhang mit **angeborenen Herzvitien** oder **Trisomie 21**. Sowohl Makro- als auch Mikrodontie bedürfen der besonderen Beachtung bei der Instrumentation des Wurzelkanals.

Tabelle 4   Entwicklungsstörungen der Zähne mit endodontologischer Spezifik unter Berücksichtigung der WHO-Klassifikation (1995)

Anomalien der Zahnform (K 00.2)	Anomalien der Zahnstruktur Erbliche Entwicklungsstörungen (K 00.5)
Makrodontie (K 00.20)	Amelogenesis imperfecta (K 00.50)
Mikrodontie (K 00.21)	(*Witkop* 1989, *Schroeder* 1997)
Mehrfachgebilde	– Schmelzhypoplasie und -aplasie
– Zahnverwachsung (K 00.22)	– Schmelzhypomaturation
– Zahnkeimpaarung (K 00.23)	– Schmelzhypomineralisation
– Zwillingsbildung	– Schmelzhypomaturation und Schmelzhypomine-
– Zahnverschmelzung (K 00.23)	ralisation in Kombination mit Taurodontismus
Dens evaginatus (K 00.24)	Dentindysplasien (*Shields* et al. 1973)
Dens invaginatus (K 00.25)	– Dentinogenesis imperfecta (K 00.51) Typ I, II, III
Furkationsfurche	(Brandywine-Typ)
Palatinale Wurzelfurche	– Dentindysplasie (K 00.58) Typ I (shell teeth) und
Prämolarisation (K 00.26)	Typ II
Molarisation (K 00.27)	Schmelz- und Dentindysplasien (*Schroeder* 1997)
Taurodontismus (K 00.28)	– Odontodysplasie
Dilazeration	– Odontogenesis imperfecta (K 00.52)

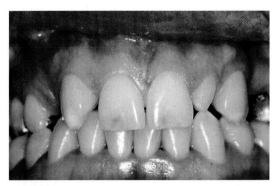

Abb. 88
Zapfenzahn 22 und fehlender 12 offenbar als Zeichen der phylogenetischen Gebissreduktion

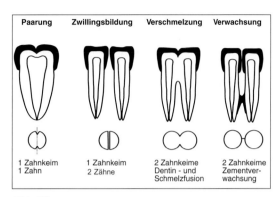

Abb. 90
Mehrfachgebilde (Modifikation nach *Schroeder* 1997)

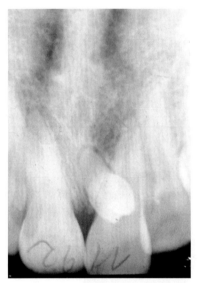

Abb. 89
Retinierter Mesiodens zwischen 11 und 21

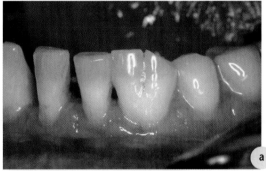

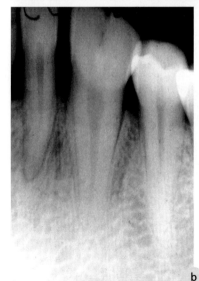

Abb. 91
Zahnkeim-paarung (Gemination) des Zahnes 32
a) verbreiter-te Zahnkrone von 32 mit inzisal-labia-ler Einker-bung als Ausdruck der inkompletten Teilung des Zahnkeims
b) einwurzli-ger und ein-kanaliger 32 mit koronaler Kerbe im Röntgenbild

Mehrfachgebilde

Zu den dentalen Mehrfachgebilden gehören die **Zahnkeimpaarung**, **Zwillingsbildung**, **Zahnver-schmelzung** und **Zahnverwachsung** (*Schroeder* 1997) (Abb. 90). Bei der inkompletten Teilung eines Zahnkeimes (Gemination) entsteht meist ein Gebilde mit einer sehr breiten, eingekerbten Zahnkrone, die von nur einer Wurzel getragen wird (Abb. 91a und b). Es können aber auch zwei separate Kronen vorliegen. Komplette Teilung **eines** Zahnkeimes (Zwillingsbildung) führt zu zwei vollständig getrennten Einzelzähnen und Zahnüberzahl (Abb. 92a und b). Zahnverschmel-

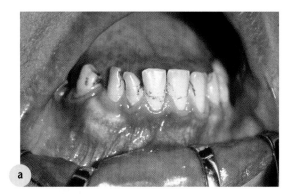

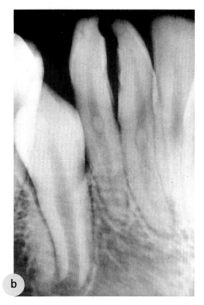

Abb. 92
Zwillingsbildung (Schizodontie) des Zahnes 42
a) in Form und Größe identische Zwillingszähne 42
b) Zwillingszähne nach kompletter Teilung des Zahnkeims 42 im Röntgenbild

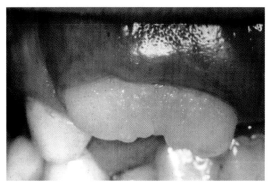

Abb. 93
Verschmelzung (Dentes confusi) der Zähne 11 und 12

zungen sind das Ergebnis der **Fusion zweier** normaler Zahnkeime während der Zahnentwicklung. Die Fusion kann sich entweder auf die Zahnkronen beschränken oder die Zahnwurzeln zusätzlich einbeziehen. Klinisch können extrem breite Kronen (Abb. 93), röntgenographisch ein gemeinsames, getrenntes (Abb. 94a und b) oder konfluierendes Wurzelkanalsystem festgestellt werden. Bilaterale Fusion (*Duncan* und *Helpin* 1987) oder Fusion mit überzähligen Zähnen (*Peyrano* und *Zmener* 1995, *Turell* und *Zmener* 1999) sind nicht ungewöhnlich. Zahnverwachsung entsteht durch Vereinigung **zweier** eng benachbarter Zähne ausschließlich im Wurzelbereich durch zelluläres Wurzelzement oder entzündungsbedingte **Hyper-**

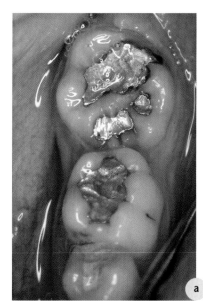

Abb. 94
Verschmelzung der Zähne 37 und 38
a) verbreiterte klinische Krone
b) Verschmelzung im Kronenbereich und Vorliegen von 4 separaten Wurzeln

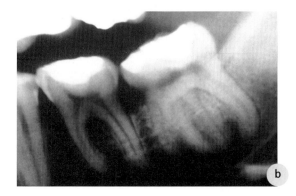

zementose (*Schroeder* 1997). Mehrfachgebilde bedürfen der subtilen klinisch-röntgenographischen Diagnostik und wegen möglicher funktioneller, kieferorthopädischer, parodontologischer und ästhetischer Probleme manchmal der komplexen Behandlung. Diese kann restaurative, endodontische, chirurgische und kieferorthopädische Therapiemaßnahmen beinhalten (*Hülsmann* et al. 1997).

Dens evaginatus

Diese Formanomalie beruht wahrscheinlich auf einer **Evagination** (Ausstülpung) des inneren Schmelzepithels oder lokaler Hyperplasie des Pulpamesenchyms (*Stewart* et al. 1978). Diese seltene Entwicklungsanomalie stellt sich vorrangig auf der Kaufläche bleibender Prämolaren als zusätzlicher kegelförmiger Höcker in der Zentralfissur oder in deren Nachbarschaft dar. Er enthält einen Dentinkern und einen zentralen Kanal zur Pulpa (*Sykaras* 1974). Diese Anomalie wird wahrscheinlich autosomal-dominant vererbt und konnte bisher in der japanischen, chinesischen, philippinischen und thailändischen Bevölkerung, bei Eskimos und Kaukasiern sowie nordamerikanischen und guatemaltekischen Indianern nachgewiesen werden (*Stewart* et al. 1978). *Sykaras* (1974) fand dieses anomale Tuberkulum bei einem griechischen Mädchen, *Augsburger* und *Wong* (1996) bei einem Mädchen aus Guam. Gefahr für die Pulpa ist bei Abrasion, Fraktur und Beschleifen dieses zusätzlichen Höckers im Verzug (*McCulloch* et al. 1997, 1998).

Dens invaginatus

Beim Dens invaginatus, früher fälschlicherweise als Dens in dente bezeichnet, handelt es sich um eine fehlerhafte **Invagination** (Einstülpung) des Schmelzepithels. Das Schmelzepithel wird vom **Foramen caecum** unterschiedlich tief in den Pulparaum eingestülpt, woraus sich 3 unterschiedliche Invaginationstypen nach *Oehlers* (1957) ergeben (Abb. 95):

Typ I: Die geringfügige Invagination ist mit Schmelz ausgekleidet, auf die Zahnkrone begrenzt und reicht bis zur Schmelz-Zement-Grenze (Abb. 96a und b).

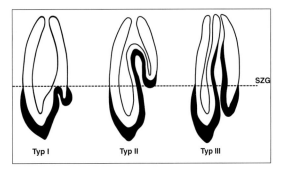

Abb. 95
Invaginationstypen nach *Oehlers* (1957) (Modifikation nach *DeSmit* und *Demaut* 1982 sowie *Hülsmann* 1995)
SZG – Schmelz-Zement-Grenze
Typ I – geringfügige (koronale) Invagination
Typ II – tiefe (radikuläre) Invagination
Typ III – durchgängige Invagination

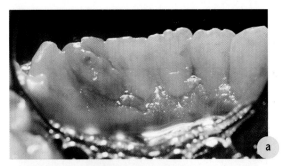

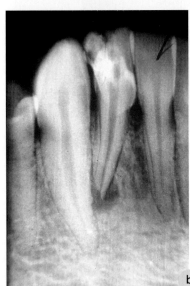

Abb. 96
Dens invaginatus 42 vom Typ I nach *Oehlers* (1957)
a) linguale Schmelzeinstülpung an 42
b) koronale Invagination und periapikale Aufhellung an 42 im Röntgenbild

Typ II: Die Invagination ist schmelzbedeckt, dringt in die Wurzel ein und bildet einen blinden Sack. Manchmal kommuniziert sie mit der Pulpa (Abb. 97a, b, c).

Typ III: Die Invagination durchläuft die gesamte Wurzel und bildet apikal oder lateral ein zweites Foramen zum Parodont. Gewöhnlich besteht keine Verbindung zur Pulpa. Die Invagination kann komplett mit Schmelz bedeckt sein. Häufiger liegt eine partielle Auskleidung mit Zement vor.

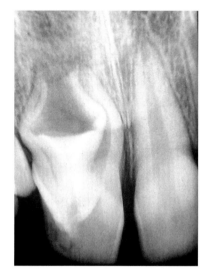

Abb. 98
Dens invaginatus 11 vom Typ C3 nach *Schulze* und *Brand* (1972) bei 9-jährigem Kind

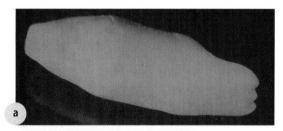

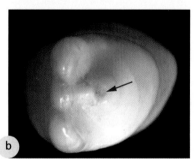

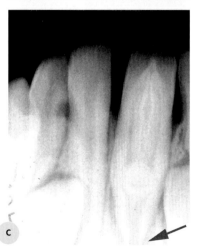

Abb. 97
Dens invaginatus 31 vom Typ II nach *Oehlers* (1957)
a) tonnenartig aufgetriebener 31 nach Extraktion ab altera manu (alio loco)
b) punktförmige koronale Schmelzeinstülpung lingual (Pfeil)
c) bis in die Wurzel reichende Schmelzeinstülpung und teilweise sichtbare periapikale Aufhellung als Ursache für Abszedierung

Diese Klassifikation beinhaltet leider nur die Invaginationen, die vom Foramen caecum ausgehen. Den Versuch, den Polymorphismus des Dens invaginatus gänzlich zu erfassen, haben *Schulze* und *Brand* (1972) mit ihrer Klassifikation unternommen, die auch die Einstülpungen an den Höckern und Schneidekanten berücksichtigt (Abb. 98).

Die Inzidenz des Dens invaginatus rangiert zwischen 0,04 und 10% (*Rotstein* et al. 1987). In 43% der Fälle kam die offenbar autosomal-dominant vererbte Anomalie bilateral vor (*Grahnen* et al. 1959). Am häufigsten sind obere laterale Schneidezähne von dieser Störung betroffen (*Ruprecht* et al. 1986). Invaginationen werden darüber hinaus an oberen zentralen Schneidezähnen und Eckzähnen, unteren Inzisiven (*Beltes* 1997) sowie oberen (*Bimstein* und *Steyer* 1976) und unteren Prämolaren (*Hartup* 1997) beobachtet. *Holtzmann* (1998) identifizierte einen überzähligen oberen Schneidezahn als Dens invaginatus. Die Invagination gilt als **Prädilektionsstelle** für kariöse Läsionen, woraus **irreversible Pulpitis** (*Schmidt* 2000), frühzeitige **Pulpanekrose** und **Parodontitis apicalis** resultieren können (*Hülsmann* 1995). Bei Konfrontation mit dem Dens invaginatus reagieren viele Zahnärzte panisch, und die Extraktion folgt oft dieser Panik (*Ingle* et al. 1994). Nach *Hülsmann* (1995) stellt jedoch die Extraktion heute die letzte Therapievariante dar, die konservativen und konservativ-chirurgischen Maßnahmen gewichen ist.

Furchenbildung

97% bukkaler Wurzeln oberer erster Prämolaren wiesen an ihrer palatinalen Seite unterhalb der Bifurkation eine **Furkationsfurche** auf (*Tamse* et al. 2000). Die tiefste Invagination war 1,18 mm von der Bifurkation entfernt. Der durchschnittliche Abstand der Furche vom nierenförmigen Wurzelkanal betrug 0,81 mm. Angesichts dieser geringen Entfernung ist die Anwendung rotierender Instrumente bei der Wurzelkanalaufbereitung höchst riskant und die Präparation eines kreisrunden Stiftbettes kontraindiziert. Schwächung, Perforation und Vertikalfraktur können fatale Folgen dieses Vorgehens sein.

Eine weitere Entwicklungsstörung durch Keimfaltung stellt die **palato-gingivale Furche** bei oberen zentralen und lateralen Schneidezähnen dar **(palatinale Wurzelfurche, palatinal-radikuläre Furche)** (*Kerezoudis* und *Siskos* 1998). Bei 11 von 13 häufiger betroffenen oberen lateralen Schneidezähnen verlief diese Furche linear auf der Palatinalfläche der Wurzel (*Soares Lara* et al. 2000). In 9 Fällen entsprang die Furche dem Foramen caecum, dehnte sich bis ins apikale Drittel aus und führte zur Deformation der Wurzelkanäle. Eine direkte Verbindung zwischen Pulpa und Parodont bestand nur in einem Fall. In drei Fällen lag gleichzeitig ein Dens invaginatus vor. In zwei Fällen hatte sich der Wurzelkanal geteilt. In einem klinischen Fall war die palatinale Wurzelfurche an einem oberen zentralen Schneidezahn mit einer lokalisierten **Parodontitis marginalis** und **Pulpanekrose** vergesellschaftet (*Santa Cecilia* et al. 1998). Die schwierige klinische Diagnostik könnte durch das **Operationsmikroskop** verbessert werden, um präventive und therapeutische Maßnahmen durchführen zu können.

Prämolarisation und Molarisation

Prämolarisation von Frontzähnen und Molarisation von Prämolaren (Abb. 99) treten durch fehlgesteuerte Invagination des Schmelzorgans und der Hertwigschen Epithelscheide ein. Veränderte Kronenform und Wurzelzahl erfordern besondere

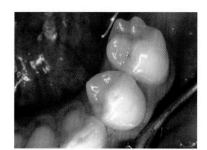

Abb.99
Molarisation des Prämolaren 35

Aufmerksamkeit bei der Schaffung des endodontischen Zugangs und der Aufbereitung der Wurzelkanäle.

Taurodontismus

Taurodontismus (tauros <grch> = Stier) ist möglicherweise eine autosomal-dominant vererbte Formanomalie der Molaren und Prämolaren, die wahrscheinlich durch einen Defekt der Hertwigschen Epithelscheide und des Diaphragmas hervorgerufen wird (*Schroeder* 1997). Sie liegt in 3 Expressivitätsformen als **Hypo-, Meso-** und **Hypertaurodontismus** vor (*Shaw* 1928) (Abb. 100). Dies bedeutet, dass die Bi- oder Trifurkation des Zahnes unterschiedlich weit von der Schmelz-Zement-Grenze entfernt ist, was teilweise zu extremer Vergrößerung des Kronenkavums zu Ungunsten des Wurzelkavums führt (Abb. 101). Demnach ist bei der endodontischen Behandlung derartiger Zähne mit einer übergroßen Pulpa und tief liegenden Wurzelkanälen zu rechnen.

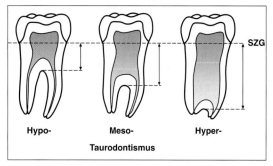

Abb. 100
Expressivitätsformen des Taurodontismus nach *Shaw* (1928)

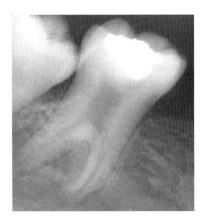

Abb. 101
Mesotauro-
dont mit
stark vergrö-
ßerter Pulpa-
kammer

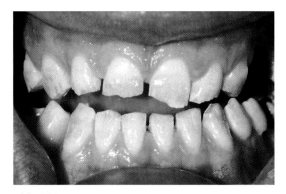

Abb. 102
Glatt-hypoplastische Form der Amelogenesis
imperfecta hereditaria

Dilazeration

Abknickungen von Kronen und Wurzeln bleibender Zähne (**Sichelzähne**) können durch akutes
Milchzahntrauma aufgrund der topographischen
Nachbarschaft von Milchzahnwurzeln und Kei-
men bleibender Zähne verursacht werden. Extreme Wurzelkanalabknickungen bereiten erhebliche Schwierigkeiten bei der Wurzelkanalbehandlung.

Amelogenesis imperfecta

Der Begriff geht auf *Weinmann* et al. (1945)
zurück. *Witkop* (1989) hat diese erblich bedingten
Schmelzdysplasien in 4 Gruppen eingeteilt, und
Schroeder (1997) gab einen Überblick über die
einzelnen Formen der 4 Gruppen. Allein die „auf
Hypoplasie beruhende Amelogenesis imperfecta"
umfasst 7 verschiedene Formen, die autosomal-
dominant, autosomal-regressiv und geschlechtsge-
bunden vererbt werden können. Die Schmelzoberfläche der weiß bis bräunlich gefärbten, normal
konfigurierten oder konischen bis zylindrischen
Kronen ist glatt (Abb. 102), grübchenartig-hypo-
plastisch oder zerfurcht (Abb. 103). Bei der **Aplasie**
fehlt der Schmelz gänzlich (Abb. 104). Aufgrund
dieser Tatsache bildet die Pulpa zusätzliches
Dentin in Form von Sekundär- und Tertiärdentin,
was die endodontische Behandlung erschwert.
Zur „auf Unreife (**Hypomaturation**) beruhenden
Amelogenesis imperfecta" gehören die pigmen-
tiert-unreife und geschlechtsgebunden-unreife
Form sowie die so genannten **Schneekappen-
zähne**. Die Strukturanomalien dieser Gruppe ent-

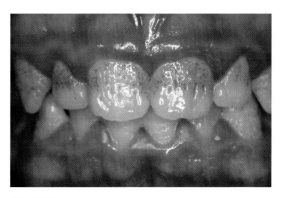

Abb. 103
Grübchenartig-zerfurcht-hypoplastische Form der
Amelogenesis imperfecta hereditaria

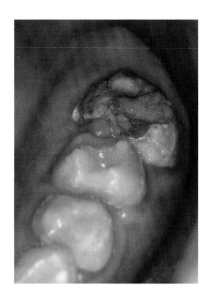

Abb. 104
Aplastische
Form der
Amelogenesis
hereditaria
imperfecta

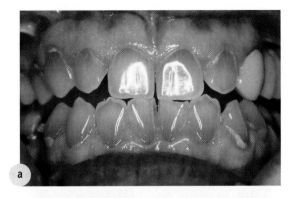

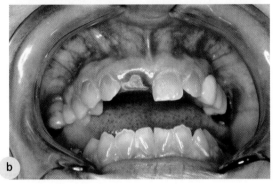

Abb. 105
Dentinogenesis imperfecta hereditaria
a) Hindurchschillern des fehlgebildeten bräunlich-bläulichen Dentins durch den Schmelz (Opaleszenz)
b) Fraktur des imperfekten Dentinkerns von 11 und Obliteration des Wurzelkanals durch atypisches Dentin

stehen durch unvollständige Mineralisation (Reifung) der normal sezernierten Schmelzmatrix bei ausbleibender Rückresorption von Matrix und Wasser durch die Ameloblasten. Folglich ist der opak-weiße bis tiefbraune Schmelz zwar normal dick, aber wesentlich weicher. Dadurch splittert er leicht ab und unterliegt der verstärkten Abrasion und Attrition. Pulpa und Wurzel bleiben unverändert (*Schroeder* 1997).

Bei der „auf Unterverkalkung **(Hypokalzifikation)** beruhenden Amelogenesis imperfecta" liegen Schmelzmatrixdefekte und insuffiziente Kristallitbildung vor. Der opak-weißliche bis dunkelbraun verfärbte Schmelz kann so weich sein, dass er mit zahnärztlichem Instrumentarium eingedrückt und abgehoben werden kann. Das somit expo-

nierte Dentin ist außerordentlich temperaturempfindlich (*Schroeder* 1997). Die Kombination von Hypomaturation, Hypokalzifikation und Taurodontismus verdient aufgrund der vergrößerten Pulpakammer die besondere Aufmerksamkeit des Endodontologen.

Dentindysplasien

Die genetisch bedingten Strukturanomalien des Dentins werden in **Dentinogenesis imperfecta** und **Dentindysplasien** unterteilt. *Shields* et al. (1973) unterschieden bei der Dentinogenesis imperfecta zwischen einem **Typ I, II** und **III**. Letzterer wurde nach der Ortschaft **Brandywine** (US-Staat Maryland) benannt. Typ I wird als Manifestation der **Osteogenesis imperfecta** autosomal-dominant oder seltener autosomal-rezessiv vererbt und beruht auf mangelhafter Kollagenreifung. Typ II wird autosomal-dominant vererbt und unterscheidet sich von Typ I lediglich durch das Fehlen allgemeiner Symptome der Osteogenesis imperfecta. Klinisch liegen bei beiden Formen Kronen vor, deren fehlgebildetes Dentin bräunlich-bläulich durch den Schmelz hindurchschillert (Opaleszenz) (Abb. 105a und b). Nach dem Zahndurchbruch werden Kronen- und Wurzelkavum durch atypisches homogen-strukturloses oder irreguläres Dentin obliteriert. Der Schmelz splittert rasch von der minderwertigen Dentinunterlage ab. Beim Brandywine-Typ (Typ III) liegen Schalenzähne mit dünner Dentinschicht, fehlender Obliteration und offenem Foramen apicale vor. Während beim Typ I und II die Wurzelkanalbehandlung nach der Obliteration der Pulpakammer und Wurzelkanäle stark behindert wird (*Pettiette* et al. 1998), erweisen sich die Zähne vom Typ III bei zahnärztlichen Maßnahmen als extrem zerbrechlich.

Die autosomal-dominant vererbte **Dentindysplasie** unterteilt sich in die **radikuläre Dentindysplasie (Typ I)** und die **koronale Dentindysplasie (Typ II)**. Die Farbe der Krone ist bei der radikulären Form in der Regel normal, dafür liegen aber Wurzellosigkeit **(Shell teeth)**, wolkenförmige Obliteration und halbmondförmige Residuen der Pulpakammer (Abb. 106a und b) sowie periapikale Aufhellungen vor. Allerdings sind auch bernsteinfarbene Zahnkronen beschrieben wor-

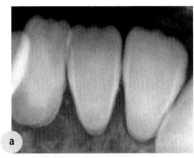

a

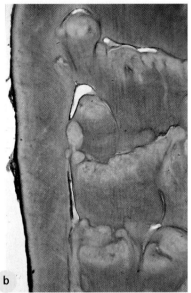

b

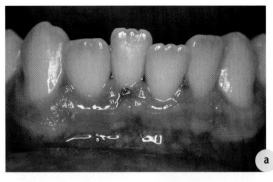

a

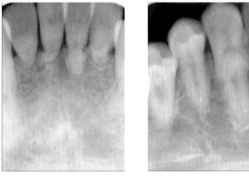

b

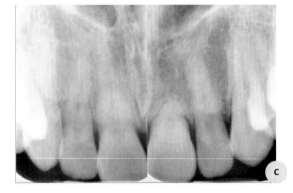

c

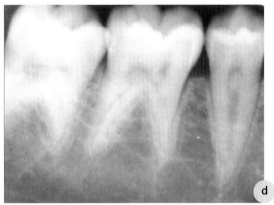

d

Abb. 106
Radikuläre Dentindysplasie (Typ I)
a) Wurzellosigkeit (Shell teeth)
b) Wolkenförmige Obliteration durch atypisches Dentin und halbmondförmige Residuen der Pulpakammer

den (*Ansari* und *Reid* 1997). Bei der koronalen Dysplasie bleibender Zähne zeigt die Pulpakammer Distelform infolge partieller Obliteration und enthält echte Dentikel. Das radikuläre Dentin ist von starker Irregularität (*Schroeder* 1997).

Schmelz- und Dentindysplasien

Dysplasien, die den Schmelz und das Pulpa-Dentin-System gleichzeitig betreffen, sind selten und nicht klassifizierbar (*Schroeder* 1997). Es wird zwischen **Odontodysplasie** und **Odontogenesis imperfecta** differenziert. Odontodysplasie äußert sich einerseits durch dünnen hypoplastischen mindermineralisierten Schmelz, andererseits durch teilweise obliterierte Pulpakammern und verzögerte Wurzelbildung. Sie kommt meist nur in einem Quadranten an Einzel- oder mehreren

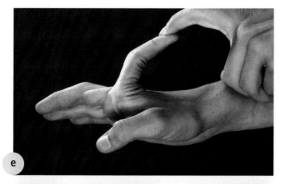

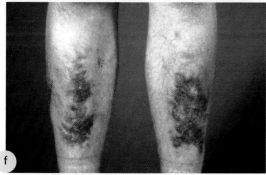

Abb. 107 (siehe auch Seite 76)
Ehlers-Danlos-Syndrom
a) klinisches Bild der unteren Frontzahnregion mit pathologischer Beweglichkeit von 32, 31, 41 und 42 sowie lokalisierter Gingivitis
b) Verkürzung der Wurzeln von 32, 31, 41 und 42, Verdickung der Wurzel von 43, Präsenz von Pulpasteinen in den Zähnen 43, 44 und 45
c) Verkürzung der Zähne 11 und 21, Vorliegen von Pulpasteinen in den Zähnen 12, 11, 21 und 22
d) Existenz von Pulpasteinen in den Zähnen 47, 46 und 45
e) Überstreckbarkeit der Fingergelenke
f) Veränderungen der Haut als Zeichen ihrer erhöhten Vulnerabilität

Zähnen vor und beruht offenbar nicht auf einem Gendefekt. Bei der Odontogenesis imperfecta führen autosomal-dominant oder rezessiv vererbte Gendefekte zu Strukturanomalien von Schmelz und Dentin. Schmelz- und/oder Dentindysplasien kommen auch bei systemischen Erkrankungen und Syndromen vor (*Schroeder* 1997). So fand *Barabas* (1969) beim **Ehlers-Danlos-Syndrom,** einer erblichen Kollagendysplasie, die u. a. mit Hyperelastizität, Vulnerabilität und Wundhei-

lungsstörungen der Haut einhergeht (*Pschyrembel* 1998), Schmelzhypoplasie, irreguläres Dentin, fibröse Pulpadegeneration, diffuse Verkalkung und Dentikel. Nach *Pope* et al. (1992) äußerte sich die Dentindysplasie beim Ehlers-Danlos-Syndrom röntgenographisch als Aplasie oder Hypoplasie der Wurzeln unterer Inzisiven sowie in Form von auffälligen kolbenartigen Wurzelverdickungen und Pulpasteinen an anderen Zähnen (Abb. 107a, b, c, d, e, f). Die histologischen Veränderungen der unteren Schneidezähne erinnerten an eine Dentindysplasie vom Typ I. Pulpakammer und Wurzelkanäle waren durch irreguläres Dentin obliteriert. Der Schmelz zeigte keine Veränderungen.

1.4 Genese, Struktur und Funktion des apikalen Parodonts

Der Halteapparat des Zahnes (Parodontium) (Abb. 108) besteht aus den Strukturen **Wurzelzement, Desmodont (Periodontalligament), Alveolarknochen** und **Gingiva**, die sämtlich ektomesenchymaler Herkunft sind (*Schroeder* 2000).

> Das Parodont stellt eine strukturell-funktionelle Einheit dar.

Das apikale Parodont wird durch Wurzelzement, Desmodont und Alveolarknochen gebildet. Nomenklatorisch handelt es sich dabei streng genommen um Strukturen, die in unmittelbarer Apexnähe liegen. Laterale und interradikuläre Strukturen würden somit durch den Begriff nicht erfasst. Die nomenklatorische Problematik hat jedoch keine Konsequenzen für die Darstellung der genannten parodontalen Strukturen.

1.4.1 Wurzelzement

Das Zement ist ein spezialisiertes mineralisiertes Bindegewebe, das die Wurzeloberfläche bedeckt. Im Gegensatz zum Alveolarknochen ist es avasku-

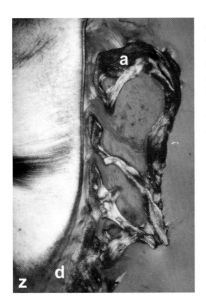

Abb. 108
Apikales Parodont (Übersicht)
a – Alveolarknochen (Lamina cribriformis), d – Desmodont, z – Zement (Polmi)

lär und insensibel, unterliegt in der Norm nicht der Resorption und Remodellierung, und die initiale Mineralisation des Zements bezieht nicht die Aktivität extrazellulärer mineralisierender Matrixvesikel ein (*Davis* 1986).

Bildung des Zements

Auf der Grundlage der Untersuchungen von *Thomas* und *Kollar* (1989) ist heute davon auszugehen, dass die **Hertwigsche Epithelscheide** (HES) die Odontoblastendifferenzierung in der Zahnpapille induziert, wodurch die Dentinbildung eingeleitet wird. Mit zunehmender Dicke des Wurzeldentins löst sich die HES auf. Ihre Reste liegen in der Nähe der Wurzeloberfläche als **Malassezsche Epithelreste** vor. Trotz zunehmender Anerkennung epithelial-mesenchymaler Interaktionen bei der Zahnentwicklung sei die Rolle der Hertwigschen Epithelscheide bei der Differenzierung der **Zementoblasten** nach *Ten Cate* (1996) noch weitestgehend spekulativ. Demgegenüber sind *Hammarström* et al. (1996) der Ansicht, dass die HES aktiv an der Bildung **azellulären** und **zellulären Zements** beteiligt ist. Eigene histochemische und tierexperimentelle Studien unterstützen laut *Hammarström* (1997) die Auffassung, dass **Schmelzmatrixproteine (Amelogenin)** bei der Bildung azellulären Zements eine Rolle spielen.

Nach *MacNeil* et al. (1995) sind die Moleküle **BSP (bone sialoprotein)** und **OPN (osteopontin)** in die Sequenz zellulärer und molekularer Vorgänge der Zementogenese involviert.

Das Wurzelzement wird von 3 Zellpopulationen gebildet, den **Zementoblasten, Zementozyten** und **Fibroblasten** (*Schroeder* 2000). Bei den Zementoblasten handelt es sich um 8-15 µm große basophile Zellen. Mit ihrem Golgi-Apparat und zahlreichen Zisternen des rauen endoplasmatischen Retikulums sind sie zur Synthese von Proteinen und Polysaccharidkomplexen fähig (*Bosshardt* und *Schroeder* 1990, 1992). Zementozyten gehen aus den Zementoblasten hervor, die während der Zementogenese in das Zement eingeschlossen werden. Sie besitzen Bündel von langen zytoplasmatischen Fortsätzen, mit denen sie untereinander kommunizieren. Ihre metabolische Aktivität ist geringer als die der Zementoblasten. Fibroblasten, die Bindegewebsfibroblasten gleichen, bilden azelluläres Fremdfaserzement.

Struktur des Zements

Das Zement umhüllt mantelartig das gesamte Wurzeldentin und kleidet das Foramen apicale aus. Lokalisationsabhängig ist die Wurzeloberfläche von 4–5 Zementarten bedeckt, u.a. von **azellulärem Fremdfaserzement** und **zellulärem Gemischtfaserzement** (*Schroeder* 2000). Azelluläres Fremdfaserzement (Abb. 109) entsteht prä- und posteruptiv. Bereits während der Wurzelbildung lagert es sich auf frisch gebildetes Dentin auf. An der Wurzelspitze entsteht es sekundär durch Anlagerung an primär durch Zementoblasten gebildetes **zelluläres Eigenfaserzement**. Fremdfaserzement besteht fast ausschließlich aus kollagenen Fibrillen, den **Sharpeyschen Fasern**. Diese Fasern sind radiär angeordnet und verlaufen im zervikalen und mittleren Wurzeldrittel einwurzliger Zähne in horizontaler Richtung. Zelluläres Gemischtfaserzement (Abb. 110) befindet sich vorwiegend oder ausschließlich in den apikalen Wurzelabschnitten und an den Furkationen. Es ist das Produkt abwechselnder Zementoblasten- und Fibroblastentätigkeit und besteht daher aus alternierend angelagerten Schichten von zellulärem Eigenfaserzement und azellulärem Fremdfaser-

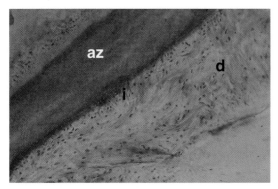

Abb. 109
Azelluläres Fremdfaserzement (az) und desmodontaler
Faserapparat (d) mit Insertion im Zement (i) (Kunststoffeinbettung, basisches Fuchsin, x 150)
(v. *Iven* 1992)

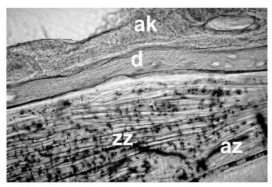

Abb. 110
Zelluläres Gemischtfaserzement (zz) und azelluläres
Zement (az), Alveolarknochen (ak), Desmodont (d)
(Kunststoffeinbettung, ungefärbt, x 45) (v. *Iven* 1992)

zement. Die Sharpeyschen Fasern verlaufen apikal
in horizontaler Richtung, die zementeigenen
Fasern sind vertikal angeordnet. Der Minerali-
sationsgrad des zellulären Gemischtfaserzements
ist geringer als der des azellulären Fremd-
faserzements. Bei der Herstellung von Zahnschlif-
fen gehen die eingeschlossenen Zementozyten
und ihre zytoplasmatischen Fortsätze meist verloren (*Berkovitz* et al. 1980). Sie füllen sich mit Luft
und erscheinen dadurch dunkel (Abb. 111) (*von
Iven* 1992).

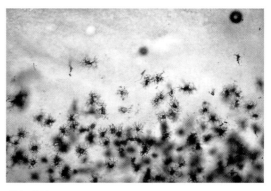

Abb. 111
Durch Lufteinschluss schwarz dargestellte Räume ehe-
maliger Zementozyten des zellulären Zements (Kunststoffeinbettung, ungefärbt, x 50) (v. *Iven* 1992)

Funktion des Zements

Das Zement dient der Befestigung, Adaptation
und Reparatur des Zahnes.

Die Befestigung des Zahnes erfolgt durch die
Verankerung der kollagenen Faserbündel des
Desmodonts im Zement. Durch Zementapposition
am Apex wird den zunehmenden okklusalen
Zahnhartsubstanzverlusten begegnet. Ausdruck der
Überschreitung dieser physiologischen Adaptation
sind lokalisierte oder generalisierte **Hyperzemento-
sen** (Abb. 112) im Zusammenhang mit lokalen
Entzündungsprozessen oder systemischen Erkran-

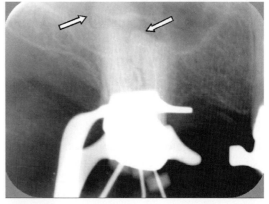

Abb. 112
Hyperzementose an den Wurzeln des Zahnes 17 (Pfeile)

kungen. Die Reparaturfunktion des Zement kann bei Wurzelfrakturen oder Wurzelresorptionen wirksam werden (*Mjör* und *Heyeraas* 1998).

Alterung des Zements

Die Zementapposition nimmt mit dem Alter zu. Zelluläres Gemischtfaserzement verengt zunehmend das apikale Foramen. Anhand der Zementverdickung ist die Altersbestimmung der Zähne möglich.

1.4.2 Desmodont

Das Desmodont (Periodontalligament) ist eine dichte Bindegewebszone zwischen dem Zement und der knöchernen Alveole. Seine Faserbündel (Abb. 113) mit spezifischer Orientierung bestehen aus Kollagen vom Typ I und III (*Davis* 1986).

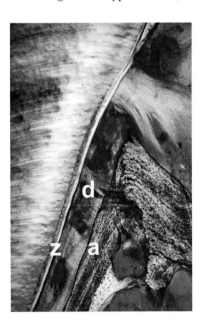

Abb. 113
Bindegewebiges Desmodont (d) mit seinen Faserbündeln zwischen Zement (z) und knöcherner Alveole (a) (Polmi)

Bildung des Desmodonts

Die Entwicklung des Desmodonts setzt unmittelbar nach dem Beginn der Wurzelbildung ein. Zu diesem Zeitpunkt differenzieren sich die ektomesenchymalen Zellen des Zahnsäckchens zu Fibroblasten, die relativ kleine Kollagenfasern hervorbringen. Wenn der Zahn seine Funktion auf-

nimmt, verdicken sich die Kollagenfasern und finden ihre endgültige Richtung (*Davis* 1986).

Struktur des Desmodonts

Das komplexe Desmodont beinhaltet Zellen, kollagene Fibrillen und Fasern sowie Grundsubstanz, Blutgefäße, Nerven und Epithelreste. Die Fibroblasten stellen die zahlreichste Zellpopulation dar und sind pluripotenten Charakters. Außerdem sind im Desmodont **Makrophagen, Mastzellen, assoziierte Zytokine, Lymphozyten, Präosteoblasten, Präosteoklasten, Osteoprogenitorzellen** sowie **Osteoblasten** und **Osteoklasten** zu finden. Der kollagene zementoalveoläre Faserapparat des intraalveolären Parodonts unterteilt sich in 5 Gruppen von Faserbündeln (*Davis* 1986):

1. Die **Alveolarkammfasern** verbinden das Zement mit dem Alveolarkamm.
2. Die **Horizontalfasern** verlaufen im rechten Winkel zur Zahnachse und verbinden Zement und Alveolarknochen im zervikalen Wurzelbereich.
3. Die **Schrägfasern** bewegen sich vom Alveolarknochen aus im Winkel von etwa 45° zur Zahnachse schräg in Richtung Zement und stellen die Hauptmasse der Faserbündel dar.
4. Die **Apikalfasern** breiten sich radiär um den gesamten Apex herum aus, um im Alveolarknochen zu inserieren.
5. Die **Interradikularfasern** verbinden Zement und Alveolarknochen der Furkationen.

Das Desmodont ist reich an Blutgefäßen, die aus 3 Quellen versorgt werden (*Schroeder* 2000):

1. Aus der **A. alveolaris** entspringt die **A. dentalis**, die einerseits die Pulpa speist, andererseits am Boden der Alveole die **Aa. periodontales longitudinales** abgibt, um das Desmodont zu versorgen.
2. Der A. alveolaris entstammen außerdem die Äste der **Aa. interalveolares** und **Aa. interradiculares**, die das Desmodont über die Volkmann-Kanäle der Lamina cribriformis als **Rami perforanti alveolares** seitlich erreichen.
3. **Supraperiostale Arterien**, die senkrecht in der Schleimhaut der Alveolarfortsätze zur Gingiva ziehen, stellen die 3. Quelle der desmodontalen Blutversorgung dar.

Die Arteriolen und Venolen des desmodontalen Gefäßsystems bilden in der Umgebung der gesamten Zahnwurzel ein korbartiges Geflecht. Dabei verlaufen die Hauptgefäße zirkulär (A. periodontalis circulata) oder vertikal.

Das Desmodont wird reichhaltig innerviert. Dabei besteht hinsichtlich des Verlaufs und der Konfiguration eine starke Ähnlichkeit zum desmodontalen Blutgefäßsystem. Somatosensorische afferente Nervenfasern des Plexus dentalis (N. trigeminus) gelangen analog zu den Arterien als Seitenäste des N. dentalis oder als interalveoläre Nerven durch die Lamina cribriformis in das Desmodont. Sie bilden ein grob bis feinmaschiges Netz markhaltiger Nervenfasern, die ihre Myelinscheide verlieren. Es liegen freie Nervenendigungen oder Ruffini-Körperchen ähnliche Mechanorezeptoren vor (Schroeder 2000). NPY-haltige Nervenfasern kommen im Desmodont selten, in den Wänden der Gefäße des Mandibularkanals häufig vor. CGRP-Fasern werden im Desmodont häufiger angetroffen als SP-Fasern (Heyeraas Tønder et al. 1993).

Die Existenz von Lymphgefäßen wird bejaht (Schroeder 2000).

Malassezsche Epithelreste stehen in enger Verbindung zu Mechanorezeptoren und freien Nervenendigungen und enthalten Neuropeptide wie CGRP und SP (Heyeraas Tønder et al. 1993).

Funktion des Desmodonts

Das Desmodont fungiert als Anker, Stütze, Stoßdämpfer und Fühler des Zahnes und erfüllt nutritive, taktile, sensorische, formative, reparative und defensive Aufgaben.

Mit seiner amorphen Grundsubstanz, seinem Wassergehalt und seinem Faserapparat dient das Desmodont als hydraulisches System zur Kompensation mechanischer Kräfte (Zug, Druck, Rotation) (Davis 1986). Im Gegensatz zur Pulpa verfügt es über Mechanorezeptoren, die Berührung, Druck und Bewegung registrieren (Mjör und Heyeraas 1998). Das Desmodont ist ein hochempfindliches Tastorgan (Schumacher et al. 1990). Erhöhter Blutdruck im Desmodont führt zu erhöhtem Gewebedruck und zu daraus folgender Zahnextrusion. Schmerzempfindungen werden über sensible Aδ- und C-Fasern vermittelt. Die Zellen des Periodontalligaments synthetisieren Zement (Zementoblasten), Knochen (Osteoblasten) und Bindegewebe (Fibroblasten). Es unterliegt der ständigen Erneuerung (Turnover, Remodellierung). Dabei laufen Aufbau- und Abbauvorgänge meist simultan ab. In diesem Kontext spielen die Fibroblasten eine Schlüsselrolle. Bei einer Verletzung des Desmodonts besitzen sie die Fähigkeit, Kollagen und andere Komponenten der extrazellulären Matrix zu synthetisieren, aber auch zu phagozytieren, zu migrieren und sich zu differenzieren, was zur Aufrechterhaltung des biologischen Gleichgewichts im Desmodont dient. Hierbei kommt es zur Aktivierung der Fibroblasten durch Makrophagen, Lymphozyten, mechanische Kräfte und Mikroorganismen. Die aktivierten Fibroblasten können Plasminogenaktivatoren, TIMP (tissue inhibitor of metalloproteinase), Zytokine (Prostaglandin E-2), Plasminogenaktivatorinhibitoren (PAI) und Interleukin-6 sezernieren. Weiterhin produzieren die Fibroblasten Kollagen, Elastin und Glykosaminoglykane (Lekic und McCulloch 1996).

Um das Gleichgewicht im Desmodont aufrechtzuerhalten, muss der Fibroblast als „Architekt, Erbauer und Hausmeister" (Ten Cate 1996) des Periodontalligaments agieren.

Makrophagen, Mastzellen und Lymphozyten übernehmen Abwehrfunktionen. Malassezsche Epithelreste können Ankylose (Verknöcherung des Desmodonts) verhindern (Lindskog et al. 1988), eine Rolle in der Pathogenese von Zysten spielen und aufgrund ihres Neurotransmittergehalts (CGRP und SP) als endokrine Zellen gelten (Heyeraas Tønder et al. 1993).

1.4.3 Alveolarknochen

Der Alveolarknochen ist Stützgewebe des Zahns (Abb. 114) und Teil des Alveolarfortsatzes des Ober- und Unterkiefers (Schroeder 2000). Der Alveolarfortsatz besteht aus einer vestibulären und einer oralen Knochenplatte, der Kortikalis,

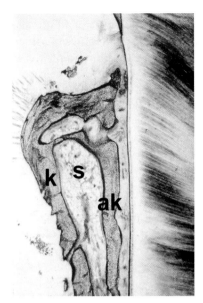

Abb. 114
Alveolarfortsatz mit Alveolarknochen (ak), Spongiosa (s) und äußerer Kompakta (k) (Polmi)

die durch **interdentale** oder **interradikuläre Septen (Septa interalveolaria)** miteinander verbunden sind. Dadurch bilden sich Zahnfächer **(Alveolen)**. Diese werden zirkulär von einer siebartigen Wand, der Lamina cribriformis, begrenzt. Die Wand wird von **Volkmann-Kanälen** durchdrungen, die Blut- und Lymphgefäße sowie Nerven Durchlass gewähren. Die Volkmann-Kanäle münden in **Havers-Kanäle**. Zwischen der äußeren Kortikalis und der inneren Lamina cribriformis einerseits und den Laminae cribriformes der Septen andererseits befindet sich **Spongiosa**. Es handelt sich dabei um netzförmig angeordnete Knochenbälkchen, die Knochenmarkräume umschließen. Im Röntgenbild erscheint die Lamina cribriformis als verdichtete Linie **(Lamina dura)**.

Entwicklung und Remodellierung des Alveolarknochens

Die Knochenbildung beginnt zu einem Zeitpunkt, da die ersten Zahnknospen sichtbar werden (6. Woche nach der Ovulation). Der Alveolarknochen unterliegt der ständigen Erneuerung, die an die Präsenz der Zähne geknüpft ist. Osteoblasten, Osteozyten und Osteoklasten bilden ein Remodellierungssystem, das durch **Parathormon (PTH)**, den **Osteoklastenaktivierungsfaktor (OAF)**, Prosta-

glandine $(PGE_{1,2})$ und andere Stoffe zum Knochenabbau und durch **Calcitonin (CT), Östrogene** und andere Faktoren zum Knochenaufbau angeregt wird (*Schroeder* 2000). Dabei produzieren Osteoblasten Kollagen (Typ I) und nichtkollagene Bausteine der Knochenmatrix. Osteozyten regulieren die Reifung und Mineralisation der Knochenmatrix. Osteoklasten bewerkstelligen die Knochenresorption.

Struktur des Alveolarknochens

Der Alveolarknochen weist die typischen Strukturmerkmale eines Knochengewebes auf und enthält Osteoblasten, Osteozyten und Osteoklasten. Die peripher liegenden Osteoblasten verfügen über einen gut entwickelten **Golgi-Apparat**, ein **raues endoplasmatisches Retikulum** und **Mitochondrien**. Die Osteozyten sind gleichsam in ihr Produkt eingemauert. Die Osteoklasten säumen **Howshipsche Lakunen**. **Osteone** bestehen aus um die Havers-Kanäle konzentrisch angeordneten Kochenlamellen. Im Alveolarknochen inserieren Sharpey-Fasern.

Funktion des Alveolarknochens

Der Alveolarknochen hat Schutz- und Stützfunktion.

1.5 Pulpo-parodontale Kommunikationen

Die Beziehungen zwischen Pulpa und Parodont lassen sich auf deren gemeinsamen ektomesenchymalen Ursprung zurückführen (*Solomon* et al. 1995). Während sich ein Teil des Ektomesenchyms in die Pulpa verwandelt, entwickelt sich aus dem verbleibenden Teil das Parodont. Desmodont, Zement und Alveolarknochen sind eigentlich Abkömmlinge des ektomesenchymalen Zahnsäckchens (*Schroeder* 2000). Mit Beginn der Wurzelbildung werden Stränge des Ektomesenchyms eingeschlossen, um die bereits erwähnten **lateralen** und **akzessorischen pulpo-desmodontalen Kanäle** zu bilden. Diese Ausläufer des Hauptkanals können ebenso durch Dentinbildung um

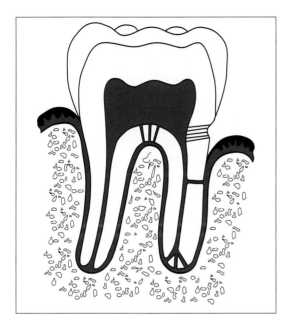

Abb. 115
Pulpo-parodontale Kommunikationen

laterale (Abb. 30) und akzessorische Blutgefäße oder Kontinuitätsverluste der Hertwigschen Epithelscheide während der Dentinbildung entstehen (*Solomon* et al. 1995). Die meisten der pulpo-parodontalen Verbindungen sind mit Zement und Sekundärdentin ausgekleidet. Die durchgängigen Kommunikationen stellen Versorgungswege und potentielle Infektionswege zwischen Pulpa und Parodont dar. Zusätzliche Verbindungen zwischen Pulpa und Parodont entstehen durch Zementverluste unterschiedlicher Ursache und damit einhergehende Freilegung Tausender von Dentinkanälchen.

Konkret steht das **apikale Parodont** über den Hauptkanal und/oder apikale Verästelungen **(Ramifikationen)** des Wurzelkanals **(apikales Delta)** mit der Pulpa bzw. dem Wurzelkanalsystem in Verbindung (Abb. 115). Laterale Bezirke des Parodonts können über laterale Kanäle mit der Pulpa kommunizieren. Von 100 untersuchten oberen und unteren Frontzähnen, Prämolaren und Molaren wiesen 23 einen oder zwei derartiger Seitenkanäle auf, die 8,0–19,1 mm von der Schmelz-Zement-Grenze entfernt ins Desmodont mündeten (*Kirkham* 1975). Sie entspringen dem Hauptkanal im rechten Winkel und haben meist ein größeres Lumen als die akzessorischen Kanäle des apikalen Deltas und der **Furkationen**. Letztere verbinden das **interradikuläre Parodont** mit der Pulpa. Einen Überblick über die vielfältigen pulpo-parodontalen Kommunikationen versucht Tabelle 5 zu vermitteln.

Tabelle 5   Pulpo-parodontale Kommunikationen

Zahntyp	Wurzel	Apikales Delta %	Laterale Kanäle %	Lokalisation lateraler Kanäle							Furkationskanäle %	Autor
				Zervix %	Mitte %	Apex %	Zervix+Mitte %	Zervix+Apex %	Mitte+Apex %	Zervix+Mitte+Apex %		
Oberer zentraler Schneidezahn		1	24	1	6	93						Vertucci (1984)
		17,07	41,46	4,88	2,44	17,07	9,76	0	2,44	4,88		Çalişkan et al. (1995)
Oberer lateraler Schneidezahn		3	26	1	8	91						Vertucci (1984)
		4,88	41,46	4,88	2,44	12,20	12,20	2,44	0	7,32		Çalişkan et al. (1995)
Oberer Eckzahn		3	30	0	10	90						Vertucci (1984)
		13,04	45,65	2,17	6,52	6,52	21,74	0	2,17	6,52		Çalişkan et al. (1995)
Oberer 1. Prämolar		3,2	49,5	4,7	10,3	74					11	Vertucci (1984)
		21,57	33,33	1,96	21,57	3,92	5,98	0	0	0		Çalişkan et al. (1995)
		7,66	26	3,66	5,33	17						Kartal et al. (1998)
Oberer 2. Prämolar		15,1	59,5	4	16,2	78,2					1,6	Vertucci (1984)
		26	34	8	6	2	6	0	2	10		Çalişkan et al. (1995)
		5	19	2	3,66	13,33						Kartal et al. (1998)
Oberer 1. Molar	mb	8	51	10,7	13,1	58,2					←18→	Vertucci (1984)
	db	2	36	10,1	12,3	59,6						
	p	4	48	9,4	11,3	61,3						
	mb	13,11	45,90	14,75	14,75	11,48	1,64	0	3,28	0		Çalişkan et al. (1995)
	db	3,28	32,79	11,48	11,48	6,56	1,64	0	0	1,64		
	p	9,84	52,46	1,64	19,67	8,20	8,20	4,92	4,92	4,92		
Oberer 2. Molar	mb	3	50	10,1	14,1	65,8					←10→	Vertucci (1984)
	db	2	29	9,1	13,3	67,6						
	p	4	42	8,7	11,2	70,1						
	mb	10,42	29,17	14,58	4,17	8,33	2,08	0	0	0		Çaliskan et al. (1995)
	db	4,17	14,58	6,25	2,08	0	6,25	0	0	0		
	p	0	37,50	0	2,08	2,08	20,83	2,08	4,17	6,25		

Tabelle 5 Fortsetzung

Zahntyp	Wurzel	Apikales Delta %	Laterale Kanäle %	Lokalisation lateraler Kanäle							Furkations-kanäle %	Autor
				Zervix %	Mitte %	Apex %	Zervix+ Mitte %	Zervix+ Apex %	Mitte+ Apex %	Zervix+ Mitte+ Apex %		
Unterer zentraler Schneidezahn		5	20	3	12	85						*Vertucci (1984)*
		9,80	31,78	3,88	3,76	8,92	9,61	1,96	1,96	1,69		*Çalişkan et al. (1995)*
		8,6		1,7	1,7	6,9						*Gomes et al. (1996)*
Unterer lateraler Schneidezahn		6	18	2	15	83						*Vertucci (1984)*
		23,53	31,66	1,96	4,76	9,84	9,22	0	3,92	1,96		*Çalişkan et al. (1995)*
		15,1			3,8							*Gomes et al. (1996)*
Unterer Eckzahn		8	30	4	16	80						*Vertucci (1984)*
		7,84	33,33	3,92	7,84	3,92	7,86	0	5,88	3,92		*Çalişkan et al. (1995)*
Unterer 1. Prämolar		5,7	44,3	4,3	16,1	78,9					0,7	*Vertucci (1984)*
		16,98	52,83	3,77	16,98	7,55	11,32	0	5,66	7,55		*Çalişkan et al. (1995)*
Unterer 2. Prämolar		3,4	48,3	3,2	16,4	80,1					0,3	*Vertucci (1984)*
		21,28	38,30	0	2,13	8,51	4,26	2,13	2,13	19,15		*Çalişkan et al. (1995)*
Unterer 1. Molar	m	10	45	10,4	12,2	54,4					↑23↓	*Vertucci (1984)*
	d	14	30	8,7	10,4	57,9						
	m	8,47	25,42	6,78	10,17	1,69	5,08	0	1,69	0		*Çalişkan et al. (1995)*
	d	10,17	33,90	3,39	13,56	8,47	5,08	0	3,39	0		
Unterer 2. Molar	m	6	49	10,1	13,1	65,8					↑11↓	*Vertucci (1984)*
	d	7	34	9,1	11,6	68,3						
	m	13,73	52,94	13,73	7,84	1,96	19,61	5,88	1,96	1,96		*Çalişkan et al. (1995)*
	d	15,69	45,10	5,88	5,88	7,84	13,73	1,96	3,92	5,88		

2

Endodontologie und Epidemiologie

H. W. Klimm

„Epidemiology may be viewed as based on two fundamental assumptions: first, that human disease does not occur at random, and second, that human disease has causal and preventive factors that can be identified through systematic investigation of different populations or subgroups of individuals within a population in different places or at different times."

(Hennekens und Buring 1987)

Nach wie vor ist die Endodontologie arm an epidemiologischen Studien. *Eriksen* (1998) bedauert, dass selbst renommierte Lehrbücher der Endodontologie das Thema Epidemiologie ignorieren. Insofern scheint es dringend geboten, die endodontische Epidemiologie in dieser Schrift abzuhandeln. Da sich die Epidemiologie mit der Verbreitung und Kontrolle von Erkrankungen auf Populationsebene gleichermaßen befasst, ist dieses Kapitel bereits an dieser Stelle angesiedelt und greift daher mit seinen Ausführungen zur Erfolgsbewertung endodontischer Therapie teilweise dem Kapitel über die Therapie vor.

2.1 Allgemeine Aspekte der Epidemiologie

> Epidemiologie ist die Lehre von der Verbreitung, den Ursachen und der Bekämpfung infektiöser und nichtinfektiöser Erkrankungen in definierten Bevölkerungsgruppen (Kohorten) oder Populationen in einem bestimmten Raum und einer bestimmten Zeit.

2.1.1 Ziele epidemiologischer Forschung

Die moderne Epidemiologie befasst sich nach *Burt* (1981) sowie *Manji* und *Fejerskov* (1994) mit folgenden Zielsetzungen:
1. Beschreibung des Gesundheitszustandes einer Population (regional und/oder zeitlich),
2. Klassifikation von Erkrankungen,
3. Bestimmung der Verbreitung von Krankheiten,
4. Erklärung der Ätiologie von Erkrankungen (u.a. Bestimmung von Risiko- und Präventionsfaktoren),
5. Vorhersage von Krankheitsentwicklungen,
6. Entwicklung von Konzepten und Methoden zur Prävention und Kontrolle von Krankheiten sowie Evaluation realisierter Konzepte,
7. Organisation des Gesundheitswesens und Planung des Gesundheitsschutzes.

Ein wesentliches Instrument stellen epidemiologische Studien dar. Im Gegensatz zu klinischen Studien beruhen sie meist auf Beobachtung ohne Intervention. Klinische Studien sind dagegen nach Möglichkeit experimentell und dienen vorwiegend dem Vergleich verschiedener Behandlungen. Methodisch gibt es jedoch viele Gemeinsamkeiten. Ziel ist bei beiden die Verallgemeinerung empirischer Beobachtungsergebnisse auf eine Population. Haupthindernisse sind dabei Bias durch systematische Verzerrung von Effekten und Zufälligkeit durch Schwankungen der Beobachtungsphänomene und durch zufällige Auswahl von Patienten und Probanden. Bias wird durch geeignete Wahl und Umsetzung des Studiendesigns und Zufälligkeit durch die Anwendung zufallskritischer Methoden beherrschbar. Beides zusammen umfasst die biometrische Methodik.

2.1.2 Arten epidemiologischer Studien

Epidemiologische Studien lassen sich hauptsächlich in 3 Arten (Designs) einteilen (*Koch* 2001):
1. Kohortenstudien (Follow-up-Studien),
2. Fall-Kontroll-Studien (Case-control studies),

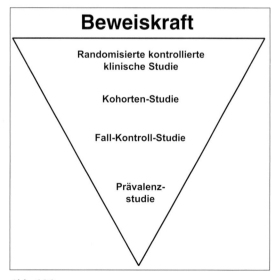

Abb. 116
Hierarchie der Beweiskraft epidemiologischer Studien

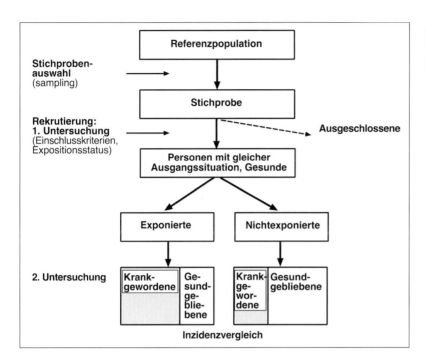

Abb. 117
Design der Kohortenstudie (Follow-up-Studie) nach *Koch* (2001)

3. Prävalenzstudien (Querschnittstudien, cross-sectional studies).

Nach dem Grad ihrer Beweiskraft (evidence) ergibt sich die in Abbildung 116 dargestellte Hierarchie. Wichtige Aspekte der Beweiskraft sind Repräsentativität und Zufälligkeit in der Auswahl der Patienten oder Probanden sowie interne und externe Validität der Schlussfolgerungen.

Unter zeitlichem Aspekt können epidemiologische Erhebungen entweder als **retrospektive** oder **prospektive Studien** angelegt sein. Indem epidemiologische Studien Häufigkeiten oder andere Zielparameter in einer **Stichprobe** beschreiben und dieselben über statistische Prüfverfahren der Verallgemeinerung unterziehen, stellen sie sowohl ein **deskriptives** als auch ein **analytisches** Instrument dar. Die aufwendige **Kohortenstudie** verfügt über das anspruchsvollste **Studiendesign** (Abb. 117), schätzt das **relative Risiko (RR)** und ermöglicht daher Aussagen zur **Kausalität**.

Die **Fall-Kontroll-Studie** (Abb. 118) basiert auf der Gruppenparallelisierung (z.B. gleiche Alters- und Geschlechtsverteilung) oder der Bildung geeigneter biostatistischer Zwillingspaare (*Koch* 1995). Mit der näherungsweisen Schätzung des relativen Risikos

durch das **Odds Ratio (OR)** liefert sie **Hypothesen**, die **beweisgestützt** (**evidence-based**) sind.

Prävalenzstudien sind am meisten durch Systemfehler gefährdet und führen lediglich zur Feststellung von **Assoziationen**. Die gewonnenen Hypothesen sind oft bar jeglicher Beweiskraft.

Kontrollierte klinische Studien (controlled clinical trials, randomised clinical trials) werden heute teilweise der **klinischen Epidemiologie** zugeordnet (*Schäfer* et al. 1999). Aufgrund bestimmter methodischer Gemeinsamkeiten mit den beschriebenen Studienarten ist die Zuordnung der kontrollierten klinischen Studien zur Epidemiologie zulässig und ihre Darstellung an dieser Stelle vertretbar. Kontrollierte klinische Studien (Abb. 119) werden als **Diagnosestudien**, **Prognosestudien** und **Therapiestudien** konzipiert und besitzen die höchste Beweiskraft (Abb. 116). Therapiestudien dienen dem Nachweis der Wirksamkeit von Medikamenten und Therapieverfahren und sind ausschlaggebend für die Zulassung derselben. Die Wirksamkeit von Medikamenten und Verfahren wird im Rahmen von **Blind-** und **Doppelblindversuchen** im randomisierten Vergleich gegenüber einem **Placebo** oder **Standard** ermittelt. Beim Blindver-

89

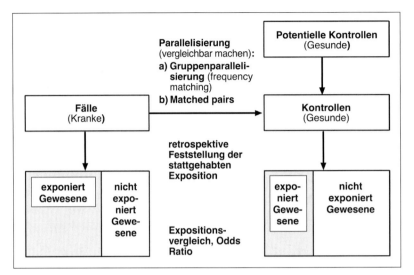

Abb. 118
Design der Fall-Kontroll-Studie
nach *Koch* (2001)

such wissen die Probanden oder Patienten nicht, welche Mittel zum Einsatz kommen. Beim Doppelblindversuch besteht auch beim Untersucher Unwissenheit über die Zuordnung der Mittel. Unter **Randomisierung** versteht man die strikte Einteilung von Patienten und Probanden nach dem Zufallsprinzip in **Versuchs-** und **Kontrollgruppen**.

Für kontrollierte klinische Studien werden **Studienprotokolle (Studienpläne)** gefordert und Empfehlungen zu deren Inhalt gegeben, die als Checkliste zur Abfassung derartiger Protokolle die-

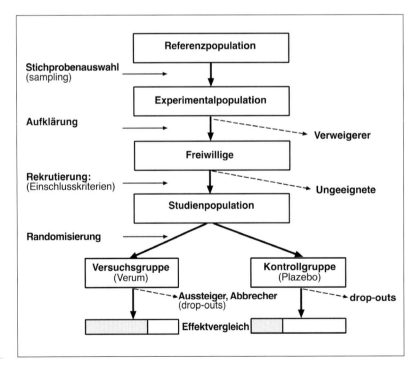

Abb. 119
Design kontrollierter klinischer
Studien nach *Koch* (2001)

nen könnten (*Schäfer* et al. 1999). Die Checkliste sollte nach Meinung der Autoren folgende Punkte enthalten:

- Zielsetzung (Hypothesen) und Einordnung der Studie (Pilot- oder Hauptstudie)
- Stand der Forschung (Literaturrecherche)
- Definition der Beobachtungseinheit (Patienten, Probanden) und Festlegung der Ein- und Ausschlusskriterien
- Studiendesign
- Definition aller Merkmale bzw. Messgrößen (z. B. Indizes)
- Beschreibung potentieller Störeinflüsse
- biometrische Methodik
- Planung des Studienumfangs: Patienten- oder Probandenzahl, Beobachtungsdauer, Beobachtungszeitpunkte, Zwischenauswertung, Studienabbruch
- Studienorganisation und Verantwortlichkeiten
- Ethik und Datenschutz
- Qualitäts- und Datenmanagement
- Gewährleistung von Probanden-/Patientensicherheit
- Diskussion der Erfolgsaussichten
- Einhaltung publizierter Empfehlungen und Guidelines
- Publikation der Ergebnisse.

Im Anhang zum Studienprotokoll sollen Untersuchungsbögen, Formulare zur Patientenaufklärung und Einverständniserklärung sowie Versicherungsurkunden enthalten sein.

2.1.3 Bestandteile epidemiologischer Studien

Stichprobenauswahl

Um eine **repräsentative Stichprobe** einer definierten **Grundgesamtheit (Population)** zu erhalten, sollte nach Möglichkeit das Prinzip der **Zufallsauswahl (random sampling)** verwirklicht werden. Außerdem ist eine ausreichend hohe Zahl von Probanden bzw. Patienten in die Studie einzubeziehen (*Eriksen* 1998).

Untersuchungsmethodik

Die Untersuchungsmethoden der Epidemiologie stellen in der Regel **Indexsysteme** dar, für die in Anlehnung an *Eriksen* (1998) folgende Anforderungen gelten:

- Praktikabilität
- Messbarkeit
- Einmaligkeit
- Validität
- Reproduzierbarkeit
- Verständlichkeit.

Die Validität ist ein Gütekriterium für ein Testsystem, das seine Eignung für die Abbildung eines Sachverhaltes beschreibt (*Pschyrembel* 1998). Sie wird anhand von **Sensitivität** und **Spezifität** des Testverfahrens beurteilt. Die Sensitivität eines Tests besteht in seiner Fähigkeit, Personen mit fraglicher Erkrankung als krank zu erkennen. Sie wird durch den Quotienten der Anzahl der Personen mit positivem Testergebnis unter den Kranken (A) und der Gesamtzahl der Kranken (A+C) geschätzt. Mit der Spezifität können Personen ohne fragliche Erkrankung als Gesunde erkannt werden. Sie wird durch den Quotienten des Anteils der Personen mit negativem Testwert (D) an der Gesamtzahl der Gesunden (B+D) geschätzt. Die Schätzgenauigkeit anhand der Studienergebnisse sollte stets durch Angabe von Konfidenzintervallen verdeutlicht werden.

Training, Kalibrierung, Reliabilität

Die Qualität epidemiologischer Untersuchungen ist an ausreichendes **Training** und qualifizierte **Kalibrierung** sowie an **Reliabilitätsprüfungen** geknüpft. Im Rahmen der Kalibrierung erfolgt eine Abgleichung der erhobenen Befunde mit vorgegebenen Standardbefunden (klinische Realbilder, Röntgenaufnahmen). Unter Reliabilität versteht man das Maß der Wiederholbarkeit eines Tests mit identischen Ergebnissen (*Pschyrembel* 1998). Für Reliabilitätsprüfungen nach Doppelbefundungen durch Untersucher und Experten wurden Kendall's tau und Kappa-Index herangezogen (*Schroeder* et al. 1999).

Biometrische Methodik

Biometrische Methodik liefert Verfahren und Entwürfe zur Sicherung von Validität und Reliabilität der angestrebten Verallgemeinerung empirischer Beobachtungsdaten. Neben der Studienplanung ist die zufallskritische Bewertung der Beobachtungsdaten mit statistischen Methoden Hauptinstrument der Biometrie. Dabei bestimmt das zugrunde gelegte Gedankenmodell über die Zufallsverteilung der Zielvariablen die Wahl des adäquaten statistischen Prüfverfahrens. **Parametrische Verfahren** für den Vergleich zweier Stichproben beruhen auf bestimmten Parametrisierungen des medizinischen Forschungszieles wie z.B. Wirksamkeitsbeurteilung anhand von Mittelwertunterschieden Verum versus Placebo und benutzen oft angenäherte Normalverteilung der Zielvariablen. **Nichtparametrische Verfahren** sind indiziert, wenn solche Verteilungsannahmen nicht vertretbar sind. **Multivariate statistische Methoden** untersuchen kombinierte Effekte unterschiedlicher Variablen in ihrem Zusammenwirken und ihrer relativen Bedeutung (*Eriksen* 1998).

2.2 Studien zur Epidemiologie von Pulpitis und apikaler Parodontitis

Eine bemerkenswerte Übersicht zu epidemiologischen Studien über die Prävalenz von periapikalen Veränderungen und Wurzelkanalbehandlungen sowie die Qualität der endodontischen Versorgung und des endodontischen Behandlungsbedarfs in den Ländern USA, Großbritannien, Israel, Schweiz, Österreich, Niederlande, Polen, Finnland, Norwegen und Schweden hat *Hülsmann* (1995a und b) vorgelegt. Auch er verweist auf die nach wie vor dürftige Datenlage, die sich allerdings in den letzten Jahren leicht gebessert habe. Außerdem bedauert er die begrenzte Vergleichbarkeit der Studien angesichts heterogener Studiendesigns. Darüber hinaus seien viele Studien nicht bevölkerungsrepräsentativ, da sie zumeist nur bestimmte Gruppen erfassten und auf begrenztem Röntgenmaterial basierten.

2.2.1 Indexsysteme und Variablen

Für die Einschätzung der periapikalen Verhältnisse und endodontischer Behandlung stellten *Reit* und *Gröndahl* (1983) den röntgenographischen **Probability Index (PRI)** vor. Er enthält die Kriterien:
1. auszuschließende periapikale Destruktion des Alveolarknochens,
2. wahrscheinlich fehlende periapikale Destruktion ,
3. unsichere Beurteilung,
4. wahrscheinlich vorhandene periapikale Destruktion,
5. eindeutige periapikale Destruktion.

Der **Periapikal-Index (PAI)** nach *Ørstavik* et al. (1986) beinhaltet 5 röntgenographische Schwereparameter der periapikalen Destruktion in Korrelation mit pathomorphologischen Veränderungen, wie sie von *Brynolf* (1967) beschrieben worden sind. Sie unterschied folgende periapikale Befunde: N – normal, M – unwesentlich verändert, I – milde chronische Entzündung, I^x – milde chronische, mehr aktive Entzündung, II – mäßige chronische Entzündung, III – schwere chronische Entzündung, IV – schwere chronische Entzündung mit Zeichen der Exazerbation. Das konkrete individuelle Röntgenbild wird hinsichtlich des Schweregrads der periapikalen Läsion mit Referenzröntgenbildern und zugeordneten gezeichneten histologischen Merkmalen verglichen und in die entsprechende Kategorie von 1 bis 5 (1 – gesund, 5 – schwere Parodontitis apicalis mit Exazerbation) eingeordnet. Das Indexsystem ist nach Meinung seiner Urheber sowohl für epidemiologische als auch für kontrollierte klinische Studien geeignet. Beim Vergleich zwischen PRI und PAI gelangten *Hülsmann* et al. (1996) zur Erkenntnis, dass der PRI aufgrund der geringen interindividuellen Übereinstimmung der Untersucher für epidemiologische Erhebungen und Langzeitkontrollstudien weniger geeignet ist. Hingegen sei der PAI durch erheblich bessere Korrelationskoeffizienten und histologische Korrelate für die Bewertung des apikalen Parodonts in Gesundheit und Krankheit eindeutig überlegen. Die Sensitivität und Spezifität der Verlaufskontrolle quantitativer Veränderungen periapikaler Prozesse kann durch **situationsgleiche (deckungsgleiche) Röntgenaufnahmen** (*Zeumer* und *Wegner* 1984, *Klimm* et al. 1989) und durch die computergestützte Analyse digitalisierter Serien situationsgleicher Röntgenaufnahmen (*Ørstavik* 1991) verbessert werden. Letzteres Verfahren ist als **digitale Subtraktionsradiographie** bekannt (*Dove* et al. 2000, *Lehmann* et al. 2000, *Heo* et al. 2001). Unter digitaler Subtraktionsradiographie versteht man die Subtraktion der Grauwerte digitaler deckungsgleicher Ausgangs- und Folgeröntgenaufnahmen mit dem Ziel der quantitativen Erfassung hartgeweblicher Veränderungen (z.B. Reossifikation, Resorption).

Als Variablen bei der Durchführung epidemiologischer Studien gelten:

- Pulpa- und Parodontschmerz
- Pulpasensibilität und Pulpanekrose
- Zahnerhaltung und Zahnverlust
- Größe und Lokalisation periapikaler Läsionen
- Exazerbation, Abszedierung und Fistelbildung
- akutes und chronisches Zahntrauma
- Konservative und chirurgische endodontische Therapie
- Pulpotomie und Pulpektomie
- Quantität der Wurzelkanalfüllungen
- Qualität der Wurzelkanalfüllungen
  - Ausdehnung der Wurzelkanalfüllungen (Unterfüllung, Überfüllung)
  - Homogenität und Inhomogenität der Wurzelkanalfüllung
  - Akzeptabilität und Inakzeptabilität der Wurzelkanalfüllung
  - An- und Abwesenheit periapikaler Läsionen
- Extraktion und Wurzelspitzenresektion
- Zustand des apikalen Parodonts nach Überkronung und Stiftversorgung
- Behandlungserfolg in Abhängigkeit von Alter, Geschlecht, Betreuungseinrichtung, Behandlungsart, Behandlungstechnik, Zahntyp, Apikalbefund und Zahl der Sitzungen.

2.2.2 Prävalenz der Pulpitis

Spezielle Angaben zur Epidemiologie der entzündlichen Veränderungen der Pulpa (Pulpitis) sind insofern extrem selten zu finden, da meistens in den Abhandlungen keinerlei Trennung zwischen Schmerzen bei Pulpitis und Entzündungserscheinungen im apikalen Parodont vorgenommen wird. In einer Stichprobe von 323 Patienten konnte bei 53 (0,7%) von 7.897 Zähnen eine irreversible Pulpitis diagnostiziert werden (*Weiger* et al. 1997). Die Pulpaentzündung war bei 45 Zähnen als Folge einer profunden Karies und bei 3 Zähnen als Traumafolge eingetreten. Bei den Olympischen Spielen 1992 in Barcelona bedurften 478 Teilnehmer der zahnärztlichen Hilfe. Davon klagten 246 (51%) über Schmerzen. Der Anteil der Pulpitispatienten betrug 30,1% (*Soler Badia* et al. 1994).

2.2.3 Prävalenz und Inzidenz der Parodontitis apicalis

Über die Prävalenz der entzündlichen Veränderungen des apikalen Parodonts (Parodontitis apicalis) liegen weltweit mehr Studien vor als zur Pulpitis. Die meisten stammen aus Skandinavien. Die Majorität periapikaler Entzündungen ist chronischer Natur. Die Inzidenz möglicher Exazerbationen chronischer periapikaler Parodontitiden beträgt weniger als 5% (*Petersson* 1993). Die Prävalenz der Parodontitis apicalis nimmt mit dem Alter zu (*Eriksen* 1991). Im Alter von > 65 Jahren waren am häufigsten obere Molaren und am seltensten untere Eckzähne betroffen (*Allard* und *Palmqvist* 1986). Im Oberkiefer rangierten Molaren vor Prämolaren und Inzisiven, im Unterkiefer Prämolaren vor Molaren und Inzisiven. Die Prävalenz der Parodontitis apicalis ist anhand ausgewählter Studien in Tabelle 6 zusammengefasst. Von 10.892 Biopsien oder Läsionen erwiesen sich 1.227 (8%) als periapikale Granulome (*Weir* et al. 1987). Nur etwa 15% aller periapikalen Läsionen sind radikuläre Zysten (*Nair* 1998).

Tabelle 6   Prävalenz der Parodontitis apicalis chronica

Autoren	Land	Alter	Personen mit apikaler Parodontitis (%)
Nair et al. (1996)	Vietnam	2–60	36
Osborne u. *Hemmings* (1992)	Großbritannien	14–71	36,6
Städtler et al. (1993)	Österreich	15–> 65	25,9 (Zähne)
de Cleen et al. (1993)	Niederlande	20–> 59	44,6
Petersson et al. (1989)	Schweden	20 ≥ 71	77
Peltola (1993)	Finnland	21–28	2,9
Marques et al. (1998)	Portugal	30–39	27
Eriksen et al. (1995)	Norwegen	35	14
Aleksejuniene et al. (2000)	Litauen	35–44	70
Allard u. *Palmqvist* (1986)	Schweden	≥ 65	72
Ainamo et al. (1994)	Finnland	76–86	41

2.2.4 Parodontitis apicalis und Mundgesundheitsverhalten

Bei guter individueller Mundhygiene und regelmäßiger zahnärztlicher Betreuung ist die Prävalenz chronischer periapikaler Läsionen und der Umfang läsionsbedingter Zahnverluste gering. In einer Prävalenzstudie an 250 21- bis 60-jährigen Personen mit hohem Mundhygienestandard und jährlichem Zahnarztbesuch konnte in vier Altersgruppen durchschnittlich die hohe Zahl von 24,1 bis 27,3 erhaltenen Zähnen festgestellt werden (*Bergström* et al. 1987). Von insgesamt 6.593 untersuchten Zähnen wiesen 229 (3,5%) eine periapikale Läsion auf. Während 133 der Untersuchten frei von Periapikalprozessen waren, fanden sich bei 177 Personen (46,8%) eine oder mehrere periapikale Läsionen. Von allen endodontisch behandelten Wurzeln waren 28,8% mit einer Periapikalläsion assoziiert. Dabei endeten 38,5% der Wurzelkanalfüllungen mehr als 2 mm vor dem Röntgenapex und waren inhomogen.

2.2.5 Parodontitis apicalis, Mundgesundheit und Allgemeinerkrankungen

Bei 137 zufällig ausgewählten Personen einer litauischen Population im Alter von 35 bis 44 Jahren wurden Faktoren des Allgemein- und Mundgesundheitszustandes, des Gesundheitsverhaltens und soziale Parameter als unabhängige Variablen und drei Merkmale der apikalen Parodontitis als abhängige Variablen untersucht und der Regressionsanalyse unterzogen (*Aleksejuniene* et al. 2000). Es lag eine starke Assoziation der Variablen der Mundgesundheit mit der Parodontitis apicalis vor. Letztere zeigte eine hohe Prävalenz (70%). Dabei waren kariöse und gefüllte Zähne und periapikale Veränderungen einerseits sowie Zahngesundheit und periapikale Gesundheit andererseits eng assoziiert. Zwischen den angegebenen Allgemeinerkrankungen (Herz-Kreislauf-Erkrankungen, Erkrankungen der Atemwege, Nierenkrankheiten) und apikaler Parodontitis bestand keinerlei Assoziation. Somit stellt die apikale Parodontitis offenbar keine Gefahr für die Allgemeingesundheit dar, kann aber das Allgemeinbefinden durchaus beeinträchtigen.

Andererseits ist die Frage von Bedeutung, ob Allgemeinerkrankungen Einfluss auf die Prävalenz von apikalen Parodontitiden haben können. In einer schwedischen Studie bestanden zwischen Patienten mit mehrjährigem (durchschnittlich 5,2 Jahre) und langjährigem (durchschnittlich 28,9 Jahre) insulinpflichtigem Diabetes und Gesunden keine signifikanten Unterschiede hinsichtlich der Zahl endodontischer Behandlungen und periapikaler Parodontitiden. Allerdings wurde bei Frauen, die viele Jahre an Diabetes mellitus litten, eine höhere Prävalenz der Parodontitis apicalis gefunden (*Falk* et al. 1989).

2.2.6 Quantität und Qualität endodontischer Behandlungen

In vielen Industrieländern hat die Zahl der endodontischen Behandlungen in den letzten 20 Jahren stetig zugenommen. Auch in den nächsten zwei Dezennien wird aufgrund der Zunahme des Anteils älterer Menschen in der Bevölkerung ein erhöhter endodontischer Behandlungsbedarf entstehen (*Schulte* et al. 1998). Weitere Gründe für die zunehmende Quantität endodontischer Therapiemaßnahmen bestehen in der steigenden Behandlungsqualität, der Verbesserung technischer Voraussetzungen der Endodontie und im wachsenden Zahnerhaltungsbewusstsein der Patienten. In den USA wurden 1969 6 Millionen Wurzelkanalfüllungen appliziert, 1979 waren es bereits 17.390.000, und für 2000 hatte die American Dental Association (ADA) 30 Millionen Wurzelkanalfüllungen geschätzt (*Ingle* et al. 1994). Eine Umfrage bei Schweizer Zahnärzten in eigener Niederlassung auf der Grundlage von 1.293 Fragebögen ergab, dass pro Zahnarzt an 10 aufeinander folgenden Arbeitstagen 4,4 Pulpaexstirpationen mit Zwischeneinlage oder begonnene

Revisionen, 2,2 Einlagewechsel, 5,3 Wurzelkanalfüllungen oder Wurzelkanalbehandlungen in einer Sitzung, 0,8 abgeschlossene Revisionen und 0,1 Pulpotomien als definitive Versorgung durchgeführt wurden. Für die Gesamtbevölkerung ergibt sich daraus jährlich pro 12,1 Einwohner eine Wurzelkanalfüllung oder Revision (*Barbakow* et al. 1995).

In der Bundesrepublik Deutschland wurden drei Studien zur Quantität von Wurzelkanalfüllungen vorgelegt. Von insgesamt 4.845 in der Abteilung Parodontologie am Zentrum für Zahn-, Mund- und Kieferheilkunde der Universität Göttingen erfassten Zähnen waren nur 156 (3,2%) endodontisch behandelt worden. Dabei entfielen auf die Altersgruppe der 20- bis 29-Jährigen 0,4 endodontisch behandelte Zähne und auf die älteste Altersgruppe (> 60 Jahre) 0,7 Zähne pro Patient (*Hülsmann* et al. 1991). Auch die Zunahme der Häufigkeit von Wurzelkanalbehandlungen wird belegt. So stieg im Zeitraum von 1983 bis 1992 die Zahl der wurzelkanalgefüllten Zähne bei Patienten der Universitätsklinik Marburg von 0,5 auf 0,8 pro Person an (*Schulte* et al. 1998). Nach *Klimek* et al. (1995) waren 1983 3,2% und 1991 4,6% aller Zähne von Patienten des Zentrums für Zahn-, Mund- und Kieferkrankheiten der Justus-Liebig-Universität Gießen wurzelkanalgefüllt.

Über die Qualität von Wurzelkanalfüllungen informiert die Tabelle 7.

Tabelle 7   Qualität von Wurzelkanalfüllungen

Autoren	Füllungsgrad (%) > 2 mm zu kurz	(Entfernung vom Röntgenapex) 0 - 2 mm akzeptabel/ regelrecht	< 0 mm zu lang	Dichtigkeit akzep- tabel	inakzep- tabel	unklar
Petersson et al. (1989)	50	37	12			
Ödesjö et al. (1990)	9,5	15,9	4,9	+		
	39	25,5	5,2		+	
Hülsmann et al. (1991)	62	36	2	19	68	13
Eckerbom (1993)						
(1975/ 76)	45,7	45,7	9,4			
(1980/ 82)	40,5	51,4	8,1			
Klimek et al. (1995)	43,1	46,6	10,3	48,9	50,9	0,2
Weiger et al. (1997)	50,2	41,4	8,4	33	77	
Schulte et al. (1998)	38,5	56,8	4,7			

2.2.7 Parodontitis apicalis und Wurzelkanalbehandlung

Bei der Gegenüberstellung der Häufigkeit von Wurzelkanalbehandlungen mit der Prävalenz apikaler Parodontitiden wird deutlich, dass periapikale Läsionen relativ häufig mit Wurzelkanalbehandlungen vergesellschaftet sind (Tab. 8). So zeigten in einer Zufallsstichprobe von 50-jährigen Osloern 45% der endodontisch behandelten Zähne eine periapikale Veränderung. Zwischen der Qualität der Wurzelkanalfüllung und der Prävalenz der apikalen Parodontitis bestand eine statistisch signifikante negative Korrelation (*Eriksen* und *Bjertness* 1991). Dabei nahm die Zahl der Wurzelkanalbehandlungen mit steigendem Lebensalter zu (*Hugoson* et al. 1995). Dies traf für die Prävalenz endodontisch behandelter Zähne mit periapikaler oder periradikulärer Destruktion nicht durchweg zu. Beachtenswert sind in diesem Kontext epidemiologische Studien in Norwegen und Schweden, die über die rückläufige Prävalenz apikaler Parodontitiden und endodontisch behandelter Zähne berichteten (*Eriksen* et al. 1995, *Hugoson* et al. 1995). *Eriksen* et al. (1995) konstatierten in ihrer Follow-up-Studie in den Jahren 1973 bis 1993 an 35-Jährigen einen Rückgang der Parodontitisprävalenz von 30% auf 14% bei einem Rückgang der Zahl endodontisch behandelter Patienten von 50% auf 24%. Die Anzahl endodontisch behandelter Zähne ging in diesem Zeitraum von 3,4% auf 1,3% zurück, die Zahl der Zähne mit apikaler Parodontitis reduzierte sich von 1,5% auf 0,6%, und die Anzahl endodontisch behandelter Zähne mit apikaler Parodontitis verringerte sich von 0,6% auf 0,5%. Die Unterschiede waren statistisch signifikant. Die Autoren führten diese Veränderungen in der Epidemiologie der Parodontitis apicalis und ihres Behandlungsbedarfs auf die verbesserte Zahngesundheit bei Jugendlichen seit den 70er Jahren und die Erhöhung der Qualität der endodontischen Behandlung zurück. Eine schwedische Prävalenzstudie (*Hugoson* et al. 1995) dokumentierte einen generellen Kariesrückgang in den Jahren von 1973 bis 1993 sowie eine prozentuale Reduktion endodontisch behandelter Zähne in einzelnen Altersgruppen zwischen dem 20. und 80. Lebensjahr. Der Prozentsatz endodontisch behandelter Zähne mit periapikaler oder periradikulärer Destruktion blieb allerdings im Wesentlichen unverändert.

2.2.8 Parodontitis apicalis, Überkronung und Stiftversorgung

Populationsstudien zur Prävalenz apikaler Parodontitiden im Zusammenhang mit Kronen- und Stiftversorgung sind selten. *Eckerbom* et al. (1991) sind dieser Fragestellung in einer Follow-up-Studie an 200 Patienten nachgegangen, die

Tabelle 8   Koinzidenz von endodontischer Behandlung und apikaler Parodontitis

Autoren	Land	Wurzelkanalgefüllte Zähne mit Parodontitis apicalis (%)
Eriksen et al. (1995)	Norwegen	0,5
Marques et al. (1998)	Portugal	22
Hugoson et al. (1995)	Schweden	22,6–40
Ödesjö et al. (1990)	Schweden	24,5 (Wurzeln)
Imfeld (1991)	Schweiz	31
Sidaravicius et al. (1999)	Litauen	35
Eriksen u. *Bjertness* (1991)	Norwegen	44
Klimek et al. (1995)	Deutschland	56,9 (1983)/45,8 (1991)
Weiger et al. (1997)	Deutschland	61
Petersson et al. (1989)	Schweden	67,4

zweimal im Abstand von 5 bis 7 Jahren untersucht wurden. Bei der 1. Untersuchung waren 417 (2,1 Zähne im Durchschnitt) und bei der 2. Untersuchung 529 (2,6 Zähne im Durchschnitt) überkront. Kronenversorgungen wurden häufiger am Oberkiefer angetroffen. 59,4% der endodontisch behandelten Zähne waren zur 1. Untersuchung und 64,4% in der 2. Untersuchung mit Wurzelkanalstiften versorgt. 34,5% von 255 Zähnen mit apikaler Parodontitis wiesen zum 1. Untersuchungszeitpunkt und 41% von 268 Zähnen zum 2. Untersuchungstermin eine Stiftversorgung auf. Aus den Untersuchungen wurden folgende Schlussfolgerungen gezogen:

– Kronen- und Sitftversorgung sind Therapiestandard.
– Mit Stiften und Schrauben versorgte Zähne gehen häufiger verloren.
– Stiftversorgte Zähne zeigen häufiger apikale Parodontitiden.
– Nicht die Überkronung, sondern die Stiftversorgung stellt eine potentielle Gefahr für das apikale Parodont dar.

Auch bei *Imfeld* (1991) kamen bei etwa $1/3$ der stift- und schraubenversorgten Zähne apikale Parodontitiden vor.

Im Gegensatz zu den Erkenntnissen von *Eckerbom* et al. (1991) zeigten bei einer Gesamtzahl von 802 überkronten Zähnen 87 (19%) von 458 (57,1%) im vitalen Zustand für eine Krone präparierte Zähne periapikale Veränderungen (*Saunders* und *Saunders* 1998). Die Mehrzahl der Zähne (62%) wies eine Verbreiterung des Desmodontalspalts auf. Bei 50,8% (n=175) der 344 nach Wurzelkanalbehandlung überkronten Zähne lag eine periapikale Aufhellung vor. Die Ergebnisse belegen eindeutig die Möglichkeit einer irreversiblen Pulpaschädigung durch Kronenpräparation und fehlende Dentinversiegelung. Außerdem wird auf die mangelhafte Qualität der Wurzelkanalbehandlung hingewiesen, die zu einer hohen Inzidenz periapikaler Läsionen bei den überkronten Zähnen geführt hat. Nach Meinung der Autoren sollte die röntgenographische Langzeitkontrolle überkronter Zähne als Routinemaßnahme durchgeführt werden.

2.2.9 Ursachen und Inzidenz des Zahnverlustes

Anhand der unter 2.2.8 beschriebenen Follow-up-Studie haben *Eckerbom* et al. (1992) Ursachen und Inzidenz des Zahnverlustes analysiert. Das Ergebnis dieser Analyse wurde wie folgt zusammengefasst:

1. Die Zahnverluste waren gleichmäßig über die einzelnen Altersgruppen zwischen 29 bis ≥ 60 Jahren verteilt.
2. Molaren und Prämolaren gingen öfter als Frontzähne verloren.
3. Endodontisch behandelte Zähne wurden häufiger extrahiert als endodontisch nicht behandelte.
4. Die Qualität der Wurzelkanalfüllung korrelierte mit dem Risiko des Zahnverlustes.
5. Überkronte Zähne unterlagen keinem höheren Verlustrisiko als nicht überkronte.
6. Karies und ihre Folgeerkrankungen Pulpitis und apikale Parodontitis waren der Hauptgrund für Zahnextraktionen.

Pulpainfektionen und apikale Parodontitiden waren unabhängig vom Patientenalter mit Zahnextraktionen assoziiert (*Brennan* et al. 2001).

2.2.10 Erfolg und Misserfolg endodontischer Therapie

Mit einer Reihe von Faktoren, die zum Erfolg oder Misserfolg endodontischer Therapie führen, befasste sich u.a. die **Washington-Studie** an 3.678 Patienten, über die *Ingle* et al. (1994) berichteten. Die Erfolgsrate endodontischer Therapie betrug in dieser Studie etwa 95%. Vor der Verbesserung der Behandlungstechnik hatte sie noch 91,1% betragen. Somit ergab sich im Beobachtungszeitraum von 2 Jahren ein Erfolgszuwachs von 3,35%. Der Behandlungserfolg war unabhängig vom Geschlecht der Patienten. Nach 5 Jahren betrug die Erfolgsrate noch 93,05%.

Behandlungserfolg und Alter

Es bestand kein statistisch signifikanter Unterschied zwischen den Erfolgsraten der endodontischen Behandlung in den einzelnen Altersgruppen von < 10 und > 60 Jahren. Der Erfolg lag zwischen 90,04 und 96,00%. Interessanterweise hatte sich bei den Patienten im Alter von ≥ 60 Jahren der größte Behandlungserfolg (96%) eingestellt (*Ingle* et al. 1994).

Behandlungserfolg und Behandlungseinrichtung

Der geringfügige Unterschied in der Erfolgsbilanz endodontischer Therapie zwischen Privatpraxen und Universitätseinrichtungen war statistisch nicht signifikant. Die zahlenmäßig geringen Misserfolge waren in den Privatpraxen durch Behandlungsgrenzfälle, in den Hochschuleinrichtungen durch Behandlungsfehler bedingt (*Ingle* et al. 1994).

Behandlungserfolg und Zahntyp

Erfolg und Misserfolg der endodontischen Behandlung der einzelnen Zahntypen unterscheiden sich nicht signifikant voneinander. Somit besteht für keinen Zahntyp ein eindeutiges Behandlungsrisiko. Die relativ höhere Misserfolgsrate bei unteren ersten Prämolaren (11,43%) und oberen lateralen Schneidezähnen wurde auf anatomische Gegebenheiten zurückgeführt. Der Behandlungserfolg war im Unterkiefer nicht signifikant höher als im Oberkiefer (*Ingle* et al. 1994).

Behandlungserfolg und Behandlungsart

Auch zwischen dem Erfolg der konservativen und chirurgischen Behandlung bestand trotz leichten Übergewichts der konservativen Therapieform kein statistisch signifikanter Unterschied (*Ingle* et al. 1994).

Behandlungserfolg und Behandlungstechnik

58,66% der Misserfolge der endodontischen Therapie wurden in der Washington-Studie durch unvollständige Wurzelkanalfüllungen verursacht. Bei *Sjögren* et al. (1990) korrelierte der endodontische Behandlungserfolg mit dem Füllungsgrad des Wurzelkanals. Endete die Wurzelkanalfüllung 0 bis 2 mm vor dem röntgenographischen Apex, betrug der Behandlungserfolg 94%. Betrug der Abstand zwischen der Wurzelkanalfüllung und dem Röntgenapex > 2 mm, ließ sich nur ein Behandlungserfolg von 68% erreichen, bei Überfüllung des Wurzelkanals dagegen 76%. *Schulte* et al. (1998) berichteten von einer 86%igen Erfolgsrate (PRI=1 und 2), wenn der Abstand zwischen dem Ende der Wurzelkanalfüllung und dem Röntgenapex 1 bis 2 mm betrug. Mit einer homogenen Wurzelkanalfüllung war eine endodontische Erfolgsrate von 80,5% verknüpft (PRI=1 und 2). Folgende 3 Kriterien waren negativ mit dem Auftreten einer Parodontitis apicalis korreliert: 1. Enden der Wurzelkanalfüllung = 2 mm vor dem Röntgenapex, 2. homogene und spaltfreie Wurzelkanalfüllung und 3. Fehlen eines sichtbaren Kanallumens apikal der Wurzelkanalfüllung (*Eckerbom* 1993).

14,42% der Behandlungsmisserfolge der Washington-Studie gingen auf Behandlungsfehler zurück (Wurzelperforation, Instrumentenabbruch, Überfüllung des Wurzelkanals).

22,12% der Misserfolge wurden Indikationsfehlern bei Vorliegen externer Resorptionen, parodontal-periapikaler Läsionen, benachbarter avitaler Zähne, radikulärer Zysten, chronischer Zahnhartsubstanztraumata sowie von Seitenkanälen und Nasenhöhlenperforationen angelastet.

Behandlungserfolg und Zahl der Sitzungen

Die Angst vor Schmerzen nach der Wurzelkanalfüllung hält viele Zahnärzte davon ab, die endodontische Therapie in einer Sitzung abzuschließen. Nach gründlicher Analyse des Schrifttums vertreten u.a. *Ingle* et al. (1994) allerdings die Meinung, dass der Schmerz nicht als akzeptabler Grund für die Ablehnung der so genannten Einzeitbehandlung gelten kann. Dieser Gedanke wird im Kapitel Endodontische Therapie aufgegriffen.

3

Ätiologie und Pathogenese der Pulpitis und Parodontitis apicalis

H. W. Klimm

„Wer weiß, wie Leiden entsteht, kann besser helfen.“

(A. Gerber und *G. Steinhardt* 1989)

3.1 Ursachen der Pulpitis und Pulpanekrose

Solange das Pulpa-Dentin-System durch intakten Schmelz und gesundes Zement geschützt ist, kann es nicht von **mikrobiellen, physikalischen** und **chemischen Noxen** irritiert werden. Alle Faktoren, die zur Zerstörung oder zum Verlust dieses natürlichen Schutzes und damit zur Entblößung des Pulpa-Dentin-Systems führen, liefern es der Wirkung der genannten Schadfaktoren aus. Als Infektionspforten gelten Schmelz- und Dentinsprünge, durch Karies und Trauma freigelegte Dentinkanälchen, die traumatisch oder iatrogen eröffnete Pulpakammer, pulpo-desmodontale Seitenkanäle und das apikale Foramen. **Iatrogene Ursachen** stehen im Zusammenhang mit ärztlichem Handeln, im Rahmen dessen die Pulpa durch mikrobielle, physikalische und chemische Noxen geschädigt werden kann.

Der Begriff „idiopathisch" bedeutet: ohne bekannte Ursache entstanden. Wir benutzen ihn aus Gründen unserer Verlegenheit, wenn wir die Ursachen einer Krankheit nicht kennen und signalisieren damit die Grenzen unseres gegenwärtigen Wissens.

3.1.1 Mikrobielle Ursachen

Die ursächliche Bedeutung der oralen Mikroflora bei der Entstehung der meisten entzündlichen Veränderungen der Pulpa und des apikalen Parodonts haben die klassischen Tierexperimente von *Kakehashi* et al. (1965) belegt. Aus experimentellen Gründen freigelegte Pulpen von keimfreien Ratten zeigten weder Pulpanekrosen noch periapikale Granulome oder Abszesse. Sie bildeten sogar Hartsubstanzbrücken. Dagegen waren die mit oraler Mikroflora kontaminierten Pulpen der Kontrolltiere purulent entzündet und nekrotisch; periapikal lagen chronische Entzündungsläsionen vor. In einem anderen Tierversuch wiesen die Pulpen von Affen nach der Kontamination freigelegten Dentins in Kavitäten der Klasse V mit supragingivalem Plaquematerial schwere ent-

zündliche Veränderungen auf (*Bergenholtz* 1977).

Karies

Als häufigste und unbestrittene Ursache der Pulpitis gilt die kariesbedingte mikrobielle Invasion des Pulpa-Dentin-Systems.

Schon im Stadium der Initialkaries wird der kreidig veränderte Schmelz **(white spot)** von Mikroorganismen durchdrungen (*Klimm* 1997). Sie penetrieren die subfiziell demineralisierten Prismenzentren und -peripherien **(Mikrodefekt)** und gelangen bereits bei noch makroskopisch intakter Schmelzoberfläche, also vor der Schmelzkavitation, in das Dentin. Dort rufen sie eine frühe Dentinläsion **(Angriffsfront der Initialkaries)** (*Schroeder* 1997) hervor (Abb. 120). Das Pulpa-Dentin-System reagiert auf die vorrückende bakterielle Invasion des Schmelzes sowie bakterielle Stoffwechselprodukte und Enzyme frühzeitig und

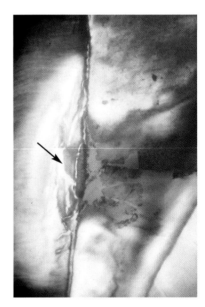

Abb. 120
Frühe Dentinläsion (Pfeil) nach mikrobieller Penetration des initialkariösen Schmelzes mit makroskopisch intakter Oberfläche.
(Aus: *Buchmann, G.:* Pathomorphologie des Keildefekts. In: *Klimm, W., Graehn, G.:* Der keilförmige Defekt. Quintessenz, Berlin 1993 mit freundlicher Genehmigung)

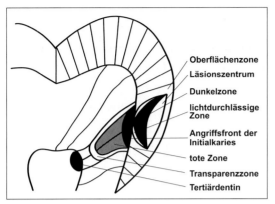

Abb. 121
Frühe und empfindliche Reaktion des Pulpa-Dentin-Systems auf den bakteriellen Angriff der initialen Schmelzkaries (Modifikation nach *Silverstone* et al. 1981 und *Schroeder* 1997)

empfindlich (Abb. 121). Noch vor der Schmelz-kavitation zeigt es neben toten Dentinzonen **(dead tracts)** passive und aktive Barrieren wie Mineralausfällungen, peritubuläre Dentinbildung **(Transparenzzonen)** und Tertiärdentinbildung (s. 1.2.8). Bereits durch die Permeation bakterieller Produkte innerhalb der Dentinkanälchen kann eine Pulpitis ausgelöst werden (*Bergenholtz* 1977, *Pissiotis* und *Spångberg* 1991). Übrigens konnte in vitro nachgewiesen werden, dass Endotoxin von *Actinobacillus actinomycetemcomitans* in der Lage war, eine 0,5 mm dicke Dentinschicht zu durchdringen (*Nissan* et al. 1995). Die bei Initial-karies vorliegende Entzündung äußert sich patho-morphologisch in der Reduktion der Odontoblas-tenzahl und in der Präsenz von Entzündungszel-len (*Langeland* und *Langeland* 1968).

Nach erfolgter Schmelzkavitation **(Makrodefekt)** ist der bakteriellen Invasion des Dentins „Tür und Tor" geöffnet. In präformierten Bahnen – Tausen-den von Dentinkanälchen und minder minerali-sierten Interglobularbezirken – nimmt sie ihren zentripetalen Weg in Richtung Pulpa und hinter-lässt im Dentin eine Schneise mehr oder minder starker Verwüstung. Doch ihr stellen sich die bereits oben beschriebenen aktiven und passiven Schutzwälle entgegen. In dem so genannten **Karieskegel** finden wir bei der **fortgeschrittenen Dentinkaries** in Abhängigkeit von der Kariespro-

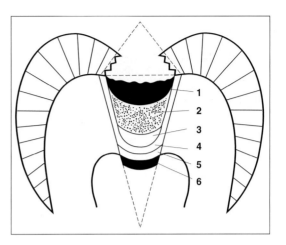

Abb. 122
Zonen der fortgeschrittenen Dentinkaries nach kariö-sem Makrodefekt des Schmelzes (Modifikation nach *Furrer* 1922, *Silverstone* et al. 1981, *Schroeder* 1997, *Klimm* 1997)
1 – Zone der Nekrose
2 – Zone der Penetration
3 – Zone der Demineralisation
4 – Zone der Transparenz
5 – Zone des Normaldentins
6 – Zone des Tertiärdentins

gression folgende 6 bis 7 Karieszonen (*Silverstone* et al. 1981, *Schroeder* 1997) (Abb. 122):
1. Zone der Nekrose,
2. Zone der Penetration,
3. Zone der Demineralisation,
4. Zone der abgestorbenen Odontoblastenfort-sätze (dead tracts),
5. Zone der Transparenz,
6. Zone des Normaldentins,
7. Zone des Tertiärdentins.

Die sich an den Schmelzdefekt anschließende **Zone der Nekrose** (Abb. 123) ist Ausdruck der tota-len Zerstörung und Erweichung des Dentins durch eine bakterielle Mischflora, die vorrangig proteo-lytische Mikroorganismen enthält. Der Boden des Dentindefekts (Kavität) ist mit einem erweichten, verfärbten und bakteriell verseuchten Dentinrest bedeckt.

In der **Zone der Penetration** (Abb. 124) invadieren die Mikroorganismen die Dentinkanälchen und ihre Seitenäste. Allerdings wird die Invasion der

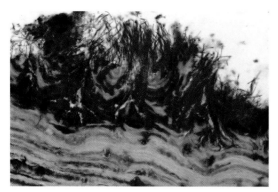

Abb. 123
Zone der Nekrose bei fortgeschrittener Dentinkaries

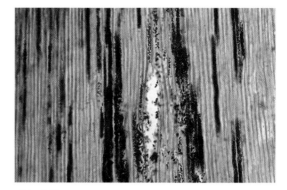

Abb. 125
Verdrängung der Dentintubuli durch Ampullenbildung im kariösen Dentin

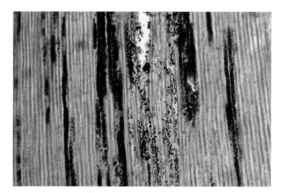

Abb. 124
Zone der bakteriellen Penetration der Dentinkanälchen bei fortgeschrittener Dentinkaries

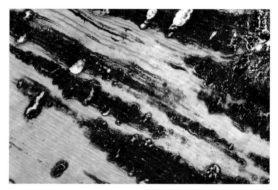

Abb. 126
Perlschnurartige Aneinanderreihung von Ampullen (Rosenkränze) bei fortgeschrittener Dentinkaries

Dentinkanälchen vitaler Zähne durch natürliche Abwehrfaktoren der Tubuli behindert (*Kettering* und *Torabinejad* 1998). Die penetrierenden Mikroorganismen erhöhen den intratubulären Druck, was zur „Aussackung" der Dentinkanälchen (**Ampullen**) und zur bogenförmigen Verdrängung der benachbarten Tubuli führt (Abb. 125). Perlschnurartig aneinander gereihte Ampullen werden als **Rosenkränze** (Abb. 126) bezeichnet. Konfluierende Ampullen bilden **Kavernen** (Abb. 127). Infolge mikrobieller Gasbildung entstehen quer zu den Dentinkanälchen halbmondförmige **Spalten** oder **Zapfen** (Abb. 128). Es findet gleichsam eine Sprengung des Dentins statt (*Schroeder* 1997). Die am weitesten vorgedrungenen Mikroorganismen werden als **Vorpostenbakterien (Pionierpilze)** bezeichnet.

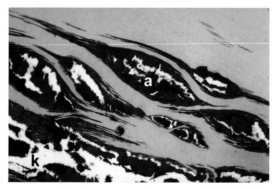

Abb. 127
Kavernen (k) und große Ampullen (a) im kariösen Dentin

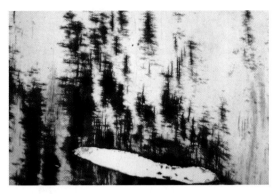

Abb. 128
Spaltenbildung quer zu den Dentinkanälchen des kariösen Dentins

Die **Zone der Demineralisation** entsteht durch bakterielle Säuren. Sie „diffundieren der Penetrationsfront immer etwas voraus" (*Schroeder* 1997). In der **Zone der abgestorbenen Odontoblastenfortsätze** liegen leere Dentinkanälchen vor. Diese Zone verschwindet mit zunehmender Dentinpenetration. Es schließen sich die **Zonen der Transparenz**, des **Normaldentins** und des **Tertiärdentins** an. Darüber wurde unter 1.2.8 ausführlich berichtet.

Nicht nur die **Kronenkaries**, sondern auch die **Wurzelkaries** stellt eine Infektionsquelle der Pulpa dar (*Ingle* et al. 1994). Die Schwere der Pulpaentzündung in der Nachbarschaft einer kariösen Läsion wird von der Tiefe der bakteriellen Invasion und dem Grad der Durchdringbarkeit des Dentins in Abhängigkeit von Transparenz- und Tertiärdentin bestimmt (*Kim* und *Trowbridge* 1998). So war die Pulpaentzündung bei einem Abstand von ≥ 1,11 mm zwischen penetrierten Bakterien und der Pulpa (Tertiärdentin einbezogen) zu vernachlässigen, während bei einer Entfernung von 0,5 mm die Schwere der Pulpitis zunahm. Voraussetzung für die irreversible Pulpitis war die bakterielle Invasion des Tertiärdentins (*Reeves* und *Stanley* 1966). Wenn die Karies die Pulpakammer erreicht hat **(Caries penetrans)**, gilt Letztere als eröffnet. Nun kann sich die gesamte Mundflora über das zugängliche Zahnmark „ergießen". Es werden vorrangig α-hämolysierende **Streptokokken**, **Enterokokken** und **Laktoba**-zillen isoliert. Andere fakultative **Anaerobier** sind weniger anzutreffen. Mit zunehmender Pulpanekrose etablieren sich die **obligaten Anaerobier**. Dazu zählen die **anaeroben grampositiven Kokken** und **gramnegativen Stäbchen**, die den Sauerstoffmangel in den Nekrosebezirken bevorzugen (*Kettering* und *Torabinejad* 1998).

> Das direkte Eindringen der Bakterien in die Pulpa ist häufig der Übergangspunkt zur irreversiblen Pulpitis. Das soll nicht heißen, dass eine irreversible Pulpitis noch vor der Pulpaeröffnung vorliegen kann (*Simon* et al. 1994).

Mikrobielles Microleakage

Der Randspalt zwischen Füllungsmaterial und Zahnhartsubstanzen wird als **artifizielles Mikrobiotop** aufgefasst (*Klimm* et al. 1991). Es besteht aus den drei Komponenten **Boden** (Füllungsmaterialien, Haftvermittler, Befestigungskomposit, Schmelz, Dentin, Smear layer, Dentinkanälchen), **Klima** (Mundtemperatur, Spaltflüssigkeit) und **Lebensgemeinschaft** (mikrobielle Biozönose) (Abb. 129). In Abhängigkeit von der Qualität der marginalen Adaptation des

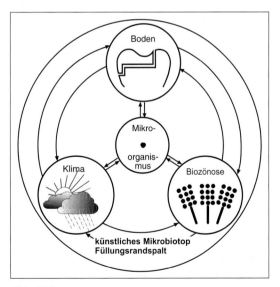

Abb. 129
Komponenten und Interaktionen des künstlichen Mikrobiotops Füllungsrandspalt

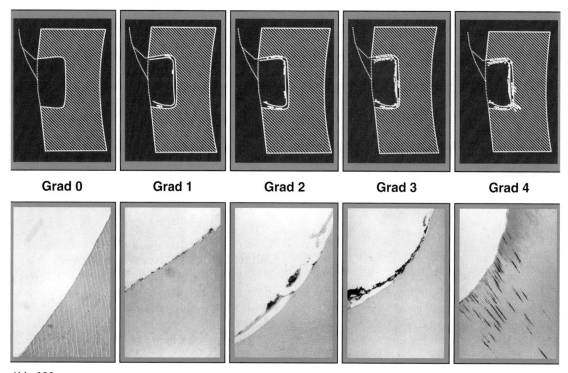

Abb. 130
Grade der mikrobiellen Besiedelung von Füllungsrandspalten:
Grad 0 – keine Mikroorganismen in der Kavität
Grad 1 – vereinzelte Mikroorganismen an der Kavitätenwand und/oder im abgelösten Häutchen
Grad 2 – inselförmige Anordnung der Mikroorganismen über die Kavitätenwand oder im abgelösten Häutchen verteilt
Grad 3 – homogener, dünner Bakterienrasen an der gesamten Kavitätenwand oder homogene Besiedelung des abgelösten Häutchens
Grad 4 – homogener Bakterienrasen, von dem Penetration der Dentintubuli ausgeht

Füllungsmaterials an die Zahnhartsubstanzen werden der Füllungsrandspalt und die angrenzenden Dentinkanälchen unterschiedlich stark mikrobiell besiedelt (*Klimm* et al. 1996) (Abb. 130). Dieses **mikrobielle Microleakage** kann entzündliche Pulpaveränderungen und gegebenenfalls eine Pulpanekrose hervorrufen (*Brännström* und *Nyborg* 1969, 1972, *Mejaré* et al. 1979, *Qvist* 1975, 1980, *Bergenholtz* et al. 1982, *Cox* et al. 1982, 1985, 1987). Nach *Pashley* (1984) vollzieht sich das Microleakage auf 3 Routen: 1. im oder über den Smear layer, 2. zwischen Smear layer und Zement bzw. Haftvermittler und 3. zwischen Füllungsmaterial und Zement bzw. Haftvermittler. Der Smear layer (nach der Präparation verbleiben-

de Schmierschicht) vermag die bakterielle Invasion der Dentinkanälchen zu blockieren (*Michelich* et al. 1980). Die mikrobielle Invasion der Dentinkanälchen wurde als möglicher Kofaktor für degenerative Pulpaveränderungen an Zähnen mit langjährigen festsitzenden prothetischen Restaurationen diskutiert (*Zoellner* et al. 1996).

Akutes Trauma

Bei den unterschiedlichen Formen des akuten Zahnhartsubstanztraumas können Mikroorganismen in die Pulpa gelangen, um eine länger dauernde Entzündung und schließlich den Gewebstod hervorzurufen. Letzterer tritt also selten sofort ein, sondern entwickelt sich langsam. Die

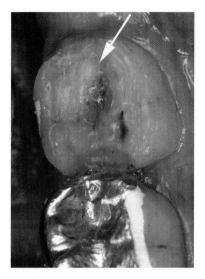

Abb. 131
Mesiodistale Schmelz-Dentin-Infraktion (Pfeil) als Eintrittspforte für Mikroorganismen, die eine irreversible Pulpitis ausgelöst haben.

Pulpa kann bereits über **Schmelz-Dentin-Sprünge (Kroneninfraktion)** (Abb. 131) infiziert werden. Des Weiteren ist eine Kontamination der Pulpa durch Dentinfreilegung nach **unkomplizierter Kronenfraktur** oder Pulpaeröffnung durch **komplizierte Kronenfraktur** und **Kronen-Wurzel-Fraktur** möglich. Bei der **Avulsion** des Zahnes kommt es zu einer direkten Kontamination der Wurzelstrukturen (*Love* 1997), was die Infektion der Pulpa ermöglicht. Nach akutem Trauma liegt in der nekrotischen Pulpa eine Mischflora mit Dominanz anaerober Mikroorganismen und eines bestimmten Bakterienstammes vor (*Bergenholtz* 1974). Nach *Grossman* (1967) soll eine Pulpainfektion traumatisierter Zähne ohne Frakturzeichen möglich sein. Er infizierte bei Hunden und Affen den Sulcus gingivae mit *Serratia marcescens*, traumatisierte die Zähne mit Gewichten und konnte nach 7 bis 54 Tagen die gingival inokulierten Mikroorganismen in der Pulpa nachweisen.

Weitere Pulpaverletzungen

Im Rahmen der Kavitäten- und Kronenpräparation sowie bei der Versorgung mit parapulpären Stiften kann es zur **artifiziellen (akzidentellen) Eröffnung** der Pulpa kommen. Neben der mechanischen Verletzung besteht die Möglichkeit der Infektion, auf die Pulpitis und Pulpanekrose folgen können.

Chronisches Trauma

Pulpitis und Pulpanekrose bei **artifizieller Abrasion**, **Attrition** und **keilförmigem Defekt** sind selten, aber nicht ausgeschlossen. Die Infektion der Pulpa erfolgt über eröffnete Dentinkanälchen oder die durch extremen Zahnhartsubstanzverlust eröffnete Pulpakammer (*Ingle* et al. 1994) (Abb. 132). Bei keilförmigen Defekten führte die mikrobielle Invasion des Dentins in Abhängigkeit von Defekt- und Penetrationstiefe zu unterschiedlichen Entzündungsreaktionen in der Pulpa, die zwischen Odontoblastenuntergang und Mikroabszedierung variierten (*Buchmann* 1993).

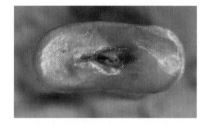

Abb. 132
Chronisches artifizielles Zahnhartsubstanztrauma mit Pulpaeröffnung durch Quarzstaubexposition in einer Eisengießerei

Parodontal-endodontale Verbindungen

Obwohl eine eindeutige Ursache-Wirkungs-Beziehung zwischen der Wurzelkanalinfektion und der apikalen, periradikulären, lateralen und interradikulären Parodontitis besteht, wird der umgekehrte Infektionsweg vom Parodont zur Pulpa noch kontrovers diskutiert (*Kettering* und *Torabinejad* 1998). Allerdings räumen *Simon* und *Werksman* (1994) ein, dass Mikroorganismen einer primären Parodontalläsion durchaus sekundär die Pulpa über pulpo-desmodontale Seitenkanäle und freigelegte Dentinkanälchen infizieren können, um eine Pulpitis oder Nekrose auszulösen (s. 1.5). *Bender* und *Seltzer* (1972) haben bei intakten Zähnen, deren Zahnhalteapparat erkrankt war, entzündliche Pulpaveränderungen unterschiedlichen Schweregrades konstatiert, die von der Pulpitis bis zur Pulpanekrose reichten. Bei den von *Langeland* et al. (1974) untersuchten 60 kariesfreien Zähnen manifestierte sich der kumulative Einfluss der Parodontitis unterschiedlicher

Schwere auf das Pulpagewebe als Entzündung, Verkalkung und Resorption. Infektionen über Seitenkanäle und Dentinkanälchen bei Wurzelkaries vermochten durchaus eine Pulpaentzündung auszulösen. Solange die Parodontitis zumindest einen Hauptwurzelkanal verschonte, blieb die Pulpa vital. Die Blutversorgung der entzündeten Pulpa in dem Wurzelkanal, dessen Versorgung apikal durch die Parodontitis zusammengebrochen war, wurde offenbar vom nicht betroffenen Wurzelkanal übernommen. Erst wenn alle Hauptforamina von der parodontalen Infektion erreicht wurden, fand eine totale Desintegration der Pulpa statt. Die in der radikulären Pulpa durch retrograde Infektion verursachte Entzündung wird als **retrograde Pulpitis** bezeichnet. Der Parodontalabszess gilt als seltene Ursache für retrograde Pulpainfektionen mit nachfolgender Pulpanekrose (*Ingle* et al. 1994).

Zahnanomalien

Auf die Möglichkeit der Pulpainfektion durch morphologische Besonderheiten beim **Dens evaginatus**, **Dens invaginatus** und bei der **Palatinalfurche** wurde bereits unter 1.3 hingewiesen.

Hämatogene Infektion

Offenbar ist auch der hämatogene Weg der Pulpainfektion nicht auszuschließen (*Ingle* et al. 1994). Nur so lässt sich das Vorliegen zahlreicher infizierter Pulpen traumatisierter Zähne ohne klinische Frakturzeichen erklären (*MacDonald* et al. 1957). Die durch das Trauma irritierte Pulpa stellt einen Zufluchtsort **(Anachorese)** für Mikroorganismen dar, die ihren Ursprung in einer **transitorischen Bakteriämie** oder in Blutgefäßen des Gingivasulkus haben.

3.1.2 Physikalische Ursachen

Luxation und Avulsion

Bei **Intrusion**, **Extrusion** und **Avulsion** sind extreme physikalische Kräfte für den Pulpatod verantwortlich. Er tritt oft schneller ein als nach Zahnfrakturen. Dabei sind die Pulpagefäße am apikalen Foramen entweder abgerissen oder abgeschnürt. *Stanley* spricht von einem „ischämischen Infarkt" (*Ingle* et al. 1994).

Präparationstrauma

Die bei der Kavitäten- und Kronenpräparation in Abhängigkeit von Anpressdruck, Größe des Schleifkörpers und Umdrehungszahl entstehende **Reibungswärme** kann bei fehlender Wasserkühlung zu schweren Pulpaschäden führen. *Bodecker* bezeichnete die Prozedur als „Kochen der Pulpa in ihrem eigenen Saft" (*Kim* und *Trowbridge* 1998). Die Erhöhung der Pulpatemperatur um 5,5 °C (10 °F) und 11,1 °C (20 °F) führte bei Rhesusaffen in 15% bzw. 60% zu irreversibler Pulpaschädigung. Bei Temperaturen über 48 °C war die Pulpa fast ausnahmslos zerstört (*Zach* und *Cohen* 1965). Eine Temperatur von 41,5 °C im Zahninneren dürfte nach *Schubert* (1957) ausreichend sein, „um Zellschädigungen der Pulpa zu bewirken". *Baldissara* et al. (1997) fanden bei der Erhöhung der Pulpatemperatur um 11,2 °C keinerlei Pulpaveränderungen. Wärme spiele ihres Erachtens nur eine sekundäre Rolle. Ätiologischer Hauptfaktor der Pulpapathologie sei die Dentinschädigung. Als mögliche Kofaktoren kämen die Keiminvasion sowie chemische und osmotische Ursachen in Betracht.

Die Bedeutung der Wasserkühlung bei der Präparation wurde vor mehr als 40 Jahren hervorgehoben (*Swerdlow* und *Stanley* 1958). Bei Drehzahlen zwischen 6.000 und 20.000 U/min, Anwendung von Wasserspray und einer Stärke des Restdentins > 1 mm waren die Pulpaveränderungen unerheblich. Wurde jedoch die Präparation ohne Wasserspray ausgeführt, konnten unter einer Dentinschicht < 1,5 mm schwere Pulpaschäden (Verbrennung) festgestellt werden (*Stanley* und *Swerdlow* 1964).

Frühe Indikatoren für den präparationsbedingten Pulpastress waren im Tierversuch an Ratten der steile Anstieg der **Superoxiddismutase (SOD)**-Immunreaktivität in den Entzündungszellen der Pulpa (*Baumgardner* et al. 1999) und die erhöhte **Nikotinamid-Adenin-Dinukleotid-Phosphat-Diaphorase (NADPH-d)-** und **Makrophagen-NO-Synthase (macNOS)**-Immunreaktivität im Umfeld des pulpalen Entzündungsbezirks (*Law* et al. 1999).

Das „Erröten" des Zahnes als klinisches Zeichen während und nach der Kavitäten- oder Kronenpräparation wird auf die Entstehung der Reibungswärme zurückgeführt (*Kim* und *Trowbridge* 1998). Der rosa Farbton ist Ausdruck einer Hämostase im subodontoblastischen Gefäßplexus. Dieses Phänomen wird durch Vasokonstriktoren der Lokalanästhetika verstärkt. Vasoaktive Substanzen (z.B. Substanz P) und Stoffwechselprodukte können somit schwer aus der Pulpa evakuiert werden. Pulpaschäden sind die Folge.

Bei der Kavitäten- und Kronenpräparation können die Odontoblastenfortsätze abgetrennt werden, was zur Odontoblastenschädigung führt. Der Untergang der Odontoblasten wird auf einen Komplex weiterer Noxen zurückgeführt: Reibungswärme, Vibration, Austrocknung, bakterielle Toxine, chemische Substanzen (*Kim* und *Trowbridge* 1998).

Pulpaschädigende Wärmeentwicklung entsteht selbstredend auch bei der Nachbearbeitung von Füllungsoberflächen **(Politur)**.

Dehydratation

Austrocknung des freigelegten Dentins durch den Einsatz des Luftbläsers wirkt sich zusätzlich negativ auf den Pulpazustand aus (*Brännström* 1960). Auf die **Odontoblastenaspiration** war schon unter 1.2.8 hingewiesen worden: Durch den Trocknungsprozess wird die Dentinflüssigkeit nach außen in Bewegung gesetzt. Die Flüssigkeitsbewegung vermag die Odontoblasten in die Dentinkanälchen hineinzuziehen, wo sie absterben (*Kim* und *Trowbridge* 1998).

Andere physikalische Ursachen

Beim gegenwärtigen Stand der Entwicklung sind Nutzen und Sicherheit der **CO_2-Laser** für die Bearbeitung der Zahnhartsubstanzen fraglich. Auch beim Einsatz von **Nd:YAG-Lasern** sind Pulpaschäden nicht auszuschließen (*Kim* und *Trowbridge* 1998). Nach der Anwendung eines **Erbium, Chrom:YSGG-laserverstärkten hydrokinetischen Systems** zur Kavitätenpräparation wurden bei weißen Kaninchen keine Pulpaveränderungen nachgewiesen (*Eversole* et al. 1997).

Im Rahmen von **Wurzelspitzenresektionen** können angrenzende vitale Zähne bei der Kürettage ausgedehnter periapikaler Läsionen devitalisiert werden. Außerdem wurden Pulpanekrosen nach Gefäßverletzungen durch umfangreiches **Scaling** und **Wurzelglättung** beobachtet.

Nach maxillären und mandibulären **Segmentosteotomien** an 26 Pavianen waren postoperativ der Verlust der Odontoblastenschicht sowie entzündliche Zellinfiltrate und Nekrosebezirke in der Pulpa eruierbar. Viele Pulpaentzündungen heilten allerdings spontan aus (*Lownie* et al. 1999).

Die Wirkung enormer physikalischer Kräfte bei der kieferorthopädischen Behandlung kann durch Strangulation oder Abriss der am Foramen apicale eintretenden Blutgefäße u. a. zu Hämorrhagien, Degeneration, Verkalkung und Nekrosen der Pulpa führen. Intrusive Kräfte verursachen externe Wurzelresorption und pulpale Gefäßdegeneration (*Küçükkeleş* und *Okar* 1994). Paradoxerweise ist der obere Eckzahn, der durch andere Traumata selten devitalisiert wird, am häufigsten betroffen (*Ingle* et al. 1994). Dagegen zog die elektrothermische Entfernung von Brackets keinerlei Pulpaschäden nach sich (*Jost-Brinkmann* et al. 1997).

Durch Schwankungen des Umgebungsdruckes der Luft kann **Barodontalgie (Aerodontalgie)** hervorgerufen werden. Es handelt sich dabei um Schmerzsensationen, die nicht in der gesunden, sondern in der vorgeschädigten Pulpa ausgelöst werden. Die Druckschwankungen sind nicht Ursache, wohl aber Anlass. Das Phänomen steht im Zusammenhang mit Karies, apikaler Parodontitis, ausgedehnten Füllungen, Zysten und Sinusitiden. Daher ist die absolute Höhe weniger bedeutend als die Höhenänderung. Betroffen sind besonders Militärflieger. Sie sind in Höhen von etwa 12.000 m (40.000 feet) 2- bis 3-mal höherem Druck ausgesetzt als Passagiere und Crews in der zivilen Luftfahrt (*Holowatyj* 1996). Barodontalgie wurde auch bei Marinetauchern, Froschmännern und U-Boot-Fahrern beschrieben (*Goethe* et al. 1989) und in Dekompressionskammern hervorgerufen (*Grossman* 1965).

Zwischen lufthygienischen Einflüssen und odontogenen Schmerzzuständen (**Meteorotropie**) besteht offenbar kein unmittelbarer Zusammenhang (*Schmädicke* et al. 1990).

3.1.3 Chemische Ursachen

In den letzten Jahren hat sich mehr und mehr die Meinung durchgesetzt, dass Pulpaschäden im Zusammenhang mit der Füllungstherapie primär auf das mikrobielle Microleakage zurückzuführen sind. Gleichwohl konnte bisher die pulpaschädigende chemische Wirkung von Füllungsmaterialien nicht endgültig widerlegt werden (*Kim* und *Trowbridge* 1998). Und so müssen Füllungsmaterialien einerseits unter dem Aspekt der Randspaltbildung (Microleakage) und andererseits unter dem Gesichtspunkt ihrer Toxizität betrachtet werden (*Ingle* et al. 1994). Außerdem ist die Anwendung chemischer Mittel im Rahmen der Füllungstherapie zur Dentinkonditionierung oder Reinigung, Desinfektion, Trocknung und provisorischen Versorgung präparierter Kavitäten einer kritischen Bewertung zu unterziehen.

Konditionierung

Die Ätzung vitalen Dentins durch Säuren bleibt nach Aussagen der meisten Autoren ohne Folgen für den Pulpazustand (*Kanca III* 1990, *Bertolotti* 1991). Zuvor jedoch hatten *Retief* et al. (1974) Pulpairritationen nach 1-minütiger Ätzung des Dentins mit 50%iger Phosphorsäure nachgewiesen. Auf jeden Fall wurde die Pulpa aus kieferorthopädischen Gründen extrahierter Zähne durch 20 s dauernde Ätzung des Dentins mit 10%iger Phosphorsäure nicht gefährdet. Zwischen Versuchs-, Kontroll- und konventioneller (Dentinliner) Gruppe bestand hinsichtlich der Pulpa-

histologie kein statistisch signifikanter Unterschied (*Gilpatrick* et al. 1996). Phosphorsäure vermag den Smear layer komplett aufzulösen (*Kanca III* 1990, *Retief* et al. 1992). 37%ige Phosphorsäure reduzierte sowohl die Haftfestigkeit am Dentin als auch das Microleakage von Farbstoffen. Mildere Dentinkonditionierer beließen zumindest Schmierschichtpfropfen am Eingang der Dentinkanälchen, wodurch die Haftfestigkeit am Dentin und das Microleakage erhöht wurden (*Retief* et al. 1992). Als Konditionierer mit milderer Ätzwirkung gelten 2,5–10%ige **Maleinsäure** sowie **Aluminiumnitrat** und **Oxalsäure** (*Hamlin* et al. 1990).

Die schädigende Wirkung von Säuren auf die eröffnete Pulpa konnte im Tierversuch an Bärenpavianen (*Papio Ursinus ursinus*) demonstriert werden (*Pameijer* und *Stanley* 1998). Nach Ätzung (total etching) der experimentell eröffneten Pulpen mit 35%igem Phosphorsäuregel und direkter Überkappung mit **Kalziumhydroxid** ($Ca(OH)_2$) starben 21% der Pulpen im Verlauf von 25 bis 75 Tagen ab, und 71% bildeten eine **Dentinbrücke**. Demgegenüber wurden in den Kontrollgruppen nach alleiniger Überkappung mit $Ca(OH)_2$ ohne Säureätzung nur 7% der Pulpen avital, 93% überlebten, und 82% zeigten Dentinbrücken. 2%iges **Chlorhexidin** erwies sich als effektives Hämostatikum, dessen Effektivität durch die Säurewirkung drastisch reduziert wurde.

Kavitätendesinfektion und -trocknung

Zur Kavitätenreinigung bzw. -desinfektion werden Wasserstoffperoxid (3%), eine 0,5%ige wässrige Lösung von **Chlorhexidindiglukonat** (CHX) (*Klimm* 1997) und das Fertigpräparat **Tubulicid** (red label) (*Brännström* und *Nyborg* 1976) empfohlen. Letzteres enthält Chlorhexidindiglukonat, Dodecyldiaminoäthylglycin und Natriumfluorid. Nach der Applikation dieses bakterizid und grenzflächenaktiv wirkenden Präparates wird die Schmierschicht zwar weitestgehend entfernt, wohl aber bleiben die äußeren Eingänge der Dentinkanälchen durch Schmierschichtpfropfen verschlossen. Nach direkter Applikation von Chlorhexidindiglukonat auf die Pulpa zur Desinfektion und Blutstillung waren immerhin

82% der Pulpen in der Lage, nach Überkappung mit Ca(OH)$_2$ eine Dentinbrücke zu bilden (*Pameijer* und *Stanley* 1998). Die direkte Einwirkung von Natriumfluorid auf die freigelegte Pulpa blieb ohne Folgen für das Markorgan (*Walton* et al. 1979). Alkohol und Chloroform trocknen das Dentin aus, diffundieren schnell, denaturieren Eiweiße und schädigen Odontoblasten (*Schroeder* 1997).

Temporärer Verschluss der Kavität

Zinkoxid-Eugenol ist ein nach wie vor bevorzugtes universelles Behandlungsmittel in der Zahnheilkunde. Als temporäres Verschluss- und Befestigungsmaterial ist es aus dreierlei Gründen beliebt: Es wirkt anästhesierend, verfügt über antibakterielle Eigenschaften und verschließt Kavitäten praktisch bakteriendicht. Allerdings gilt der Bestandteil Eugenol (1-Allyl-3-methoxy-4-oxybenzol) (*Hoffmann-Axthelm* 1983), ein Phenolderivat, als pulpatoxisch (*Kanca III* 1990). In der Pulpagewebekultur zeigte Zinkoxid-Eugenol denn auch toxische Wirkungen. Selbst reines Zinkoxid verfügt über toxische Eigenschaften (*Das* 1981). *Brännström* und *Nyborg* (1977) vertraten die Ansicht, dass Zinkoxid-Eugenol die Pulpa stärker irritiere als **Zinkphosphatzement**. Dementgegen wurde Zinkoxid-Eugenol im Tierexperiment an Rhesusaffen eine gute Pulpaverträglichkeit bescheinigt. Hier schnitten Zinkoxidphosphatzement und Silikatzement schlechter ab (*Klötzer* und *Langeland* 1973). Einige Autoren sehen die Versorgung tiefer Kavitäten mit Zinkoxid-Eugenol kritisch (*Kim* und *Trowbridge* 1998) oder fordern einen **Ca(OH)$_2$-Liner** als Zwischenschicht vor der Applikation des Zinkoxid-Nelkenöls (*Brännström* und *Nyborg* 1976).

Kavitätenliner

Kalziumhydroxid als Suspension oder Zement gilt als klassischer Kavitätenliner. In sehr dünner Schicht (auf dem präparierten Dentin) stellt es einen idealen Pulpaschutz dar (*Ingle* et al. 1994). Im Tierversuch an Rhesusaffen zeigten nur 2 von 17 Pulpen nach Versorgung des experimentell freigelegten Dentins mit Ca(OH)$_2$ nach kurzer Zeit entzündliche Veränderungen (*Cox* et al. 1998).

Tertiärdentinbildung wurde nicht beobachtet. Da die Kalziumhydroxidpräparate meist nicht säurestabil sind und ausgewaschen werden können, müssen sie mit einer soliden Unterfüllung aus Zinkphosphat-, Polycarboxylat- oder Glasionomerzement abgedeckt werden. Die Unterfüllung ist säureresistent und sorgt für ausreichende Stabilität.

Die Kombination *Tubulitec Primer* und *Liner* wurde von der Pulpa menschlicher Zähne ausnahmslos toleriert (*Torstenson* 1995).

Dentinadhäsive und die nicht eröffnete Pulpa

Dentinadhäsive haben die Aufgabe, sich chemisch und/oder mechanisch an Schmelz, Dentin und Zement sowie chemisch an Komposite zu binden, Dentinoberflächen zu versiegeln und somit chemisches und mikrobielles Microleakage zu verhindern. In vitro konnte gezeigt werden, dass Dentinadhäsive das mikrobielle Microleakage stark reduzieren (*Preußker* et al. 2000) (Abb. 133). Dabei bestanden zwischen **Ein-** und **Mehrkomponentenadhäsiven** keine signifikanten Unterschiede.

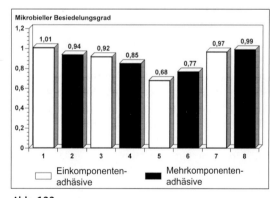

Abb. 133
Intensität der mikrobiellen Randspaltbesiedelung nach Anwendung von Ein- und Mehrkomponentenadhäsiven
1 – Scotchbond™1/Z 100™
2 – Scotchbond™ Multi-Purpose/Z 100™
3 – Syntac® Single-Component™/Tetric®Flow
4 – Syntac®/Tetric®Flow
5 – OptiBond Solo™/ XRV™ Herculite
6 – OptiBond™FL/XRV™ Herculite
7 – Solobond M/Arabesk® Top
8 – Solobond Plus/Arabesk® Top

Angesichts der eindeutigen Optimierung der Füllungstherapie mit neuen Dentinadhäsiven muss allerdings die Frage nach der biologischen Unverträglichkeit dieser Haftvermittler erlaubt sein. Voraussetzung für einen möglichen toxischen Einfluss der Dentinadhäsive auf das Pulpagewebe ist die Diffusion ihrer nicht polymerisierten Monomere und Löslichkeitsprodukte durch das Dentin. Dieses Phänomen wurde eindeutig in vitro belegt. So konnte mittels **Flüssigkeitschromatographie** und **Massenspektrometrie** festgestellt werden, dass ein **TEGDMA** enthaltendes Dentinadhäsiv in Kombination mit einem TEGDMA-haltigen Komposit die TEGDMA-Diffusion durch das Dentin beschleunigte und erhöhte (*Gerzina* und *Hume* 1996). Trotz der möglichen Diffusion in die Pulpa beantworteten im Tierversuch an Affen nur 2 von 30 Pulpen die Applikation eines Adhäsiv-Komposit-Systems in Kavitäten der Klasse V mit einem leichten Entzündungsinfiltrat (*Kitasako* et al. 2000). In einem weiteren Tierexperiment an Affen bestanden zu keinem Zeitpunkt in der nicht eröffneten Pulpa Unterschiede zwischen den Reaktionen auf das Adhäsiv-Komposit-System *Clearfil Liner Bond 2/Clearfil AP-X* und Ca(OH)$_2$ nach Behandlung der Kavitätenklassen I und V: Toxische Effekte blieben in beiden Gruppen aus (*Akimoto* et al. 1998). Nach Dentinfreilegung und Versorgung mit dem System *Scotchbond 2/P50* zeigten 11 von 16 Pulpen menschlicher Zähne, die aus kieferorthopädischer Indikation extrahiert wurden, keine Pulpitiszeichen. In 4 Fällen, in denen ein mikrobielles Microleakage vorlag, hatte sich auch prompt eine Pulpaentzündung entwickelt (*Torstenson* 1995).

Die Pulpa von Affen wies 90 Tage nach der Anwendung eines Dentinadhäsivs als Kavitätenliner und Inkorporation von indirekten Kompositinlays der Kavitätenklasse V keine oder leichte Entzündungsreaktionen und eine vergleichsweise starke Tertiärdentinbildung auf. Daher wurde das Adhäsiv zur Versiegelung frisch präparierten Dentins empfohlen, um nach Ansicht der Autoren mechanische, thermische und bakterielle Noxen während der Abdrucknahme, temporären Versorgung und Befestigung der Restaurationen von der Pulpa abzuhalten (*Inokoshi* et al. 1995).

Zu anderen Ergebnissen gelangten *Hebling* et al. (1999a) in pathomorphologischen Untersuchungen der Pulpa extrahierter menschlicher Prämolaren. Das präparierte Dentin tiefer Kavitäten der Klasse V erfuhr in drei Gruppen folgende Behandlung: 1. Konditionierung mit 10%iger Phosphorsäure und Applikation des Dentinadhäsivs *Allbond 2* (Versuchsgruppe DA), 2. Kontamination mit eigener Plaque, Konditionierung und Applikation des Dentinadhäsivs (Versuchsgruppe DAC) sowie 3. Versorgung mit Kalziumhydroxidzement (Kontrollgruppe CH). Hernach wurden die Kavitäten mit dem Mikrohybridkomposit Z 100 gefüllt. Die histopathologische Untersuchung zeigte, dass in den Versuchsgruppen DA und DAC eine stärkere Entzündungsantwort gegeben wurde als in der Kontrollgruppe. Zwischen den Versuchsgruppen bestanden keine signifikanten Unterschiede. Die Intensität der Pulpareaktion nahm mit abnehmender Stärke des Restdentins zu. Aus den Ergebnissen konnten folgende Schlussfolgerungen gezogen werden: Sowohl penetrierte Mikroorganismen als auch diffundierte Adhäsivkomponenten vermögen eine gleichartige Pulpareaktion auszulösen. Letztere verursachen eine lang anhaltende chronische Entzündung mit charakteristischen **Makrophagen** und **Riesenzellen** (*Gwinnett* und *Tay* 1998). Dabei beeinträchtigen die Monomere das Immunsystem, bewirken eine Immunsuppression (*Luster* 1989). Wie von *Gerzina* und *Hume* (1996) bereits demonstriert, kann weder die Hybridschicht noch das Restdentin zwischen Kavitätenboden und Pulpagewebe die Monomerdiffusion durch die Dentinkanälchen verhindern. Das Ausmaß des zytotoxischen Effekts ist von der Stärke des Restdentins abhängig. Bei einer Dicke von < 300 µm liegt eine persistente Pulpitis vor.

> Die Versorgung des Kavitätenbodens mit einem biokompatiblen Material ist unabdingbar, um die Pulpa vor dem Einfluss chemischer Noxen in Form von **Restmonomeren** und Löslichkeitsprodukten der Adhäsivsysteme zu schützen.

Dentinadhäsive und die eröffnete Pulpa

Auch hinsichtlich der Reaktion der offenen Pulpa auf Dentinadhäsive bestehen angesichts unterschiedlicher Ergebnisse teilweise diametrale Auffassungen. So erwiesen sich in Implantationsversuchen an Ratten die Dentinadhäsive *Clearfill Liner Bond 2* und *Single Bond* im subkutanen Bindegewebe als nicht biokompatibel. Noch nach 60 Tagen zeigte das Bindegewebe eine persistente Entzündungsreaktion mit Makrophagen und Riesenzellen. Das Kalziumhydoxidpräparat Dycal wurde besser vom Bindegewebe toleriert (*Costa* et al. 2000). Auch an direkt überkappten Pulpen von aus kieferorthopädischen Gründen extrahierten Zähnen zeigte sich Ca(OH)$_2$ gegenüber dem Dentinadhäsiv *All Bond 2* überlegen (*Hebling* et al. 1999b). Da Letzteres die Ausheilung der Pulpaentzündung und die Bildung von Dentinbrücken hemmte, sei es nach Meinung der Autoren für die direkte Überkappung menschlicher Pulpen ungeeignet. Ähnliche Erfahrungen machten *Pereira* et al. (2000): Die Langzeitergebnisse nach direkter Überkappung mit einem Dentinadhäsiv bestanden in einer persistierenden Pulpitis und fehlender Brückenbildung, nach direkter Überkappung mit Ca(OH)$_2$ in Entzündungsfreiheit und Dentinbridging in 80 % der Fälle. Dagegen verlief bei *Cox* et al. (1998) und *Kitasako* et al. (1999) die direkte Überkappung mit Dentinadhäsiven überaus erfolgreich. Im bereits erwähnten Tierversuch an Rhesusaffen bestanden bezüglich der Pulpareaktion zwischen 9 Dentinadhäsiven und Ca(OH)$_2$, die in den Kavitätenklassen I und V angewendet wurden, keinerlei Unterschiede (*Cox* et al. 1998). 90–97 Tage nach direkter Überkappung fehlten bei 31 von 41 Pulpen jedwede Entzündungszeichen, und 33 von 41 adhäsiv überkappten Pulpen präsentierten eine Dentinbrücke. *Kitasako* et al. (1999) erzielten ähnliche Ergebnisse. Die Dentinadhäsive vermochten das Pulpa-Dentin-System vor bakteriellen Irritationen zu schützen.

Ätzung mit 35%iger Phosphorsäure und Überkappung der Pulpa mit den Adhäsiven *All Bond 2*, *ProBond* und *Permagen A & B* führten bei Bärenpavianen in 45% der Fälle zum Pulpatod, und nur 25% der Fälle wiesen eine Dentinbrücke auf

(*Pameijer* und *Stanley* 1998). Insofern wurden Total etching und Dentinadhäsive zur direkten Überkappung der Pulpa abgelehnt.

Unterfüllungs- und Befestigungsmaterialien

Zinkphosphat-, Polycarboxylat- und **Glasionomerzement** werden als Unterfüllungs- und Befestigungsmaterialien verwendet. Bei ihrem Einsatz als Befestigungsmaterialien für Inlays in zu extrahierenden Prämolaren zeigten sowohl Zinkphosphatzement als auch Polycarboxylatzement trotz geringer Restdentinstärke (0,42–0,44 mm) eine sehr gute Pulpaverträglichkeit. So wurden in 76 von 78 Zähnen pulpale Entzündungszeichen vermisst. Dabei war in 37 Zähnen Zinkphosphatzement und in 39 Zähnen Polycarboxylatzement appliziert worden. In nur einer von 82 Kavitäten ließ sich eine bakterielle Kontamination nachweisen. Lediglich in 4 Fällen lag eine milde bis mäßige Infiltration mit Entzündungszellen vor. Die Entzündung betraf zwei Zähne mit Zinkphosphatzement und zwei Zähne mit Polycarboxylatzement. 17 der mit Zinkphosphatzement und 6 der mit Polycarboxylatzement versorgten Zähne wiesen eine Reduktion der Odontoblastenzahl auf (*Brännström* und *Nyborg* 1977). In der bereits erwähnten Arbeit von *Klötzer* und *Langeland* (1973) rangierten Polycarboxylatzemente hinsichtlich ihrer Pulpaverträglichkeit noch vor Zinkoxidphosphatzement.

Weitere Füllungsmaterialien

Moderne **Gamma-2-freie Amalgame** mit hohem Kupfergehalt (5–30 %) können teilweise inakzeptable Pulpareaktionen hervorrufen (*Skogedal* und *Mjör* 1979). Deshalb wurde die Forderung erhoben, stets eine Unterfüllung unter Amalgam zu legen. Auch bei der Amalgamfüllungstherapie ist an das mikrobielle Microleakage als mögliche Ursache für Pulpaveränderungen zu denken (*Ingle* et al. 1994). Dafür lieferten *Cox* et al. (1987) im Tierexperiment an Rhesusaffen den eindeutigen Beweis: 8 Amalgamfüllungen wurden direkt mit der eröffneten Pulpa in Kontakt gebracht. Davon wurden 4 Füllungen mit Zinkoxid-Eugenol versiegelt. Nach 7 Tagen zeigten 3 der 8 amalgamüberkappten Pulpen eine Entzündung. Nach 21 Tagen waren 3 von 4 Pulpen unter den unversiegelten Amalgamfüllungen mäßig bis schwer entzündet und bakteriell kontaminiert, während die Pulpen unter den versiegelten Amalgamfüllungen weder Bakterien noch Entzündungen aufwiesen.

Konventionelle Glasionomerzemente (GIZ) zeichneten sich in der Gewebekultur im Vergleich zu Zinkoxid-Eugenol und Polycarboxylatzement durch eine bessere biologische Verträglichkeit aus (*Kawahara* et al. 1979). Im Tierexperiment an Affen lagen hinsichtlich der Pulpaverträglichkeit gegenüber GIZ und Zinkoxid-Eugenol keine signifikanten Unterschiede vor. Die Pulpareaktion auf beide Materialien fiel mild aus. Allerdings bestand auch hier ein Zusammenhang zwischen dem mikrobiellen Microleakage und der Pulpitis (*Tobias* et al. 1989). **Hybridglasionomerzemente** (lichthärtende Glasionomerzemente) erwiesen sich im Tierversuch an Rhesusaffen sowohl gegenüber der verschlossenen als auch gegenüber der eröffneten Pulpa als biokompatibel. 6 Tage nach der Füllungstherapie bestanden in der geschlossenen Pulpa keine Unterschiede hinsichtlich der Reaktion auf Hybridglasionomerzement und Zinkoxid-Eugenol: Die Pulpen waren entzündungsfrei. Die eröffnete Pulpa reagierte auf den GIZ mit unterschiedlichem Entzündungsgrad bei positivem Bakteriennachweis. Die Ausheilung der Pulpitis verlief ähnlich der nach direkter Überkappung mit Kalziumhydroxid. 22 von 26 geöffneten Pulpen hatten nach 21 und 97 Tagen eine Dentinbrücke gebildet (*Tarim* et al. 1998).

In dieser Darstellung wurde eindeutig belegt, dass die Pulpa durch eine Reihe von Faktoren geschädigt werden kann. Dazu zählen mikrobielle, physikalische und chemische Noxen, die auch im Rahmen ärztlichen Handelns wirksam werden können. Von allen Schadfaktoren ist der mikrobielle am bedeutendsten. Die Schädigung der Pulpa kann einmalig oder mehrmalig in großen Zeiträumen erfolgen. Die einmalige Schädigung kann allerdings so stark sein, dass sie in relativ kurzer Zeit den Gewebsuntergang der Pulpa hervorruft. Bei wiederholter Wirkung gleich- oder verschiedenartiger Schadfaktoren stellt sich die Frage, ob die Pulpa zurückliegende Schädigungen

„vergisst". Das „Schadensgedächtnis" der Pulpa könnte angezweifelt werden, zumal aufgrund ihres großen Regenerationspotentials viele Schäden temporären, reversiblen Charakters sind. Gleichwohl wird die Pulpa nicht jede Vorschädigung vergessen, so dass es im Verlauf des Pulpalebens zur Anhäufung und Potenzierung von Schäden kommt, die die Selbstheilung gefährden, Therapieerfolge schmälern und den Pulpatod allmählich herbeiführen.

> Pulpen sterben oft langsam und leise. Der Pulpatod hat meist mehrere Ursachen, die im Laufe des Pulpalebens kumulieren. Als Behandler sind wir gut beraten, eher vorsichtig, bedacht und schonend mit der Pulpa umzugehen.

3.2 Pathogenese der Pulpitis

Wie bereits dargestellt, sind es mikrobielle, chemische und physikalische Noxen, die eine Pulpitis auszulösen vermögen. Dabei kommt der Karies die Hauptbedeutung zu. Da der kariöse Prozess chronischer Natur ist und oft Monate und Jahre braucht, um in die Pulpa einzubrechen, trägt die durch Karies verursachte Pulpitis eher chronischen denn akuten Charakter (*Kim* und *Trowbridge* 1994). Die chronische Entzündung ist durch die Proliferation von Fibroblasten und Gefäßen sowie **Rundzelleninfiltrate (mononukleäre Zellen)** gekennzeichnet. Das sind **Lymphozyten, Makrophagen** und **Plasmazellen** (*Trowbridge* und *Emling* 1997). Dabei wird in den frühen Kariesphasen die zelluläre Immunantwort auf Antigene der kariösen Läsion von **T-Lymphozyten** gegeben (*Izumi* et al. 1995). Die Proliferation der kleinen Blutgefäße und Fibroblasten sowie die Bildung von Kollagenfasern sind Zeichen für einen entzündlich-reparativen Prozess (*Kim* und *Trowbridge* 1994). Bei der chronischen geschlossenen Pulpitis werden chronische Pulpaabszesse fibrös-narbig vom übrigen Pulpagewebe abgeriegelt. Bei chronischer offener ulzerierender Pulpitis führt eine Kolliquationsnekrose zu einem lokalisierten Ulkus. Aufgrund der möglichen Drainage durch die Pulpaeröffnung bleibt die Destruktion der Pulpa auf ihre Oberfläche beschränkt. Die chronische offene hyperplastische Pulpitis (Pulpapolyp) ist Ausdruck der hohen Abwehrfähigkeit der Pulpa gegenüber der bakteriellen Noxe. Die reiche Blutversorgung über ein weites Foramen apicale bei jugendlichen bleibenden Zähnen befähigt die Pulpa, der bakteriellen Infektion Paroli zu bieten und nicht der Nekrose anheim zu fallen. Von der Mundschleimhaut abgeschilferte Epithelzellen werden gleichsam auf das proliferierende Bindegewebe „aufgepfropft" (*Trowbridge* und *Emling* 1997).

> Bei der chronischen Pulpitis dominieren proliferative Entzündungsprozesse.

Steht die mikrobielle Front 0,5 mm vor der Pulpa und hat bereits das Tertiärdentin erfasst, ist mit der Manifestation der akuten Pulpitis zu rechnen. Sie stellt dann eine Exazerbation der chronischen Pulpitis dar. Die mikrobielle Noxe setzt Entzündungsmediatoren frei, degranuliert Mastzellen, schädigt Pulpazellen und reduziert die Reizbarkeit sensorischer Nerven. Die Freisetzung der Entzündungsmediatoren bewirkt schwerwiegende Veränderungen der pulpalen Mikrozirkulation. Zu den Entzündungsmediatoren zählen die **Neuropeptide (Neuralfaktor)** und die klassischen chemischen Entzündungsmediatoren **(Gewebefaktor)** (*Smulson* und *Sieraski* 1996). Sie gelten als primäre pathogenetische Faktoren (Abb. 134). Sensorische marklose Pulpanerven exprimieren, wie bereits beschrieben, die Neuropeptide **SP (Substanz P), CGRP (calcitonin gene related peptide)** und **NKA (Neurokinin A),** vegetative Fasern **NPY (Neuropeptid Y)** und **VIP (vasoactive intestinal peptide)** (*Stashenko* 1998). Die Neuropeptide lösen in der Pulpa eine lokalisierte **neurogene Entzündung** aus, indem sie eine entzündliche lokale **Vasodilatation** hervorrufen, die sich als **Hyperämie** äußert. Die Neuropeptide CGRP, SP und NKA bewirken die Vasodilatation entweder durch den direkten

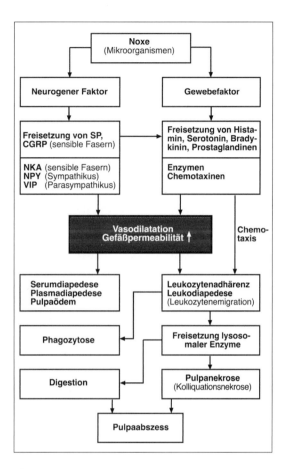

Abb. 134
Pathogenetische Mechanismen der Pulpitis in Anlehnung an *Smulson* und *Sieraski* (1996) sowie *Trowbridge* und *Emling* (1997)

Einfluss auf die Gefäßrezeptoren oder indirekt über vasoaktive Substanzen der Endothelzellen (*Heyeraas* und *Kvinnsland* 1992). Zudem gilt es als bewiesen, dass die sensorischen Neuropeptide darüber hinaus die Freisetzung der klassischen chemischen Entzündungsmediatoren wie **5-Hydroxytryptamin (5-HT) (Serotonin),** der **Prostaglandine PGE$_2$** und **PG-F$_\alpha$** sowie **Bradykinin** und **Histamin** in unterschiedlichen Geweben initiieren (*Holzer* 1988, *Villarreal* et al. 1988, *Kim* et al. 1992). CGPR und SP können Mastzellen, neutrophile Granulozyten, Monozyten, Fibroblasten und das Gefäßendothel stimulieren (*Trowbridge* und *Emling* 1997). PGE_2 kommt in der entzündeten Pulpa in höherer Konzentration vor als in der gesunden, was als Indikator für die Irreversibilität der Pulpitis gelten könnte (*Nakanishi* et al. 1995). Die chemischen Entzündungsmediatoren erzeugen die gleichen Lokaleffekte wie die Neuropeptide (*Smulson* und *Sieraski* 1996). Somit rufen sowohl die Neuropeptide als auch die geweblichen Entzündungsmediatoren eine Gefäßdilatation hervor. Diese resultiert aus der Relaxation der glatten Muskulatur der Arteriolen und Sphinkter der Präkapillaren. Die Gefäßdilatation der Arteriolen geht mit einem verringerten Strömungswiderstand in diesen Gefäßen einher. Vasodilatation und verringerter Gefäßwiderstand der Arteriolen führen zu einer Erhöhung des Blutdruckes und Blutflusses in den Kapillaren, der in der Entzündungszone um das Zehnfache ansteigen kann (*Trowbridge* und *Emling* 1997). Dann dilatieren die postkapillären Venolen, da mehr Blut durch die Kapillaren fließt. Dadurch kommt es zu erhöhter **Gefäßpermeabilität**, indem die Endothelzellen der postkapillären Venolen kontrahieren und dadurch interzelluläre Lücken bilden. Wenn die Endothelzellen schwer geschädigt werden, lecken nicht nur die Venolen, sondern auch die Arteriolen und Kapillaren. Die erhöhte Gefäßpermeabilität führt zunächst zum Austritt der Serumproteine durch die Gefäßwand (**Serumdiapedese**). Danach tritt Blutplasma mit Fibrinogen aus (**Plasmadiapedese**) (*Taatz* 1980). Auf diese Weise wird das Pulpagewebe serös durchtränkt (**Pulpaödem**). *Kim* et al. (1996) fassen die Pulpa als **Organ mit geringer Nachgiebigkeit seiner Umgebung** auf und ziehen Parallelen zum Gehirn, Knochenmark und Nagelbett. Diese eingeschränkte interstitielle Nachgiebigkeit resultiert gleichsam aus der „Einmauerung" der Pulpa durch Schmelz und Dentin. Dieser starre Hartgewebspanzer würde der Pulpa denn auch zum Verhängnis. In der eingemauerten Pulpa kommt es nach Ansicht der Autoren durch das Pulpaödem zum erheblichen Anstieg des **intrapulpalen Gewebedruckes**, da die Pulpa nicht anschwellen kann. Dadurch werden die Venolen komprimiert. Die passive Kompression der Venolen führt zu einer Verminderung oder zu einem Stillstand der Blutzirkulation (**Hämostase**). In dieser Phase der akuten Pulpitis emigrieren die polymorphkernigen neutrophilen Leukozyten (PMNL) aus den Kapillaren und Venolen der Pulpa und bilden Infiltrate im Entzündungsfeld. Sie entfalten folgende Aktivitäten (*Trowbridge* und *Emling* 1997):

1. **Randstellung (Margination)**

   Während die Erythrozyten das Zentrum der Venole okkupieren, bewegen sich die neutrophilen Granulozyten an die Peripherie des Blutgefäßes.

2. **Adhärenz**

   Die Anheftung der PMNL an die Endotheloberfläche vollzieht sich über **Adhäsionsmoleküle**. An der Oberfläche des Endothels befinden sich das **Endothel-Leukozyten-Adhäsionsmolekül 1 (ELAM-1)**, das **interzelluläre Adhäsionsmolekül 1 (ICAM-1)** und **GMP-140**. Die Leukozyten warten an ihrer Oberfläche mit den Adhäsionsmolekülen **eg, LFA-1, MO-1** und **p-150** auf. Entzündungsmediatoren wie **Interleukin-1 (IL-1)**, **Tumor-Nekrose-Faktor (TNFα)**, **chemotaktische Faktoren** und **Histamin** aktivieren diese Adhäsionsmoleküle. Der Mittelwert des Gehalts von IL-1α, IL-1β und TNFα war in der entzündeten Pulpa höher als in der gesunden (*Nakanishi* et al. 1995).

3. **Emigration**

   Nach ihrer Adhärenz emigrieren die PMNL aus der Venole (**Leukodiapedese**). Sie bewegen sich mit amöboiden Pseudopodien durch die Gefäßwand. Das Gefäßendothel der entzündeten Pulpa exprimiert eine Reihe von Adhäsionsmolekülen wie **MHC Klasse II (major histocompatibility complex molecules)**, E- und P-Selektin, **PECAM-1 (platelet-endothelial cell adhesion molecule-1)**, ICAM-1, ICAM-3 und VCAM-1 (vascular cell adhesion molecule-1) (*Sawa* et al. 1998).

4. **Chemotaxis**

   Chemotaxis ist die Fähigkeit der PMNL (Mikrophagen), an den Ort der Schädigung zu wandern. Sie werden durch die Anwesenheit von **Chemotaxinen** dazu befähigt. C5a und C567 sind komplementabhängige Chemotaxine, LTB$_4$ zählt zu den komplementunabhängigen Chemotaxinen. Viele dieser Faktoren sind bakterielle Stoffwechselprodukte. Ein wirksames Chemotaxin für neutrophile Granulozyten ist IL-8 (*Huang* et al. 1999). Es wird von Makrophagen produziert, die durch bakterielles Endotoxin aktiviert werden.

5. **Opsonisierung**

Durch Opsonisierung werden Mikroorganismen oder körperfremde antigene Substanzen in einen phagozytierbaren Zustand versetzt. Das geschieht durch Serumfaktoren, die **Opsonine**. Es handelt sich dabei um Antikörper oder Komplementproteine (z.B. C3b).

6. **Phagozytose**

Die Phagozytose ist eine besondere Form der **Endozytose** (*Alberts* et al. 1997). Dabei werden Mikroorganismen, Fremdkörper und Zelltrümmer durch Einstülpung der leukozytären Zellmembran oder durch Pseudopodien in Zytoplasmavakuolen (**Phagosomen**) eingeschlossen.

7. **Abtötung der Mikroorganismen**

Nach der Bildung der Phagozyten-Vakuole fusioniert diese mit den Granula der PMNL, und die Granula geben ihren Inhalt in die Vakuole ab. Dieser Vorgang wird als **Degranulation** der Granulozyten bezeichnet. Die neutrophilen Granulozyten enthalten eine Reihe antibakterieller Faktoren wie ein Protein zur Erhöhung der Permeabilität der bakteriellen Zellwand, **Lysozym, Kallikrein, Plasminogen, Hydrolasen, Proteasen, Elastase, Gelatinase, Kollagenase, Kathepsin G, kationische Proteine und Lactoferrin.**

8. **Digestion**

Neutrophile Granulozyten sind reich an **Lysosomen.** Ihre lysosomalen Enzyme verdauen die abgestorbenen Mikroorganismen und Gewebe sowie extrazelluläres Fibrin. Die Hauptaufgabe der neutrophilen Granulozyten ist zwar die Abtötung der Mikroorganismen, jedoch sind von ihren Attacken auch „unschuldige Zuschauer", die Wirtsgewebe, betroffen (*Trowbridge* und *Emling 1997*). So eliminiert **Elastase**, die bei der Degranulation

der PMNL freigesetzt wird, einerseits Mikroorganismen, andererseits baut sie Proteoglykane und Typ-III-Kollagen, die wichtigste extrazelluläre Komponente der Pulpa, ab. Dies kann zu ihrer Destruktion führen. Der Elastase-Gehalt der Pulpa nahm eindeutig mit steigendem Entzündungsgrad zu (*Rauschenberger* et al. 1991, *Nakanishi* et al. 1995). Außerdem wird pulpales Bindegewebe durch Matrix-Metallprotease-1 (interstitielle Kollagenase) der Pulpafibroblasten abgebaut. Die Kollagenase-Expression wird von Interleukin-1α reguliert (*Tamura* et al. 1996). Interleukin-6 ist am Abbau der extrazellulären Matrix der Pulpa durch die Stimulation des **Plasminogen-Aktivator-Plasmin-Systems** der Pulpazellen beteiligt (*Hosoya* et al. 1998).

Die Hämostase führt nicht nur zur Leukodiapedese, sondern außerdem über die **Ischämie** zur **lokalen Pulpanekrose.** Verlangsamung und Stillstand des Blutstroms haben die Aggregation der roten Blutkörperchen zur Folge, was die Blutviskosität drastisch erhöht. Erhöhte Blutviskosität wiederum verlangsamt den Blutstrom. Dieser Circulus vitiosus ruft eine **Hypoxie (Anoxie)** hervor, die den zellulären Stoffwechsel im Entzündungsfeld erheblich einschränkt (*Kim* et al. 1996). Der Abfall des **Sauerstoffpartialdrucks (pO$_2$)** geht mit steigendem **Kohlendioxidpartialdruck (pCO$_2$)** und sinkendem pH-Wert einher. Der Anstieg des Kohlendioxidpartialdruckes resultiert aus dem beeinträchtigten Abtransport der Abfallprodukte des Stoffwechsels. Die Einschränkung des Stoffwechsels wiederum zieht Vasodilatation und damit die Ausbreitung der lokalisierten Pulpaentzündung nach sich. Bei Fortbestehen der bakteriellen Invasion weitet sich die lokale Pulpanekrose zur **totalen Pulpanekrose** aus. Die lokalen Pulpanekrosen werden durch die oben genannten proteolytischen Faktoren eingeschmolzen (**Kolliquationsnekrose**). In dem abgeschlossenen Hohlraum sammelt sich Eiter (PMNL und eingeschmolzenes Gewebe). Es hat sich ein lokalisierter **Pulpaabszess** gebildet.

Im Gegensatz dazu lehnen *Trowbridge* und *Emling* (1997) die **Selbststrangulationstheorie** der Pulpa ab. Wie soeben beschrieben, führt die

Kompression der Venolen durch das Pulpaödem laut dieser Theorie zu erhöhtem Gefäßwiderstand, was eine Blutstauung hervorruft. Dies verursacht Hypoxie und schließlich Pulpanekrose. Nach Ansicht der beiden Autoren erscheint diese Theorie wenig plausibel. Sie bezweifeln, dass die Kompression der Venolen einen Punkt erreiche, an dem sich ein passiver Blutstau entwickelt. Hinsichtlich des Pulpaödems, der Pulpanekrose und des Pulpaabszesses äußern sie sich wie folgt: Der Reichtum der Pulpa an Proteoglykanen ermöglicht ihr die Bindung von Wasser aus dem Gewebe. Somit wird die Pulpa zu einem resilienten Gewebe. Dadurch befinden sich die pulpalen Venolen durchaus in nachgiebiger Umgebung, die sie vor plötzlichen Druckveränderungen schützt. Zudem sei nachgewiesen, dass Druckveränderungen in einem Teil der Pulpa nicht zwangsläufig zu Druckänderungen in anderen Teilen führen. Es scheinen ihres Erachtens effektive Mechanismen zu existieren, die das Pulpaödem beseitigen. Nach *Heyeraas* und *Berggreen* (1999) kann der steigende Gewebedruck zur Erhöhung des Lymphflusses nach Aufnahme der überschüssigen Gewebeflüssigkeit und zur Absorption der Gewebeflüssigkeit durch Kapillaren der entzündungsfreien Bezirke führen. Dadurch werde der Gewebedruck reduziert und der Circulus vitiosus der Pulpitis durchbrochen. Wäre die Selbststrangulationstheorie zutreffend, was von *Trowbridge* und *Emling* (1997) angezweifelt wird, müsste die Pulpaentzündung durch arteriellen oder venösen Verschluss zum Pulpainfarkt führen. Das komme bei einem akuten Trauma der apikalen Gefäße eher vor als bei einer Entzündung. Die Pulpanekrose entwickelt sich nach Meinung der letztgenannten Autoren immer dann, wenn das Wirtsgewebe nicht mehr in der Lage ist, die Noxe zu eliminieren. Es handelt sich dabei hauptsächlich um die bakterielle Infektion der Pulpa bei Karies und Trauma. Die Abszessbildung findet statt, wenn neutrophile Granulozyten ihre proteolytischen Enzyme freisetzen und das Pulpagewebe zunächst begrenzt einschmelzen. Wenn der kariöse Prozess die Pulpa penetriert und dadurch eine permanente und wachsende Invasion des Pulpagewebes stattfindet, wird die Wirtsabwehr früher

oder später unterliegen. Das ist der Fall, wenn das Gefäßsystem der Pulpa nicht mehr in der Lage ist, den steigenden Bedarf an neutrophilen Granulozyten und anderen Entzündungsfaktoren an der bakteriellen Penetrationsfront zu decken. Die mikrobielle Besiedelung führe schließlich zur Nekrose. Dies steht im Einklang mit der Auffassung einiger Autoritäten, die die mikrobielle Kolonisierung der Pulpakammer als Beginn der irreversiblen Pulpitis betrachten. Wie auch immer aus pathogenetischer Sicht interpretiert, Pulpaödem, Leukodiapedese, Pulpanekrose und Pulpaabszess sind reale pathogenetische Phänomene (Abb. 134), die letztendlich zum kompletten Gewebsuntergang der Pulpa führen. Indiz für die Realität dieser Entzündungserscheinungen ist das im nächsten Kapitel dargestellte pathomorphologische Substrat der akuten Pulpitis.

> Die akute Pulpitis wird vorrangig von exsudativen Vorgängen gekennzeichnet.

3.3 Mikroflora des infizierten Wurzelkanals und der apikalen Parodontitis

Bereits *W. D. Miller* (1890) hat auf die Anwesenheit von Mikroorganismen in der nekrotischen Pulpa hingewiesen. Aus heutiger Sicht lässt sich die Rolle der Mikroflora des infizierten Wurzelkanals bei der Auslösung der Parodontitis apicalis in den folgenden Thesen und deren Begründung zusammenfassen:

> 1. Die Entwicklung der Parodontitis apicalis ist an die bakterielle Kontamination der Pulpa geknüpft.

Der Beweis dafür wurde durch das bereits erwähnte Tierexperiment an eröffneten nicht infizierten Pulpen von keimfreien Ratten und freigelegten kontaminierten Pulpen der Kontrollgruppe erbracht (*Kakehashi* et al. 1965). Des Weiteren konnte an Affen gezeigt werden, dass Zähne mit aseptisch nekrotisierten und versiegelten Pulpen keinerlei periapikale Reaktion zeigten, während Zähne mit infizierten Pulpen fast ausnahmslos eine Parodontitis apicalis aufwiesen (*Möller* et al. 1981).

> 2. Bei Verlust der Integrität der Zahnhartsubstanzen durch Karies und Trauma und über freigelegte Dentinkanälchen und Seitenkanäle bei Parodontitis wird die Pulpakammer mikrobiell besiedelt.

Der Wurzelkanal wird damit zum Habitat für eine Reihe der etwa 300 Spezies der Mundflora. An diesem Standort werden typische mikroökologische Phänomene wie **Adhärenz, Penetration, mikrobielle Selektivität** und **Sukzession** sowie **mikrobielle Interaktionen** wie **Synergismus** und **Antagonismus** angetroffen.

> 3. Die Mischflora des infizierten Wurzelkanals und der periapikalen Läsion (Tab. 9) ist vorrangig obligat-anaerober Natur (*Sundqvist* 1976).

Zu den dominanten Anaerobiern des infizierten Wurzelkanals zählen schwarz pigmentierte Bakterien der Gattungen *Porphyromonas* und *Prevotella*, *Actinomyces*, *Fusobacterium* sowie *Veillonella* (*Nisengard* et al. 1994, *Brauner* und *Conrads* 1995, *Assed* et al. 1996, *Bae* et al. 1997, *Dougherty* et al. 1998, *Baumgartner* et al. 1999). Die Gattung *Bacteroides* wird heute folgendermaßen eingeteilt:

1. *Bacteroides* (saccharolytisch, nicht pigmentiert),
2. *Porphyromonas* (asaccharolytisch, schwarz pigmentiert),
3. *Prevotella* (saccharolytisch) (*Shah* und *Collins* 1988, 1989, 1990).

Porphyromonas beinhaltet die Spezies *P. asaccharolyticus*, *P. gingivalis* und *P. endodontalis*, *Prevotella* die Arten *P. nigrescens*, *P. intermedia*, *P. melaninogenica*, *P. denticola*, *P. loescheii* und *P. corporis*. *Baumgartner* et al. (1999) isolierten aus dem Wurzelkanal zu 55 % schwarz pigmentierte Bakterien. Dabei erwiesen sich 50 % als *Prevotella nigrescens*, 36 % als *Prevotella interme-*

Tabelle 9 Mikroflora des infizierten Wurzelkanals und periapikaler Läsionen[1]

Gramfärbung/ Formen	Fakultative Anaerobier/Aerobier	Obligate Anaerobier
Grampositive Kokken	*Enterococcus faecalis*	*Peptococcus*
	Gemella morbillorum	*Peptostreptococcus anaerobicus*
	Micrococcus	*Ps. asaccharolyticus*
	Staphylococcus aureus	*Ps. magnus*
	Staph. auriculus	*Ps. micros*
	Staph. capitis	*Ps. productus*
	Staph. cohnii	
	Staph. epidermidis	
	Staph. hominis	
	Staph. warneri	
	Streptococcus anginosus-constellatus	*Streptococcus intermedius*
	S. constellatus	
	S. MG intermedius	
	S. milleri	
	S. mitis	
	S. mutans	
	S. morbillorum	
	S. oralis	
	C-Streptokokken (ß-hämol.)	
	F-Streptokokken (ß-hämol.)	

Tabelle 9 Fortsetzung

Gramfärbung/ Formen	Fakultative Anaerobier/Aerobier	Obligate Anaerobier
Gramnegative Kokken	Moraxella osloensis	Veillonella parvula
	Neisseria cinerea	
	N. subflava	
Grampositive Stäbchen	Actinomyces odontolyticus	Actinomyces israelii
	Bacillus pumilus	A. meyeri
	B. species	Bifidobacterium
	Corynebacterium pyogenes	Clostridium
	C. species	Eubacterium lentum
	C. xerosis	E. nodatum
	Lactobacillus acidophilus	E. timidum
	L. brevis	Propionibacterium acnes
	L. casei	Rothia dentocariosa
	L. crispatus	
	L. delbrueckii	
	L. fermentum	
	L. gasseri	
	L. plantarum	
	L. salivarius	
Gramnegative Stäbchen	Actinobacillus	Bacteroides forsythus
	Campylobacter	B. ureolyticus
	Capnocytophaga ochracea	Fusobacterium species
	Citrobacter	F. nucleatum
	Eikenella corrodens	F. necrophorum
	Enterobacteriaceae	F. mortiferum
	Escherichia	F. varium
	Haemophilus	Porphyromonas asaccharolytica
	Klebsiella	P. endodontalis
	Proteus	P. gingivalis
	Pseudomonas aeruginosa	P. oralis
	Xantomonas	Prevotella bivia
	Kingella species	P. buccae
	K. kingae	P. corporis
		P. denticola
		P. intermedia
		P. loescheii
		P. melaninogenica
		P. nigrescens
		P. oris
		P. veralis
		Treponema

[1] nach *Abou-Rass* u. *Bogen* (1998), *Bae* et al. (1997), *Baumgartner* et al. (1999), *Brauner* u. *Conrads* (1995), *Brook* et al. (1996), *Conrads* et al. (1997), *Dahle* et al. (1996), *Dahlén* u. *Haapasalo* (1998), *Johnson* et al. (1999), *Jung* et al. (2000), *Klimm* et al. (1989), *Nisengard* et al. (1994), *Noda* et al. (1999), *Peciuliene* et al. (2000), *Schuman* u. *Turner* (1999), *Siguta* (1994), *Weiger* et al. (1995), *Wayman* et al. (1992)

dia, 9 % als *Porphyromonas gingivalis* und 5 % als *Prevotella melaninogenica.*

---

4. Die Tiefe der mikrobiellen Penetration der Dentintubuli in der Wurzelkanalwand ist unterschiedlich.

Je größer die Zahl der Mikroorganismen und ihre Vermehrungsrate ist, desto tiefer können sie das Dentin penetrieren (*Akpata* und *Blechman* 1982). *S. sanguis* konnte in vitro menschliche Dentinkanälchen bis zu einer Tiefe von 382,3 µm durchdringen, während *Prevotella intermedia* nur eine Tiefe von 25,9 µm erreichte (*Berkiten* et al. 2000). Regionale Unterschiede der Dentinpenetration konstatierte *Love* (1996): In vitro vermochte *S. gordonii* in das koronal und in Wurzelmitte gelegene Dentin 200 µm tief einzudringen, im apikalen Dentin betrug die Penetrationstiefe lediglich 60 µm. Entgegen der Auffassung von *Akpata* und *Blechman* (1982) besiedelte *Fusobacterium nucleatum* zwar üppig die Wurzelkanalwand, drang aber aufgrund seiner spindelförmigen Morphologie nur selten in das Kanalwanddentin ein (*Siqueira jr.* et al. 1996). Die pulpaseitige Penetration ist tiefer als die zementseitige (*Haapasalo* und *Ørstavik* 1987, *Adriaens* et al. 1988). Die nach der Wurzelkanalaufbereitung, Zwischeneinlage und Wurzelkanalfüllung in den Dentinkanälchen verbliebenen Mikroorganismen können den Erfolg der Wurzelkanalbehandlung nicht gefährden (*Peters* et al. 1995).

---

5. Die Besiedelungsfolge der mikrobiellen Arten im Wurzelkanal wird u. a. durch das intrakanaläre Sauerstoffangebot geregelt (autogene Sukzession).

So dominieren in der frühen Wurzelkanalflora **Aerobier** und **fakultative Anaerobier**. Durch deren Sauerstoffverbrauch wird das Wachstum der **obligaten Anaerobier** begünstigt (*Fabricius* et al. 1982).

---

6. Das Keimspektrum des Wurzelkanals wird maßgeblich durch **mikrobielle Interaktionen** bestimmt (*Dahlén* und *Haapasalo* 1998).

In diesen Kontext ordnen sich die positiven Korrelationen zwischen *Fusobacterium nucleatum* und *Peptostreptococcus micros* sowie zwischen *Porphyromonas endodontalis, Selenomonas sputigena* und *Wolinella recta* ein (*Sundqvist* 1992). Eine signifikante Beziehung besteht auch zwischen *Porphyromonas gingivalis* und *Treponema* sp. sowie zwischen *Bacteroides forsythus* und *Treponema* sp. (*Jung* et al. 2000).

---

7. Die von einigen Autoren apostrophierte absolute Korrelation zwischen einer bestimmten klinischen Symptomatik und gewissen Mikroorganismen scheint fraglich (*Nair* 1997).

In neueren Arbeiten wurde eine signifikante Assoziation zwischen bestimmten Bakterien und klinischen Zeichen vermisst (*Baumgartner* et al. 1999, *Jung* et al. 2000).

---

8. Das Postulat *Grossmans* (1959): „A granuloma is not an area in which bacteria live, but in which they are destroyed" lässt sich in dieser Absolutheit nicht mehr aufrechterhalten.

So konnten *Wayman* et al. (1992) in 51 von 58 therapierefraktären periapikalen Läsionen nach chirurgischem Eingriff kulturell Mikroorganismen nachweisen. Der histologische Nachweis von Mikroorganismen gelang dagegen nur in 8 von 58 Fällen. Von den 133 Isolaten waren 87 strikte Anaerobier, 37 fakultative Anaerobier und 9 Aerobier. Die Mikroorganismen wurden in periapikalen Granulomen, radikulären Zysten und periapikalen Abszessen gefunden. *Brauner* und *Conrads* (1995) isolierten aus 24 periapikalen Granulomen mit akuter Symptomatik in 66,6 % der Fälle *S. milleri,* in 87,5 % *Bifidobacterium* spp., in 54,2 % *Bacteroides* spp., in 70,8 % *Prevotella intermedia* und in 50 % *Capnocytophaga* spp. *AbouRass* und *Bogen* (1998) gelang der Nachweis von Mikroorganismen aus 13 therapierefraktären geschlossenen periapikalen Läsionen mit chirurgischen Therapieindikationen. Diese Läsionen erfüllten folgende Kriterien: 1. Die geschlossene periapikale Läsion stand im Zusammenhang mit einer Pulpanekrose nach Trauma oder Verkalkung. 2. Es lag eine akzeptable Wurzelkanalbehandlung vor. 3. Es waren keine parodontalen Defekte oder Fistelgänge vorhanden. Die aus den geschlossenen Läsionen isolierte Mikroflora bestand zu 63,6 % aus obligaten und zu 36,4 % aus fakultativen Anaerobiern. Dabei ergab sich folgende Verteilung: 31,8 % *Actinomyces* sp., 22,7 % *Propionibacterium* sp., 18,2 % *Streptococcus* sp., 13,6 % *Staphylococcus* sp., 4,6 % *Porphyromonas gingivalis,* 4,6 % *Peptostreptococcus micros* und 4,6 % Enterobakterien. Schwarz pigmentierte anaerobe Stäbchen scheinen in geschlossenen periapikalen Läsionen relativ selten vorzukommen (*Bogen* und *Slots* 1999). Während *Porphyromonas endodontalis* bei 40 % der Patienten in subgingivalen Plaqueproben identifiziert wurde, fehlte er in den geschlossenen periapikalen Läsionen gänzlich. Außerdem sind Mikroorganismen in infizierten radikulären Zysten (*Nair* 1987), in periapikalen Taschenzysten (*Nair* et al. 1996) und im Periapex nach Kontamination mit infiziertem Wurzelkanaldentin im Rahmen der Wurzelkanalaufbereitung (*Valderhaug* 1974) nachweisbar. Aus dem aspirierten Exsudat oraler Abszesse von 50 Patienten wurden im Durchschnitt 3,6 mikrobielle Spezies isoliert (*Schuman* und *Turner* 1999). In 78 % der Proben konnten fakultative und obligate Anaerobier nachgewiesen werden. Die am häufigsten isolierten fakultativ-anaeroben Mikroorganismen waren Vertreter der *S.-viridans*-Gruppe (α-Hämolyse), während pigmentierte gramnegative Stäbchen bei den strikten Anaerobiern dominierten. Auffällig war das relativ häufige Vorkommen β-hämolisierender Streptokokken der *S.-milleri*-Gruppe mit dem Lancefield-Gruppenantigen F. Hinsichtlich der Mikrobiologie periapikaler Abszesse und mit ihr vergesellschafteter maxillärer Sinusitiden bestand weitestgehende Übereinstimmung. Am häufigsten wurden *Prevotella* sp., *Porphyromonas* sp., *Fusobacterium nucleatum* und *Peptostreptococcus* sp. angezüchtet (*Brook* et al. 1996). Auch Fistelgänge endodontisch unbehandelter Zähne mit periradikulärer Parodontitis waren mikrobiell kontaminiert (*Weiger* et al. 1995). Sie stammten offenbar

aus dem infizierten Wurzelkanal. Insgesamt wurden 71 Stämme isoliert. Bei den Anaerobiern überwogen *Fusobacterium nucleatum* (7 Stämme), *Prevotella intermedia* (4 Stämme) und *Prevotella oralis* (4 Stämme). Bei den fakultativen Anaerobiern dominierten *Streptococcus* spp.

> 9. Die Meinung, dass *Candida, Enterococcus faecalis* und *Actinomyces* seltene Vertreter des mikrobiellen Ökosystems des infizierten Wurzelkanals seien, bedarf der Revision.

Mit der empfindlichen **Polymerase-Kettenreaktion** konnte in 5 (21 %) von 24 Wurzelkanalproben *Candida albicans* nachgewiesen werden (*Baumgartner* et al. 2000). Schon *Winkler* und *van Amerongen* (1959) züchteten aus 4.186 Wurzelkanalproben 240 Reinkulturen und 45 Mischkulturen von *Enterococcus faecalis* (vormals *S. faecalis*) an. *Actinomyces* wurde in 10,6–17,3 % der positiven Kulturen aus infizierten Wurzelkanälen nachgewiesen (*Shovelton* und *Sidaway* 1960, *Borssén* und *Sundqvist* 1981), periapikale **Aktinomykose** dagegen äußerst selten (*Nair* und *Schroeder* 1984). Letztere widersteht der Wurzelkanalbehandlung. *Happonen* (1986) hat 16 Fälle von therapieresistenter periapikaler Aktinomykose beschrieben. Die Präsenz von *Candida albicans* und *Enterococcus faecalis* steht im Zusammenhang mit therapieresistenten oder therapierefraktären chronischen apikalen Parodontitiden. So wurde *E. faecalis* in 24 von 40 therapieresistenten Fällen nachgewiesen. Das Vorliegen von *E. faecalis* in bereits wurzelkanalgefüllten Zähnen mit Parodontitis apicalis erforderte die Revision der Wurzelkanalbehandlung (*Peciuliene* et al. 2000). 14 von 20 Wurzelkanälen mit positiven Bakterienkulturen enthielten vor der erneuten Behandlung *E. faecalis* in Reinkultur oder als Hauptkomponente der Mischflora. Nach der mechanischen Aufbereitung und Spülung mit 2,5%igem Natriumhypochlorit und 17 %igem EDTA wuchs E. faecalis immerhin noch in 7 von 20 Zähnen an. Dabei waren 5 Stämme Reinkulturen. Wie *Gomes* et al. (1996) zeigten, überlebt *E. faecalis* am besten die Instrumentation und

Spülung mit 2,5%igem Natriumhypochlorit. *Peciuliene* et al. (2000) nahmen an, dass nicht die chemische Desinfektion, sondern die ökologischen Verhältnisse des inkomplett gefüllten Wurzelkanals das Überleben von E. faecalis ermöglichen. Im Vergleich zu *E. faecalis* war *C. albicans* gegen Natriumhypochlorit noch weniger empfindlich (*Smith* und *Waymann* 1986). Auch Enterobacter zeigte starke Therapieresistenz (*Dahlén* und *Haapasalo* 1998).

> 10. Das mikrobielle Microleakage ist eine der Hauptursachen für den Misserfolg der Wurzelkanalbehandlung.

Mikroorganismen, ihre Metabolite und ihre Strukturkomponenten können Spalte nach insuffizienter temporärer oder definitiver Füllungs- oder Kronentherapie sowie unvollständiger Wurzelkanalfüllung und mangelhafter Stiftinsertion invadieren. In vitro durchdringen bakterielle **Endotoxine** Wurzelkanalfüllungsmaterialien in experimentellen Stiftbetten schneller als die Mikroorganismen selbst (*Alves* et al. 1998).

3.4 Pathogenese der Parodontitis apicalis

Die Formen der Parodontitis apicalis sind Ausdruck eines dynamischen Gleichgewichts zwischen protektiven und destruktiven Immunreaktionen des apikalen Parodonts unspezifischen und spezifischen Charakters auf Noxen aus dem Wurzelkanal. Der bedeutendste Schadfaktor ist dabei die pathogene Mischflora des infizierten Wurzelkanals (nach *Márton* und *Kiss* 2000).

Die Pathogenese der Parodontitis apicalis ähnelt der der Pulpitis. Hinzu kommt die Destruktion des periapikalen Knochens. Die periapikale Läsion gilt nach der Pulpitis als zweite Verteidigungslinie gegen die Mikroflora des Wurzelkanals mit dem Ziel, die Infektion auf den Wurzelkanal zu begrenzen (*Stashenko* 1998). Zu den Verteidigungsfakto-

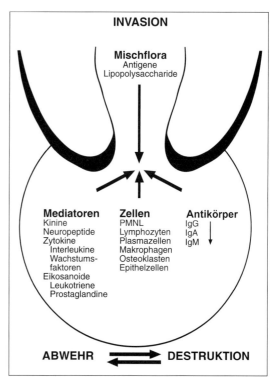

Abb. 135
Faktoren des dynamischen Gleichgewichts zwischen protektiven und destruktiven Vorgängen in der Pathogenese der Parodontitis apicalis (Modifikation nach *Nair* 1997)

ren des Wirts zählen unterschiedliche molekulare Entzündungsmediatoren, Zellpopulationen und Antikörper (*Nair* 1997) (Abb. 135).

3.4.1 Pathogenese der Parodontitis apicalis acuta

Die akute Reaktion des apikalen Parodonts wird zumeist durch Mikroorganismen ausgelöst, die im Wurzelkanal etabliert sind oder das apikale Parodont invadieren. Als Ursache gelten zumeist **Antigene gramnegativer Bakterien** (z.B. **Lipopolysaccharide**) (*Hosoya* und *Matsushima* 1997, *Matsushita* et al. 1999). Weitere Noxen sind akute Traumata oder mechanisch-chemische Faktoren wie Instrumente, Chemikalien und Materialien der Wurzelkanalbehandlung (*Nair* 1997). Die unmittelbare Reaktion auf die genannten Schadfaktoren besteht in **Vasodilatation, erhöhter Gefäßpermeabilität** und **Leukozytenextravasation.** Diese Prozesse werden durch Entzündungsmediatoren wie **Prostaglandine** (PGE_2), **Kinine (Bradykinin), Neuropeptide (VIP, CGRP, SP, NPY)** und endogene **Opioide (Met-enk, Leu-enk)** gesteuert. Die **unspezifische Immunantwort** schließt nicht nur die **PMNL-**, sondern auch die **Monozytenmigration** und **-aktivierung** sowie **Zytokinproduktion** ein (*Stashenko* et al. 1998). Sie hat das Ziel, Bakterien und abgestorbene Zellen zu phagozytieren (*Takahashi* 1998). Monozyten und **Makrophagen** setzen **Leukotriene** frei. **Leukotrien** B_4 lockt noch mehr PMNL und Makrophagen in das Entzündungsgebiet. Letztere aktivieren **Osteoklasten.** Die aktivierten Makrophagen setzen die Produktion von Entzündungsmediatoren wie der proinflammatorischen Zytokine **Interleukin-1 (IL-1)** und **TNFα** sowie des chemotaktisch wirkenden **Interleukins-8** fort. Übrigens sind auch die PMNL eindeutige Quellen für IL-1 (*Miller* et al. 1996). Die Zytokine intensivieren die Gefäßreaktionen und den Abbau extrazellulärer Matrix. Die beginnende Parodontitis apicalis acuta kann spontan heilen oder zur Abszess- und Fistelbildung führen (*Nair* 1997).

3.4.2 Pathogenese der Parodontitis apicalis chronica

Während bei der Parodontitis apicalis acuta PMNL und Makrophagen überwiegen, wird die Parodontitis apicalis chronica von **Makrophagen, Lymphozyten** und **Plasmazellen** dominiert. Bei der **Transformation** des akuten in den chronischen Prozess in Form des apikalen Granuloms spielen die von den Makrophagen produzierten Zytokine **IL-1** und **TNFα** eine bedeutende Rolle in der Lymphozytenstimulation (*Nair* 1997). Die **T-Lymphozyten** sind Träger der **spezifischen zellvermittelten Immunität,** die **B-Lymphozyten** Träger der **spezifischen humoralen Immunität.** T-Lymphozyten waren häufiger in menschlichen apikalen Granulomen (*Nilsen* et al. 1984) und in experimentell induzierten Granulomen bei Ratten

(*Yu* und *Stashenko* 1987) als B-Lymphozyten nachzuweisen. **T-Helferzellen (CD4⁺)** wurden häufiger gefunden als **T-Suppressorzellen (CD8⁺)** (*Akamine* et al. 1994). In periapikalen Läsionen endodontisch unbehandelter Zähne war sowohl die Gesamtzahl der Lymphozyten als auch der Anteil der B- und T-Zellen sowie der T-Helferzellen höher als in endodontisch behandelten Zähnen (*Alavi* et al. 1998). Während in den Anfangsstadien der periapikalen Läsion CD4⁺-Lymphozyten überwogen, waren in späteren Stadien CD8⁺-Lymphozyten und Plasmazellen dominant (*Kawashima* et al. 1996). In der aktiven Phase der Parodontitis apicalis ist die Knochenresorption stärker ausgeprägt als in der chronischen (*Stashenko* et al. 1992). Die erhöhte Resorptionsaktivität ist an die Präsenz von IL-1 und TNFα gebunden. Hingegen in der chronischen Phase produzieren die aktivierten T-Helferzellen 1 **(TH1) Interferon γ (IFNγ)** und die T-Helferzellen 2 **(TH2) Interleukin 4,** wodurch die IL-1-stimulierte Knochenresorption durch Osteoklasten gehemmt wird (*Takahashi* et al. 1986, *Watanabe* et al. 1990). Außerdem regen von T-Lymphozyten produzierte Zytokine die Bildung von **TGFβ (transforming growth factor β)** an, der die **Fibroblastenproliferation** und **Mikrovaskularisierung** der apikalen Granulome stimuliert (*Nair* 1997). TGFβ1 gilt als Schlüsselmediator des immunologischen Gleichgewichts, was die Reaktionen in Pulpa und Periapex gleichermaßen betrifft (*Stashenko* et al. 1998). Hinzu kommt die antibakterielle Wirkung durch **Antikörper (Immunglobuline).** Sie werden durch Plasmazellen als Differenzierungsformen der B-Lymphozyten exprimiert. Hinsichtlich der Häufigkeit der Immunglobuline rangieren IgG vor IgA und IgM (*Stern* et al. 1981, *Smith* et al. 1987). Für die Plasmazellen mit IgG-Expression ergab sich hinsichtlich des periapikalen Granuloms bzw. der radikulären Zyste nachstehende Reihenfolge: IgG1 (57,4 bzw. 55,5 %), IgG2 (34,1 bzw. 34,6 %), IgG3 (4,0 bzw. 4,3 %), IgG4 (4,0 bzw. 5,5 %). Zwischen den Hundertsätzen der einzelnen Subklassen bestand kein statistisch signifikanter Unterschied (*Takahashi* 1998). Summa summarum wird die pathogene Mikroflora durch Makrophagen, Lymphozyten und Plasmazellen in die „Schranken" des Wurzelkanals gewiesen, und das periapikale Granulom befindet sich in „Ruhe vor dem möglichen Sturm". Der Sturm bricht los, wenn sich das empfindliche Gleichgewicht zwischen Abwehr und Mikroflora zugunsten der kanalären Mischflora verschiebt. Die Mikroorganismen invadieren nun zuhauf das periapikale Gewebe. Dieses befindet sich jetzt in der Phase eines akuten Entzündungsschubs **(Exazerbation)**.

3.4.3 Pathogenese der radikulären Zyste

Obwohl die periapikale Zyste als direkte Folge des periapikalen Granuloms betrachtet wird, muss sich das periapikale Granulom nicht zwangsläufig zur Zyste weiterentwickeln (*Nair* 1995). Es ist vielmehr ein kleinerer Teil der periapikalen Läsionen (<10 %), der sich aus noch ungeklärten Gründen zur Zyste fortentwickelt.

Periapikale wahre Zyste

Die Entstehung der wahren Zysten (geschlossene Zysten ohne Kommunikation zum Wurzelkanal) in 3 Stadien wurde von *Nair* (1995) auf der Grundlage der Mitteilungen von *Shear* (1992) beschrieben:

1. **Phase der Epithelproliferation**
   Reste der Hertwigschen Epithelscheide, die ruhenden **Malassez-Epithelreste**, proliferieren wahrscheinlich unter dem Einfluss von Wachstumsfaktoren, Entzündungsmediatoren und Metaboliten der periapikalen Läsion. In Zysten mit hyperplastischem Epithel konnten hohe Zahlen von T-Helferzellen 2 festgestellt werden. Daher wird angenommen, dass sie mit der Zystenbildung in Zusammenhang stehen (*Cury* et al. 1998).

2. **Phase der Hohlraumbildung**
   Hierbei wird grundsätzlich zwischen zwei Theorien unterschieden.

2.1 **Mangelernährungstheorie**
   Es wird angenommen, dass die Epithelstränge von ihrer Ernährungsquelle abgeschnitten und dadurch nekrotisch werden. Die Nekrosebezirke sollen PMNL anlocken und sich mit degenerierten Epithelzellen und Gewebeflüssigkeit füllen. Sie konfluieren und bilden dadurch ein Zystenlumen.

2.2 **Abszesstheorie**
   Nach dieser Theorie soll die nach Gewebenekrose und Lyse entstandene Abszesshöhle mit mehrschichtigem Epithel ausgekleidet werden.

3. **Phase des Zystenwachstums**
   Der Pathomechanismus des Zystenwachstums ist unbekannt. Offenbar spielt der osmotische Druck im Zystenlumen eine entscheidende Rolle. Er steigt durch den Zerfall von chemotaktisch in den Zystenhohlraum eingewanderten PMNL sowie von dort vorhandenen Epithelzellen an und übersteigt den Druck der umliegenden Gewebe. Dadurch kommt es zum Einstrom von Gewebeflüssigkeit aus dem Umfeld der Zyste. Der erhöhte Druck kann zur Knochenresorption führen. Außerdem werden Entzündungsmediatoren freigesetzt, die eine Knochenresorption induzieren (TNFα, TNFβ, IL-1α, IL-1β, IL-6, IL-11) (*Stashenko* et al. 1998).

Periapikale Taschenzyste

Die zum Wurzelkanal offene Zyste entsteht offenbar durch blasenartige Extension des infizierten Wurzelkanals in den Periapex (*Nair* 1995). Mehrschichtiges Plattenepithel kleidet das blasenähnliche Lumen aus und bildet einen Epithelkragen um die Wurzelspitze. Das „Divertikel des Wurzelkanalraums" expandiert durch nekrotisches Gewebe, mikrobielle Stoffwechselprodukte, untergegangene PMNL, Gewebeflüssigkeit und Epithelreste.

4

Pathomorphologie der Pulpitis und Parodontitis apicalis

H. W. Klimm

Nach der Beschreibung der Pathomechanismen der Entzündung von Pulpa und apikalem Parodont soll nunmehr das pathomorphologische Substrat der einzelnen Entzündungsformen in Pulpa und apikalem Parodont dargelegt werden. Dabei wird von anerkannten histopathologischen Klassifikationen ausgegangen.

4.1 Pathomorphologische Formen der Pulpitis

Hier wird zunächst eine Einteilung der Pulpitiden (Abb. 136) dargestellt, die eine Reihe von „Vätern" hat (*Greth* 1933, *Rebel* 1947, *Driak* 1956, *Seltzer* 1972, *Morse* et al. 1977, *Taatz* 1980, *Ott* 1983, *Mittermayer* 1993, *Smulson* und *Sieraski* 1996).

4.1.1 Pulpitis acuta serosa partialis (coronalis)

Hierbei dominiert in der gesamten koronalen Pulpa eine **entzündliche Hyperämie**. Durch den Austritt der Serum- und Plasmabestandteile des

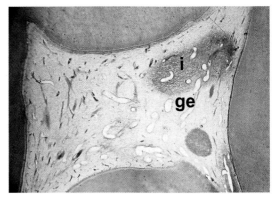

Abb. 137
Pulpitis acuta serosa partialis mit Gefäßerweiterung (ge), entzündlichem Infiltrat (i) und verwaschener Pulpastruktur

Blutes (**Serum-** und **Plasmadiapedese**) entwickelt sich ein **Pulpaödem**. Das Gewebsbild der Pulpa erscheint dadurch verwaschen (*Taatz* 1980) (Abb. 137). Bei Fortbestehen der Noxen können erste **Leukozyteninfiltrate** als Merkmal der **Leukodiapedese** und der Untergang von Odontoblasten beobachtet werden. Nach *Pilz* (1969) ist erst die Diapedese vielkerniger Blutelemente das Zeichen für eine akute Entzündung.

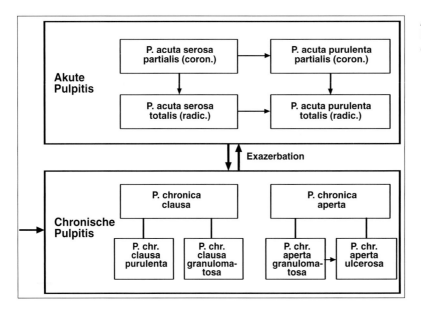

Abb. 136
Histopathologische Formen der Pulpitis

4.1.2 Pulpitis acuta serosa totalis (radicularis)

Unmittelbar an die akute seröse partielle Pulpitis können sich eine akute total-seröse Pulpitis, eine purulente oder chronische Pulpitis anschließen. Zwischen den partiellen und totalen serösen Formen besteht lediglich ein gradueller Unterschied (*Harndt* 1938). Das apikale Parodont reagiert auf die radikuläre Entzündung mit **präinflammatorischer Hyperämie** (*Taatz* 1980).

4.1.3 Pulpitis acuta purulenta partialis (coronalis)

Charakteristisch für diese Pulpitisform sind **Hyperämie, zelluläre Infiltration** und **Abszessbildung** (Abb. 138). Die Infiltrate befinden sich in der Nachbarschaft der Gefäße und bestehen aus **polymorphkernigen neutrophilen Leukozyten (PMNL), Monozyten** und **Lymphozyten** (*Becker* und *Morgenroth* 1986). Neben der **Gefäßerweiterung (Vasodilatation)** liegt teilweise eine **Gefäßthrombosierung** vor. Die nach lokaler **Einschmelzung** des Pulpagewebes entstandenen **Abszesshöhlen** enthalten Mikroorganismen und PMNL und werden von einer bindegewebigen **Abszessmembran** umgeben. Mikroorganismen werden nicht überall im Pulpagewebe angetroffen, sondern fast ausschließlich in den Nekrosebezirken und in deren unmittelbarer Umgebung (*Harndt* 1938, *Lin* und *Langeland* 1981). Die purulente Entzündung kann sich auch als **Pulpaphlegmone** äußern, wenn die bindegewebige Grundsubstanz

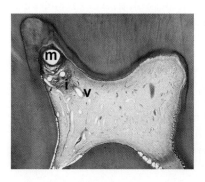

Abb. 138
Pulpitis acuta purulenta partialis mit koronalem Mikroabszess (m), Vasodilatation (v) und entzündlichem Infiltrat (i)

der Pulpa gleichmäßig mit PMNL durchsetzt wird (*Morgenroth* und *Philippou* 1998). Bei der purulenten Entzündung wird zwischen der **suppurativen Kernzone** oder **Zone der Nekrose** (oder **Infektion**) (Zone I), der Zone des entzündeten Bindegewebes, der **Zone der Kontamination** oder **Zone der exsudativen Entzündung** (Zone II) und der **proliferativen Entzündungszone** (Zone III) differenziert (*Coolidge* und *Kesel* 1956 zitiert bei *Smulson* und *Sieraski* 1996).

4.1.4 Pulpitis acuta purulenta totalis (radicularis)

Auch zwischen der partiellen akuten purulenten und totalen akuten purulenten Pulpitis besteht nur ein quantitativer Unterschied, indem die radikuläre Pulpa in das purulente Entzündungsgeschehen involviert wird (Abb. 139).

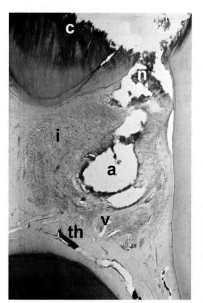

Abb. 139
Pulpitis acuta purulenta partialis im Übergangsstadium zur Pulpitis acuta purulenta totalis mit penetrierender Karies (c), oberflächlicher Pulpanekrose (n), Abszesshöhle (a), entzündlichem Infiltrat (i), Vasodilatation (v) und Thrombosierung der Gefäße (th)

4.1.5 Pulpitis chronica clausa

Chronische Pulpitiden können primär entstehen (primär-chronische Pulpitis), sich aus akuten Pulpaentzündungen entwickeln (*Mittermayer* 1993) oder exazerbieren (**Exazerbation einer chro-**

nischen Pulpitis). Typisch für die chronische Entzündung ist ein zelluläres Infiltrat, das vorrangig aus **Lymphozyten, Plasmazellen, Makrophagen** und **eosinophilen Leukozyten** besteht, und **Bindegewebsneubildung**. Die Pulpitis chronica clausa als geschlossene Form der chronischen Pulpitis kann als Pulpitis chronica clausa purulenta und als Pulpitis chronica clausa granulomatosa (Abb. 136) vorliegen.

Pulpitis chronica clausa purulenta
Sie ist durch einzelne oder multiple **chronische Abszesse** gekennzeichnet (Abb. 140), die von einer bindegewebigen Membran umgeben sind (*Taatz* 1980). Eine derartige **fibrös-narbige Verriegelung** der Abszesse (*Mittermayer* 1993) ist wie verstärktes **Kapillarwachstum** Ausdruck der chronisch-proliferativen Entzündung. Der stark gezeichnete Gefäßbaum gilt als Zeichen der **chronischen Hyperämie**. Oft werden multiple Pulpasteine gefunden. Die radikuläre Pulpa ist meist intakt, zeigt aber erweiterte Gefäße (*Seltzer* 1972). Die Pulpitis chronica clausa purulenta kann exazerbieren (Abb. 141).

Pulpitis chronica clausa granulomatosa
Das **interne Granulom (Rosa-Flecken-Krankheit s. pink spot disease)** kann getrost als Pulpitis chronica clausa granulomatosa in die Klassifikation der

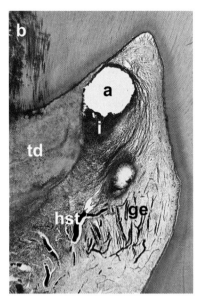

Abb. 141
Exazerbation einer Pulpitis chronica clausa purulenta mit bakterieller Penetration des Dentins (b), massiver Tertiärdentinbildung (td), ausgeprägter Gefäßerweiterung (ge) und Hämostase (hst), Mikroabszedierung (a) und entzündlicher Infiltration (i)

Pulpitiden eingeordnet werden. Sie ist weder eine Sonderform, noch eine degenerative Pulpaveränderung, sondern ein chronisch-entzündlicher Prozess (*Ott* 1983). Bei dieser Pulpitisform liegt **kapillarreiches Granulationsgewebe** vor, das von Lymphozyten, Makrophagen, Plasmazellen und neutrophilen Granulozyten durchsetzt ist (*Schroeder* 1997). Das Granulationsgewebe resorbiert expansiv das Wanddentin von Pulpakammer und/oder Wurzelkanal unter Bildung **Howshipscher Lakunen**. Dadurch entstehen im koronalen, mittleren oder apikalen Drittel des Pulparaumes **Resorptionshöhlen** von kugeliger Gestalt (Aussackungen).

Pulpitis chronica aperta ulcerosa
Die an der Eröffnungsstelle der Pulpakammer freiliegende Pulpa ist mit nekrotischem Gewebe bedeckt. Darunter liegt die exulzerierte Pulpa, die chronische und akute Entzündungsbezirke enthält (Abb. 142). So liegen neben Leukozyten Plasmazellen und Lymphozyten vor. Granulationsgewebe kann resorptive Prozesse in der Dentinwandung unterhalten (*Taatz* 1980) (Abb. 143). Das chronisch-ulzerierende Entzündungsgeschehen beschränkt sich in der Regel auf die Kronenpulpa (*Driak* 1956, *Künzel* 1974).

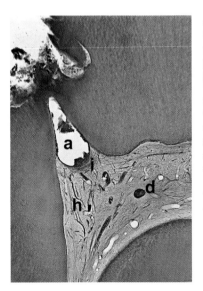

Abb. 140
Pulpitis chronica clausa purulenta mit penetrierter Karies, chronischem (kaltem) Abszess (a), chronischer Hyperämie (h) (starke Zeichnung des Gefäßbaums), chronischem Infiltrat (i) und Dentikel (d)

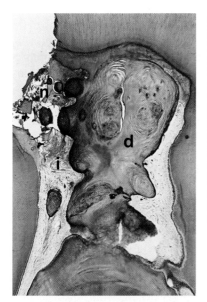

Abb. 142
Pulpitis chronica aperta ulcerosa mit freigelegter exulzerierter Pulpa, oberflächlicher Pulpa- und Dentinnekrose (n), entzündlicher Infiltration (i) und massiver Dentikelbildung (d)

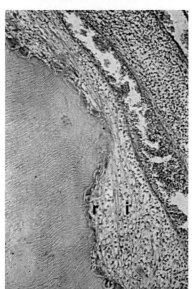

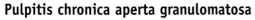

Abb. 143
Breite lakunäre Resorptionsfront (r) durch Granulationsgewebe mit chronisch-entzündlichem Infiltrat (i) bei Pulpitis chronica aperta ulcerosa

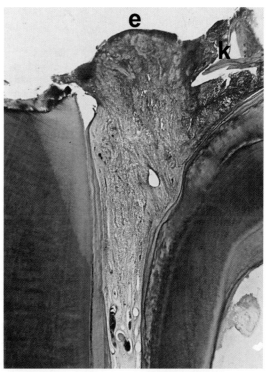

Abb. 144
Pulpitis chronica aperta granulomatosa (Pulpapolyp) mit epithelbedecktem (e), zellinfiltriertem Granulationsgewebe, dessen Proliferation durch harte Dentinkante des Pulpakammerdachs (k) beschleunigt wurde, bei intakter radikulärer Pulpa

Pulpitis chronica aperta granulomatosa

Charakteristisch für den so genannten **Pulpapolypen** ist die Präsenz **proliferativen Granulationsgewebes** mit resorbierendem Charakter (*Taatz* 1980). Hartgewebliche Kanten von Resten des ehemaligen Pulpakammerdaches beschleunigen die Wucherung des Granulationsgewebes (Abb. 144). Junge Pulpapolypen sind primär nicht epithelisiert, alte bestehen aus derbem Bindegewebe

und sind mit mehrschichtigem Plattenepithel bedeckt (*Schroeder* 1997). Das aus dem keratinisierten **Stratum corneum**, dem **Stratum granulosum**, dem **Stratum spinosum** und dem **Stratum germinativum** bestehende Plattenepithel zeigt den gleichen Aufbau wie das Mundhöhlenepithel und entstammt demselben (*Taatz* 1980). Das Granulationsgewebe ist mit Lymphozyten, Plasmazellen und Makrophagen infiltriert. Das proliferative Geschehen beschränkt sich auf die Kronenpulpa (*Driak* 1956, *Künzel* 1974).

Pulpanekrose

Die Pulpanekrose als Finalstadium der Pulpitis (Abb. 145) wird durch die vollständige und unwiederbringliche Zerstörung der Pulpa infolge des pulpalen Zelltodes charakterisiert (*Mittermayer* 1993). Da bei dem Prozess fast ausnahmslos Mikroorganismen im

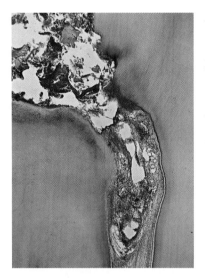

Abb. 145
Koronale Pulpanekrose, die in die Wurzelpulpa hineinreicht, und angrenzende radikuläre chronische Pulpitis

Spiel sind (*van der Waal* und *van der Kwast* 1987), spricht man von einer **infizierten Pulpanekrose**. Bei der Pulpanekrose kommt es zur **Karyopyknose** sowie Fragmentierung und Auflösung der Nervenfasern. Allein die Nervenscheiden bleiben erhalten (*England* et al. 1974).

4.2 Pathomorphologische Formen der Parodontitis apicalis

Die hier verwendete Klassifikation (Abb. 146) berücksichtigt bei der akuten apikalen Parodontitis die 4 Entzündungsstadien nach *Wannenmacher* (1952) und geht bei der Einteilung der chronischen apikalen Parodontitis u. a. auf die Klassifikationen von *Rebel* (1947), *Schug-Kösters* (1973), *Pilz (1985)* und *Nair* (1995) zurück. Hinter dem Begriff der Parodontitis apicalis verbergen sich grundsätzlich periapikale, periradikuläre, laterale und interradikuläre Entzündungsprozesse.

4.2.1 Parodontitis apicalis acuta

Ein akutes periapikales Enzündungsgeschehen kann seltener primär und häufiger sekundär (**Exazerbation einer chronischen apikalen Paro-** dontitis, **Phönixabszess**) durch eine infizierte Pulpanekrose verursacht werden. Die primärakute Parodontitis folgt gewöhnlich der primärakuten Pulpitis (*Mittermayer* 1993). Die Parodontitis apicalis acuta durchläuft zumeist 4 Entzündungsstadien: die periodontale, enostale, subperiostale und submuköse Phase (*Wannenmacher* 1952) (Abb. 146).

Periodontale Phase

In dieser Phase entwickelt sich im Desmodont in der Nachbarschaft des apikalen Foramens ein entzündlicher Prozess, der von **Hyperämie** und **seröser Exsudation** gekennzeichnet ist (*Wannenmacher* 1952, *Taatz* 1980).

Enostale Phase

Das Entzündungsgeschehen ist im Knochen und seinen Markräumen lokalisiert. Es wird durch **Leukodiapedese** charakterisiert. Neben hämatogenen emigrierten Zellen infiltrieren histiogene ortsständige Zellen das Knochengewebe. Durch Abszessbildung wird Knochengewebe eingeschmolzen (**enostaler Abszess**).

Subperiostale Phase

Der Pus befindet sich unter dem Periost, löst es von seiner knöchernen Unterlage ab und stellt sich als **periostaler Abszess** dar.

Submuköse Phase

Nach der Zerstörung des Periosts sammelt sich der Pus im submukösen Gewebe als submuköser Abszess. Der Abszess wird von einem Ödem der Weichteile (**Kollateralödem**) begleitet. Der submuköse Abszess bricht in das Vestibulum oder Cavum oris durch. Die pyogene Infektion kann sich in die Spatien oder Logen der Gesichts- und Halsweichteile ausbreiten. Geht die Infektion von einem oberen Molaren aus, kann sich ein **Gaumenabszess**, ein **Antrumempyem** oder ein **Wangenabszess** entwickeln. Periapikale Eiterungen an unteren Molaren können zu **submandibulären**, **sublingualen** und **perimandibulären** Abszessen führen (*Rebel* 1947, *Becker* und *Morgenroth* 1986). Akute apikale Parodontitiden vermögen u. a. **Kinnabszesse** hervorzurufen.

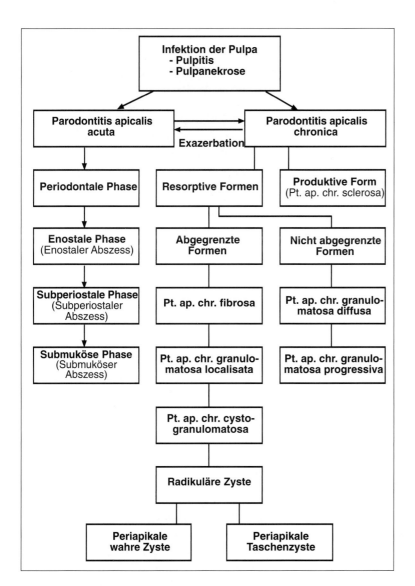

Abb. 146
Pathomorphologische
Klassifikation der Parodontitis
apicalis

4.2.2 Parodontitis apicalis chronica

Die chronische apikale Parodontitis ist eine lokalisierte, zumeist abgekapselte chronische Entzündung im Periapex. Das dabei vorliegende „apikale Granulom" besteht in Abhängigkeit von der gegebenen Situation und Reaktion aus einem Mischgewebe, in dem Granulationsgewebe, fibröses Narbengewebe oder akute Entzündung dominieren können (*McKinney* 1981, *Schroeder* 1997).

Dabei handelt es sich bei dem Begriff „Granulom" im Zusammenhang mit der periapikalen Läsion um eine falsche Bezeichnung (*Smulson* et al. 1996). Er ist eigentlich für das typisch aufgebaute knötchenförmige Granulationsgewebe bei der granulomatösen Entzündung (z. B. Tuberkulose, Lues, Lepra) reserviert (*Morgenroth* und *Philippou* 1998).

Die für den destruktiven chronisch-entzündlichen Prozess charakteristische **Resorption** erfasst nicht nur den Knochen, sondern manchmal auch die

Wurzelspitze unter Einbeziehung der Innenfläche des Foramen apicale (Trichterbildung) (*Malueg* et al. 1996). Bei derartigen externen Resorptionen wurden im Rasterelektronenmikroskop lakunäre Resorptionszonen mit Bakterien und Hefezellen, zementartige Ablagerungen und fingerförmige **Zementoklasten** gefunden (*Lomçali* et al. 1996).

Parodontitis apicalis chronica fibrosa

Bei der so genannten **schwieligen Verdickung** handelt es sich um derbfaseriges, zellarmes Bindegewebe, in das Lymphozyten, Plasmazellen und eosinophile Leukozyten eingelagert sind. Sie gelten als Zeichen der chronischen periapikalen Entzündung. Die schwielige Verdickung wird mit Narbengewebe verglichen und ist auf den Desmodontalspalt begrenzt.

Parodontitis apicalis chronica granulomatosa localisata

Der Anteil periapikaler Granulome an der Gesamtzahl periapikaler Läsionen beträgt 50–77% (*Stockdale* und *Chandler* 1988, *Spatafore* et al. 1990, *Nobuhara* und *del Rio* 1993, *Nair* et al. 1996). Das apikale Granulom ist Produkt einer exsudativen, granulomatösen und fibrösen Entzündung (*Schroeder* 1997), erfasst den Knochen, das Desmodont und manchmal die Wurzelspitze und besteht aus 4 Zonen (*Fish* 1951, *Smulson* et al. 1996):

1. Zone der Nekrose (Zone der Infektion):
   Es handelt sich dabei um die infizierte Nekrose des Pulpagewebes im Wurzelkanal. Sie enthält **Antigene, Exotoxine, Endotoxine, bakterielle Enzyme** und **chemotaktische Faktoren**.
2. Zone der Kontamination (Zone der exsudativen Entzündung) (Abb. 147):
   Hier finden **Vasodilatation, Ödembildung** und **Leukodiapedese, Erythrodiapedese** und **Gewebseinschmelzung** statt. Es werden **PMNL** (*Torabinejad* und *Walton* 1994) und Makrophagen nachgewiesen.
3. Zone der Irritation (granulomatöse Zone, Zone der proliferativen Entzündung) (Abb. 148):
   Diese Zone ist der Hauptschauplatz der chronischen granulomatösen Entzündung. Sie besteht in der Präsenz entzündlichen **Granu-**

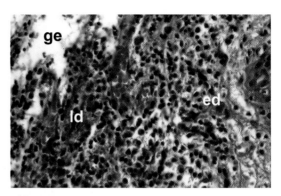

Abb. 147
Zone der exsudativen Entzündung bei einer Parodontitis apicalis chronica granulomatosa mit Gewebeeinschmelzung (ge), Leukodiapedese (ld) und Erythrodiapedese (ed)

lationsgewebes mit resorbierendem Charakter, das zahlreiche Kapillaren, proliferierende Fibroblasten und entzündliche Zellinfiltrate beinhaltet (*Torabinejad* und *Walton* 1994). Der durch Osteoklasten resorbierte Knochen sowie Desmodont und manchmal sogar Zement und Dentin werden allmählich durch das Granulom ersetzt. Das entzündliche Infiltrat besteht aus **Plasmazellen, Lymphozyten** und mononukleären Phagozyten (**Monozyten**). Letztere stellen **gewebetypische Makrophagen** dar. Unter den Lymphozyten sollen die T-Zellen überwiegen. Dies ist offenbar jedoch eine voreilige Behauptung (*Nair* 1998). Als Subpopulation der T-Zellen scheinen im periapikalen Granulom **T-Helfer-Lymphozyten (CD4[+])** zu dominieren (*Trowbridge* und *Emling* 1997). Auch **Suppressorzellen (CD8[+])** kommen im apikalen Granulom vor (*Nair* 1998). Außerdem können multinukleäre **Riesenzellen** vom Fremdkörpertyp (*Morgenroth* und *Philippou* 1998) und **Russellkörperchen** (runde Einschlüsse in Plasmazellen) (*Simon* 1998) vorhanden sein. Die Anwesenheit von **Cholesterinkristallen** ist eher die Ausnahme (*Torabinejad* und *Walton* 1994). Etwa 45% der apikalen Granulome enthält **Plattenepithel** (*Nair* et al. 1996). Das Epithel kann strangartig die Kernzone des Granuloms durchziehen

(*Sonnabend* und *Oh* 1966) oder am Apex lokalisiert sein (*Schroeder* 1997). Über den seltenen Befund von **Malakoplakie** (Makrophagen mit inkludierten **Michaelis-Gutmann-Körperchen** nach Verkalkung bakterieller Komponenten) in 3 Fällen von Parodontitis apicalis chronica berichteten *Pesce* et al. (1999).

4. Zone der Stimulation (Einkapselung, produktive Fibrose) (Abb. 148):

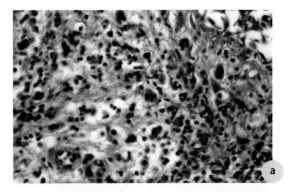

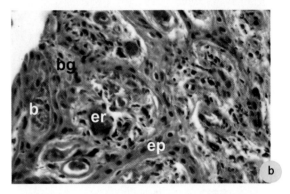

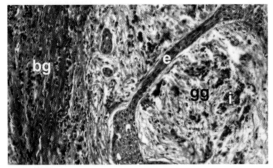

Abb. 148
Zone der Fibrose (links) mit derbfaserigem Bindegewebe (bg) und Zone der proliferativen Entzündung (rechts) mit lockerem Granulationsgewebe (gg), zellulärer Infiltration (i) und retiformer Epithelleiste (e)

Das Entzündungsgeschehen wird gewöhnlich von einer derben **Bindegewebskapsel** eingeschlossen, die die Entzündung scharf vom gesunden Knochen abgrenzt. Die Bindegewebshülle ist apikal fest mit dem Desmodont und Zement verwachsen und enthält Fibroblasten, Mastzellen und derbe Kollagenfaserbündel (*Schroeder* 1997). Bei schleichendem Verlauf der Entzündung kann das Granulom durch reaktive **Knochenapposition** mit einer kompakten Knochenschicht umgeben sein (*Morgenroth* und *Philipou* 1998). Wie oben erwähnt, können die beschriebenen exsudativen, granulomatösen und fibrinösen Veränderungen individuell in variabler Proportion vorliegen (*Schroeder* 1997), d. h., es kann bei ausgeprägtem Polymorphismus zur Dominanz exsudativer, granulomatöser oder fibröser Entzündungsmerkmale kommen (Abb. 149a, b, c).

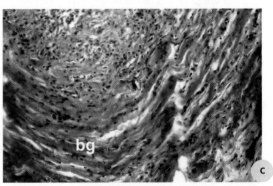

Abb. 149
Feingewebliche Dominanzen bei der Parodontitis apicalis chronica granulomatosa
a) Dominanz des exsudativen Prozesses: Einbettung von Granulozyten im lockeren, spärlichen Bindegewebe
b) Dominanz des granulomatösen Prozesses: typisches Granulationsgewebe mit zahlreichen prall gefüllten Blutgefäßen (b), verklumpten Erythrozyten (er), korsettierenden Epithelsträngen (ep), locker angeordnetem Bindegewebe (bg) und wenigen Entzündungszellen
c) Dominanz des fibrösen Prozesses: feste Gewebsstruktur durch derbfaseriges Bindegewebe (bg)

Parodontitis apicalis chronica cysto-granulomatosa

Das Erscheinungsbild der Parodontitis apicalis chronica cysto-granulomatosa unterscheidet sich von der Parodontitis apicalis chronica granulomatosa lediglich durch initiale Zystenbildung, indem proliferierende Epithelstränge einen Hohlraum auszukleiden beginnen (Abb. 150a und b).

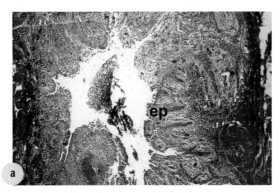
a

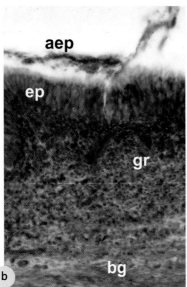
b

Abb. 150
Parodontitis apicalis cysto-granulomatosa
a) initiale Zystenbildung durch beginnende Auskleidung des Hohlraumes mit Plattenepithel (ep)
b) Epithelschicht (ep) und abgeschilferte Epithelzellen (aep) im Lumen (Goldner), Granulationsgewebe (gr), Bindegewebe (bg)

Zyste ist nicht Zyste.
(Nair 1995)

Radikuläre Zyste

Die radikuläre Zyste ist eine einkammerige destruktive chronisch-entzündliche Veränderung des Periapex, die durch Epithelproliferation, die Bildung eines epithelausgekleideten Hohlraumes und expansives Wachstum aus einer Parodontitis apicalis entsteht und mit mehr oder minder flüssigem Inhalt gefüllt ist.

Entgegen früheren Behauptungen machen radikuläre Zysten nur etwa 14,4 bis 15 % aller periapikalen Läsionen (*Sanchis* et al. 1997, *Nair* 1998) und 52 bis 68 % aller Kieferzysten aus (*Shear* 1992 und *Killey* et al. 1977 zit. nach *Nair* 1995, 1998). Radikuläre Zysten können apikal oder lateral lokalisiert sein. Letztere sind an die Existenz eines Seitenkanals geknüpft (*Mittermayer* 1993) und müssen von entwicklungsbedingten lateralen Parodontalzysten abgegrenzt werden (*Soames* und *Southam* 1993).

Die radikuläre Zyste (Abb. 151a und b) besteht nach *Morgenroth* und *Philippou* (1998) aus den folgenden 2 Komponenten:

1. Zystenlumen
   Es enthält oft klare bernsteinfarbene bis visköse gelbe Zystenflüssigkeit (*Smulson* et al. 1996) mit **Cholesterinkristallen** von plättchenartiger, trapezförmiger Gestalt. Außerdem beinhaltet die Zystenflüssigkeit abgeschilferte und nekrotische Epithelzellen, PMNL und Makrophagen (*Schroeder* 1997). Durch histologische Präparation werden die Cholesterinkristalle aufgelöst, und es bleiben nadelförmige Kristalllücken zurück.

2. Zystenwand (Zystenbalg)
   In der Zystenwand wiederum sind 3 Zonen abzugrenzen (Abb. 151c, d, e):

2.1 Epithelzone
   Das mehrschichtige Plattenepithel ist in 3–20 Zelllagen angeordnet und entspricht der Struktur des Mundepithels (*Morgenroth* und *Philippou* 1998). Es bildet schmale aufgezweigte Papillen, die tief in das angrenzende Granula-

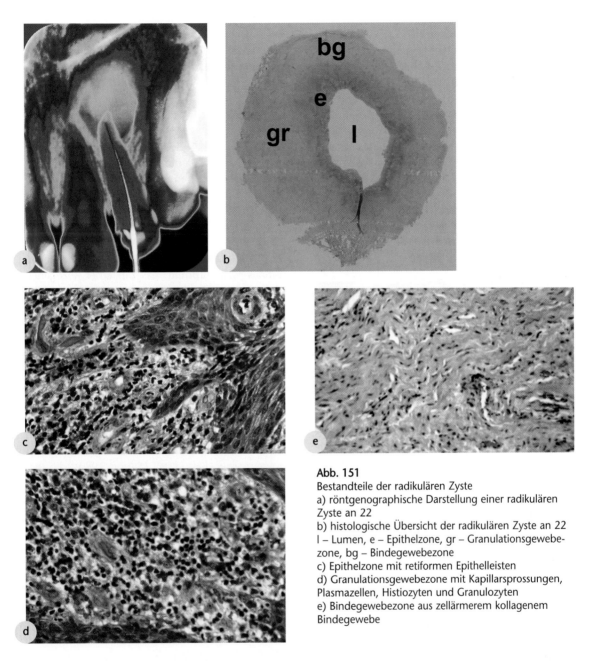

Abb. 151
Bestandteile der radikulären Zyste
a) röntgenographische Darstellung einer radikulären Zyste an 22
b) histologische Übersicht der radikulären Zyste an 22
l – Lumen, e – Epithelzone, gr – Granulationsgewebezone, bg – Bindegewebezone
c) Epithelzone mit retiformen Epithelleisten
d) Granulationsgewebezone mit Kapillarsprossungen, Plasmazellen, Histiozyten und Granulozyten
e) Bindegewebezone aus zellärmerem kollagenem Bindegewebe

tionsgewebe reichen (Abb. 151c). Die Basalzellschicht enthält typische zylindrische Zellformen, aber auch kubisch und unregelmäßig gestaltete Zellen. Proliferierende Epithelzellen sind palisadenförmig angeordnet. Zwischen den Epithelzellen erstrecken sich Interzellularspalten. Darin kommen Entzündungszellen (Granulozyten, Makrophagen, Lymphozyten) vor, die vom Granulationsgewebe aus das Epithel durchwandern, um in die Zystenlichtung zu gelangen. In der oberen Schicht des Zystenwandepithels sind in 10 % der Fälle hyaline Körper nachweisbar.

135

2.2 Granulationsgewebszone

Das Granulationsgewebe zeichnet sich durch dichte Kapillarisierung (Abb. 151d) aus, die bis in die Basalzellschicht des Zystenepithels reicht. Im lockeren Maschenwerk des Granulationsgewebes befinden sich weniger Granulozyten als Plasmazellen, Lymphozyten und Makrophagen. In 16 % der radikulären Zysten liegen in der Zystenwand Cholesterinakkumulationen vor, die als „Cholesteringranulome" teilweise in das Zystenlumen hineinragen (*Morgenroth* und *Philippou* 1998). Die **Cholesteringranulome** sind auch hier als spaltförmige Cholesterinkristalllücken nachzuweisen (Abb. 152).

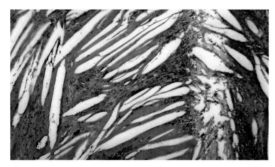

Abb. 152
Cholesterinkristalllücken in der Wand einer radikulären Zyste

2.3 Bindegewebszone

Die kollagenfaserreiche Bindegewebsschicht (Abb. 151e) grenzt die Zyste scharf gegen das entzündungsfreie apikale Parodont ab. Die derben parallelzirkulär verlaufenden Kollagenfaserbündel sind mit dem periapikalen Desmodont und dem Wurzelzement fest verwachsen (*Schroeder* 1997).

> Eine sichere Differentialdiagnostik zwischen apikalem Granulom und radikulärer Zyste ist nur auf der Grundlage von Serienschnitten oder Stufen-Serienschnitten von in toto entferntem Entzündungsgewebe möglich (*Nair* 1995).

Nair (1995, 1998) hat die radikulären Zysten in periapikale wahre Zysten und periapikale Taschenzysten eingeteilt und davon die Form ihrer Therapie abgeleitet.

Periapikale wahre Zysten

Diese Zystenart enthält einen komplett (kontinuierlich) epithelial ausgekleideten Hohlraum und gilt als Folgeerscheinung des apikalen Granuloms. Der Zystenhohlraum beinhaltet nekrotische Zellen mit unterschiedlichem Zerstörungsgrad und Cholesterinlücken. Die Epithelwand zeigt regional unterschiedliche Stärke, ist von zahlreichen emigrierten polymorphkernigen neutrophilen Leukozyten durchsetzt und wird von Bindegewebe umhüllt, das mit einer kollagenen Kapsel verbunden ist (*Nair* et al. 1996).

Periapikale Taschenzyste

Sie gilt als blasenartige Ausstülpung des infizierten Wurzelkanals in den Periapex und als „Todesfalle" oder „Mülleimer" der eingewanderten PMNL (*Nair* 1995). Es handelt sich dabei um an der Wurzelspitze zum Wurzelkanal offene Zystenhohlräume. Somit ist die Epithelauskleidung an der Wurzelspitze unterbrochen. Das Epithel bildet um die Wurzelspitze herum einen geschlossenen Kragen. Die „Bay cysts" (*Simon* 1980), die den Taschenzysten entsprechen sollen, sind offenbar histologische Artefakte (*Nair* 1995).

Residualzyste

Residualzysten sind nach der Entfernung von Zähnen zurückbleibende radikuläre (auch follikuläre) Zysten. Insofern bestehen zwischen der Residualzyste und der radikulären Zyste pathomorphologisch keinerlei Unterschiede (*van der Waal* und *van der Kwast* 1987).

Periapikale Narbe

Periapikale Narben entstehen im Rahmen der periapikalen Heilungsprozesse oder nach chirurgischen Eingriffen mit Verlust der bukkalen oder lingualen Kortikalis vor der Knochenregeneration, indem sich im Bereich des Entzündungsprozesses **derbfaseriges Bindegewebe** bildet. Hinter der abgegrenzten periapikalen Aufhellung im Röntgenbild verbirgt sich mikroskopisch ein Übermaß an kollagenen Faserbündeln mit einigen Fibroblasten (*Simon* 1998). Außerdem werden in frühen Heilungsphasen **Makrophagen** und **Kapillarsprossungen** nachgewiesen.

Pathomorphologische Differentialdiagnostik der radikulären Zyste

Die radikuläre Zyste als Resultat der infizierten Pulpanekrose muss von einer Reihe weiterer Kieferzysten abgegrenzt werden (Abb. 153). Dabei wird auf die häufigsten Zysten wie die **follikuläre Zyste** und die **Keratozyste** näher eingegangen. Auskunft über weitere Kieferzysten und glatt begrenzte Erkrankungsprozesse des Knochens erhält der Leser im einschlägigen Schrifttum der Pathologie und Kieferchirurgie (*Becker* und *Morgenroth* 1986, *van der Waal* und *van der Kwast* 1987, *Mittermayer* 1993, *Soames* und *Southam* 1993, *Morgenroth* und *Philippou* 1998).

Follikuläre Zyste

Die follikulären Zysten machen etwa 12 % aller Zystenformen des Kieferknochens aus (*Morgenroth* und *Philippou* 1998). Sie entstehen in der Regel im Bereich der Zahnkrone des noch nicht durchgebrochenen Zahnes aus dem Epithel der Zahnanlage (*Becker* und *Morgenroth* 1986, *Mittermayer* 1993). Sie entwickeln sich zwischen der Zahnkrone und dem vereinigten äußeren und inneren Schmelzepithel oder zwischen beiden Epithelien oder als Aussprossung des Zahnfollikels (*Morgenroth* und *Philippou* 1998). Anhand des Zysteninhalts kann man die Entwicklungsgeschichte der Zyste ablesen: In der Embryonalperiode entstandene Follikularzysten sind zahnlos, in der odontoplastischen Periode gebildete Zysten enthalten Zahnrudimente, in der Koronarperiode initiierte Zysten beinhalten einen fast vollständig ausgebildeten Zahn (*Mittermayer* 1993).

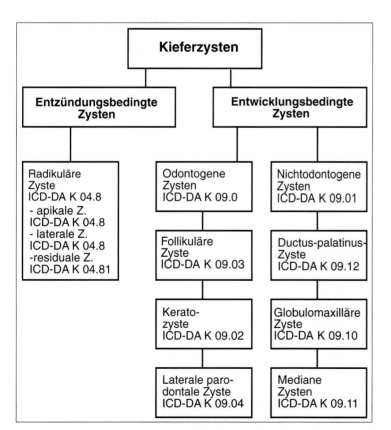

Abb. 153
Vereinfachte pathomorphologische Klassifikation der Kieferzysten (*Becker* und *Morgenroth* 1986, *van der Waal* und *van der Kwast* 1987, *Soames* und *Southam* 1993, Application of the International Classification of Diseases to Dentistry and Stomatology (ICD-DA) (1995), *Morgenroth* und *Philippou* (1998)

Eine pathomorphologische Differenzierung zwischen radikulärer und follikulärer Zyste kann in der Regel nicht vorgenommen werden. Entscheidend für die Differentialdiagnostik ist allein die Zuordnung des Zystenhohlraums zum Zahn und Zahnfollikel (*Morgenroth* und *Philippou* 1998). Auf dieser Grundlage werden folgende Typen der follikulären Zyste unterschieden (*Becker* und *Morgenroth* 1986):

1. Koronale (zentrale) follikuläre Zyste: Hier ragt die Zahnkrone zentral in den Zystenhohlraum hinein.
2. Laterale follikuläre Zyste: Der Zystenhohlraum liegt lateral der Zahnkrone, ist aber mit dieser verbunden.
3. Follikuläre Durchbruchszyste: Es handelt sich dabei um koronale Zysten des durchbrechenden Zahns.
4. Periradikuläre follikuläre Zyste: Sie entwickelt sich aus dem Schmelzepithel, wächst von koronal nach radikulär und umgibt die Wurzel zirkulär.
5. Extrafollikuläre Zyste: Sie entsteht durch Aussprossung der Zahnanlage und ist lateral der Zahnkrone lokalisiert.
6. Follikuläre Zyste mit Zahnrudiment: Ihre Bildung bricht die Entwicklung der Zahnhartsubstanzen zu einem frühen Zeitpunkt ab.

Keratozyste

Die odontogene Keratozyste entsteht durch eine Entwicklungsstörung der Zahnleiste (*Morgenroth* und *Philippou* 1998). Während *Mittermayer* (1993) zwischen **Primordialzysten** und Keratozysten differenziert, fassen *Soames* und *Sout-*

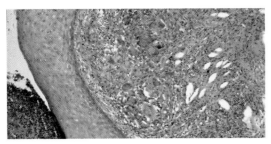

Abb. 154
Keratozyste mit mehrschichtigem Plattenepithel ohne Reteleisten

ham (1993) sowie *Morgenroth* und *Philippou* (1998) beide Zystenarten unter dem Begriff Keratozysten (Primordialzysten) zusammen. Nach den radikulären und follikulären Zysten stellen sie mit einem Anteil von 4–6 % an allen Zystenformen des Kieferknochens die dritthäufigste Zystenform dar (*Morgenroth* und *Philippou* 1998). Im Gegensatz zu den radikulären Zysten ist die Keratozyste zahnlos, tritt multipel auf und hat meist mehrere Kammern (Schwesterläsionen), die girlandenförmig begrenzt sind. Außerdem wird sie von bis zu 10 Lagen dickem **Plattenepithel** ausgekleidet, das **keine** Reteleisten (Abb. 154), jedoch Verhornung zeigt. Das Plattenepithel verfügt über eine gut differenzierte Basalzellschicht aus gleichmäßig großen, palisadenförmig angeordneten kubischen bis zylindrischen Zellen mit großen Zellkernen. Das breite Stratum spinosum besitzt gut sichtbare Interzellularbrücken. Die **para-** oder **orthokeratotische Verhornung** kann derart extrem sein, dass das gesamte Zystenlumen mit abgestoßenen **Hornlamellen (Keratin)** gefüllt ist (*Becker* und *Morgenroth* 1986). In der Zystenwand können manchmal Entzündungszeichen nachgewiesen werden (*Garlock* et al. 1998). Zuweilen findet man **Cholesterinkristalle**, Entzündungszellen und **Hyalinkörperchen** (*van der Waal* und *van der Kwast* 1987). Von 239 histologisch diagnostizierten Keratozysten waren 21 (9 %) periradikulär lokalisiert. Somit sind durch die Vortäuschung periapikaler Läsionen endodontischen Ursprungs fatale Fehldiagnosen möglich (*Garlock* et al. 1998). Die hohe Aktivität des Epithels und die Anwesenheit von **Satellitenzysten** in der Bindegewebszone bedingen die hohe Rezidivneigung der Keratozyste (*Mittermayer* 1993).

Parodontitis apicalis chronica granulomatosa diffusa

Die diffuse Form der Parodontitis apicalis chronica granulomatosa zeigt im Gegensatz zur Parodontitis apicalis chronica granulomatosa localisata keine Tendenz zur Abgrenzung (*Schug-Kösters* 1973). Das Granulationsgewebe wächst schier ungebremst, indem es die Spongiosaräume durchdringt, die Knochenbälkchen resorbiert und damit den Alveolarfortsatz progredient destruiert.

Parodontitis apicalis chronica granulomatosa progressiva

Dieser mit Fistelbildung (Abb. 155) einhergehende rarefizierende chronische apikale Entzündungsprozess ist in der amerikanischen Literatur als **chronischer Apikalabszess** (*Torabinejad* und *Walton* 1994, *Smulson* et al. 1996) oder **suppurative (eitrige) apikale Parodontitis** (*Simon* 1998) bekannt. Mikroskopisch wird die chronischdestruktive Entzündung durch **Granulationsgewebe** mit resorbierendem Charakter, proliferierendes **Epithel**, massenhaft auftretende **polymorphkernige neutrophile Leukozyten**, **Makrophagen** und **Nekrosebezirke** charakterisiert. Die **Fistelgänge** sind mit Granulationsgewebe oder Plattenepithel ausgekleidet und mit **Pus** gefüllt. Sie enden makroskopisch mit einem geschlossenen oder offenen **Fistelmaul** im Vestibulum oris als **Schleimhautfistel** oder auf der Haut als **Hautfistel**. Über den seltenen Fall einer **Wangenfistel** bei chronischer Pulpitis berichteten *Nakamura* et al. (1999).

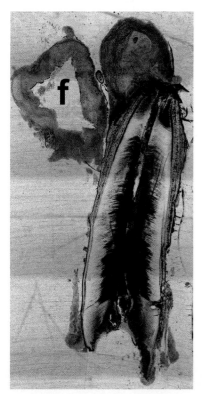

Abb. 155
Fistelbildung (f) als Kariesfolge bei infiziertem Wurzelkanal (Kunststoff, ungefärbt)

Pathomorphologische Differentialdiagnostik der Parodontitis apicalis chronica granulomatosa diffusa

Hinter therapierefraktären diffusen und fistulierenden periapikalen Entzündungsprozessen können sich spezifische Entzündungen verbergen, die nur mittels pathomorphologischer Diagnostik von der unspezifischen Parodontitis apicalis chronica abgegrenzt werden können.

Periapikale Aktinomykose

Die periapikale Aktinomykose gilt als seltene Entzündung (*Stockdale* und *Chandler* 1988). Dennoch fanden *Nair* und *Schroeder* (1984) bei ihren licht- und transmissionselektronenmikroskopischen Untersuchungen unter 45 periapikalen Läsionen 2 aktinomykotische Prozesse. Charakteristische **Actinomyces-Drusen** waren entweder im apikalen Wurzelkanaldrittel oder im periapikalen Granulom lokalisiert. Die Actinomyces-Kolonien hatten einen Durchmesser von etwa 0,4 mm, reagierten positiv mit PAS und zeigten radiär angeordnete periphere nadelförmige Filamente (Actinomyces-Fäden), den typischen **Strahlenkranz**. Mehrere Schichten von PMNL umgaben die Kolonien des Strahlenpilzes. Sie enthielten teilweise phagozytierte Mikroorganismen. Auch mononukleäre Leukozyten wurden angetroffen.

Periapikale Lepra

Bei 12 Leprakranken aus Thailand wurden lepröse periapikale Granulome nachgewiesen (*Tani-Ishii* et al. 1996). Sie bestanden aus Granulationsgewebe, das mit zahlreichen Lymphozyten, Makrophagen und Plasmazellen infiltriert war. Obwohl **Mycobacterium leprae** in keinem der Granulome gefunden wurde, stand die Spezifik der untersuchten Granulome durch die Präsenz von **Epitheloidzellen** und **Langhans-Zellen** zu keinem Zeitpunkt außer Zweifel.

Parodontitis apicalis chronica sclerosa

Synonym trägt diese produktive Entzündung die Bezeichnung **Condensing osteitis**, chronic focal sclerosing osteomyelitis (*Torabinejad* und *Walton* 1994). Hierbei reagiert das periapikale Gewebe auf geringgradige Reize aus dem Pulparaum bei chronischer Pulpitis (*Çaliskan* et al. 1997) und Pulpanekrose mit einer **Knochenverdichtung**. Pathomorphologisch äußert sich die Knochensklerose in Form massenhafter Knochenbälkchen mit wenig Knochenmark. Letzteres ist fibrosiert und mit wenigen chronischen Entzündungszellen durchsetzt. Die **Ostitis condensans** ist von der **fokalen Osteopetrose**, dem benignen **Zementoblastom** (echtes Zementom) und der **Zementdysplasie** (Stadium III) abzugrenzen (*Simon* 1998).

5

Diagnostik in der Endodontie

H. W. Klimm

Non intellecti nulla est curatio morbi.
Eine nicht erkannte Krankheit kann man nicht heilen.

(Maximian)

Die Diagnostik in der Endodontie sollte systematisch, bei ausreichender Beleuchtung, an belag- und speichelfreien Oberflächen, mit bewaffnetem Auge (Lupenbrille oder Operationsmikroskop) und unter ausreichendem Infektionsschutz erfolgen.

Die diagnostischen Maßnahmen in der Endodontie umfassen allgemeine und spezielle Gesichtspunkte. Dabei werden durch die medizinische Anamnese allgemeine Erkrankungen erfasst. Die zahnmedizinische Anamnese sowie adäquate visuelle, taktile und physikalische Mittel sollen der Erkundung endodontischer Erkrankungszustände dienen.

5.1 Anamnese

5.1.1 Medizinische Anamnese

Die medizinische Anamnese hat folgende Ziele:
1. Erfassung von Krankheiten und Zuständen, die eine endodontische Behandlung oder damit in Verbindung stehende Maßnahmen aktuell verbieten,
2. Erfassung von Erkrankungen und Medikationen, bei denen vor der endodontischen Behandlung die Konsultation eines Mediziners sowie die Veränderung oder Absetzung bestehender Medikationen angezeigt ist,
3. Registrierung von Infektionskrankheiten, die den besonderen Schutz des zahnmedizinischen Personals erfordern.

Diverse Anamnesebögen, die vom Patienten oder dem zahnmedizinischen Personal ausgefüllt und im Dialog mit dem Zahnarzt erörtert werden, gehören heute zum Standard der zahnmedizinischen Betreuung. Im Rahmen der endodontischen Behandlung sind nachfolgend aufgeführte Krankheiten, Medikationen und Zustände (*Bellizzi* et al. 1994, *Weine* 1996, *Cohen* 1998, *Rahn* 1998, *Kirch* 1999) in einem **endodontischen Diagnostik- und Therapieblatt** (Abb. 156) festzuhalten:

Anfallsleiden/Epilepsie

Allergie
– allergische Reaktionen auf Antibiotika, Aspirin, Kodein, Lokalanästhetika
– anaphylaktischer Schock

Atemwegserkrankungen
– chronische Bronchitis
– Lungenemphysem
– Asthma bronchiale

Blutgerinnungsstörungen
– Hämophilie
– Antikoagulantiengabe

Endokrine Störungen
– Diabetes mellitus
– Hyperthyreose

Erkrankungen des Bewegungsapparates
– Osteoporose
– rheumatoide Arthritis
– Gelenkendoprothesen

Glaukom

Gravidität (Monat)

Hämatologische Erkrankungen
– Anämien
– Leukämien

Herz-Kreislauf-Erkrankungen
– Links- und Rechtsherzinsuffizienz
– koronare Herzkrankheit, Angina pectoris, Herzinfarkt
– Herzrhythmusstörungen
– Hypotonie
– Hypertonie
– Apoplexia cerebri
– Endokarditis
– angeborene und erworbene Herzklappenfehler
– Zustand nach Herzoperation
– Herzklappenersatz
– Herzschrittmacher
– Bypass

Infektionskrankheiten
– Virushepatitis (A, B, C, D, E, G)
– HIV/AIDS
– Lues
– Gonorrhoe
– Herpes genitalis
– Tuberkulose
– Creutzfeldt-Jakob-Krankheit

Universitätsklinikum Carl Gustav Carus - Poliklinik für Zahnerhaltung - Direktor: Prof. Dr. med. W. Klimm

Endodontisches Diagnostik- und Therapieblatt

Patient	Name:	Vorname:	Pat.-Nr.:	Alter:
Student	Name:	Vorname:	Semester:	Kurs:
Zahnarzt	Name:	**Erstbehandler**	Name:	Tel.:

Medizinische Anamnese (Endodontierelevante Erkrankungen, Medikationen, Zustände)		Arzt:	Name:	Tel.:

Zahnmedizinische Anamnese

	Datum	Art		Datum	Art
Operative Eingriffe			Erkrankungsbeginn		
Akute Traumata			Erkrankungsverlauf		
Parafunktionen			Erstbehandlung		

Schmerzanamnese (Angabe: + oder –)

		Datum: Zahn:	Datum: Zahn:
Schmerzfreiheit			
Schmerzbeginn	Stunden		
	Tage		
	Monate		
Schmerzdauer	ständig		
	intermittierend		
	kurzzeitig		
	langzeitig		
	reizgebunden		
	reizüberdauernd		
Schmerzzeit	tags		
	nachts		
Schmerzverlauf	zunehmend		
	abnehmend		
Schmerzintensität	erträglich		
	unerträglich		
Schmerzspontaneität	spontan		
	nicht spontan		
Schmerzprovokation	heiß		
	kalt		
	süß/sauer		
	Aufbiss		
Schmerzqualität	stechend		
	reißend		
	ziehend		
	pulsierend		
Schmerzlokalisation	lokalisiert		
wohin:	ausstrahlend		
Weitere Beschwerden	Zahnverlängerung		
	Funktionsverlust		
	Rötung		
	Schwellung		

Allgemeinzustand

	Normal	
	Reduziert	
	Schlecht	
ASA (1 – 5)		
Körpertemperatur		

Extraoraler Befund

	Schwellung	
	Abszess	
	Fistel	
Lymphknotenbefund	submandibulär	
	submental	
	zervikal	
	supraklavikulär	

Intraoraler Befund

	Infiltrat	
	Abszess	
	Fistel	

Klinischer Zahnbefund (Angabe: + oder – oder verbal)

			Datum: Zahn:	Datum: Zahn:
Restaurationsart				
Füllungsverlust				
Zahnverfärbung	grau, rötlich			
Primärkaries	m/d/o/z/p/b/l			
Sekundärkaries				
Abrasion				
Keildefekt				
Kronenfraktur/Lokalisation				
Infraktion/Lokalisation				
Pulpaeröffnung				
Pulpaulkus				
Pulpapolyp				
Sensibilität	thermisch			
Gerät:	elektrisch			
	mechanisch			
Perkussion	vertikal			
	horizontal			
Sondierungstiefe (mm)	vestibulär, distal, mesial, oral			
Blutung O				
Furkationsbefall (I – III)				
Lockerungsgrad (0 – 3)				
Kavitätenbodenbefund (nach Kariesentfernung)	geschl.hart			
	durchweicht			
Indifferenter Verschluss				
Trepanationsbefund	Blut			
	Pus			
	Pulpanekrose			

Röntgenbefund

		Datum	Zahn:	Zahn:
Karies, Sekundärkaries				
Pulpakammer	normal			
	Dentikel			
	eingeengt/obl.			
Wurzelanzahl				
Wurzelkrümmung (Messung nach Schneider)	bis 20°			
	bis 45°			
	> 45°			
Wurzelkanalobliteration				
Wurzelkanalfüllung	komplett, ink.			
	Überfüllung			
Periradikuläre Aufhellung	m,d,p,b,l			
	abgegr./nicht			
Periradikuläre Verschattung				
Interne Resorption (koronal, radikulär)				
Externe Resorption (apikal, lateral, zervikal)				
Frakturlinie, Perforation				
Knochenabbau (horizontal, vertikal)				

Abb. 156
Diagnostikteil des endo-dontischen Diagnostik- und Thera-pieblattes (Diagnosen im Therapie-teil s. Abb. 193)

Kopfschmerz, Migräne
Lebererkrankungen
- Alkoholhepatitis
- Leberzirrhose

Medikamente, Drogen, Alkohol
Nierenerkrankungen
- chronische Niereninsuffizienz
- Dialyse

Organtransplantationen (Herz, Niere, Leber)
Psychische Erkrankungen
Tumoren.

Angesichts des heutigen multimedikamentierten Patienten kann es durch Medikamente, die vom Zahnarzt verordnet oder verabreicht werden, zu Arzneimittelinteraktionen kommen. Daher muss der Zahnarzt die Palette seiner Arzneimittel genau kennen und über mögliche Interaktionen informiert sein.

Die Erhebung der Arzneimittelanamnese sollte in der Zahnarztpraxis zur Routine werden (*Ebert* und *Kirch* 1999).

5.1.2 Zahnmedizinische Anamnese

Familienanamnese

Hier äußert sich der Patient zu endodontierelevanten Entwicklungsstörungen bei Großeltern, Eltern und Geschwistern.

Eigenanamnese

In der Eigenanamnese schildert der Patient sein bisheriges **Mundgesundheitsverhalten** und seinen **Mundgesundheitszustand.** Er berichtet über bisherige Erkrankungen, Behandlungen, Revisionen, Komplikationen, operative Eingriffe, akute und chronische Traumata im orofazialen System und mögliche Parafunktionen.

Jetzige Anamnese

Sie dient der Darstellung des aktuellen Anlasses für den Zahnarztbesuch (Füllungsverlust, Zahnfraktur, Zahnlockerung, Schwellung, Fistelbil-

dung) und der Äußerung von Beschwerden. Hierbei hat der Zahnschmerz oft eine zentrale Bedeutung. Unabhängig von der starken Subjektivität der Schmerzempfindung und des begrenzten diagnostischen Wertes des Schmerzphänomens in der Pulpitisdiagnostik erheben wir eine differenzierte und systematische **Schmerzanamnese** (Abb. 156). Dabei spielen diagnostische, psychologische und didaktische Erwägungen eine Rolle. Im wichtigen Dialog zwischen Zahnarzt und Patienten hat der Patient einen wesentlichen Anteil bei der Findung der **Verdachtsdiagnose**. Das Zwiegespräch fördert das Vertrauensverhältnis zum Behandler und vermittelt Geborgenheit für den Patienten. Die didaktische Bedeutung der ausführlichen Schmerzanamnese ergibt sich aus ihrer Systematik. Die Systematik veranlasst zur Disziplin und fördert die Untersuchungskultur.

Keine Suggestivfragen stellen!

5.2 Klinische Befunderhebung

5.2.1 Einschätzung des Allgemeinzustandes

Schon beim Erscheinen des Patienten im Sprechzimmer verschafft sich der Kliniker einen Überblick über den Allgemeinzustand des Patienten. In Abhängigkeit vom endodontischen Krankheitsbild kann sich der Patient in einem normalen, reduzierten oder schlechten Allgemeinzustand befinden (Abb. 156). Zudem können Allgemeinerkrankungen den physischen Zustand des Patienten in unterschiedlichem Maß beeinträchtigen, was Konsequenzen für ein differenziertes Vorgehen bei der endodontischen Behandlung hat (*American Society of Anesthesiologists* 1993) (Tab. 10).

Tabelle 10 Klassifikation des körperlichen Allgemeinzustandes (nach *American Society of Anesthesiologists* 1993)

ASA-Klasse	Allgemeinzustand des Patienten	Therapeutisches Vorgehen
1	Gesunder Patient	Routinebehandlung
2	Patient mit leichter Allgemeinerkrankung	Routinebehandlung mit Begrenzung von Stress und Behandlungszeit
3	Patient mit schwerer Allgemeinerkrankung ohne Behinderung	Strikte Begrenzung komplexer Behandlungsmaßnahmen
4	Patient mit lebensbedrohlicher Allgemeinerkrankung	Notfall- oder Palliativmaßnahmen im Krankenhaus
5	Moribunder Patient	Ausschließliche Unterstützung der Vitalfunktionen

5.2.2 Erhebung des extraoralen Befundes

Mittels **Blickdiagnostik** erfasst der Untersucher **Verletzungen, Asymmetrien, Rötungen, Schwellungen** und **Hautfisteln** (Kinnfistel, Halsfistel, Nackenfistel, Augenwinkelfistel). Bei der **visuellen Untersuchung** kann außerdem die Weitung und Verengung der Pupillen festgestellt werden. Mittels **extraoraler Palpation** wird der Zustand der regionären Lymphknoten eruiert (Abb. 157). Die

submentalen und **submandibulären Lymphknoten** werden am sitzenden Patienten von vorn palpiert (*Karl* 1978). Der Patient wird gebeten, den Kopf nach vorn zu beugen, um die Mundbodenmuskulatur zu entspannen. Dabei legt der Untersucher die flache linke Hand auf die Stirn des Patienten, um dessen Kopf zu stützen. Währenddessen palpieren die Fingerspitzen der rechten Hand die linke **Regio submentalis** und **submandibularis**. Beim Palpieren der rechten Seite stützt die rechte Hand und tastet die Linke. Das

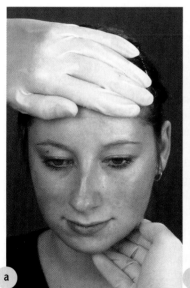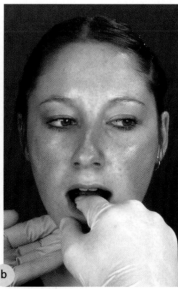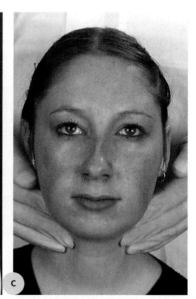

Abb. 157
Palpation der regionären Lymphknoten (nach *Karl* 1978)
a) Palpation der submandibulären und submentalen Lymphknoten
b) Bimanuelle extra-intraorale Palpation der submandibulären Lymphknoten
c) Palpation der zervikalen Lymphknoten

Abtasten der **submandibulären** Lymphknoten sollte vorzugsweise **bimanual** von extra- und intraoral erfolgen. Zur Palpation der rechten Seite drängt der auf dem Mundboden liegende rechte Zeigefinger das Gewebe den Fingern der linken Hand entgegen, die den rechten Unterkiefer umfassen. Die **zervikalen** und **supraklavikulären Lymphknoten** tastet der Untersucher, der hinter dem Patienten steht, mit der gleichseitigen Hand.

5.2.3 Befunderhebung am Endodont

Intraorale Inspektion

Der Blick des Untersuchers gleitet vom Lippenrot auf die Schleimhaut des Mundvorhofes, der Wangen, des Alveolarfortsatzes, des harten und weichen Gaumens bis zum Zungenrücken, die Zungenunterfläche und den Mundboden. Dabei können diverse Effloreszenzen, Rötungen, Schwellungen und Läsionen festgestellt werden. An der Mukosa des Alveolarfortsatzes lassen sich Fistelmäuler, Pusentleerungen aus dem Parodont, Spontaneröffnungen submuköser Abszesse sowie traumatogene Schleimhautverletzungen konstatieren. Fistelgänge sollten mit Guttaperchaspitzen markiert werden. Um den schuldigen Zahn zu finden, bedarf es der Inspektion der Zahnhartsubstanzen. Hierbei können Primärkaries, Sekundärkaries, ausgedehnte und frakturierte Füllungen, Füllungsverluste, Zahnverfärbungen, Infraktionen, akute und chronische Zahnhartsubstanzverluste sowie Anomalien (s. 1.3) entdeckt werden. Die Diagnostik der Karies (*Klimm* 1997) und des chronischen Zahnhartsubstanztraumas wie Abrasion, Attrition, Erosion und keilförmiger Defekt (*Klimm* und *Graehn* 1993) wurde bereits ausführlich beschrieben.

Der **Kavitätenbodenbefund** ist ein weiterer wichtiger Befund, der durch intraorale Inspektion erhoben wird. Nach Kariesentfernung kann sich der Kavitätenboden als hart und verfärbt oder durchweicht und verfärbt erweisen. Ist er durch Karies eröffnet worden, kann ein **Pulpaulkus** oder **Pulpapolyp** sichtbar sein. Musste der Kavitätenboden trepaniert werden, können Blut und Pus aus der Pulpa austreten.

Sensibilitätsprüfung

Die Grundlagen des Sensibilitätstests wurden bereits im Abschnitt 1.2.6 gelegt. Er ist eine wichtige diagnostische Maßnahme mit forensischer Bedeutung und gibt alternativ Auskunft darüber, ob eine Pulpa auf thermische, elektrische und mechanische Reize reagiert oder nicht. Dabei wird also lediglich die Fähigkeit der Pulpa zur Reizleitung getestet, nicht aber der Zustand des pulpalen Gefäßsystems. Somit kann weder Krankheit noch Gesundheit der Pulpa quantifiziert werden (*Stock* 1995).

Thermischer Sensibilitätstest

Der thermische Test gilt als bevorzugte, einfache, leicht handhabbare und wertvolle diagnostische Maßnahme zur Überprüfung der Pulpasensibilität auf thermische Reize. Bevorzugt werden Kältetests. In der Praxis dienen **Eis** ($\pm 0\ °C$ bis $-20\ °C$), **Chloräthylspray** ($-20\ °C$ bis $-25\ °C$), **Propan-/Butanspray** ($-40\ °C$ bis $-45\ °C$) (Abb. 158a) und **Kohlensäureschnee** ($-77,7\ °C$) (*Klimm* und *Doege* 1972, *Gängler* 1995, *Cohen* 1998, *Jones* 1999) als Kältemittel. Aufgrund der höheren Temperaturen wird auf Eis und Chloräthyl seltener zurückgegriffen. Kohlensäureschnee ist aufgrund seiner extrem niedrigen Temperatur für die Sensibilitätstestung komplett überkronter und pulpotomierter Zähne geeignet. Allerdings wiesen *Lutz* et al. (1974) auf die Gefahr der Bildung von Schmelzsprüngen bei der Anwendung von Kohlensäureschnee hin. Außerdem erwies sich die Gewinnung des Kohlensäureschnees als zu aufwändig. Deshalb hat sich in der Klinik die Anwendung von Kältemitteln, die in der Spraydose bereitgestellt werden, durchgesetzt. Die niedrigsten Pulpatemperaturen werden durch die Applikation eines mit Kältemitteln besprühten Wattebauschs erreicht (*Jones* 1999) (Abb. 158b). Eine **falschnegative Antwort** auf den Kältereiz kann bei weitem apikalem Foramen, intrapulpaler Hartsubstanzbildung, aktuellem akutem Trauma und nach Prämedikation erfolgen. **Wärmetests** werden wegen möglicher Pulpaschädigung weniger empfohlen.

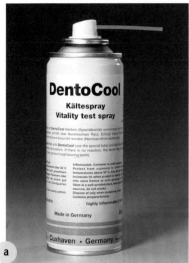

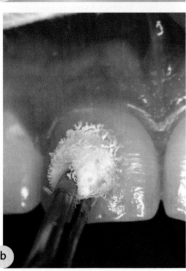

Abb. 158
Thermische Sensibilitätsprüfung
a) Kältespray auf Butan-/ Propanbasis mit Pfefferminzaroma
b) Kälteapplikation mittels Wattebausch, der mit dem Kältemittel getränkt ist

wie beim Kältetest möglich (*Cohen* 1998). Bei der elektrischen Sensibilitätstestung werden Rechteckimpulse, Niederfrequenzwechselstrom mit überlagerten Dreieckimpulsen, Hochfrequenzströme, faradischer und galvanischer Strom angewandt (*Gängler* 1995).

Das von uns eingesetzte Gerät (Analytic Technology vitality scanner Modell 2006/ 2007, Analytic, Orange, USA) besteht u.a. aus einer aktiven und passiven Elektrode, einer Anzeige und einem Regler (Abb. 159a). Der Sensibilitätsprüfer schaltet sich automatisch ein, wenn die aktive Elektrode die Zahnoberfläche berührt (Abb. 159b). Danach wird die Reizintensität langsam automatisch

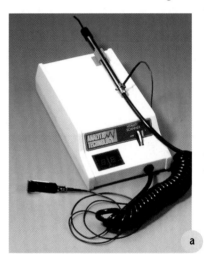

Abb. 159
Elektrische Sensibilitätsprüfung
a) Gerät zur elektrischen Sensibilitätsprüfung mit aktiver und passiver Elektrode
b) Aktive Elektrode in Kontakt mit isoliertem Zahn, passive Elektrode in Kontakt mit der Unterlippe

Elektrischer Sensibilitätstest

Die elektrische Sensibilitätstestung gibt Auskunft über die Existenz vitaler sensibler Nervenfasern (*Cohen* 1998). Er ist für die Prüfung metallisch oder keramisch überkronter Zähne ungeeignet. Zum Ausschluss falscher Ergebnisse sollte die elektrische Sensibilitätsprüfung mit der thermischen (Kältetest) kombiniert werden. **Falsch-positive Antworten** auf den elektrischen Reiz können bei Gingiva- und Speichelkontakt sowie pulpaler Kolliquationsnekrose erfolgen. **Falsch-negative Antworten** sind unter den gleichen Bedingungen

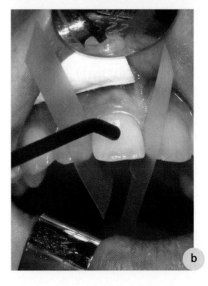

erhöht (0–80) und im Display angezeigt. Der Patient verspürt beim Erreichen der Reizschwelle ein leichtes Kribbeln oder Wärme. Die Sensibilitätstestung umfasst folgende Schritte (*Analytic* 2001):

1. In Abhängigkeit von Zahntyp und Schmerzsituation wird die Geschwindigkeit der Spannungszunahme (1–9) gewählt,
2. Fixierung der Lippenklemme (passive Elektrode) an der Unterlippe des Patienten oder Erfassen derselben mit der Hand,
3. relative Trockenlegung (Watterolle, Absaugung) und Trocknung (Zellstoff) des Zahnes,
4. Benetzen der aktiven Elektrode mit leitendem Medium (Zahn- oder Reinigungspaste),
5. Kontaktaufnahme zum Prüfzahn mit der aktiven Elektrode,
6. Unterbrechung des Kontakts zur Zahnoberfläche beim Erreichen der Reizschwelle,
7. Ablesung des Schwellenwertes am Display,
8. Fortsetzung der Sensibilitätskontrolle am nächsten Zahn nach 2 s,
9. Applikation einer zusätzlichen Miniaturelektrode unterhalb der Kronenränder überkronter Zähne,
10. automatische Abschaltung 10 bis 15 s nach Abschluss der Messung.

Das Gerät ist für Verlaufskontrollen nach Therapie und akutem Trauma geeignet.

> Es wird empfohlen, bei Patienten mit Herzschrittmachern die elektrische Sensibilitätsprüfung der Pulpa zu unterlassen.

Mechanische Sensibilitätstests

Die Präparation des Dentins per se stellt einen mechanischen Sensibilitätstest dar. Dies trifft auch für die Sondierung exponierter Dentinoberflächen bei Karies, Abrasion, Attrition, Erosion, keilförmigem Defekt und Gingivarezession zu. Als Ultima ratio der Sensibilitätsprüfung gilt die Präparation einer **Testkavität (Probetrepanation),** die von okklusal oder palatinal bzw. lingual erfolgt.

Perkussion

Die Perkussion ist eine unverzichtbare Maßnahme der intraoralen Untersuchung. Der positive Perkussionsbefund weist auf einen akuten Entzündungsprozess im apikalen Parodont bei vorliegender Pulpitis oder infizierter Pulpanekrose hin. Die „sanfte" Perkussion erfolgt mit dem Finger des Untersuchers. Bei negativem Befund wird sie mit dem Sondengriff ausgeführt. Bei der Perkussion empfiehlt sich der **kontralaterale Vergleich** gleicher Zahntypen. Wenn Zähne mit ausgedehnten periapikalen Veränderungen perkutiert werden, kann der über der Wurzelspitze positionierte Zeigefinger gegebenenfalls ein **Wurzelschwirren** (Vibration) wahrnehmen.

Palpation

Die intraorale Palpation vermag Veränderungen der intraoralen Gewebe bezüglich Oberflächenbeschaffenheit, Größe, Form, Lage, Konsistenz, Schmerzhaftigkeit (Druckschmerz) und Beweglichkeit zu eruieren (*Karl* 1978). Das Tragen von Gummihandschuhen ist nicht nur bei der Palpation, sondern bei der gesamten Befunderhebung unabdingbar. Bei ausreichender Erfahrung sind palpatorisch bereits initiale entzündliche Veränderungen im Periost noch vor der Schwellung erfassbar. Im fortgeschrittenen Stadium der akuten apikalen Parodontitis kann **Fluktuation,** d.h. wellenförmige Flüssigkeitsbewegung bei Flüssigkeitsansammlung in Hohlräumen, mittels Palpation festgestellt werden. *Karl* (1978) empfahl, den **Druckfinger** (Zeigefinger der rechten Hand) im Zentrum der entzündeten Veränderung zu positionieren. Die **Tastfinger** (Zeige- und Mittelfinger der linken Hand) begrenzen die Vorwölbung. Wenn der zwischen den Tastfingern liegende Druckfinger Druck auf die Veränderung ausübt, wird die Druckwelle der Flüssigkeit zur Peripherie weitergeleitet und von den Tastfingern registriert. **Pergamentknittern** ist nur äußerst selten bei extrem dünner Knochenschicht feststellbar.

Selektive Anästhesie

Sie kann hilfreich bei der Identifikation der Quelle von Zahnschmerz sein (*Bellizzi* et al. 1994, *Weine* 1996, *Cohen* 1998). Dabei kann die **intraligamentäre Anästhesie** mit 0,2 ml Lokalanästhetikum pro Injektionsstelle des verdächtigen Zahnes den Zahnschmerz kurz unterbrechen.

Nach *Reader* (1995) sind die **Leitungs-** und **Infiltrationsanästhesie** nicht zur Schmerzdifferenzierung zwischen benachbarten Zähnen, sondern zwischen Ober- und Unterkiefer der Quadranten I und IV bzw. II und III gedacht. Wenn nach der selektiven Anästhesie im Unterkiefer der Schmerz ausgeschaltet wird, liegt die Schmerzursache denn auch im Unterkiefer. Bei ausbleibender Schmerzausschaltung wird der Schmerz vermutlich im Oberkiefer verursacht. Da dort kein Taubheitsgefühl besteht, könnte dort der schuldige Zahn lokalisiert werden. Der Test ist kein Routinetest zur Pulpitisdiagnostik und sollte der Lösung schwieriger diagnostischer Probleme (nichtodontogener Schmerz) vorbehalten sein.

5.2.4 Befunderhebung am Parodont

Angesichts potentieller lateraler und retrograder parodontal-pulpaler Infektionswege (s. 3.1.1) ist die Untersuchung des Parodontalzustandes von essentieller Bedeutung. Hierbei sind klinisch die Sondierungstiefe, der Furkationsbefall, der Attachmentverlust und der Lockerungsgrad der Zähne zu bestimmen.

Sondierungstiefe

Mittels schonungsvoller (0,2 N) und systematischer Sondierung kann die Integrität des Gingivasulkus, die Tiefe parodontaler Taschen und Pseudotaschen, die Reizblutung der Gingiva, das Vorhandensein von subgingivalem Zahnstein und der Grad des interradikulären Knochenabbaus (Furkationsbefall) festgestellt werden. Als universelles Untersuchungsinstrument findet die graduierte stumpfe Parodontalsonde Anwendung. Außerdem werden graduierte Messstreifen eingesetzt. Die Sondierungstiefe wird nach dem deutschen Parodontalstatus an 4 Stellen pro Zahn ermittelt (*Reich* 1997) (Abb. 156): mesial, mittig-vestibulär und distal von vestibulär sowie von oral (Abb. 160a). Taschen zwischen 3 und 5 mm Tiefe gelten als flach, die über 6 mm als tief (*Gängler* 1997). Der Attachmentverlust ergibt sich aus der Sondierungstiefe plus Rezession oder minus Pseudotasche.

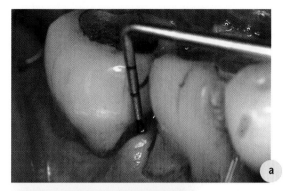

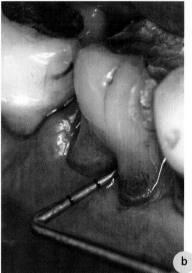

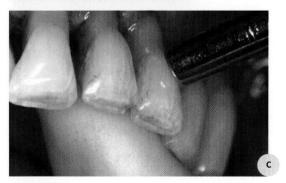

Abb. 160
Befunderhebung am Parodont
a) Bestimmung der Sondierungstiefe und Auslösung der Reizblutung durch graduierte stumpfe Parodontalsonde
b) Feststellung des Furkationsbefalls
c) Visuelle und palpatorische Feststellung der Zahnbeweglichkeit

Furkationsbefall

Der Furkationsbefall kann klinisch mit geraden (Abb. 160b) und gebogenen Parodontalsonden festgestellt werden. Bei *Reich* (1997) finden wir folgende Einteilung:

Grad I: Der Furkationseingang ist sondierbar. Die Furkation ist weniger als $1/3$ des Zahndurchmessers sondierbar.

Grad II: Die Furkation ist mehr als $1/3$ des Zahndurchmessers, jedoch nicht vollständig sondierbar.

Grad III: Die Furkation ist durchgängig sondierbar.

Zahnbeweglichkeit

Erhöhte Zahnbeweglichkeit kann durch destruktive Prozesse im Parodont verursacht werden. Die Zahnbeweglichkeit wird festgestellt, indem man mit dem Griff der Sonde in vestibulär-oraler Richtung Druck auf die Fazialfläche des Zahnes ausübt und seine Auslenkung visuell oder palpatorisch erfasst (Abb. 160c). *Reich* (1997) gibt für die Zahnmobilität folgende Grade an, die auf der Einteilung der Gesellschaft für Parodontologie von 1969 (*Schulte* et al. 1983) basieren:

Grad 0: physiologische Beweglichkeit,

Grad 1: fühlbare Beweglichkeit,

Grad 2: sichtbare Beweglichkeit,

Grad 3: Beweglichkeit auf Lippen- und Zungendruck (oder in axialer Richtung).

5.3 Röntgenographische Befunderhebung

Die Röntgenographie ist ein essentieller Baustein der Diagnostik in der Endodontie. Zur Übersichtsdarstellung wird die **Panoramaschichtaufnahme** favorisiert. Für die gezielte befundbezogene Untersuchung (*Rother* 2001) ist die **Paralleltechnik** besonders geeignet.

5.3.1 Konventionelle Röntgenographie

> „Mit der Paralleltechnik wird eine möglichst größenrichtige Darstellung von Zahn, Zahnhalteapparat und umgebender Struktur angestrebt" (*Rother* 2001).

Die Paralleltechnik liefert realistische, verzerrungsfreie Bilder durch die Nutzung des **intraoralen Filmhalters**. Am Tubus fixiert, ermöglicht er die Positionierung des Films parallel zur Zahnachse. Durch die Anwendung des **Langtubus** wird der Fokus-Film-Abstand vergrößert, was zur Parallelisierung der Strahlung führt. In der Horizontalen wird der Zentralstrahl meist auf die Tangente des Zahnbogens gerichtet (**orthoradiale Aufnahme**). Zur Darstellung von Kontaktpunkten benachbarter Zähne und hintereinander liegender Wurzeln weicht man von dieser Regel ab und stellt den Zentralstrahl **mesioexzentrisch** oder **distoexzentrisch** ein. Die **Bissflügelaufnahme** gilt als Methode der Wahl für die Darstellung des Approximalraums (Karies, Restaurationen, Sekundärkaries, marginales Parodont).

Situationsgleiche Röntgenaufnahmen werden durch die wiederholte Anwendung von Bissblöcken aus Kunststoff (*Wegner* 1983, *Zeumer* 1984, *Klimm* et al. 1989) oder Material zur Bissregistrierung (*Pettiette* et al. 2001) ermöglicht. Sie dienen der standardisierten Beurteilung von periapikalen Heilungsverläufen in röntgenographisch kontrollierten Studien. Durch Digitalisierung der Röntgenaufnahmen kann die radiographische Dichte ermittelt werden.

5.3.2 Digitale Röntgenographie

Der digitalen Röntgenographie wird eine große Zukunft vorausgesagt (*Rother* 1999). Es handelt sich dabei um ein Verfahren, bei dem konventionelle Röntgenaufnahmen als analoge Bilder verstanden werden, deren Digitalisierung durch einen **Analog-Digital-Wandler** erfolgt. Dieser ordnet jedem Bildpunkt einer Röntgenaufnahme eine Zahl zu, die seinem Grauwert entspricht (*Rother*

2001). Die Vorteile der intraoralen digitalen Röntgenographie bestehen in Folgendem (*Ellingsen* et al. 1995, *Stassinakis* et al. 1995, *Holtzmann* et al. 1998, *Rother* 1999):

- Dosisreduktion (70–77 % gegenüber dem D-Film, 37–50 % gegenüber dem E-Film)
- Zeitersparnis (Wegfall der Filmentwicklung, schneller Bildzugriff)
- Platzeinsparung (Wegfall von Dunkelkammer, Entwicklungsautomat und Archiv)
- Möglichkeit der Bildbearbeitung
- verbesserte Kommunikation durch Datenübertragung.

Als Nachteile erwiesen sich folgende Tatsachen:

- geringere Auflösung
- Beschränkung auf bestimmte Aufnahmeverfahren
- erschwerte Positionierung des Sensors
- inadäquate Druckerleistung.

In der intraoralen Diagnostik sind 3 Verfahren der primären Sensortechnik bekannt (*Rother* 2001):

- die indirekte Radiographie
- die direkte Radiographie
- die Lumineszenz-Radiographie.

Die favorisierte indirekte Radiographie arbeitet mit einem lichtempfindlichen Sensor, der nach dem Prinzip der Paralleltechnik mittels Filmhalter (Visierring, Führungsstange) im Mund positioniert wird (Abb. 161a und b). Der Sensor wandelt die Röntgenstrahlung durch eine Leuchtfolie in Licht um, das durch einen CCD-Chip in elektrische Signale transformiert wird (Abb. 162). Nach der Digitalisierung der elektrischen Signale wer-

den diese zu einem Monitorbild verarbeitet. Bei der direkten digitalen Radiographie fällt der Leuchtstoff weg. Die Lumineszenz-Radiographie bedient sich der Speicherfolie als Bildmedium.

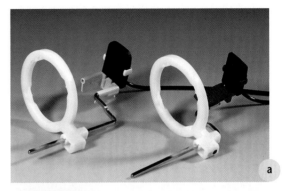

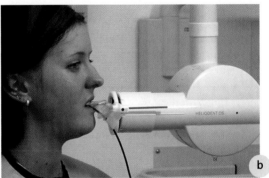

Abb. 161
Indirekte digitale Röntgenographie
a) Zubehör: lichtempfindlicher Sensor, Führungsstange, Visierring
b) Projektionsverhältnisse bei einer Zahnröntgenaufnahme im Unterkiefer in Paralleltechnik

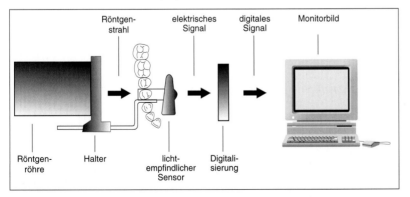

Abb. 162
Prinzip der indirekten digitalen Röntgenographie (Modifikation nach *Rother* 2001)

5.3.3 Interpretation des Röntgenbildes

Das Röntgenbild ist nur **ein Mittel** der Diagnostik, manchmal das Einzige. Die Notwendigkeit einer Röntgenuntersuchung ergibt sich bei „Verdacht auf klinisch nicht erkennbare Approximalkaries" oder „vor der Behandlung eines pulpatoten Zahnes oder einer Zahnwurzel und Verdacht auf eine Parodontitis apicalis" (*DGZMK* 1993). Die Interpretation des Röntgenbildes beruht auf ärztlichem Wissen, ärztlicher Kunst und ärztlicher Intuition (*Cohen* 1998). Fehlinterpretationen sind nicht ausgeschlossen. Oftmals sind Veränderungen im Röntgenbild Zufallsbefunde und lassen nur einen Verdacht zu. Mit intra- und extraoralen Röntgenaufnahmen können folgende Befunde erhoben werden:

Zahnhartsubstanzbefunde

- vermutliche Integrität von Schmelz und Dentin
- Ausdehnung okklusaler kariöser Defekte
- Progression der Approximalkaries
- Wurzelkaries oder Burn-out-Effekte?
- sekundärkariöse Defekte an Füllungen und Kronen
- chronische Zahnhartsubstanzverluste bei Abrasion und Attrition
- Defekte, Frakturlinien, Dislokationen bei akutem Zahnhartsubstanztrauma
- Einengung des Pulpakavums durch Bildung zusätzlichen Dentins und Dentikelbildung
- Dentinneubildung nach direkter Überkappung und Pulpotomie
- externe und interne Resorption
- Hyperzementose
- Befunde des Wurzelkanalsystems
  - Zahl, Weite und Krümmung von Wurzelkanälen
  - Lokalisation von Wurzelkanaleingängen
- Anomale Zahnhartsubstanzbefunde
  - Anomalien der Zahnzahl, -größe, -form (s. 1.3)
  - Anomalien der Zahnstruktur

Knochenbefunde

- Normalbefunde
  - Spongiosastruktur, Nerven- und Gefäßkanäle
  - Sutura mediana, Spina nasalis anterior, Septum nasale
  - Foramen incisivum, Canalis mandibulae, Foramen mandibulae, Foramen mentale
  - Kiefer- und Nasenhöhle
  - Lamina dura und Desmodontalspalt
- Pathologische Befunde
  - periradikuläre Aufhellungen
  - periradikuläre Verschattungen
  - Fistelgänge
  - horizontaler Knochenabbau
  - vertikaler Knochenabbau

Therapiebefunde und Komplikationen

- Qualität von Wurzelkanalfüllungen (komplett, inkomplett, Überfüllung)
- Perforation und Instrumentenfraktur

5.3.4 Dritte Objektdimension

Um die in den konventionellen Röntgenaufnahmen fehlende 3. Objektdimension zu erfassen, werden gegenwärtig von Forschung und Industrie 3 Ansätze verfolgt (*Benz* 2000):
1. Spiraltomographie,
2. dentale Computertomographie,
3. hochauflösende Schichtdarstellung mit dem OrthoTact-Verfahren.

„Es tut nicht gut, wenn man im Bad,
Und nur die Füße draußen hat. –
Auch Bählamm hat's nicht wohl getan.
Es zog ihm in den Backenzahn. –
Das Zahnweh, subjektiv genommen,
Ist ohne Zweifel unwillkommen;
Doch hat's die gute Eigenschaft,
Daß sich dabei die Lebenskraft,
Die man nach außen oft verschwendet,
Auf einen Punkt nach innen wendet,
Und hier energisch konzentriert.
Kaum wird der erste Stich verspürt,
Kaum fühlt man das bekannte Bohren,
Das Rucken, Zucken und Rumoren –
Und aus ist's mit der Weltgeschichte,
Vergessen sind die Kursberichte,
Die Steuern und das Einmaleins.
Kurz, jede Form gewohnten Seins,
Die sonst real erscheint und wichtig,
Wird plötzlich wesenlos und nichtig.
Ja, selbst die alte Liebe rostet –
Man weiß nicht, was die Butter kostet –
Denn einzig in der engen Höhle
Des Backenzahnes weilt die Seele,
Und unter Toben und Gesaus
Reift der Entschluß: Er muß heraus!!"
(Wilhelm Busch aus „Balduin Bählamm" 1883)

5.4 Diagnostik der Pulpitis

Die treffende Darstellung der Pulpitis vom Maler, Zeichner und Dichter, Wilhelm Busch, sucht noch immer ihresgleichen. Neben der Subjektivität, Provokation, Lokalisation, Unerträglichkeit und Egozentrik des Pulpaschmerzes verweist er auf die Pulpakammer als „enge Höhle". Letztere ist für die extreme Schmerzempfindung bei der Pulpitis und die Schwierigkeit ihrer Diagnostik verantwortlich. Die klassischen Entzündungszeichen des *Aulus Cornelius Celsus* (um 25 v. Chr. – um 50 n. Chr.) **Rubor** (Rötung), **Calor** (Hitze), **Tumor** (Schwellung), **Functio laesa** (gestörte Funktion) sind insofern für die Pulpitisdiagnostik unbrauchbar, als wir die Pulpa in ihrer geschlossenen Kammer weder inspizieren noch palpieren können. Da bleibt uns nur das höchst unzuverlässige subjektive

Zeichen **Dolor** (Schmerz). Zudem erlaubt die **Sensibilitätstestung** keine Aussage über die reale Pulpamorphologie. Die **Perkussion** vermag nicht in jedem Fall die Ausdehnung der Pulpitis zu bestimmen. Das bei der **Trepanation** austretende Blut dient nicht der Objektivierung des wahren Pulpazustandes. Das Röntgenbild hat in der Pulpitisdiagnostik lediglich die Bedeutung eines Hilfsmittels. Noch schwieriger gestaltet sich die Pulpitisdiagnostik bei mehrwurzligen Zähnen, bei denen sich die Wurzelkanalpulpa in einem unterschiedlichen Zustand befinden kann.

> Die Unschärfe der klinischen Pulpitisdiagnostik besteht im Mangel objektiver Kriterien zur Erkennung des wahren Pulpazustandes.

Auf der Suche nach einem praktikablen diagnostischen Vorgehen in der Klinik wurden 3 Wege beschritten (*Künzel* 1973/ 1974):
1. Versuch der Feststellung des pathomorphologischen Zustandes der Pulpa anhand klinischer Symptome,
2. Versuch der Lokalisierung des Entzündungsprozesses in der Kronenpulpa oder der gesamten Pulpa,
3. Versuch der Bestimmung der Reversibilität oder Irreversibilität der Pulpitis anhand klinischer Kriterien.

5.4.1 Klinik und Pathomorphologie der Pulpitis

> „Der Versuch, durch einzelne Symptome die pathologische Veränderung (der Pulpa) festzulegen, die im histologischen Bilde im Vordergrund steht, war gleichfalls ohne Erfolg" (*Greth* 1933).

In seiner Monographie „Diagnostik der Pulpaerkrankungen im Lichte neuerer vergleichender klinischer und histologisch-anatomischer Untersuchungen" hat *Greth* (1933) den eindeutigen Beweis erbracht, dass es anhand der klinischen Symptomatik nicht möglich ist, eine exakte klini-

Tabelle 11 Vergleich zwischen klinischer und pathomorphologischer Pulpitisdiagnostik (*Greth* 1933)

Diagnose	Übereinstimmung Anamnese/ Histologie (%)	Übereinstimmung Klinik/ Histologie (%)	klinische Fehldiagnose (%)	Bewertung
P.a.s.p.	19	22,5	77,5	–
P.a.s.t.	4,5	6,3	93,7	–
P.a.p.p.	10	15,3	84,7	–
P.a.p.t.	30	54,6	45,4	+
P.chr.cl.	11	28	73	–
Pulpaulkus	–	94,6	5,4	+
Pulpapolyp	6	88,2	11,8	+

P.a.s.p. = Pulpitis acuta serosa partialis
P.a.s.t. = Pulpitis acuta serosa totalis
P.a.p.p. = Pulpitis acuta purulenta partialis
P.a.p.t. = Pulpitis acuta purulenta totalis
P.chr.cl. = Pulpitis chronica clausa

sche Diagnose zu stellen. „Trotz genauester und sorgfältigster Diagnosestellung nach der allgemein bekannten bisherigen Symptomatik war es nicht möglich, eine Übereinstimmung zwischen klinischem Befund und histologischem Bild zu erhalten" (Tab. 11). Aus der Tabelle kann entnommen werden, dass mit der klinischen Diagnostik lediglich **Zufallstreffer** erzielt werden können. Ausgenommen beim Pulpaulkus und -polypen besteht eine hohe (um 90 %) und bei der Pulpitis acuta purulenta totalis eine etwa 50 %ige Trefferquote. Der Schmerzanamnese kommt eine untergeordnete Bedeutung zu. Ihre Rolle lässt sich wie folgt charakterisieren:

- Der Schmerz ist ein schlechter „Diagnostiker", weil er den wahren morphologischen Pulpazustand nicht zu erfassen vermag.
- Als „unsicherer Kantonist" liefert er zumeist unzuverlässige Diagnosen.
- Als „Warner" kommt er manchmal nicht in Frage, da schwerwiegende Pulpaveränderungen nicht obligat mit Schmerzen einhergehen müssen.
- Als „Bummelant" tritt er manchmal erst zu einem Zeitpunkt auf, da ein chronisches Entzündungsgeschehen in die Phase der Exazerbation mündet.
- Als „Subjektivist" spiegelt er den wahren Zustand des Pulpagewebes individuell sehr unterschiedlich wider.

- Als „Egoist" verwandelt er den Schmerzpatienten in ein auf das eigene Ich zurückgezogenes Wesen.
- Als „Peiniger" lässt er den Patienten manchmal unsäglich leiden.
- Als „Täuscher" strahlt er in einen Kiefer, von einem in den anderen Kiefer oder in andere Schädelregionen aus.

Der Schmerz kann in folgende Regionen irradiieren (*Künzel* 1973/ 74):

Schmerzausstrahlung im Kieferbereich
(+ = Oberkiefer, – = Unterkiefer):

+3 ⇒ +4, 5, 6, 7
       –4, 5
+4, (5) ⇒ –4, 5
–4, 5 ⇒ +6, 7, 8 Kinn, Unterkieferwinkel
–1, 2, 3, 4 ⇒ Kinn

Schmerzausstrahlung in abgelegene Gebiete:

+1, 2 ⇒ Stirn
+3, 4 ⇒ Naso-Labial-Augenbereich
+5, 6 ⇒ Oberkiefer, Schläfe
+7, 8 ⇒ Unterkiefer, Ohr, Schläfe
–6, 7 ⇒ Unterkieferwinkel, Ohr
–8 ⇒ Ohr, Kehlkopf.

Aus den dargelegten Gründen ist die Anwendung pathomorphologischer Klassifikationen in der Klinik überholt.

5.4.2 Partielle und totale Pulpitis

Ewald Harndt (1938) vertrat die Ansicht, die klinische Diagnostik der Pulpaerkrankungen müsse „die praktischen Bedürfnisse der Wurzel- und Pulpabehandlung berücksichtigen". Er postulierte, „die klinische Diagnose braucht nur soweit sicher differenziert zu werden, daß sich aus ihr der bestmögliche Behandlungsweg ergibt". Unter dieser Intention forderte er, folgende Fragen zu beantworten:

„1. Ist die Pulpa lebend oder tot?

2. Ist die Pulpa erkrankt oder gesund?

3. Wie weit erstreckt sich die Bakterieninvasion und

4. Welche Teile der erkrankten Pulpa zeigen entzündliche Veränderungen".

Diese Fragestellungen finden sich in seiner Einteilung der Pulpopathien für die Klinik wieder:

I. Gesunde Pulpa.

II. Tote Pulpa.

III. Erkrankte Pulpa.

    A. Pulpitis acuta,

       a) coronalis,

       b) radicularis;

    B. Pulpitis chronica aperta,

       a) ulcerosa,

       b) granulomatosa.

Bei der Diagnostik der erkrankten Pulpa wird auf den Inspektions- und Perkussionsbefund besonderer Wert gelegt. „Die Pulpitis chronica ulcerosa und die Pulpitis chronica granulomatosa sind bei sorgfältiger Untersuchung leicht und sicher durch die Inspektion zu diagnostizieren, da sie immer eine Pulpitis aperta darstellen." Leider bleibt in der Einteilung die Pulpitis chronica clausa unberücksichtigt. Bei der Diagnostik der akuten Pulpitiden stellte der Autor fest, dass bei mehr als 80 % der von ihm untersuchten Fälle mit axialer Klopfempfindlichkeit auch im histologischen Bild eine Pulpitis totalis vorlag. Kritisch muss angemerkt werden, dass in der Klinik nur etwa 50 % der totalen Pulpitiden Klopfempfindlichkeit zeigten (*Greth* 1933). Auf jeden Fall spricht die positive Klopfempfindlichkeit bei Vorliegen einer vitalen Pulpa für eine radikuläre Pulpitis.

5.4.3 Reversibilität und Irreversibilität

Therapieorientierte Klassifikationen

Die therapieorientierte Diagnostik reversibler und irreversibler Entzündungsvorgänge in der Pulpa fußen auf den Erkenntnissen des Ungarn *Erwin Lörinczy-Landgraf* (1956, 1957). Er zweifelte die alte Lehrweisheit, dass **eine entzündete Pulpa ein verlorenes Organ** sei (*Peckert* 1923), an und betrachtete sie als überholt und unhaltbar. Diese Überzeugung gewann er aus einer eigenen klinisch kontrollierten Studie. Dabei gelang es, 159 von 164 Pulpitisfällen nach indirekter Überkappung „nach dem baldigen Abklingen der Schmerzen mit lebendem Zahnmark funktionsfähig" zu erhalten. In die Studie wurden notabene Patienten mit starkem ausstrahlendem Nachtschmerz und stundenlang anhaltendem, ausstrahlendem Schmerz auf Kälteeinwirkung eingeschlossen. Vor der indirekten Überkappung mit $Ca(OH)_2$ wurde das kariöse Dentin der pulpitischen Zähne am Kavitätenboden unter Vermeidung einer Pulpaeröffnung weitestgehend entfernt. Auf der Grundlage seiner klinischen Beobachtungen unterschied *Lörinczy-Landgraf* (1956) zwischen einer langen **reversiblen** und einer kurzen **irreversiblen Phase** der Pulpitis, die er als Hyperbole darstellte (Abb. 163). In der reversiblen Phase traten bereits **Spontanschmerzen** und Schmerzanfälle auf. „Somit wird der Spontanschmerz zum Mithelfer, der den Patienten in einer Zeit zum Zahnarzt treibt, in welcher sich die Pulpitis meist in einem bereits fortgeschrittenen, aber noch reversiblen Zustand befindet." Der Ausgang der Entzündung des Zahnmarks nach der indirekten Überkappung ist logischerweise keine **Restitutio ad integrum**, sondern nur eine **Restitutio ad sanationem** und eine partielle **Restitutio ad functionem** (*Lörinczy-Landgraf* 1956).

Baume und *Fiore-Donno* (1962) nahmen die Ideen von Lörinczy-Landgraf auf und beschränkten sich in Ermangelung von Biopsien der Pulpa auf eine „klassische Einteilung der Pulpaerkrankungen (nach den Symptomen) zu Behandlungszwecken" (*Baume* 1965). Ihre Klassifikation bein-

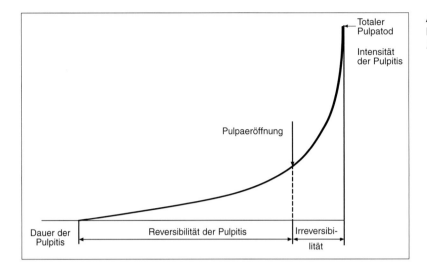

Abb. 163
Hyperbel der Pulpitis nach
Lörinczy-Landgraf (1956)

haltet 4 Kategorien (*Baume* und *Fiore-Donno* 1962):

1. Kategorie der symptomlosen Pulpa in der Nähe tiefer Karies oder zufällig verletzt,
2. Kategorie der reversibel geschädigten Pulpa,
3. Kategorie der irreversibel entzündeten Pulpa,
4. Kategorie der Pulpanekrosen.

Künzel (1974) hat seiner Klassifikation eine weitere Kategorie, die partiell-irreparable Pulpitis, hinzugefügt. Sie lautet:

1. Artifizielle Entblößung des Zahnmarkes,
2. tiefe Karies bei klinisch symptomloser Pulpa,
3. reversible Pulpitis,
4. irreversible Pulpitis,
5. partiell-irreparable Pulpitis (Pulpaulkus und –polyp),
6. Nekrose oder Gangrän.

Wir favorisieren diese Einteilung und ergänzen sie durch die traumatische Pulpaeröffnung (Abb. 193).

Zustand des Kavitätenbodens

Mit der Beurteilung des Kavitätenbodens nach Entfernung erweichter Kariesbezirke wurde ein wichtiges Hilfsmittel in die therapieorientierte klinische Pulpitisdiagnostik eingeführt (*Künzel* 1962, *Kröncke* 1964). Bei Künzel sprechen ein geschlossener, verfärbter, harter oder zumindest fester Kavitätenboden, der Sondenklirren verursacht, in der Horizontalen mit Löffelexkavatoren nicht mehr abschälbar ist und mit der Millernadel nicht durchdrungen werden kann, sowie Tertiärdentinbildung mehr für eine reversible Pulpitis. Bei einer möglichen irreversiblen Pulpitis hingegen liegen penetrierende Erweichung (Durchweichung) des Kariesrests, ein erheblicher Konsistenzunterschied zum gesunden Dentin und Sondierbarkeit des Pulpagewebes mit der Millernadel vor.

> Hat die weiche Karies die Pulpa erreicht, gilt Letztere als mikrobiell kontaminiert.

Damit ist auch meist der Übergangspunkt zur irreversiblen Pulpitis erreicht (*Simon* et al. 1994). Mittels klinisch-therapeutischer Untersuchungen sowie klinisch-histologischer Vergleichsstudien erbrachte *Künzel* (1962) den Nachweis, dass unter dem harten Kariesrest vorwiegend seröse und damit ausheilbare Pulpitiden ablaufen. Dagegen dominierten in Fällen mit zurückgelassener weicher Karies am Kavitätenboden und mit Eröffnung der Pulpa im kariös erweichten Dentin purulente Prozesse, „deren Ausheilung nur in Ausnahmefällen möglich sein dürfte". Außerdem kann der harte Kavitätenboden frakturbedingte Risse aufweisen, die sich von der mesialen zur distalen Stufe von Prämolaren oder Molaren erstrecken können. Sie sind oft erst nach Entfernung von

Füllungen und Freilegung des Kavitätenbodens sichtbar. Der durchweichte Kavitätenboden kann mit Pulpaschmerz, Schmerzarmut und Schmerzfreiheit vergesellschaftet sein. Seine Trepanation führt zu Blut- oder Pusentleerung aus der Pulpa. Bei offenem Kavitätenboden kann ein Pulpaulkus oder -polyp feststellbar sein.

Exspektative Reaktionsdiagnostik

Der Begriff wurde von *Wannenmacher* (1960, 1968) eingeführt. Hierbei will der Diagnostiker durch Abwarten der Pulpareaktion auf zahnärztliche Maßnahmen voreilige Schlüsse vermeiden und zu einer Sicherung der vorläufigen Diagnose gelangen. Bei *Wannenmacher* handelt es sich um eine **Diagnosis ex juvantibus**, d.h., die Diagnose wird anhand der Reaktion auf therapeutische Maßnahmen oder Medikamente gestellt. Das auf den Kavitätenboden aufgebrachte Zinkoxid-Eugenol kann allerdings anästhesierend auf die entzündete Pulpa wirken, was zu einer Verfälschung der Diagnose führt. Wir bevorzugen daher den **indifferenten Verschluss** der Kavität (Wattebausch, Cavit®, GIZ) und warten 24 bis 48 Stunden ab, ob die Schmerzen abklingen. Beim Eintreten von Schmerzfreiheit würde die klinische Diagnose reversible Pulpitis gestellt. Andere verwenden $Ca(OH)_2$.

Klinik der reversiblen und irreversiblen Pulpitis

Neben dem Vorliegen eines harten oder festen Kavitätenbodens kann die reversible Pulpitis durch provozierte, spontane, manchmal ausstrahlende, meist jedoch lokalisierbare Schmerzen von kurzer Dauer und wechselnder Intensität gekennzeichnet sein. Dabei ist die Schmerzanamnese kurz und die Reaktion auf Kälte und elektrischen Reiz gesteigert (*Künzel* 1974). Bei der irreversiblen Pulpitis können neben dem durchweichten Kavitätenboden vorwiegend spontane, nachts einsetzende, aber auch provozierte, lokalisierbare oder irradiierende, ziehende oder pulssynchrone Schmerzen von längerer Dauer auftreten. Es liegen eine längere Schmerzanamnese und verstärkte Wärmeempfindlichkeit vor. *Maiwald* (1982) hat klinische Kriterien aufgestellt, die mehr für eine reversible oder mehr für eine irreversible Pulpitis sprechen (Tab. 12).

Klinik und Histologie der reversiblen und irreversiblen Pulpitis

Bender (2000) bildete zwei pathomorphologische Kategorien, denen er einzelne pathomorphologische Zustandsbilder zuordnete:

Reversible Kategorie:
- normale Pulpa
- frühe Entzündung
- atrophische Pulpa
- chronische partielle Pulpitis ohne Nekrose

Irreversible Kategorie:
- chronische partielle Pulpitis mit Nekrose
- chronische totale Pulpitis
- totale Pulpanekrose.

Diese pathomorphologischen Diagnosen gingen mit folgenden klinischen Zeichen einher:

1. In der irreversiblen Kategorie und bei der chronischen partiellen Pulpitis ohne Nekrose bestanden seit längerem Schmerzen.
2. Die reversible Kategorie war vorrangig mit milden oder moderaten Schmerzen assoziiert.
3. Bei den irreversiblen Pulpitiden lag der Anteil starker Schmerzen bei 91 %, bei der reversiblen Entzündung nur bei 5 %. Starker Pulpaschmerz signalisierte das Vorliegen einer Kolliquationsnekrose, die zur Erhöhung des intrapulpalen Druckes führte.
4. Lag histologisch eine chronische partielle Pulpitis mit Nekrose vor, war der Anteil heftiger Schmerzen besonders hoch (43 %).
5. Je mehr sich der Pulpazustand der totalen Pulpanekrose näherte, desto geringer wurde der Pulpaschmerz.

Tabelle 12 Klinische Kriterien, die mehr für eine reversible oder irreversible Pulpitis sprechen (*Maiwald* 1982)

	Reversible Pulpitis	Irreversible Pulpitis
Kavitätenboden	geschlossen/hart	offen/weich
Kältereaktion	gesteigert	herabgesetzt
Wärmereaktion	normal	gesteigert
Schmerzen	seit kurzem	schon länger
Perkussion	negativ	positiv

6. Alle pathomorphologischen Formen der irreversiblen Kategorie zeigten in 71–79 % der Fälle eine Pulpaeröffnung.
7. In der reversiblen Kategorie trat die Pulpaeröffnung eher selten auf.
8. In der irreversiblen Kategorie lag in 38–43 % ein positiver Perkussionsbefund vor.
9. Die Zähne der reversiblen Kategorie waren nur in 4–17 % der Fälle perkussionsempfindlich.

10. Erstmals auftretender leichter bis mäßiger Schmerz, geschlossener Kavitätenboden und fehlende Klopfempfindlichkeit sprechen mehr für die pathomorphologische Diagnose reversible Pulpitis. Starke Schmerzen mit länger zurückliegendem Schmerzbeginn, Pulpaeröffnung und Perkussionsempfindlichkeit sind typischer für die irreversible Pulpitis (*Bender* 2000).

Diese Aussagen bestätigen uns in dem folgenden Vorgehen.

5.4.4 Synopsis der Pulpitisdiagnostik

Trotz der festgestellten Unschärfe der klinischen Pulpitisdiagnostik benötigt der Kliniker Anhaltspunkte für seine Entscheidung zu 3 Therapiestrategien:
1. Vitalerhaltung der Pulpa, 2. Vitalexstirpation der Pulpa, 3. partielle Vitalerhaltung der Pulpa. In Anlehnung an den Diagnosekeil von *Kröncke* (1964) haben wir ein klinisches **Diagnostik- und Therapieschema der Pulpitis** (Abb. 164) erarbeitet, das die Entscheidungsfindung des Diagnostikers und Therapeuten erleichtern soll. Folgendes systematisches Vorgehen wird empfohlen:
Die klinische **Verdachtsdiagnose** Pulpitis wird auf der Grundlage der **klinischen Basisdiagnostik** gestellt. Diese greift neben der gründlichen **Schmerzanamnese** auf die **Inspektion**, **Sensibilitätsprüfung** und **vergleichende Perkussion** des möglichen schuldigen Zahnes zurück. Auskunft über fragliche Karies oder Sekundärkaries im Approximalbereich kann das **Röntgenbild** geben. Damit wird gleichzeitig die Beurteilung des

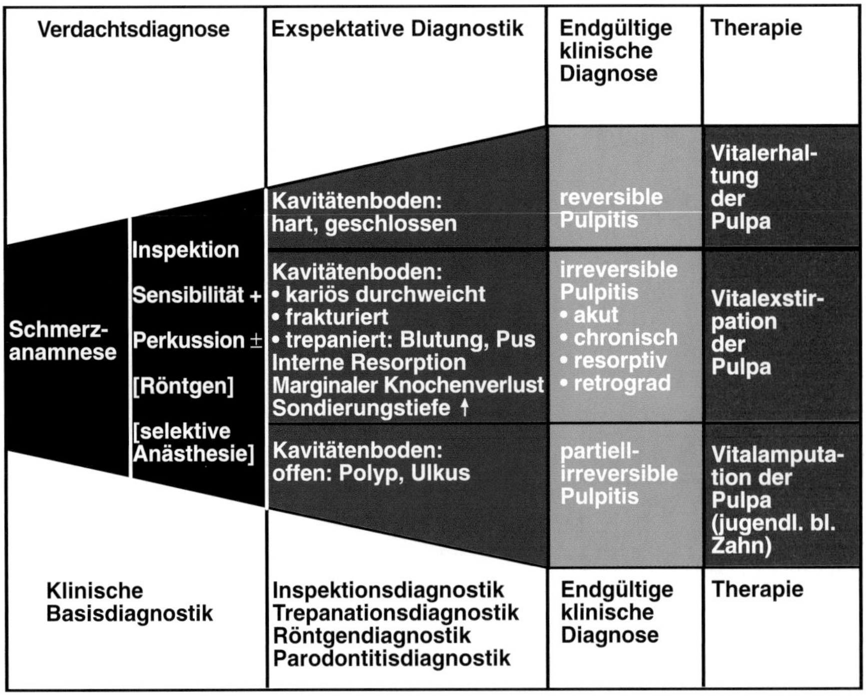

Verdachtsdiagnose		Exspektative Diagnostik	Endgültige klinische Diagnose	Therapie
Schmerz-anamnese	Inspektion Sensibilität + Perkussion ± [Röntgen] [selektive Anästhesie]	Kavitätenboden: hart, geschlossen	reversible Pulpitis	Vitalerhaltung der Pulpa
		Kavitätenboden: • kariös durchweicht • frakturiert • trepaniert: Blutung, Pus Interne Resorption Marginaler Knochenverlust Sondierungstiefe ↑	irreversible Pulpitis • akut • chronisch • resorptiv • retrograd	Vitalexstirpation der Pulpa
		Kavitätenboden: offen: Polyp, Ulkus	partiell-irreversible Pulpitis	Vitalamputation der Pulpa (jugendl. bl. Zahn)
Klinische Basisdiagnostik		Inspektionsdiagnostik Trepanationsdiagnostik Röntgendiagnostik Parodontitisdiagnostik	Endgültige klinische Diagnose	Therapie

Abb. 164
Klinisches Diagnostik- und Therapieschema der Pulpitis (in Anlehnung an den Diagnosekeil von *Kröncke* 1964)

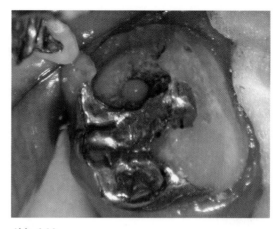

Abb. 166
Pusentleerung nach Trepanation bei irreversibler Pulpitis

bereits erwähnt, einen indifferenten, dichten Verschluss (Wattebausch, Cavit®, Glasionomerzement) oder wird mit Ca(OH)$_2$ versorgt. Klingen die Schmerzen binnen 24 bis 48 Stunden ab, wird von einer **reversiblen Pulpitis** ausgegangen. Es schließen sich Therapiemaßnahmen zur vollständigen **Vitalerhaltung** der Pulpa an.

Beim Vorliegen eines kariös durchweichten Kavitätenbodens **(Inspektionsdiagnostik)** und einer Symptomatik, die mehr für eine irreversible Pulpitis spricht, wird eine **irreversible Pulpitis mit akutem klinischem Verlauf** diagnostiziert. Bei chronischer Schmerzsymptomatik oder Schmerzfreiheit gehen wir von einem **irreversiblen Entzündungsgeschehen mit chronischem Verlauf** aus. Hinter frakturbedingten Rissen des Kavitätenbodens (Abb. 165) verbirgt sich unabhängig von der Schmerzsymptomatik zumeist ebenfalls eine irreversible Pulpaschädigung. Zeigt sich bei der Trepanation des Kavitätenbodens Pus (Abb. 166), wird bei erhaltener Sensibilität wiederum eine irreversible Pulpitis diagnostiziert

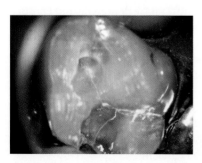

Abb. 165
Frakturbedingte Risse am Kavitätenboden als Voraussetzung für mikrobielle irreversible Pulpaschädigung

(Trepanationsdiagnostik). Bei der Trepanation kann außerdem eine abgestorbene Pulpa (**Pulpanekrose**) vorgefunden werden. Rosafärbung der Zahnkrone (pink spot) und röntgenographisch festgestellte interne Resorptionen (meist scharf begrenzte Aussackungen des Pulparaumes) (Abb. 167a, b) in koronaler, radikulärer oder kombinierter koronaler und radikulärer Lokalisation **(Röntgendiagnostik)** sind bei schmerzsymptomfreiem Verlauf für eine irreversible Pulpitis chronisch-resorptiven Charakters **(internes Granulom)** typisch. Es bestehen Perforationstendenz (*Arnold* et al. 2000) und Gefahr der Spontanfraktur. Periapikale Transluzenzen sind bei irreversibler Pulpitis eher selten (Abb. 168). Die irreversible Pulpitis ist **retrograden** Ursprungs, wenn angesichts einer akuten Schmerzsymptomatik und Kariesfreiheit klinisch abnorme Sondierungstiefen und röntgenographisch marginale Knochenverluste vorliegen **(Parodontitisdiagnostik).** In diesen Fällen wird die nicht erhaltungsfähige Pulpa in toto mittels **Vitalexstirpation** entfernt.

Objektiv ist die Feststellung eines Pulpapolypen oder -ulkus bei offenem Kavitätenboden durch **Inspektionsdiagnostik** (Abb. 169). Das chronisch-exulzerierte oder chronisch-proliferierende Pulpagewebe ist zwar berührungsempfindlich, verursacht aber meist keine Schmerzen. Da der Entzündungsprozess in der Regel im Kronenka-

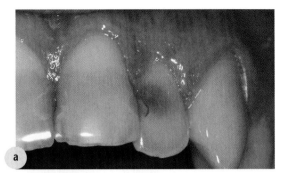

a

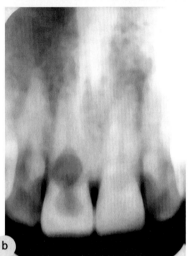

b

Abb. 167
Chronisch-re-
sorptive irre-
versible Pul-
pitis (internes
Granulom)
a) Lokalisierte
Rosafärbung
der Zahn-
krone (pink
spot)
b) Scharf be-
grenzte Aus-
sackung des
Wurzelkanals
im koronalen
Drittel durch
interne Re-
sorption im
Röntgenbild

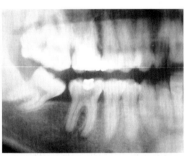

Abb. 168
Irreversible
(purulente)
Pulpitis an 46
mit periapi-
kaler Aufhel-
lung an der
mesialen und
distalen Wur-
zel

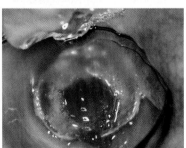

Abb. 169
Pulpapolyp
bei partiell-
irreversibler
Pulpitis im
Erwachsenen-
alter

vum lokalisiert ist, lautet die Diagnose: **partiell-irreversible Pulpitis**. Beim jugendlichen bleibenden Zahn mit unvollendetem Wurzelwachstum wird die Wurzelpulpa vital erhalten, beim bleibenden Zahn im Erwachsenenalter ist die Vitalexstirpation angezeigt.

5.5 Diagnostik der Parodontitis apicalis

Wie in der Pulpitisdiagnostik fehlt es auch in der klinischen Differentialdiagnostik der Parodontitis apicalis an ausreichend zuverlässigen Kriterien. Das trifft für die Parodontits apicalis acuta ebenso zu wie für die knochenabbauenden Formen und die knochenverdichtende Form der Parodontitis apicalis chronica.

> Allein die pathomorphologische Diagnostik erlaubt eine sichere Abgrenzung der Formen der Parodontitis apicalis. Der Kliniker ist lediglich auf Verdachtsdiagnosen angewiesen.

5.5.1 Klinisch-röntgenographische Klassifikation der Parodontitis apicalis

Auf der Grundlage klinischer und röntgenographischer Kriterien bieten wir unter Berücksichtigung der 4 Entzündungsstadien nach *Wannenmacher* (1952) folgende Einteilung der Parodontitis apicalis an:

1   **Parodontitis apicalis acuta**
1.1   ohne Infiltrat (periodontale und enostale Phase)
1.2   mit Infiltrat (subperiostale Phase)
1.3   Abszess (submuköse Phase)
2   **Parodontitis apicalis chronica**
2.1   Knochenabbauende Formen
2.1.1   Abgegrenzte Läsionen
2.1.1.1 Verdacht auf schwielige Verdickung
2.1.1.2 Granulomverdacht
2.1.1.3 Zystenverdacht

5.5.2 Klinik und Röntgenographie der Parodontitis apicalis

Im Folgenden sollen die klinischen und röntgenographischen Krankheitszeichen dargestellt werden, die mehr oder minder für den Verlauf, die Stadien und Formen der Parodontitis apicalis sprechen. Aufgrund des fließenden Übergangs zwischen **infizierter Pulpanekrose** und Parodontitis apicalis wird Erstere nicht als nosologische Einheit betrachtet und daher nicht gesondert beschrieben. Nicht infizierte Nekrosen, die sich oft zufällig bei der Präparation herausstellen, werden in der Regel nicht von einer Parodontitis apicalis begleitet.

Parodontitis apicalis acuta

Es kann sich dabei um eine schwere Erkrankung des orofazialen Systems handeln. Den unerträglichen Schmerz bei der „Kieferhautentzündung" hat der tschechische Schriftsteller *Karel Čapek* (1890–1938) treffend beschrieben: „Für einen Menschen, der leidet, gibt es nur den Schmerz und nichts anderes;" dabei „sitzt das wahre Ich zusammengekauert wie ein Tier, windet sich und versteht nichts als seinen Schmerz". Im Allgemeinen gehören zum klinischen Bild der Parodontitis apicalis acuta folgende Chrarakteristika:

Klinik: Anamnese:
- Allgemeinzustand reduziert bis schlecht
- Spontanschmerz lokalisiert oder ausstrahlend
- Berührungsschmerz

Befund:
- Körpertemperatur erhöht
- Zahnkrone verfärbt, kariös oder sekundärkariös, frakturiert, abradiert
- Perkussionsbefund positiv
- Lymphknoten vergrößert, druckschmerzhaft

Röntgenographischer Befund:
- ohne pathologischen Befund, ggf. Desmodontalspalt verbreitert

Auf die einzelnen Entzündungsphasen können folgende Symptome hinweisen (*Taatz* 1980):

Periodontale Phase:
- Spontanschmerz lokalisierbar
- „Zahn verlängert"
- Aufbissschmerz
- Perkussionsempfindlichkeit (axial)

Enostale Phase:
- Allgemeinbefinden reduziert
- Körpertemperatur erhöht
- Spontanschmerz zunehmend, pulsierend, ausstrahlend
- Perkussionsschmerz bei axialer und horizontaler Perkussion
- Schleimhautrötung über dem Apex
- Lymphknoten vergrößert, druckdolent

Subperiostale Phase (Schwellung):
- Allgemeinzustand schlecht
- Körpertemperatur weiter gestiegen
- Spontanschmerz kumuliert
- Schleimhaut lokal gerötet und geschwollen
- Lymphknoten vergrößert, druckdolent

Submuköse Phase (Abszess):
- Schmerzen geringer
- Kollateralödem (Abb. 170a und b)
- Abszessbildung (Fluktuation).

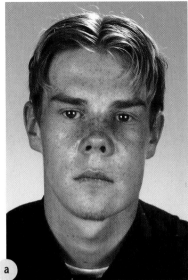

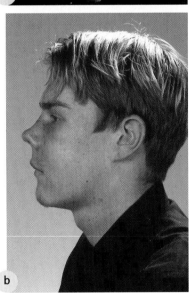

Abb. 170
Kollateral-
ödem bei
akutem peri-
apikalem
Geschehen
ausgehend
von 22
a) Gesichts-
schwellung
en face
b) Gesichts-
schwellung
en profil

Parodontitis apicalis chronica

Die Parodontitis apicalis chronica wird häufig anhand eines röntgenographischen Zufallsbefundes diagnostiziert. Als diagnostische Hinweise dienen:

Klinik:
- Symptomarmut
- Schmerzfreiheit
- Zahnverfärbung
- Sensibilitätsverlust (Regel)
- Wurzelkanalgeruch meistens fötid
- Perkussionsbefund negativ
- Wurzelschwirren und Pergamentknittern äußerst selten
- Fistelbildung und Pusentleerung

Röntgenbild:
- Aufhellungen unterschiedlicher Größe und Konfiguration periapikal, periradikulär, interradikulär, lateral lokalisiert
- Wurzelresorption
- Verschattungen periapikal.

Die Differenzierung zwischen den einzelnen begrenzten knochenabbauenden Formen der Parodontitis apicalis chronica ist vage oder unmöglich. Ein verbreiterter Desmodontalspalt kann Ausdruck der schwieligen Verdickung sein (Abb. 171). Hinter kreisrunden bis ovalen periapi-

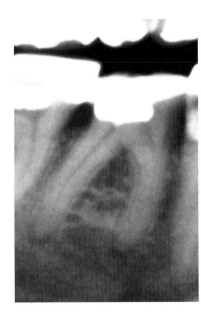

Abb. 171
Verbreiterter
Desmodon-
talspalt an 46
als Ausdruck
einer mög-
lichen
schwieligen
Verdickung

kalen Aufhellungen können sich periapikale Granulome (Abb. 172) und Zystogranulome sowie radikuläre Zysten verbergen. Zystenverdacht besteht klinisch bei Vorwölbung und Komprimierbarkeit des Kieferknochens mit Pergamentknittern, Kronenkonvergenz und Wurzeldivergenz, Zahnlockerung und Nachweis von Zystenflüssigkeit mit Cholesterinkristallen. Röntgenographisch können rund-ovale periapikale Aufhellungen

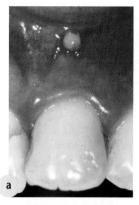
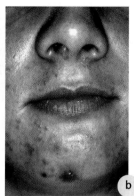

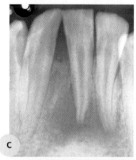

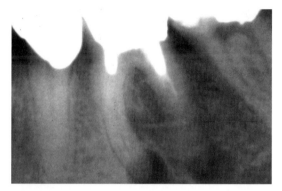

Abb. 172
Scharf begrenzte periapikale Aufhellungen an 36 bei Parodontitis apicalis chronica

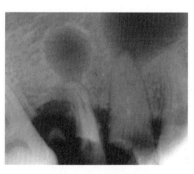

Abb. 173
Kirschkern-große und kirschgroße zystenver-dächtige Aufhellungen mit radioopa-ker Verdich-tungszone im Seitenzahnge-biet des rech-ten Oberkie-fers

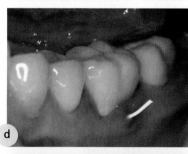

Abb. 174
Diffuse Auf-hellung an 36 als Zei-chen einer chronischen apikalen Parodontitis

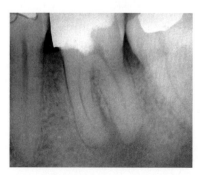

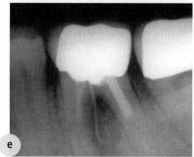

Abb. 175
Fistelbildung bei Parodontitis apicalis chro-nica
a) Geschlossene Schleim-hautfistel
b) Kinnfistel nach akutem Trauma bei einem Malergesellen (Sturz von der Leiter)
c) Diffuse periapikale Aufhellungen an 31 und 32 als Ur-sache für die Kinnfistel
d) Einfüh-rung eines Guttapercha-stiftes in das Fistelmaul bei 36
e) Darstel-lung des dif-fusen periapi-kalen Prozes-ses an 36 durch den Guttapercha-stift

durch eine radioopake Verdichtungszone begrenzt sein (Abb. 173). Granulomatöse Entzündungsprozesse ohne Abgrenzungstendenz zeigen sich im Röntgenbild meist als diffuse Aufhellungen (Abb. 174). Fistelbildungen lassen sich klinisch anhand des Fistelmauls und röntgenographisch durch Guttaperchaspitzen nachweisen (Abb. 175a, b, c, d, e). Hinter diffusen Aufhellungen mit klinischer Fistelbildung können sich spezifische Entzündungen verstecken (Abb. 176). Periapikale Verschattungen weisen häufig auf knochenverdichtende Prozesse (Sklerosierung, Condensing osteitis) beim infizierten Wurzelkanal oder bei chronischer Pulpitis hin (Abb. 177).

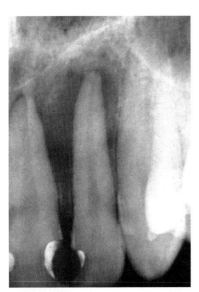

Abb. 176
Therapierefraktäre diffuse Parodontitis apicalis chronica an 22 mit Schleimhautfistel und pathomorphologischem Nachweis von Actinomyces-Druse

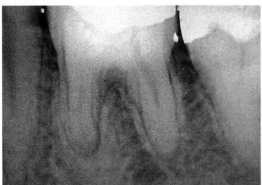

Abb. 177
Knochenverdichtung an mesialer Wurzel eines avitalen 36

Exazerbation der Parodontitis apicalis chronica

Im Gegensatz zur primär-akuten Parodontitis apicalis zeigt die Exazerbation der Parodontitis apicalis chronica (akuter Schub) mehr oder minder ausgeprägte Aufhellungen im Röntgenbild (Abb. 178). Die akute Symptomatik „steigt wie Phönix aus der Asche" des chronischen Entzündungsgeschehens (Phönix-Abszess).

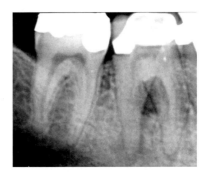

Abb. 178
Periapikale Aufhellung an der distalen Wurzel von 46 bei der Exazerbation einer Parodontitis apicalis chronica

Abgrenzung von Knochenveränderungen nichtendodontischer Genese

Die knochenabbauenden und knochenverdichtenden Formen der Parodontitis apicalis chronica sind von Knochenveränderungen abzugrenzen, die zwar nicht als Folgeerkrankungen des infizierten Wurzelkanals gelten, aber wie diese periapikale Aufhellungen und Verschattungen zeigen. Ihre Diagnostik ist deshalb äußerst problematisch, weil sie in der Regel schmerzlos verlaufen. Diagnostische Anhaltspunkte bieten lediglich positive Sensibilität der angrenzenden Zähne und der Röntgenbefund in oder außerhalb der Apikalregion. Angesichts dieser Schwierigkeiten und der häufig daraus resultierenden Konfusion ist der Kliniker geneigt, die periapikalen Veränderungen mit avitalen Zähnen in Verbindung zu bringen. *Torabinejad* und *Walton* (1994) warnen allerdings vor dieser „Falle". Aus Platzgründen kann hier nur ein Überblick gegeben werden. Detaillierte Beschreibungen sind im einschlägigen Schrifttum der Mund-, Kiefer- und Gesichtschirurgie zu finden.

Röntgenographische Aufhellungen

Follikuläre Zyste (*Winiker-Blanck* 1979, *Rother* 2001)

Vorkommen:	Wechselgebiss, 2. Dentition, vorrangig im Unterkiefer, bevorzugt an 3. Molaren, außerdem an oberen Eckzähnen
Klinik:	wie bei nichtinfizierter radikulärer Zyste, langsamer und schmerzloser Verlauf, Auftreibung des Knochens ohne Veränderung der Schleimhaut, Infektion, Entartung und Kieferbruch sind möglich.
Röntgenographie:	glatt begrenzte Aufhellung in Beziehung mit retiniertem oder verlagertem, vollständig oder unvollständig ausgebildetem Zahn unterschiedlicher Konfiguration, wobei die Zystenwand an der Schmelz-Zement-Grenze ansetzt (Abb. 179)

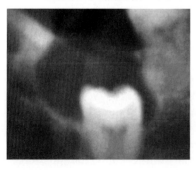

Abb. 179
Follikuläre
Zyste an 48

Differentialdiagnostik:	Ameloblastom, Karzinom (Histologie)

Keratozyste (Primordialzyste) (*Jundt* et al. 1997, *Rother* 2001)

Vorkommen:	alle Altersklassen, Bereich des 3. Molaren und Kieferastes (50 %)
Klinik:	langsamer und schmerzloser Verlauf, Auftreibungen des Alveolarfortsatzes
Röntgenographie:	uni- oder multilokuläre Aufhellung mit glatter oder unregelmäßiger Begrenzung und uni- oder polyzystischer Konfiguration ohne Zahnkontakt
Differentialdiagnostik:	follikuläre Zysten (stärkere Transparenz, zahngebunden), Ameloblastom, Karzinom (Histologie)

Laterale Parodontalzyste (*Winiker-Blanck* 1979, *Jundt* et al. 1997, *Rother* 2001)

Vorkommen:	selten, fast ausschließlich im Unterkiefer
Klinik:	symptomarm, ggf. Druckgefühl, vitaler Zahn
Röntgenographie:	runde oder ovale Aufhellung im lateralen Parodont unmittelbar am Zahn als Zufallsbefund (Abb. 180)

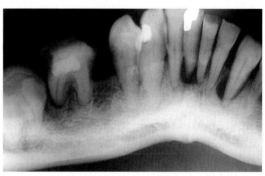

Abb. 180
Simultanes Vorkommen einer parodontalen Zyste an 33, einer radikulären Zyste an 41 und einer Paro-Endo-Läsion an 47

Differentialdiagnostik:	laterale radikuläre Zyste (Zahn avital), Parodontitis (vertikaler Knochenabbau)

Apikale Residualzyste

Hierbei persistiert eine radikuläre Zyste nach Entfernung eines pulpatoten Zahnes.

Ductus-palatinus-Zyste (*Winiker-Blanck* 1979, *Jundt* et al. 1997, *Rother* 2001)

Vorkommen:	Oberkiefer, zwischen 11 und 21
Klinik:	umschriebene Vorwölbung palatinal oder vestibulär, Schneidezähne vital, ggf. Diastema

Röntgeno-
graphie: mediane, ovale oder birnenför-
mige, scharf begrenzte Aufhel-
lung mit möglicher Betonung
einer Seite

Differential-
diagnostik: großes Foramen incisivum,
radikuläre Zyste (avitaler Zahn,
unterbrochener Desmodontalspalt)

Globulo-maxilläre Zyste (*Winiker-Blanck* 1979)

Vorkommen: extrem selten, Oberkiefer, zwischen seitlichem Schneidezahn
und Eckzahn

Klinik: Konvergenz der Zahnkronen,
vitale Zähne

Röntgeno-
graphie: scharf begrenzte Aufhellung
zwischen den Zahnwurzeln, teilweise mit großer Raumforderung

Differential-
diagnostik: radikuläre Zyste (avitaler Zahn)

Mediane Zyste (*Rother* 2001)

Vorkommen: äußerst selten, Gaumen und
Unterkiefer in der Medianebene

Klinik: Zähne vital, Vorwölbung im
Gaumen und Kinnweichteilen

Differential-
diagnostik: radikuläre Zyste

Ameloblastom (*Torabinejad* und *Walton* 1994)

Vorkommen: in allen Altersgruppen, ver-
mehrt zwischen dem 30. und
40. Lebensjahr, betrifft zumeist
den Unterkiefer

Klinik: Kronendivergenz, Auftreibungen nach vestibulär und lin-
gual, langsames und schmerz-
loses Wachstum, meist positiver Sensibilitätstest

Röntgeno-
graphie: monozystisch: große, scharf
begrenzte Aufhellung, Auflö-
sung der Kortikalis, Wurzelresorption, Verdrängung des
Mandibularkanals
polyzystisch: Seifenblasentyp:
klein- und großkammerige
Struktur

Differential-
diagnostik: Riesenzellgranulom, Myxom,
Fibrom, fibröse Dysplasie, follikuläre Zyste

Zentrales Riesenzellgranulom (*Gundlach* 1997)

Vorkommen: im Alter von 10–25 Jahren,
häufiger beim weiblichen Geschlecht und im Unterkiefer

Klinik: Auftreibungen, Zahnlockerungen

Röntgeno-
graphie: unscharf begrenzte, manchmal
polyzystische Aufhellung

Differential-
diagnostik: Ameloblastom, zentrales
Hämangiom

Maligne Tumoren (*Torabinejad* und *Walton* 1994)

Vorkommen: als Primärtumor oder Metastase,
im Ober- und Unterkiefer

Klinik: häufig Schmerz, Schwellung,
Zahnlockerung und Sensibilitätsverlust

Röntgeno-
graphie: Verbreiterung des Desmodontalspalts oder periapikale
Transluzenz, Wurzelresorption

Differential-
diagnostik: Parodontitis apicalis chronica

Röntgenographische Verschattungen

Odontome (*Winiker-Blanck* 1979, *Rother* 2001)
Komplexe Odontome bestehen aus Schmelz,
Dentin und Zement und sind von einer kapselar-
tigen Randzone umgeben (fehlt beim **Osteom**).
Auch beim zahnähnlichen **Verbundodontom**
besteht diese Zone.

Dentinom
Es zeigt dentinähnliche Verschattung und ist mit
einem feinen kapselartigen Rand umgeben.

Zementoblastom oder echtes Zementom (*Bellizzi*
et al. 1994, *Torabinejad* und *Walton* 1994, *Rother*
2001)
Die gutartige Neubildung zeigt sich röntgenographisch als Verschattung infolge zusätzlicher
Zementbildung an der Zahnwurzel. Der
Desmodontalspalt des vitalen Zahnes ist gleichsam „mitgewachsen". Im Anfangsstadium liegen
Aufhellungen vor.

Morbus Paget (*Iezzi* et al. 2001)

Bei der multiplen Knochenerkrankung kommt es zur symmetrischen Verbreiterung des Alveolarfortsatzes. Röntgenographisch ist im Frühstadium generalisierte Radioluzenz, im Zwischenstadium Radioluzenz und Radioopazität und im Endstadium baumwollartige Osteosklerose feststellbar.

„Kein Zahn ist eine Insel."
(Simon und *Werksman* 1994)

5.6 Diagnostik der pulpo-parodontalen Läsionen

Die pulpo-parodontalen Läsionen können sich auf der Grundlage der beschriebenen pulpo-parodontalen Kommunikationen entwickeln (s. 1.5).

5.6.1 Klassifikationen der pulpo-parodontalen Läsionen

Die noch heute gültige Klassifikation der endodontisch-parodontalen Läsionen geht auf eine klassische Arbeit von *Simon* et al. (1972) zurück. Sie lautet:

1. primäre endodontale Läsion,
2. primäre endodontale Läsion mit sekundärer Parodontalerkrankung,
3. primäre parododontale Läsion,
4. primäre parododontale Läsion mit sekundärer Pulpaerkrankung,
5. echte kombinierte endodontal-parodontale Läsion.

Belk und *Gutmann* (1990) ergänzten die Klassifikation um die Kategorie simultane pulpal-parodontale Läsion (Abb. 181). *Guldener* (1975) schlug eine Einteilung in 3 Klassen vor, die sich auf die Ätiologie und Therapie bezieht. *Mutschelknauß* (1975) hat die Einteilung *Guldeners* folgendermaßen festgehalten:

1. Primär endodontische Erkrankungen mit sekundärer parodontaler Läsion
   A) durch endodontische Behandlung induzierte Parodontalläsion (z.B. Perforation)
   B) parodontale Läsion durch periapikalen Prozess oder internes Granulom bei verspäteter endodontischer Behandlung
2. Primär parododontale Erkrankung mit sekundärer endodontischer Läsion
   A) primäre Parodontalläsion bei vitaler Pulpa
   B) primäre Parodontalerkrankung mit sekundärer Pulpaschädigung **(retrograde Pulpitis)**

Primäre Pulpaläsion

Primäre Pulpaläsion mit sekundärer Parodontalerkrankung

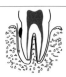
Primäre Parodontalläsion

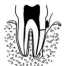
Primäre Parodontalläsion mit sekundärer Pulpaerkrankung

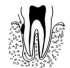
Kombinierte pulpo-parodontale Läsion

Simultane Läsionen von Pulpa und Parodont

Abb. 181
Klassifikation der pulpo-parodontalen Läsionen (Modifikation nach *Simon* et al. 1972 sowie *Belk* und *Gutmann* 1990)
rot = vital
schwarz = avital

3. Kombinierte endodontal-parodontale Erkrankung (Fusion einer marginalen und apikalen Parodontitis)

5.6.2 Klinik und Röntgenographie der pulpo-parodontalen Läsionen

Primäre Pulpaläsion

Charakteristisch für die Läsion ist ein Fistelgang im Desmodont. Er beginnt am Apex, einem Seiten- oder Furkationskanal. Hierbei sind folgende Merkmale nachweisbar:

- kariöser, gefüllter, überkappter oder pulpotomierter Zahn
- geringe oder keine Schmerzen
- minimale oder fehlende Zahnsteinbildung
- Schwellung der befestigten Gingiva
- Exsudatentleerung durch die Fistel
- sondier- und darstellbarer Fistelgang, der im Sulkusbereich (*Löst* 1994) oder in einem Fistelmaul an der freien (*Löst* 2001) oder befestigten (*Kresic* 1998) Gingiva endet
- Knochenverlust im Furkationsbereich

Primäre Pulpaläsion mit sekundärer Parodontalerkrankung

Hierbei handelt es sich um eine langwierige Pulpaerkrankung mit periapikaler Drainage. Typisch für die Pathologie sind:

- chronische Pulpitis oder Pulpanekrose
- starke Plaque- und Zahnsteinakkumulation
- Suppuration durch die Parodontaltasche
- bis zum Apex reichende Knochentasche
- mögliche generalisierte Parodontitis

Primäre Parodontalläsion

Bei Vorliegen einer mäßigen bis schweren Parodontitis ist noch keine Pulpabeteiligung nachweisbar, d.h.:

- normale Pulpareaktion
- massive Plaque- und Zahnsteinbildung
- starker Attachmentverlust
- tiefe und breite Knochentasche
- mögliches okklusales Trauma.

Primäre Parodontalläsion mit sekundärer Pulpaerkrankung

Angesichts tiefer Parodontaltaschen wird die Pulpa **retrograd** in das Entzündungsgeschehen einbezogen. Daraus resultiert folgende Symptomatik:

- zunehmende pulpitische Schmerzen bei irreversibler Pulpitis
- möglicher Sensibilitätsverlust (Pulpanekrose)
- extreme Sondierungstiefen
- vertikaler Knochenverlust, der Seitenkanäle oder den Apex erreicht hat (Abb. 182).

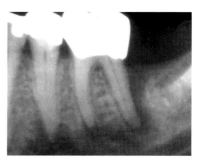

Abb. 182
Primäre Parodontalläsion mit sekundärer Pulpaerkrankung an 36

Kombinierte pulpo-parodontale Läsion

Bei kombinierter parodontal-endodontaler Läsion (*International Workshop for a Classification of Periodontal Diseases and Conditions* 1999) konfluieren eine selbstständige pulpale und eine selbstständige parodontale Läsion. Daher wird die Erkrankung folgendermaßen charakterisiert:

- akuter Schmerz pulpalen Ursprungs
- Sensibilitätsverlust (Pulpanekrose)
- Vorliegen von Karies, Fraktur oder Füllung
- Konfluenz der marginalen und periapikalen Läsion über eine enge Verbindung

Simultane Läsionen von Pulpa und Parodont

Dabei liegen zeitgleich eine Läsion endodontischen Ursprungs (Parodontitis apicalis) und eine Läsion parodontalen Ursprungs (Parodontitis) vor, die nicht kommunizieren und sich durch ihre eigene klinisch-röntgenographische Symptomatik auszeichnen.

5.7 Diagnostik externer Wurzelresorptionen

Nach der Diagnostik interner Resorptionen (internes Granulom) im Rahmen der Pulpitisdiagnostik wendet sich dieses Kapitel den externen Wurzelresorptionen zu. Sie werden in apikale, laterale und periapikale externe Wurzelresorptionen unterteilt. Überlappungen sind möglich (*Trope* und *Chivian* 1994). Nach dem Resorptionstyp wird zwischen **Oberflächen-**, **Entzündungs-** und **Ersatzresorptionen** differenziert (*Andreasen* 1985). Oberflächenresorptionen können sich nach akutem Trauma des Desmodonts und der Zahnoberfläche entwickeln. An der Entstehung der Entzündungsresorptionen sind akute Traumen und Infektionen aus dem Wurzelkanal beteiligt. Bakterielle Toxine stimulieren u.a. die Osteoklasten, Knochen und Zahnhartsubstanzen zu resorbieren. Bei den Ersatzresorptionen wachsen Bindegewebe und Knochen in große Resorptionsdefekte des Zahnes hinein und bilden eine **Ankylose** (Abb. 183).

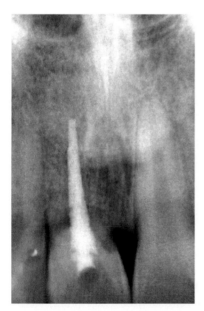

Abb. 183
Ersatzresorption (externe Resorption) an 11 nach Replantation

5.7.1 Apikale externe Wurzelresorption

Die apikale Wurzelresorption ist zumeist entzündlicher Genese. Praktisch unterliegen alle Wurzeln mit angrenzender Parodontitis apicalis chronica der Wurzelresorption. Das Ausmaß reicht von röntgenographisch unsichtbaren bis zu gravierenden Wurzeldefekten. Apikale Resorptionen können aber auch Folgen von Überinstrumentierung und akutem Trauma sein. Der Resorptionsprozess verläuft ohne Schmerzen. Im Röntgenbild sind verkürzte, apikal stumpfe oder verdünnte Wurzeln mit unregelmäßigen Konturen feststellbar (Abb. 184). Entzündungsbedingte Wurzelresorptionen kommen auch lateral in der Nachbarschaft von akzessorischen Wurzelkanälen vor. Der Sensibilitätstest ist negativ.

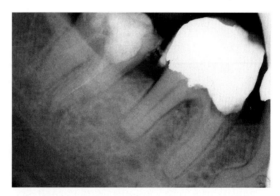

Abb. 184
Apikale externe Resorption der distalen Wurzel von 46

5.7.2 Laterale externe Wurzelresorption

Oberflächenresorptionen, die auf minimale Traumata (traumatische Okklusion, Subluxation) zurückgehen, sind weder klinisch noch röntgenographisch nachzuweisen. Die Entzündungsresorptionen können mit Schmerzen einhergehen, wenn das Desmodont in Zusammenhang mit der Pulpainfektion entzündlich verändert ist. In fortgeschrittenen Resorptionsstadien ist der Zahn gelockert, avital und perkussionsempfindlich.

Röntgenographisch sind ausgedehnte Resorptionen an Zahn und Knochen feststellbar, die aber in der Regel nicht in die Pulpa einbrechen. Somit ist die Kontur des Wurzelkanals im Gegensatz zur internen Resorption unverändert.

5.7.3 Zervikale Wurzelresorption

Einen umfassenden Beitrag zur zervikalen Wurzelresorption hat *Heithersay* (2000a u. b) vorgelegt. Als potentielle prädisponierende Faktoren wurden Traumen, intrakoronales Bleichen, chirurgische Entfernung retinierter Zähne und Transplantation, kieferorthopädische Behandlungen, Scaling und Wurzelglättung, Bruxismus, vorzeitiger Zahndurchbruch und Entwicklungsstörungen identifiziert (*Heithersay* 2000b). Die klinische Frühdiagnostik der relativ seltenen Erkrankung ist insofern schwierig, als bei tiefer Lokalisation des Resorptionsprozesses äußere Anzeichen völlig fehlen können. Gewöhnlich sind die zervikalen Resorptionen ein röntgenographischer Zufallsbefund. Manchmal werden die zervikalen Schmelzareale der klinischen Krone rosa gefärbt, so dass eine Verwechslung mit dem „pink spot" der internen Resorption möglich ist (Abb. 185). Außerdem kann die marginale Gingiva eine unregelmäßige Kontur zeigen (*Heithersay* 2000a). Beim Sondieren ist leicht eine starke Blutung des Granulationsgewebes auslösbar, und es fühlt sich

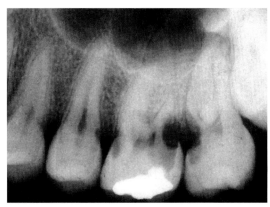

Abb. 186
Zervikale externe Wurzelresorptionen an 25, 26 und 27

schwammig an (*Trope* und *Chivian* 1994). Im Röntgenbild stellt sich die Resorptionshöhle als irreguläre Aufhellung dar, die vom Pulpakavum durch eine charakteristische radioopake Linie getrennt ist. Sie sollte vom Kliniker als Warnzeichen verstanden werden (*Heithersay* 2000a). Die Pulpakammer bleibt in der Regel unberührt. Die zervikalen Resorptionen (Abb. 186) sind von der Wurzelkaries abzugrenzen (*Klimm* 1997). Sind die zervikalen Resorptionen mit einer Infektion der Pulpa vergesellschaftet, können Schmerzen auftreten. Schmerzsymptomatik und Schwellungen sind Zeichen der Infektion des Parodonts.

5.8 Abgrenzung des nicht-odontogenen Gesichts- und Kopfschmerzes

In der Sprechstunde des Zahnarztes befinden sich neben herkömmlichen Zahnschmerzpatienten in zunehmendem Maße Patienten, die über Gesichts- und Kopfschmerzen unklarer Genese klagen. Der versierte Zahnarzt kann mittels der vorstehend dargelegten diagnostischen Mittel Zahnschmerzen endodontischen Ursprungs sicher diagnostizieren und effektiv behandeln. Gesichts- und Kopfschmerzen nichtodontogenen Ursprungs können eine Pulpitis oder Parodontitis

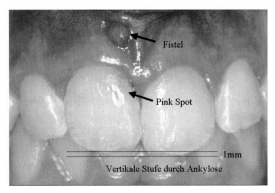

Abb. 185
Externe Resorption mit Fistelbildung und gingivanaher Rosafärbung der klinischen Krone

apicalis vortäuschen. Sie stellen nicht nur für den Zahnarzt eine enorme Herausforderung dar. Dieser kann bei Vorliegen derartiger Gesichts- und Kopfschmerzen durch Ausschluss einer Pulpitis oder Parodontitis apicalis zunächst den Patienten vor einer Fehlbehandlung wie unnötigen Wurzelkanalbehandlungen und unsinnigen Extraktionen bewahren. Durch Grundkenntnisse in der Diagnostik des Gesichts- und Kopfschmerzes sollte der moderne Zahnarzt in der Lage sein, eine Verdachtsdiagnose zu stellen und den schmerzgeplagten Patienten gezielt zum zuständigen Spezialisten zu überweisen. Die folgende Beschreibung fußt auf eigenen Beobachtungen und Angaben des Schrifttums.

5.8.1 Akute Schmerzsyndrome

Trigeminusneuralgie (Tic douloureux) (*Winkelmüller* 1992, *Jaeger* 1994, *Hemprich* 1997, *Eversole* 1998, *Sprotte* 2000)
Vorkommen:
- 5. und 6. Lebensjahrzehnt, in jüngerem Alter Verdacht auf multiple Sklerose, offenbar keine Dominanz beim weiblichen Geschlecht, am häufigsten sind 2. und 3. Ast des N. trigeminus gemeinsam betroffen

Klinik:
- blitzartiger, meist einseitiger, stechender, reißender, schneidender, brennender, elektrisierender Schmerz „aus heiterem Himmel", der durch Reizung von **Triggerzonen** (Sprechen, Mimik, Kauen, Rasieren, Waschen, Zähneputzen, Erschütterung, Luftzug) ausgelöst wird und von kurzer Dauer ist (wenige Sekunden bis maximal 2 Minuten)
- Zuckungen der mimischen Muskulatur (Tick)
- Rötung der Gesichtshaut
- Tränenfluss
- vollkommene Schmerzfreiheit zwischen den Schmerzattacken (Refraktärperiode)
- anfangs episodischer Verlauf der idiopathischen Trigeminusneuralgie, später in der Regel chronisch.

Migräne (*Rennert* 1974, *Drechsel* und *Gerbershagen* 1992, *Jaeger* 1994, *Pertes* und *Heir* 1995)
Vorkommen:
- Beginn in früher Kindheit, häufig zwischen dem 20. und 40. Lebensjahr, meist bei Frauen

Ursachen:
- Stress, Erschöpfung, Wetterumschwung (Tief, Fön), Menstruation, Genussmittel (schlechte Weine)

Klinik:
Aura (<60 min)
- einseitig verstopfte Nase
- „Aufgekratztsein", „Aufgezogensein" oder extreme Reizbarkeit („Fliege an der Wand stört")
- Sehstörung: **Flimmerskotom**: Gesichtsfeldausfälle mit visuellen Sensationen (Blitze, Funken, Ringe; gleißender Punkt ⇒ Zacken ⇒ Zackenband)
- Schwindelgefühl
- somatosensorische Störungen: unilaterale **Parästhesien** (Hand, Gesicht, Nase, Zunge)
- motorische Störungen: **Dysphasie** („Kauderwelsch")
- vegetative Störungen: **Polyurie**

Migränephase (4–72 h)
- meist einseitiger anfallartiger krampfartiger vernichtender Kopfschmerz hinter oder über dem Auge **(Hemikranie)**
- rotes Auge mit Lidödem
- Übelkeit, Erbrechen als „Ventil"
- Photo- und Phonophobie (Liegen im dunklen Zimmer).

Cluster-Kopfschmerz (*Drechsel* und *Gerbershagen* 1992, *Eversole* 1998)
Vorkommen:
- überwiegend bei Männern zwischen dem 30. und 50. Lebensjahr, meist durch Alkoholkonsum, Ruhe (REM-Phase des Schlafs: rapid eye movement), Dunkelheit, Kälte

Klinik:
- streng einseitige stärkste Schmerzanfälle im Orbita- und Periorbitalbereich von 15–180 min Dauer 1- bis 8-mal täglich
- serienmäßiges Auftreten in Wochen oder Monaten (Häufungsschmerz), dann langzeitige Remissionen von Monaten oder Jahren

- auf der Schmerzseite: Konjunktivarötung, Tränenfluss, verstopfte Nase, Rhinorrhoe, Miosis, Lidödem.

Akute Otitis media (*Luckhaupt* 1992, *Oeken* 1994, *Zenner* 1996, *Eversole* 1998, *Haus* et al. 2000)

Vorkommen:
- Kinder (Ursache: Pneumokokken)
- Erwachsene (Ursache: β-hämolysierende Streptokokken der Gruppe A)

Klinik:
- Fieber, Abgeschlagenheit
- plötzlich beginnende starke stechende oder klopfende ausstrahlende permanente Ohrenschmerzen, die sich nachts und beim Bücken verstärken
- Ohrgeräusche
- Berührungsempfindlichkeit des Warzenfortsatzes
- Rötung und Vorwölbung des Trommelfells (Otoskop)
- „Ohrenlaufen" nach Spontanperforation des Trommelfells am 2. oder 3. Tag mit Nachlassen der Schmerzen

Akute Sinusitis maxillaris (*Hofer* 1968, *Watzek* und *Ulm* 1997, *Eversole* 1998)

Ursachen:
- dentogene und rhinogene Infektion

Klinik:
- reduziertes Allgemeinbefinden mit Abgeschlagenheit, Antriebslosigkeit und Fieber
- stechender oder dumpfer, ziehender oder pulsierender Schmerz im Bereich der erkrankten Kieferhöhle, der zum unteren Orbitarand, in die Schläfe und das Seitenzahngebiet des benachbarten Oberkiefers ausstrahlt, sich bei Bücken, Heben oder Wärme verstärkt und besonders tagsüber auftritt
- Druckempfindlichkeit im Bereich der Fossa canina, in der Jochbeinregion und am harten Gaumen
- mögliche Schwellung und Rötung der Wange
- Aufbissschmerz und Perkussionsempfindlichkeit der benachbarten Zähne, wobei der schuldige Zahn schwer identifizierbar ist
- entzündliche Schwellung der Nasenschleimhaut und erschwerte Nasenatmung

- Ausfluss serösen oder eitrigen Exsudats in Nase und Rachen, mögliche Eiterstraße an der Hinterwand des Hypopharynx

Röntgenographie und Diaphanoskopie (FOTI):
- Verschattung der betroffenen Kieferhöhle

Sialolithiasis (*Mumford* 1989, *Machtens* und *Reinert* 1998, *Eversole* 1998)

Vorkommen:
- meist im Ausführungsgang der Glandula submandibularis

Klinik:
- konstanter unterschwelliger Schmerz mit heftigen kurzzeitigen Schmerzanfällen bei Speichelstimulation (Nahrungsaufnahme, Zitrone) im hinteren Unterkieferbereich (Speichelkrise), der ein endodontisches Geschehen vortäuscht
- Schwellung im Submandibulargebiet, die mit einer Lymphknotenbeteiligung verwechselt werden kann.

Röntgenographie und Sonographie:
- schattengebende Konkremente (Speichelsteine) in der Unterkieferaufbissaufnahme
- Darstellung des gestauten Ausführungsganges und der intraglandulären oder intraduktalen Speichelsteine mittels Sonographie

Angina pectoris (*Pschyrembel* 1998, *Kirch* 1999)

Ursachen:
- physische und psychische Belastung

Klinik:
- plötzlich eintretender und kurz anhaltender (Sekunden, Minuten) Schmerz im Brustkorb, der mit Druck- und Engegefühl einhergeht und in den linken Arm, in beide Arme, den Rücken, das Epigastrium sowie die Hals-Unterkiefer-Region ausstrahlt
- Atemnot, Vernichtungsgefühl, Todesangst

Herzinfarkt

Klinik:
- Symptomatik wie bei Angina pectoris, nur intensiver und länger
- niedriger Blutdruck, kleiner frequenter Puls, Blässe, kalter Schweiß, Übelkeit

> Heftiger Schmerz im linken Unterkiefer kann das einzige subjektive Infarktzeichen sein.

5.8.2 Chronischer Schmerz

Erkrankungen des Kiefergelenks (*Pertes* und *Gross* 1995, *Pertes* und *Heir* 1995)
Ursachen:
- Makrotrauma (Unfallverletzung)
- Mikrotrauma (chronische Überbelastung, z.B. Bruxismus)
- Allgemeinerkrankung (z.B. Rheumatoidarthritis)

Einteilung:
- Formabweichung
- Diskusverlagerung mit und ohne Reduktion
- Entzündliche Erkrankungen
- Degenerative Erkrankungen (Arthritis, Arthrose, Polyarthritis)
- Ankylose

Klinik:
Diskusverlagerung mit Reduktion:
- meist schmerzlos, ansonsten präaurikulärer Schmerz mit Ausstrahlung zum Ohr, Gesicht und Kopf, der durch Funktion verstärkt wird
- Gelenkknacken ohne Dysfunktion

Diskusverlagerung ohne Reduktion
- starker Gelenkschmerz im akuten Stadium
- Bewegungseinschränkung und mastikatorische Myalgie

Rheumatoidarthritis
Klinik:
- dumpfer, unterschwelliger Schmerz im Ruhezustand des Kiefergelenkes
- blitzartig einsetzender brennender oder bohrender präaurikulärer Schmerz während der Gelenkfunktion unabhängig von deren Ausmaß und Art
- Schmerzhaftigkeit des Gelenks bei lateraler Palpation
- Rötung, Schwellung, Hitzeentwicklung
- Bewegungseinschränkung, Krepitation, Knacken, Morgensteifigkeit
- möglicherweise starke Störung der statischen und dynamischen Okklusion
- generalisierte Gelenksymptomatik, positive Rheumatests

Myalgie (*Pertes* und *Heir* 1995, *Eversole* 1998)
Vorkommen:
- Kau-, Kopf- und Halsmuskulatur, isoliert oder in Kombination mit Kiefergelenkerkrankungen

Ursachen:
- Pressen und Knirschen

Klinik:
- permanenter dumpfer Schmerz von unterschiedlicher Stärke: leicht, qualvoll, unerträglich, vernichtend
- **Trigger-Punkte** schmerzhaft bei Palpation
- ggf. Gelenkgeräusche

Gestörte Halswirbelsäule (Zervikobrachialsyndrom) (*Wolff* 1992, *Pertes* und *Heir* 1995, *Pschyrembel* 1998)
Vorkommen:
- Kopfgelenk
- Halswirbelsäule

Ursachen:
- plötzliche Fehlbelastung, dauernde Fehlhaltung des Kopfes („Giraffenhals"), einseitige Überbelastung, Summationseffekt der Ursachen, „bis ein letzter Tropfen das Fass zum Überlaufen bringt"

Klinik:
- heterogenes Krankheitsbild
- heftiger, unerträglicher, in Kopf, Gesicht, Hals, Schulter und obere Extremitäten ausstrahlender Schmerz
- lokalisierte Parästhesie im Arm bis zur Fingerkuppe
- motorische und vegetativ-trophische Störungen
- Gelenkgeräusche
- möglicherweise zervikogener Kieferschmerz
- weitere Symptome: Schwindel, Gleichgewichtsstörung, unscharfes Sehen, Tinnitus, Schallempfindlichkeitsschwerhörigkeit, Schmerzen beim Schlucken.

Des Weiteren sind nach *Eversole* (1998) der **atypische Gesichtsschmerz**, der **Phantomschmerz**, die **allergische Sinusitis**, die **Kausalgie**, die **chronische postherpetische Neuralgie** und der **Tumorschmerz** als chronische Schmerzsymptome von Schmerzen endodontischen Ursprungs abzugrenzen.

6

Prävention und Endodontie

H. W. Klimm

Die (intakte) Pulpa ist die beste Wurzel(kanal)füllung

(J. Kluczka, H. Riedel 1968)

„Die vitale Pulpa ohne infektiös bedingte pathologische Veränderungen ist die biologisch wertvoll-
ste Barriere zwischen Außenwelt und apikalem
Parodontium, also dem Organismus" (*Wannenmacher* 1960). Sie ist nach *Ketterl* (1984) „ein
heiliges Organ", das, wie bereits dargestellt, über
ein hohes Abwehrpotential gegenüber exogenen
Noxen verfügt. Muss das Markorgan geopfert werden, geht der Endodontist Kompromisse ein.
Angesichts der oben beschriebenen komplizierten
Anatomie des Endodonts läuft der Behandler einerseits Gefahr, sich zum Nachteil seiner Patienten
Zwischenfälle und Komplikationen einzuhandeln,
die sofort einen Misserfolg darstellen. Andererseits
können schwierige anatomische Verhältnisse und
technisches Unvermögen die Ursache für späte
Misserfolge sein. Somit schließen die Maßnahmen, die der Erhaltung der Pulpaintegrität dienen,
das Risiko derartiger Misserfolge aus. Diesem Ziel
dient bereits die primäre Prävention der Karies
sowie des akuten und chronischen Zahnhartsubstanztraumas. Immer dann, wenn der Zahnarzt
therapeutisch am Zahn tätig ist, sollte er gegenüber der Pulpa ein „schlechtes Gewissen" haben
und stets pulpaschonend vorgehen. Auf der
Grundlage der bereits ausführlich beschriebenen
Ätiologie und Pathogenese der Pulpitis und Parodontitis apicalis sollen hier 10 Verhaltensregeln
zur Prävention von irreversiblen Pulpaschäden
und deren periapikalen Folgen empfohlen werden
(*Langeland* 1972, *Roulet* 1979, *Ingle* et al. 1994,
Klimm 1997, *Kim* und *Trowbridge* 1998, *Pameijer*
und *Stanley* 1998, *Staehle* 1998 a u. b, *Weiger*
2001):

1. Pathologische Veränderungen am Pulpa-
   Dentin-System müssen frühzeitig erkannt und
   behandelt werden. Die Früherkennung von
   Dentinveränderungen ermöglicht deren
   nichtinvasive oder minimalinvasive Frühthe-
   rapie.
2. Die hochtourige Präparation des Zahnes sollte
   unter guter Beleuchtung, mit bewaffnetem
   Auge, bei ausreichender Wasserkühlung und
   intermittierend erfolgen.
3. Für die Bearbeitung des kariösen pulpanahen
   Dentins empfiehlt sich der Einsatz von nieder-
   tourigen rotierenden Instrumenten und

Handinstrumenten: Je näher die Pulpa, desto
niedriger die Drehzahl! Beim Jugendlichen
wird vorzugsweise die schrittweise Kariesentfernung vorgenommen, um eine Pulpaeröffnung auszuschließen.

4. Das präparierte Dentin darf nicht mit dem
   Luftbläser ausgetrocknet werden. Aus diesem
   Grund verbietet sich auch die Anwendung von
   Alkohol und Chloroform.
5. Die pulpanahe Dentinwunde sollte mit
   Kalziumhydroxidsuspension und Zinkoxid-
   Eugenol in Kombination oder mit Kalziumhydroxidzement versorgt werden. Der Wundverband wird mit einer stabilen Unterfüllung
   aus Zement überschichtet.
6. Die direkte Applikation von Dentinadhäsiven
   auf die freigelegte Pulpa ist nach wie vor zu
   vermeiden.
7. Um das mikrobielle Microleakage zu minimieren, bedarf es der sorgfältigen Auswahl eines
   adäquaten definitiven Füllungsmaterials und
   seiner fachgerechten Verarbeitung im Rahmen
   der Füllungstherapie. Nur bei einer möglichst
   randdichten definitiven Füllung besteht ein
   ausreichender Pulpaschutz gegen die mikrobielle Invasion. Auch beim temporären Verschluss
   der Kavität sollten dicht abschließende und stabile Materialien verwendet werden.
8. Die Nachbearbeitung der definitiven Füllungen erfolgt in der Regel mittel- und niedertou-
   rig sowie feucht.
9. Bei der Versorgung mit Kronen ist Folgendes zu
   beachten (*Brännström* 1996):
   - Hinsichtlich der Entfernung des Smear lay-
     ers bestehen kontroverse Positionen:
     Brännström (1996) fordert seine Entfernung
     aufgrund der bakteriellen Kontamination,
     Pashley (1990) seine Erhaltung als „natür-
     lichen Kavitätenliner".
   - Der Kronenstumpf sollte durch einen Liner
     versiegelt werden.
   - Provisorische Kronen sollten exakt passen
     und auch das zervikale Dentin bedecken.
   - Randdichte definitive Kronen müssen so
     schnell wie möglich inkorporiert werden.

10. Nach Trauma und vitalerhaltenden Maßnahmen ist der Pulpazustand regelmäßig zu kontrollieren.

Pulps needs only a little „tender loving care" – rather than extirpation – to keep them alive and well (*Stanley* 1992).

7

Endodontische Therapie

H. W. Klimm

7.1 Allgemeine Voraussetzungen

Der Behandlungserfolg in der Endodontie ist an eine Reihe von grundsätzlichen Voraussetzungen geknüpft (Abb. 187).

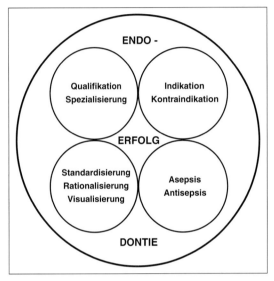

Abb. 187
Voraussetzungen für den Behandlungserfolg in der Endodontie

7.1.1 Qualifikation und Spezialisierung

Die **Ausbildung in der Endodontologie** vollzieht sich an den Hochschulen der Bundesrepublik Deutschland zusammen mit der Kariologie oder als spezielles Curriculum Endodontologie (*Schriever* et al. 1999). Die Vorlesung „Einführung in den Phantomkurs der Zahnerhaltungskunde" sowie das Hauptkolleg der Zahnerhaltungskunde dienen in der Regel der Vermittlung des grundlegenden **Wissens** für die Tätigkeit in der Diagnostik, Prävention und Therapie der Erkrankungen der Pulpa und des apikalen Parodonts. **Fähigkeiten** und **Fertigkeiten** in der Endodontie werden im Phan-

tomkurs der Zahnerhaltungskunde, dem klinischen Kurs der Zahnerhaltungskunde I und dem klinischen Kurs der Zahnerhaltungskunde II entwickelt. An einzelnen Hochschuleinrichtungen ist der letztgenannte Kurs mit dem Kurs der zahnärztlichen Prothetik II zu einem integrativen Kurs vereint. Bereits der Phantomkurs der Zahnerhaltungskunde hat in der Endodontieausbildung einen hohen Stellenwert. Neben der Übung der Kofferdamtechnik werden endodontische Behandlungen an Kunststoffmodellen simuliert und am extrahierten natürlichen Zahn mit geraden und gekrümmten Wurzelkanälen durchgeführt. Dabei finden maschinelle Aufbereitungstechniken und die Arbeit am Operationsmikroskop eine gebührende Beachtung.

Das in der Dresdner Zahnmedizinausbildung bestehende Hybridcurriculum berücksichtigt neben den traditionellen Lehrformen im Rahmen der Harvard-Dresden Medical Education Alliance das **problemorientierte Lernen** (PBL – problem-based learning) (*Priehn-Küpper* 2000). Dabei werden lediglich POL-Einführungsvorlesungen vom exemplarischen Typ (*Schellong* 2001) gehalten. In **Tutorien** erkennen, diskutieren und lösen die Studenten einer kleinen Gruppe anhand von geschriebenen **Patientenfällen** Probleme gemeinschaftlich und selbstständig. Dadurch werden die im **Tutor guide** formulierten Lernziele erreicht. Das zur Problemlösung erforderliche Wissen wird aus Nachschlagewerken und den modernen Medien (z.B. Internet) gewonnen. Der Tutor vermittelt kein Wissen, sondern moderiert und strukturiert die Lehrveranstaltung. Im Vergleich zum konventionellen Frontalunterricht zeigt das problemorientierte Lernen folgende Vorteile:

- Förderung des aktiven Erkennens von Zusammenhängen
- Steigerung der Lernmotivation in freudiger Atmosphäre
- Entwicklung der Fähigkeit zu selbstständiger und systematischer Problemlösung
- Training des fachlichen Dialogs
- Befähigung zu Teamarbeit und Kollegialität
- Schulung der selbstständigen Beschaffung problembezogener und aktueller Informationen

für Diagnostik- und Therapieentscheidungen, die dem neuesten Stand der Wissenschaft entsprechen

• Vermittlung interdisziplinärer Diagnostik- und Therapieansätze.

Im Zahnmedizinstudium ist auf Ausgewogenheit zwischen traditioneller und problemorientierter Lehre zu achten. Der Erwerb von Wissen sollte sich nach wie vor an der **beweisgestützten Zahnmedizin** (evidence-based dentistry) orientieren. Nach *Sackett* et al. (1996) versteht man darunter die Verbindung der eigenen klinischen Erfahrung mit der größtmöglichen Beweiskraft systematischer Forschung (*Prchala* 2000). Die Hierarchie der wissenschaftlichen Beweiskraft besteht in folgenden Graden (*Agency for Health Care Policy and Research* 1992):

Ia: Beweis aufgrund von Metaanalysen randomisierter kontrollierter Studien (stärkster Beweis)

Ib: Beweis aufgrund mindestens einer randomisierten kontrollierten Studie

IIa: Beweis aufgrund mindestens einer gut angelegten kontrollierten Studie ohne Randomisierung

IIb: Beweis aufgrund mindestens einer gut angelegten quasiexperimentellen Studie

III: Beweis aufgrund gut angelegter nichtexperimenteller deskriptiver Studien (z.B. Vergleichsstudien, Korrelationsstudien, Fall-Kontrollstudien)

IV: Beweis aufgrund von Berichten/Meinungen von Expertenkreisen, Konsensuskonferenzen und/oder klinischer Erfahrung anerkannter Autoritäten (schwächster Beweis).

Die Möglichkeit der Teilnahme der Zahnmedizinstudenten in der klinischen Ausbildung am Wettbewerb „Goldene Hedströmfeile" (Zeitschrift Endodontie, Dentalfirmen) hat einen hohen Motivationswert bei den Studierenden.

Da eine postgraduale Spezialausbildung in der Endodontologie in Deutschland nicht üblich ist, hat der Zahnarzt nach seiner Ausbildung die Möglichkeit, im Rahmen der **zahnärztlichen Fortbildung** das überreiche Angebot an Fortbildungsmöglichkeiten in der Endodontie mit bevorzugten praktischen Übungen zu nutzen. Prinzipiell sollte jeder Zahnarzt vor der Einführung neuer endodontischer Techniken und Materialien Erfahrungen an Kunststoffmodellen oder extrahierten natürlichen Zähnen sammeln.

> Übungen am Phantom sollten das gesamte Berufsleben des Zahnarztes begleiten.

Die Frage der **Spezialisierung in der Endodontologie** wird nach wie vor kontrovers diskutiert. Aus der täglichen Überweisungspraxis an die Hochschule und innerhalb der Hochschule wissen wir allerdings, dass Endodontie-Spezialisten durchaus gefragt sind und ihre Hilfe von der Kollegenschaft und den Patienten dankbar angenommen wird. Es handelt sich dabei um Endodontisten, die bei komplizierten diagnostischen Sachverhalten und schwierigen anatomischen Gegebenheiten oder Komplikationen wirksam werden, wenn der „Generalist" mit seiner ärztlichen „Kunst am Ende" ist. Das Erfolgsrezept dieser Kollegen liegt in ihrer absoluten Hingabe an die Endodontie: Sie lieben ihr Fach. Außerdem verfügen sie zumeist über moderne Behandlungsmittel (z.B. Operationsmikroskop). Somit ergibt sich nicht zuletzt aus der täglichen Praxis die Notwendigkeit eines dualen endodontischen Versorgungskonzepts, das durch „Generalisten" und „Spezialisten" getragen wird. Insofern ist der Erwerb der Zusatzqualifikation in Endodontologie nach den „Richtlinien für die Ernennung zum/zur Zahnarzt/Zahnärztin mit Zusatzqualifikation in Endodontologie der Deutschen Gesellschaft für Zahnerhaltung" eine logische Konsequenz (DGZ 2001).

7.1.2 Indikation und Kontraindikation

Medizinische Indikationen und Kontraindikationen

> Es gibt praktisch nur wenige Kontraindikationen zur endodontischen Therapie (z.B. ASA-Klasse 4).

Endodontische Behandlungen können bei nichtkooperationswilligen und nichtkooperationsfähigen Patienten kontraindiziert sein (*Schäfer* et al. 2000). Der Zahnarzt steht vor der endodontischen Therapieplanung in der Pflicht, auf der Grundlage der subtilen medizinischen Anamnese (s. 5.1.1) sich auf Krankheiten und Zustände seines Patienten einzustellen.

> Im Zweifel ist immer der behandelnde Arzt oder Facharzt zu befragen.

Der Zahnarzt hat folgende Fragen zu beantworten: Ist augenblicklich eine endodontische Behandlung möglich? Welche Behandlung ist momentan die schonendste? Muss der Patient medizinisch vorbehandelt werden? Bedarf es zunächst der Konsultation des Mediziners oder der Überweisung zum medizinischen Fachkollegen? Welche Maßnahmen dienen dem Infektionsschutz des zahnmedizinischen Personals? Die erforderlichen Maßnahmen sollen anhand einiger ausgewählter Krankheitsbilder bzw. Zustände erörtert werden (*Weine* 1996, *Dorn* und *Gartner* 1998).

Herz-Kreislauf-Erkrankungen

Bei Patienten mit **Herzinfarkt,** der bis zu 6 Monaten zurückliegt, ist eine endodontische Behandlung kontraindiziert. Eine endodontische Notfallbehandlung sollte hierbei stets nach Konsultation des Kardiologen erfolgen. Zur Problematik zahnärztlicher Eingriffe und Endokarditisprophylaxe liegt eine Stellungnahme der Deutschen Gesellschaft für Zahn-, Mund- und Kieferheilkunde (DGZMK) vor (*Horstkotte* 2001). Danach besteht bei Herzerkrankungen und postoperativen Befunden ein unterschiedliches Risiko der mikrobiell verursachten **Endokarditis** nach kurzzeitiger **Bakteriämie** im Gefolge zahnärztlicher Eingriffe. Dazu zählen Zahnextraktionen, Zahnsteinentfernungen, Parodontalkürettagen, parodontalchirurgische Eingriffe, Wurzelkanalbehandlungen und zahnchirurgische Eingriffe. **Kein Endokarditisrisiko** besteht offenbar bei

- Mitralklappenprolaps ohne Insuffizienzgeräusch
- Zustand nach koronarer Bypass-Operation
- Zustand nach Schrittmacher- oder Defibrillator-Implantation
- Zustand nach Implantation ventrikulo-peritonealer oder ventrikulo-atrialer Shunts
- Zustand nach Verschluss eines Ductus Botalli
- operierte Herzfehler ohne Restbefund (nach Ablauf des ersten postoperativen Jahres)
- isolierte Aortenisthmusstenose
- Vorhofseptumdefekt vom Sekundum-Typ (ASD II)

Erhöhtes Endokarditisrisiko:

- angeborene Herzfehler (außer Vorhofseptumdefekt vom Sekundum-Typ, ASD II)
- erworbene Herzklappenfehler
- operierte Herzfehler mit Restbefund (ohne Restbefund nur für 1 Jahr)
- Mitralklappenprolaps mit Mitralinsuffizienzgeräusch ohne ausgeprägte myxomatöse Degeneration
- hypertrophe obstruktive Kardiomyopathie

Besonders hohes Endokarditisrisiko:

- Herzklappenersatz mittels mechanischer oder biologischer Prothesen
- Zustand nach mikrobiell verursachter Endokarditis
- angeborene (komplexe) Herzfehler mit Zyanose.

Tabelle 13 zeigt das oral anwendbare Prophylaxeschema vor zahnärztlichen Eingriffen.

Tabelle 13   Perorale Endokarditisprophylaxe vor zahnärztlichen Eingriffen (DGZMK, *Horstkotte* 2001)

Patienten	Ohne Penicillinallergie	Bei Penicillinallergie
Erwachsene	2 g (< 70 kg) bis 3 g (= 70 kg) Amoxicillin p.o. 60 min vor dem Eingriff	600 mg Clindamycin p.o. 60 min vor dem Eingriff
Kinder	50 mg/kg[1] Amoxillin p.o. 60 min vor dem Eingriff	15 mg/kg[1] Clindamycin p.o. 60 min vor dem Eingriff

[1] höchste Einzeldosis wie bei Erwachsenen

Hypertonie

> „Jeder Zahnarzt muss ein Blutdruck-Messgerät und ein Stethoskop in der Praxis haben" (*Kirch* 1999).

Die American Dental Association (ADA) hat sich sogar dafür eingesetzt, dass der Zahnarzt routinemäßig bei seinen Patienten den Blutdruck misst (*Weine* 1996). Eine Hypertonie liegt bei einem arteriellen Blutdruck über 140 mm Hg (systolisch) bzw. 90 mm Hg (diastolisch) vor (*Pschyrembel* 1998). Bei der zahnärztlichen Behandlung kann der Hypertoniker infolge des vorliegenden hyperadrenergen Zustandes einen Herzinfarkt oder apoplektischen Insult erleiden. Deshalb muss sich der Zahnarzt vergewissern, ob der Patient seine reguläre Medikation eingenommen hat. Im Zweifelsfall muss der Blutdruck gemessen und ggf. die zahnärztliche Behandlung verschoben werden, bis der Hausarzt oder Internist den Blutdruck des Patienten eingestellt hat. Lokalanästhetika sollten Adrenalin in der Verdünnung von 1:200.000 enthalten. Adrenalinhaltige Hämostyptika und Retraktionsfäden sollten bei Hypertonie nicht angewendet werden (*Kirch* 1999). Der Hausarzt oder Internist entscheidet auch über eine mögliche Prämedikation zur Angstminimierung.

Blutgerinnungsstörungen

Bei Dialysepatienten, Alkoholikern und Patienten mit Aspirinmedikation können durch Kofferdamklammern, Vitalexstirpation und chirurgische Maßnahmen Blutungen auftreten. Hier ist die Zusammenarbeit mit dem Hausarzt oder Internisten (Hämatologen) erforderlich. Unter sehr strengen Sicherheitsvorkehrungen können Wurzelkanalbehandlungen auch bei Patienten mit Blutgerinnungsstörungen durchgeführt werden (*Schulte* und *Ott* 1990). In keinem Fall waren seitens des Internisten eine Faktorsubstitution bei **Hämophiliepatienten** und die Anhebung des Quickwertes bei **Antikoagulantienpatienten** erforderlich. Allerdings gehört die Behandlung in die Hand des erfahrenen Endodontisten. Sie ist nach Meinung der Autoren an die Einhaltung aseptischer Kautelen, die Röntgenmessaufnahme, Ver-

meidung der Überinstrumentierung, die temporäre medikamentöse Einlage mit $Ca(OH)_2$ und die Anwendung der intraligamentären Anästhesie geknüpft. Eine Faktorsubstitution vor der Leitungsanästhesie kann bei Patienten mit schwerwiegenden Blutungsstörungen durchaus indiziert sein (*Schäfer* et al. 2000).

Diabetes mellitus

Zur Vermeidung des **hypoglykämischen Schocks** oder des **hyperglykämischen Komas** bei der zahnärztlichen Behandlung ist die orale Gabe von Antidiabetika bzw. die Insulinmenge bei unveränderter Diät beizubehalten (*Kirch* 1999). Conditio sine qua non für die Ausheilung periapikaler Entzündungsprozesse ist die Einstellung des Diabetes, um normale Blutzuckerwerte zu erreichen.

Tumoren

Tumorpatienten sollten noch vor der Operation, Chemotherapie und Bestrahlung endodontisch behandelt werden. Nach diesen schwerwiegenden Eingriffen, die den Heilungsprozess stark beeinträchtigen, erfolgt die endodontische Behandlung in Absprache mit dem Onkologen (*Dorn* und *Gartner* 1998).

HIV/AIDS

Die Virusinfektion und der erworbene Immundefekt stellen keine Kontraindikation zur endodontischen Behandlung dar. Letztere ist sogar weniger riskant für den Patienten als die Extraktion. Allerdings muss die endodontische Behandlung in enger Kooperation mit dem behandelnden Arzt, der über die Abschirmung mit Antibiotika entscheidet, und unter strenger **Expositionsprophylaxe** durchgeführt werden (*Dorn* und *Gartner* 1998). Dabei sind die bei Hepatitis-B-Infektion üblichen Schutzmaßnahmen einzuhalten (*Pschyrembel* 1998).

Schwangerschaft und Stillzeit

Die Schwangerschaft ist zwar keine Kontraindikation zur endodontischen Behandlung, jedoch müssen einige spezifische ärztliche und rechtliche Belange beachtet werden, um eine Gefährdung oder Schädigung des ungeborenen Lebens zu vermeiden (*Willershausen-Zönnchen* 1994):

1. Während der Schwangerschaft sollten grundsätzlich nur Behandlungen vorgenommen werden, die nicht verschoben werden können (*Rahn* 1998).
2. Vor allem im 3. Trimenon ist die Behandlung in Rückenlage zu vermeiden (Gefahr der Vena-cava-Kompression durch vergrößerten Uterus) (*Horn* und *Kirch* 2000, *Pertl* et al. 2000). Es wird deshalb Rechts- oder Linkslagerung und sitzende Position empfohlen.
3. Der Schutz vor Schäden der Leibesfrucht durch Röntgenstrahlen ist in der Röntgenverordnung (*Kramer* und *Zerlett* 1991) in den Paragraphen 22, 25 und 28 verankert. Danach sind „bei bestehender Schwangerschaft alle Möglichkeiten der Herabsetzung der Strahlenexposition der Leibesfrucht auszuschöpfen". Die Strahlenbelastung im Bereich des Uterus wird bei Aufnahmen im Mund-Kiefer-Bereich in der Größenordnung der natürlichen Hintergrundsbelastung zwischen 0,1 bis 1 µGy geschätzt (*Willershausen-Zönnchen* 1994). Eine Schwellendosis ist allerdings nicht bekannt.

> Röntgenuntersuchungen sollten in der Schwangerschaft nur bei zwingender Indikation durchgeführt werden; das gilt insbesondere für das 1. Trimenon (*Willershausen-Zönnchen* 1994).

Die Autorin empfiehlt zur Minimierung der Strahlenbelastung höchstempfindliche Filme, Rechtecktubus, Mehrfachröntgenschutz und Beschränkung der Aufnahmen auf ein Minimum.

4. Die Arzneimitteltherapie in der Schwangerschaft erfolgt nach strenger Indikation.
5. Zur Lokalanästhesie in der Gravidität sollten Präparate eingesetzt werden, die aufgrund ihrer hohen Proteinbindung die Plazentaschranke kaum passieren. Dies sind **Articain**, **Etidocain** und **Bupivacain** (*Horn* und *Kirch* 2000, *Pertl* et al. 2000, *Willershausen-Zönnchen* 1994). **Adrenalin** als vasokonstriktorischer Zusatz sollte in der Schwangerschaft niedrig dosiert werden (1:200.000). Die intravasale Injektion ist zu vermeiden. Noradrenalin und Felypressin sind kontraindiziert.
6. Da das Anilinderivat **Paracetamol** die Plazenta passiert, ist eine längere Gabe in hoher Dosierung zu vermeiden. **Acetylsalicylsäure** hemmt die Prostaglandinsynthese, erhöht das Blutungsrisiko und ist daher in der Schwangerschaft nicht anzuwenden. Der Einsatz von **Diclofenac** und **Ibuprofen** kann in besonderen Schmerzsituationen erwogen werden. Allerdings bestehen die gleichen Einschränkungen wie bei Acetylsalicylsäure (*Willershausen-Zönnchen* 1994).
7. Da Infektionen in der Schwangerschaft ein Fehlbildungspotential darstellen, ist die antibiotische Therapie indiziert (*Pertl* et al. 2000). Penicilline und Cephalosporine gelten in der Schwangerschaft als Antibiotika der Wahl (*Horn* und *Kirch* 2000). Clindamycin sollte in der Schwangerschaft und Stillzeit nur bei Versagen von Penicillinen, Cephalosporinen und Erythromycin eingesetzt werden. Besteht beim Neugeborenen ein Ikterus, ist Vorsicht gegenüber der Clindamycinanwendung geboten.

Zahnmedizinische Indikationen und Kontraindikationen

Grundsätzlich muss in diesem Kontext die Frage nach **Erhaltungswürdigkeit** und **Erhaltungsfähigkeit** des Zahnes beantwortet werden. Erhaltungswürdig sind Zähne, „die für Funktion und Ästhetik bedeutsam sind und eine ausreichende Prognose haben" (*ESE* 1994). Die Erhaltungsfähigkeit von Zähnen besteht in der Durchführbarkeit einer Therapiemaßnahme (z.B. Aufbereitbarkeit von Wurzelkanälen). Zahnmedizinische Kontraindikationen bestehen bei

- Zähnen, die funktionell nicht wiederhergestellt werden können
- Zähnen mit ungenügendem parodontalem Halt
- Zähnen mit schlechter Prognose
- Zähnen von Patienten mit mangelhaftem Mundgesundheitszustand, der innerhalb eines angemessenen Zeitraums nicht verbessert werden kann (*Europäische Gesellschaft für Endodontologie (ESE)* 1994).

Die Indikationen und Kontraindikationen werden bei der Abhandlung der einzelnen Therapieverfahren angegeben.

7.1.3 Standardisierung, Rationalisierung, Visualisierung

Unter Standardisierung verstehen wir gemeinhin Vereinheitlichung. In der Industrie bedeutet Standardisierung Vereinheitlichung von ganzen Erzeugnissen (Typung) und Erzeugnisteilen (Normung) (*Brockhaus* 1996). Die Standardisierung von endodontischen Instrumenten hat bereits *John I. Ingle* 1955 angemahnt. Schon 1950 wurde in den Antaeos-Werken, München, der **Münchner Farbcode** zur Identifizierung der Instrumentenstärken (*Zdarsky*) entwickelt, der später als ISO-Norm weltweit eingeführt wurde (*Krammer* und *Schlepper* 1990). In der ISO 3630-1 sind die Maße und Toleranzen für Feilen, Reamer, Pulpaexstirpatoren, Rattenschwanzfeilen, Förderspiralen und Millernadeln exakt festgelegt (*International Organization for Standardization* 1992). Feilen und Reamer werden durch Durchmesser und Längen standardisiert (Abb. 188). Anhand des Durchmessers d_1 werden die ISO-Größen der Instrumente festgelegt (Tab. 14). Die Instrumente werden in den standardisierten Längen von 21, 25, 28 und 31 mm (± 0,5 mm) hergestellt. Zu ihrer Identifikation dienen Symbole (Abb. 189). Auch Guttaperchastifte sind genormt und farbcodiert. Zur Standardisierung in der Endodontie gehören zweifelsfrei die **Qualitätsrichtlinien endo-**

Tabelle 14 ISO-Größen von Feilen und Reamern und deren Farbcode (ISO 3630-1: 1992E) (*International Organization for Standardization* 1992)

ISO-Größe	Durchmesser d_1 ± 0,02 mm	Farbkodierung
008	0,08	grau
010	0,10	lila
015	0,15	weiß
020	0,20	gelb
025	0,25	rot
030	0,30	blau
035	0,35	grün
040	0,40	schwarz
045	0,45	weiß
050	0,50	gelb
055	0,55	rot
060	0,60	blau
070	0,70	grün
080	0,80	schwarz
090	0,90	weiß
100	1,00	gelb
110	1,10	rot
120	1,20	blau
130	1,30	grün
140	1,40	schwarz

ISO-Symbol	Instrument
●	Hedstroem-Feile
■	K-Feile
▲	K-Reamer
✹	Rattenschwanzfeile
✷	Exstirpationsnadel
⊚	Wurzelkanalfüller (Lentulo)

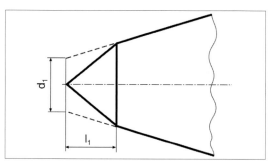

Abb. 188
Standardisierung von Wurzelkanalinstrumenten nach ISO 3630-1:1992 E

Abb. 189
Symbole zur Identifikation von Wurzelkanalinstrumenten nach ISO 3630-1:1992 E

dontischer Behandlung als Konsenspapier der *Europäischen Gesellschaft für Endodontologie* (*European Society of Endodontology* 1994). Der bedeutende Therapiestandard gilt gleichsam als tragende Säule dieses Kapitels.

Rationalisierung bedeutet vernünftige Gestaltung von Arbeitsabläufen im Sinne der Zweckmäßigkeit, Effektivität, Berechenbarkeit und Beherrschbarkeit (*Brockhaus* 1998). Hier ordnet sich die rationale Gestaltung des **endodontischen Arbeitsplatzes** ein (Abb. 190a und b). Bei seiner Gestaltung ist Folgendes zu berücksichtigen (*Guldener* 1992):

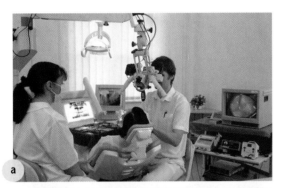

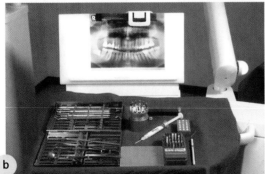

Abb. 190
Der endodontische Arbeitsplatz
a) Ensemble aus Behandlungseinheit, Operationsmikroskop, Röntgenfilmbetrachter, Monitor mit digitalem Röntgenbild, Monitor zur Wiedergabe des Behandlungsablaufs für die Assistenz und Beistellwagen mit Instrumentarium für die endodontische Diagnostik und Therapie (s. Abb. 248)
b) Detail des endodontischen Behandlungsplatzes: Schwebetisch (Tray) mit Röntgenfilmbetrachter und Inhalt des endodontischen Universalcontainers (s. Abb. 192)

- Übersichtlichkeit
- Vorhandensein sämtlicher Instrumente und Materialien für die endodontische Behandlung
- optimale Anordnung des Instrumentariums zur effektiven Zusammenarbeit zwischen Behandler und Zahnarzthelferin.

Am modernen endodontischen Arbeitsplatz ist das **Operationsmikroskop** heute unverzichtbar. Das vom Behandler eingestellte mikroskopische Bild erscheint auf dem Monitor und verbessert die Orientierung der zahnärztlichen Helferin bei der Assistenz. Außerdem wird die Aufklärung des Patienten erleichtert. Diesem Ziel dient auch das auf dem Monitor erscheinende **digitale Röntgenbild.** Durch digitale Bildbearbeitung und Vergrößerung optimiert es die Diagnostik und ermöglicht eine schnelle und sichere Bestimmung der Arbeitslänge (*Stoll* et al. 2001). **Tray-, Boxen-, Kassetten-, Tray-Boxen-** und **Containersysteme** halten alle sterilen Endodontieinstrumente bereit. Wir bevorzugen einen **endodontischen Universalcontainer,** der das komplette Instrumentarium für alle endodontischen Therapiemaßnahmen von der direkten Überkappung bis zur Wurzelkanalbehandlung enthält. Die sterile endodontische „Mutterbox" hilft, wenn Instrumentengrößen benötigt werden, die nicht im Universalcontainer vorhanden sind. Der endodontische Arbeitsplatz sollte in Abhängigkeit von den angewandten Arbeitstechniken folgendermaßen ausgerüstet sein:

1	**Diagnostisches Instrumentarium**
1.1	Spiegel, Sonde, Pinzette
1.2	Kältespray
1.3	elektrischer Sensibilitätstester
1.4	Parodontalsonde
1.5	Guttaperchastifte
1.6	Kaltlichtsonde zur faseroptischen Transillumination
1.7	digitales oder konventionelles Röntgenbild
2	**Instrumentarium zur Infiltrations-, Leitungs- und intraligamentären Anästhesie**
3	**Instrumentarium zur absoluten Trockenlegung des Arbeitsfeldes**
3.1	Kofferdamtray
3.1.1	Kofferdamklammern

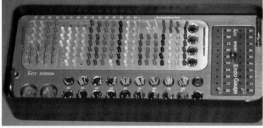

Abb. 191
Endodontische Mutterbox

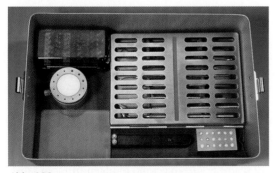

Abb. 192
Endodontischer Universalcontainer mit dem kompletten Instrumentarium für alle endodontischen Behandlungsverfahren

Verdachtsdiagnose			

Abb. 193
Therapieteil des endodontischen Diagnostik- und Therapieblattes

Endgültige Diagnose

Pulpopathien	Parodontitis apicalis acuta	Parodontitis apicalis chronica
Caries profunda	- ohne Infiltrat	A) Knochenabbauende Formen
Artifizielle Pulpaeröffnung	- mit Infiltrat	- Schwielige Verdickung
Traumatische Pulpaeröffnung	- Abszessart	- Granulomverdacht
Reversible Pulpitis	Exazerbation	- Zystenverdacht
Partiell-irreversible Pulpitis	Revisionsbedürftige Wkb	- Diffuse Läsion
Irreversible Pulpitis akut, chron.	Externes Granulom	- Fistel
resorptiv	Akutes Trauma	B) Knochenverdichtende Form
retrograd	Chronisches Trauma	- Osteosklerose
Pulpanekrose	Sonstige	Paro-Endo-Läsion

Therapie

Medizinische Vorbehandlung				
Anästhesieart				
Anästhetikum/Konzentration/Menge				
Trockenlegung - absolut				
- relativ				
Ind. Überkappung- definitiv				
- schrittweise				
- nach exspektativem Vorgehen				
Direkte Überkappung				
Partielle Vitalamputation/Vitalamputation				
Vitalexstirpation				
Trepanation/Einlage				

Wurzelkanalbehandlung — Datum

Röntgenmessaufnahme	Wurzelkanäle (z,b,l,L,m,d,p,mb,ml,mp,db,dl,dp)								
	Instrumentenart (R-Reamer, K-Feile, HF-Hedströmfeile)								
	Größe (ISO- oder Taper-Größe)								
	Tatsächl. Instrum.-Länge (TIL)								
	Röntg.gr. Instrum.-Länge (RIL)								
	Röntg.gr. Zahn-Länge (RZL)								
	Arbeitslänge								
Elektrometrie	Arbeitslänge								
mechanisch-chemische	manuell								
Aufbereitung	maschinell								
	Gleitmittel								
	Chemische Hilfsmittel								
	Instrument								
	Technik (Step-back: SB, Crown-down: CD)								
	Initialfeile (ISO-Größe)								
	Meisterfeile (ISO-Größe)								
	Finalfeile (ISO-Größe)								
	Spülmittel/Konzentration (CHX / ; NaOCl / ; H₂O₂/ ; NaCl)								
	erwärmt								
	ultraschallaktiviert								
	Medikamentöse Einlage (Calxyl-rot: Cr, Calxyl-blau:Cb; andere:)								
Wurzelkanalfüllung	Methode (Laterale Kond.: LK; vertikale Kon.)								
	Sealer								
Komplikation	Art								
	Therapie								
Endochirurgie	Datum								
	Art								
Restauration	Art								

Ausgangsaufnahme	Meßaufnahme	Meßaufnahme	Kontrollaufnahme	Kontrollaufnahme

4.10 Materialien und Medikamente
- ISO-genormte Papierspitzen
- ISO-genormte farbige Guttaperchaspitzen
- Chelator/Gleitmittel
- Kochsalzlösung
- Überkappungsmittel
- Reparaturmaterial
- Wurzelkanalspülmittel
- Wurzelkanalfüllpaste
- provisorische Füllungsmaterialien

Des Weiteren dienen der Therapieteil des endodontischen Diagnostik- und Therapieblattes (Abb. 193) sowie Therapieempfehlungen in Form tabellarischer Behandlungssystematiken (step by step) der Rationalisierung der endodontischen Therapie.

„You can only treat what you can see"
(S. Kim)

Die **Visualisierung** endodontischer Objekte, die mit dem bloßen Auge schwer oder nicht sichtbar sind, kann mit dem „bewaffneten" Auge verbessert bzw. erst ermöglicht werden. Als vergrößernde Sehhilfen dienen das **Operationsmikroskop,** die **Lupenbrille** und das **Endoskop.** Das Operationsmikroskop wurde erstmals 1921 von *Nylen* bei einem oto-rhino-laryngologischen Eingriff eingesetzt und 1950 in die Ophthalmologie eingeführt. Die Einführung des Operationsmikroskops in die Endodontie erlaubt die „Lösung vieler bisher nur schwer oder überhaupt nicht lösbarer Probleme" (*Velvart* 1996).

> Der Einsatz des Operationsmikroskops nützt dem Behandler, der zahnärztlichen Helferin und nicht zuletzt dem Patienten.

Das Operationsmikroskop bietet eine Reihe von Vorteilen (*Selden* 1986, *Mounce* 1995, *Velvart* 1996, *Ruddle* 1997, *Saunders* und *Saunders* 1997, *Khayat* 1998, *Knowles* et al. 1998, *Friedman* et al. 1999, *Steffel* 1999/ 2000, *Coelho de Carvalho* und *Zuolo* 2000, *Arnold* und *Klimm* 2001, *Walsch* 2001):

1. Es liegt ein variabel vergrößerbares dreidimensionales Bild von hoher Qualität vor:
   Mit dem Operationsmikroskop sind im Vergleich zur Lupenbrille (2,0–7,2fach) Vergrößerungen bis 25fach möglich. Die Vergrößerungen können leicht eingestellt und aufgabenspezifisch genutzt werden. So kann bei 8facher Vergrößerung, ausreichender Tiefenschärfe und notwendiger Übersicht die Zugangskavität präpariert werden. Zur Inspektion des Pulpakavums und zum Auffinden der Wurzelkanaleingänge ist die 16fache Vergrößerung geeignet. Für die Entfernung frakturierter Wurzelkanalinstrumente ist die 16- bis 24fache Vergrößerung hilfreich (*Arnold* und *Klimm* 2001). Durch die variable Vergrößerung werden zudem Frakturlinien, Isthmusbildung, akzessorische Wurzelkanäle und Komplikationen sichtbar und behandelbar.

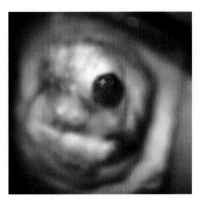

Abb. 194
Blick in den Wurzelkanal bis zur apikalen Konstriktion in Scharfeinstellung mithilfe des Operationsmikroskops (x 20)

2. Das Behandlungsfeld wird **schattenfrei** und tief ausgeleuchtet:
   Die Lichtstrahlen der Lichtquelle werden außerhalb des Mikroskops durch einen Lichtleiter zum Hauptobjektiv geleitet und dort mittels Prismen in die optische Achse umgelenkt (*Velvart* 1996). Damit wird das häufig nach der Trepanation sichtbare „schwarze Loch" der Zugangskavität schattenfrei erhellt. Bei erhöhter Lichtintensität kann der Wurzel-kanal bis zum Foramen apicale inspiziert werden (Abb. 194).

3. Es ist eine erhöhte Präzision beim Arbeiten bzw. Führen der Instrumente gegeben:
   Dadurch wird eine schadensgerechte, substanzschonende Behandlung im Sinne der **minimalinvasiven Therapie** möglich (*Winkler* 2001).

4. Die **Bilddokumentation** wird durch traditionelle Fotoapparate und digitale Kameras sowie über Videokameras gewährleistet, die über spezielle Adapter mit dem Operationsmikroskop verbunden sind.

5. Die **Bildübertragung** des Behandlungsablaufs über die Videokamera auf den Monitor eröffnet folgende Möglichkeiten:
   • Motivation und Information des Patienten durch die anschauliche Darstellung des Behandlungsgegenstandes
   • Optimierung der Assistenz seitens der zahnärztlichen Helferin durch die bildliche Wiedergabe des Behandlungsablaufs

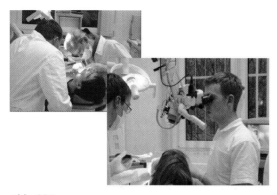

Abb. 195
Ergonomische Arbeitshaltung eines Studenten der
Zahnmedizin am Operationsmikroskop (rechts)

- praxisorientierte Demonstration der endodontischen Live-Behandlung in Aus- und Fortbildung (*Arnold* und *Klimm* 2001).

6. Das Operationsmikroskop ermöglicht eine **ergonomische Behandlungsweise** (Beleuchtung, Arbeitshaltung) (*Michaelides* 1996). Die an eine optimale Arbeitshaltung gestellten Anforderungen werden erfüllt (*Hokwerda* 2000):
   - Oberkörper symmetrisch, aufrecht (Abb. 195)
   - Oberarme am Oberkörper herunterhängend
   - Unterarme nicht mehr als 25° gehoben
   - Beine mäßig gespreizt: maximal 45°
   - Winkel von Ober- und Unterschenkel < 105–110°
   - Füße flach auf dem Boden
   - Beine senkrecht auf dem Boden oder etwas nach hinten.

Operationsmikroskope sind am Boden-, Wand- oder Deckenstativ montiert. Alle Montagevarianten bieten Vor- und Nachteile.

Die Lupenbrille ist billiger und flexibler einsetzbar, belastet aber durch ihr Gewicht den Kopf, veranlasst zu unphysiologischer Arbeitshaltung und beansprucht die Augenmuskulatur durch fortwährendes Fokussieren.

Kritikwürdig am heutigen endodontischen Arbeitsplatz sind der Mangel an integrativen Lösungen (z.B. Endo-Motoren) und der zu hohe Platzbedarf (z.B. Operationsmikroskop).

7.1.4 Asepsis und Antisepsis

Unter **Asepsis** versteht man das Prinzip der Keimfreiheit zur Verhinderung einer Infektion oder Kontamination durch Anwendung von **Desinfektion** bzw. **Sterilisation** (*Pschyrembel* 1998). **Antisepsis** ist die Hemmung bzw. Vernichtung von Infektionserregern im lebenden Gewebe mit chemischen Mitteln (*Pschyrembel* 1998, *Rathbun* 1994).

Bedeutung des Kofferdams

> „Endodontic procedures must never be performed without the rubber dam" (*Heling* und *Heling* 1977).

Das von *Barnum* 1894 eingeführte hochelastische Gummituch dient zur **absoluten Trockenlegung** einzelner Zähne oder Zahngruppen. Indem er die Kontamination des endodontischen Arbeitsfeldes mit Speichel, Blut und anderen Flüssigkeiten verhindert, gehört der Kofferdam zum aseptischen Regime der Endodontie. Er errichtet eine **Infektionsbarriere** für den Patienten, den Zahnarzt und die Zahnarzthelferin. Aus Gründen der möglichen Kontamination der Pulpa und des Wurzelkanals sollte der Kofferdam denn auch in der Regel vor der endodontischen Behandlung appliziert werden. In schwierigen Fällen der Zugangsgestaltung ist diese Forderung wegen der Perforationsgefahr einzuschränken (*Kamann* 1999). Absolute oder temporäre Kontraindikationen für die Kofferdamtechnik bestehen bei Asthma, anderen obstruktiven respiratorischen Erkrankungen und geistiger Behinderung. Bei Anfallsleiden und motorisch-spastischen Behinderungen ist die Anwendung von Klammern kontraindiziert (*Kamann* 1999). Neben dem Infektionsschutz zeigt der Kofferdam noch weitere Vorteile (*Winkler* 1991, *Glickman* 1998):

- Schutz des Patienten vor Aspiration und Verschlucken
- Schutz des Klinikers vor forensischen Konsequenzen
- absolute Trockenheit des Arbeitsfeldes
- Erweiterung des Arbeitsfeldes

- Retraktion und Schutz der Weichgewebe
- Verbesserung der Sicht
- Erhöhung der Qualität
- didaktische Bedeutung
- Steigerung der Arbeitseffizienz
- Zeitersparnis
- ergonomische Überlegenheit
- psychologische Wirkung.

Der Kofferdam ist der Sicherheitsgurt des Endodonten (*Schroeder* 1981) und des Patienten.

Kofferdamset

Hier soll das Kofferdamset genauer beschrieben werden (*Winkler* 1991, *Betz* 2001) (Abb. 196):

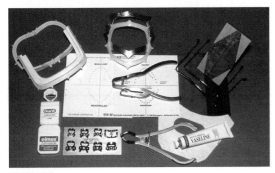

Abb. 196
Kofferdamset

Kofferdam

Kofferdam wird aus Rohlatex (Naturkautschuk) hergestellt und kommt als Rollen oder quadratische Tücher in unterschiedlicher Farbe oder Stärke in den Handel. Für Allergiepatienten steht heute **latexfreier Kofferdam** zur Verfügung.

Kofferdamserviette

Sie schützt die Haut des Patienten vor Schweiß und Speichel. Sie wird vom Handel angeboten oder kann selbst hergestellt werden.

Kofferdamgleitmittel

Vaseline erleichtert die Applikation des Kofferdams und dient als Hautschutz.

Kofferdamlochzange

Die meisten Zangentypen stanzen Perforationen unterschiedlicher Größe aus, was durch Loch-scheiben mit unterschiedlichen Lochgrößen ermöglicht wird.

Kofferdamschablone und -stempel

Sie ermöglichen die Markierung der geplanten Perforation.

Kofferdamrahmen

Der Kofferdamrahmen dient zum Aufspannen des Kofferdams vor und in der Mundhöhle. Er besteht aus Metall oder Kunststoff und ist plan, über die Fläche gewölbt oder klappbar, offen oder geschlossen. Hier ordnen sich die Rahmen nach *Young*, *Nygaard-Østby*, der U-förmige Starlite Visiframe sowie der Klapprahmen nach *Sauveur* (1997) ein. Letzterer kann zur Röntgenaufnahme während der Wurzelkanalbehandlung umgeklappt werden (Abb. 197a und b).

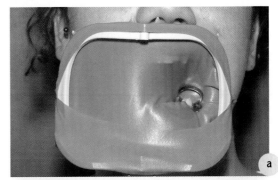

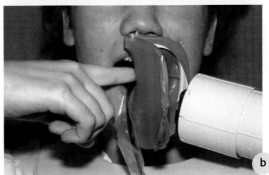

Abb. 197
Kofferdam und Röntgenaufnahme
a) Klapprahmen nach *Sauveur* und Kofferdam in situ
b) Röntgenaufnahme bei aufgeklapptem Kofferdamrahmen

Kofferdamklammern

Der Kofferdam per se sorgt durch seine Elastizität für Retention. Kofferdamklammern sind wichtige Retentionshilfen. Angesichts ihrer verwirrenden Vielfalt sollte man sich auf eine Grundausstattung von 7–8 Klammern beschränken. Eine Auswahl der Firma Ivory besteht aus (*Beer* und *Baumann* 1997): 8A-Klammer für Molarenwurzeln, 14A-Klammer für teilweise durchgebrochene Molaren, 8-Klammer für Oberkiefermolaren, 7-Klammer für Unterkiefermolaren, 212-Doppelbügelklammer („Schmetterling") für Frontzähne, 0-Klammer für Prämolaren (hoher Bügel), 1-generelle Klammer für Prämolaren, 2-Klammer für Prämolaren des Unterkiefers. Die Firma Hygienic™ bietet folgende Auswahl von Klammern an: 14A-Klammer für teilweise durchgebrochene und unregelmäßig geformte große Molaren, 7-Universalklammer für untere Molaren, 2-generelle Klammer für große untere Prämolaren, 9-universelle Doppelbügelklammer für Frontzähne, 00-Klammer für kleine obere und untere Prämolaren und Schneidezähne, 8-Universalklammer für obere Molaren, 8A-für teilweise durchgebrochene und unregelmäßig geformte kleine Molaren. **Flügelklammern** besitzen zwei horizontale Flügel, die das Arbeitsfeld um den Zahn vergrößern. Im Gegensatz dazu halten **flügellose Klammern** das Arbeitsfeld weniger weit offen. Die Klammern bestehen in der Regel aus rostfreiem glänzendem Federstahl, selten aus Kunststoff als Einmalklammer. Matte und satinierte Klammern verhindern Blendeffekte.

Zahnseide

Die interdentale Dambrücke wird mit Hilfe von Zahnseide über den Kontaktpunkt gedrückt. Sie dient außerdem zur Retention.

Weitere Retentionshilfen

Dazu gehören Gummibänder, Gummistopfen, thermoplastische Kompositionsmassen, Kunststoff, Parodontalverbandmaterialien, Zement, Rillen an der bukkalen oder lingualen Kronenfläche, Matrizen, Kupferringe, provisorische Kronen, Aufbauauffüllungen und Stumpfverlängerung (z.B. durch Gingivektomie).

Kofferdamklammerzange

Es liegt eine Reihe von Klammerspannzangen vor. Sie positionieren die Klammer am Zahn. Essentiell ist ein Anschlag an den Retentionszapfen der Zangenfinger, um ein Durchdrücken der Retentionszapfen durch die Klammerperforationen zu vermeiden und Verletzungen auszuschließen.

Applikationstechniken des Kofferdams

Heute werden 4 Kofferdamtechniken angewendet, die mehr oder weniger Vor- und Nachteile aufweisen (*Winkler* 1991, *Beer* und *Baumann* 1997, *Glickman* 1998, *Betz* 2001). Diese Techniken bestehen in Folgendem:

1. Applikation von Kofferdamtuch und Rahmen zuerst, danach Fixierung der Klammer (zweizeitig, Platzproblem, Assistenz),
2. Applikation der Klammer zuerst, Aufspannen des Kofferdamtuchs danach (zweizeitig),
3. gleichzeitige Applikation von Klammer und Tuch, wobei das Tuch über den Klammerbügel gezogen wird (zweizeitig),
4. gleichzeitige Applikation von Klammer, Tuch und Rahmen (einzeitig).

Wir favorisieren die 1. Technik (Tab. 15, Abb. 198–202), weil sie den Patienten sofort vor Aspiration und Verschlucken schützt.

Tabelle 15   Schrittweises Vorgehen bei primärer Applikation von Kofferdam und Kofferdamrahmen

Arbeitsschritt	Arbeitsmittel und -modus
1. Vorbereitung des Patienten	
1.1. Psychologische Vorbereitung	Gespräch
1.2. Lagerung des Patienten	
1.3. Zahnreinigung	Scaler, Reinigungspaste
1.4. Prüfung der Approximalkontakte	Zahnseide
1.5. Separieren der Zähne	Interdentalkeile
1.6. Vorbereitung des Zahnes	Retentionhilfen
1.7. Entnahme des Zahnersatzes	
1.8. Schutz der Lippen	Vaseline, farbloser Lippenstift

Tabelle 15   Fortsetzung

Arbeitsschritt	Arbeitsmittel und -modus
2. Auswahl des Kofferdams	latexhaltiges oder -freies Kofferdamtuch
3. Markierung der Perforationsstelle	Kofferdamschablone, Stift
4. Auswahl der Perforationsgröße	Kofferdamlochzange
5. Perforation des Kofferdams	Kofferdamlochzange
6. Aufspannen des Kofferdams auf den Kofferdamrahmen	diverse Kofferdamrahmen
7. Auswahl der Kofferdamklammer	Kofferdamklammerset
8. Aufnahme der Kofferdamklammer	Kofferdamspannzange
9. Bereitstellung von Kofferdam, Rahmen und Zange	(Abb. 198)
10. ggf. Applikation des Gleitmittels um die Perforationsstelle	Vaseline
11. Anlage von Kofferdam und Kofferdamrahmen	– bimanuales Überstülpen (Zeigefinger) des Kofferdams bukkal und oral über den zu isolierenden Zahn (Abb. 199) – interdentale Applikation mittels Zahnseide durch den Behandler (Abb. 200) – Festhalten des Kofferdams durch die Assistenz
12. Applikation der Kofferdamklammer	– Aufsetzen der Klammerbacken zuerst oral, dann labial mit der rechten Hand (Abb. 201) – Fixierung der Klammer mit der linken Hand des Behandlers
13. Prüfung des Klammersitzes und der Absaugung	Absaugung aus der Kofferdamtasche (Abb. 202)
14. Oberflächendesinfektion des Kofferdams und des isolierten Zahnes	0,5%ige alkoholische Chlorhexidindiglukonatlösung

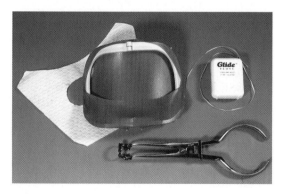

Abb. 198
Bereitstellung von Kofferdamrahmen nach *Sauveur* mit gespanntem und perforiertem Kofferdam, Kofferdam-serviette, Zahnseide und Kofferdamklammerzange mit Kofferdamklammer als Vorbereitung zur primären Applikation von Kofferdam und Kofferdamrahmen

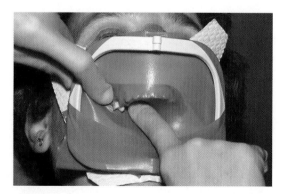

Abb. 199
Bimanuales Überstülpen des Kofferdams über den zu isolierenden Zahn 15

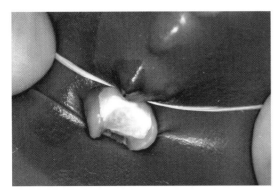

Abb. 200
Interdentale Applikation des Kofferdams mit Zahnseide

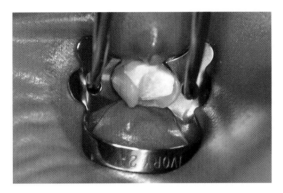

Abb. 201
Applikation der Kofferdamklammer

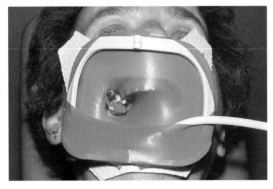

Abb. 202
Mögliche Absaugung von Spülflüssigkeit aus der Kofferdamtasche

Desinfektion, Reinigung und Sterilisation des Instrumentariums

Endodontieinstrumente gelten als Instrumente für **invasive Maßnahmen,** da sie die Integrität der Körperoberfläche durchdringen (schneiden, stechen) oder mit Wunden in Berührung kommen (*Deutscher Arbeitskreis für Hygiene in der Zahnarztpraxis (DAHZ) 2001*).
Daher gilt:

> Die Verwendung sterilen Instrumentariums ist eine Conditio sine qua non der Endodontie

Der *DAHZ* hat u.a. Empfehlungen zur Desinfektion, Reinigung, Sterilisation und Lagerung endodontischer Instrumente gegeben (Tab. 16). Übrigens sind laut *DAHZ* Kugelsterilisatoren, UV-Sterilisation und Kalt-„Sterilisation" keine Sterilisationsverfahren. Die Schneideeffizienz endodontischer Stahlinstrumente wird durch Desinfektion, Reinigung und Sterilisation herabgesetzt (*Haikel* et al. 1996).

Händehygiene

> „Die wichtigsten „Instrumente" am zahnärztlichen Behandlungsplatz sind die Hände" (*DAHZ* 2001).

Der *DAHZ* (2001) hat der systematischen Reinigung, Desinfektion und Pflege der Hände im Sinne des Infektions- und Hautschutzes eine besondere Bedeutung beigemessen.

Handschuhe

Das Tragen von Handschuhen wird grundsätzlich empfohlen, da somit das Kontaminationsrisiko für alle an der zahnärztlichen Behandlung mittelbar oder unmittelbar beteiligten Personen verringert wird (*DAHZ* 2001).

Infektionsschutz bei Creutzfeldt-Jakob-Krankheit

Bei der Behandlung von Patienten mit manifester Creutzfeldt-Jacob-Krankheit oder bei Verdacht auf diese Krankheit sind spezielle Infektionsschutzmaßnahmen zu beachten (*Bößmann* 2001).

Antiseptische Maßnahmen

Sie sind bei Patienten mit erhöhtem Infektionsrisiko (Immunschwäche, Endokarditisrisiko, HBV

Tabelle 16 Desinfektion, Reinigung, Sterilisation und Lagerung von Hand- sowie rotierenden und oszillierenden Instrumenten der Endodontie (*Deutscher Arbeitskreis für Hygiene in der Zahnarztpraxis 2001*)

Verfahren	Desinfektion[1] Mittel	Zeit/ Konzentration	Reinigung[2]	Verpackung	Sterilisation[1] Verfahren[3]	Temperatur/Druck	Haltezeit[4]	Lagerung
thermisches Desinfektions- und Reinigungsverfahren	Wasser 93°C	10 min	auf Rückstände kontrollieren, ggf. nachreinigen (manuell oder mit Ultraschall), erneut thermisch desinfizieren	Klarsichtsterilisierverpackungen, Sterilisationspapier, Dentalkassetten, Boxen, Container gemäß DIN 58952/53 bzw. EN 868	Dampfsterilisation (regelmäßige Kontrolle halbjährlich oder nach 400 Chargen mittels Sporenproben)	134°C/2,1 bar 121°C/1,1 bar	3 min 15 min	kontaminationsgeschützt in der gewählten Sterilgutverpackung, Normtray (Boden u. Deckel) und Container ≤ 6 Monate
oder								
sofort in Gefäß mit Desinfektions- und Reinigungslösung	DGHM-zertifiziertes und fizierendes und HBV-/HCV-/HIV-wirksames Desinfektionsmittel für Hand- sowie rotierende und oszillierende Instrumente	nach Gebrauchsanweisung des Herstellers	unter fließendem Wasser abspülen, auf Rückstände kontrollieren, ggf. mit dem Desinfektionsmittel nachreinigen (manuell/Ultraschall), erneut desinfizieren, abspülen und trocknen	s.o.				

1) Herstellerhinweise beachten, korrosionsbeständige Materialien verwenden
2) bei rotierenden und oszillierenden Instrumenten Korrosionsschutzspray empfohlen
3) Heißluftsterilisation im Chemiklaven, Ethylenoxid-, Gammastrahlen-, Formaldehydsterilisation ungeeignet
4) Mindesthaltezeit nach DIN EN 285

[Hepatitis B], HCV [Hepatitis C], HIV) zu empfehlen. Folgende Wirkstoffe werden durch Tupfer, Spülungen oder Besprühen zwischen 30 und 120 s appliziert und sind 30 min wirksam (*DAHZ* 2001):

– Cetylpyridiniumchlorid
– Chlorhexidin
– Hexetidin
– Octenidin
– PVP-Jod.

Die antiseptische Behandlung des infizierten Wurzelkanals wird bei der Wurzelkanalbehandlung dargestellt.

Medicus curat, natura sanat.

7.2 Vitalerhaltungsverfahren im bleibenden Gebiss

Die vollständige Vitalerhaltung der Pulpa sollte vorrangiges Anliegen der endodontischen Behandlung sein.

In Abhängigkeit von der Tiefe der Karies, der Schwere des Zahnhartsubstanztraumas, dem Zustand der Pulpa und des Parodonts, der Dauer der Pulpaexposition, der Stillbarkeit der Pulpablutung, dem Stadium der Apexogenese und dem Alter des Patienten werden die **Therapieverfahren der abgestuften Vitalerhaltung** der Pulpa praktiziert (Abb. 203). Dabei wird die totale, subtotale und partielle Vitalerhaltung angestrebt. Wie

bereits beschrieben (s. 1.2.8), errichtet die Pulpa gegen die vorrückende Bakterienfront Barrieren veränderten und zusätzlichen Dentins, baut Dentinbrücken über der traumatisch und artifiziell freigelegten oder amputierten Pulpa und überwindet reversible Entzündungszustände.

Bei der vitalerhaltenden endodontischen Therapie schaffen wir durch mechanische und medikamentöse Mittel lediglich die Bedingungen, die es der Pulpa ermöglichen, eigene Überlebensmechanismen zu entwikkeln. Es ist Hilfe zur Selbsthilfe.

Selbstredend bieten die von der Pulpa errichteten Barrieren nur einen relativen Schutz gegen die bakterielle Invasion, wenn durch eine randundichte Füllung (microleakage) mikrobieller Nachschub möglich ist. Dies trifft für die Tertiärdentinschicht bei der Caries-profunda-Therapie ebenso zu wie für die Dentinbrücke bei der direkten Überkappung und Pulpotomie. In der Tat zeigt die Dentinbrücke eine unterschiedliche Qualität (Abb. 204a, b, c). Sie ist teilweise inhomogen, da sie von Weichgewebesträngen durchzogen wird (*Langeland* 1972). 89 % der Dentinbrücken nach $Ca(OH)_2$-Applikation zeigten multiple **Tunneldefekte** (*Cox* et al. 1996). Die radiographisch akzeptable Dentinbrücke stellte sich im histologischen Bild perforiert oder wie ein Pfannkuchen mit zentralem Loch (*Mass* et al. 1995) dar. Der Vergleich mit einem Schweizer Käse fehlt bisher. Daher sei die Dentinbrücke gar keine Barriere und

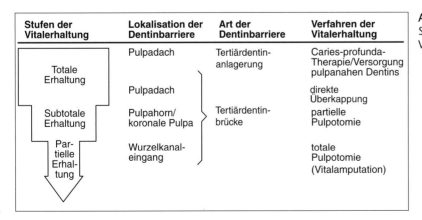

Stufen der Vitalerhaltung	Lokalisation der Dentinbarriere	Art der Dentinbarriere	Verfahren der Vitalerhaltung
Totale Erhaltung	Pulpadach	Tertiärdentinanlagerung	Caries-profunda-Therapie/Versorgung pulpanahen Dentins
	Pulpadach		direkte Überkappung
Subtotale Erhaltung	Pulpahorn/koronale Pulpa	Tertiärdentinbrücke	partielle Pulpotomie
Partielle Erhaltung	Wurzelkanaleingang		totale Pulpotomie (Vitalamputation)

Abb. 203
Schema der abgestuften Vitalerhaltung der Pulpa

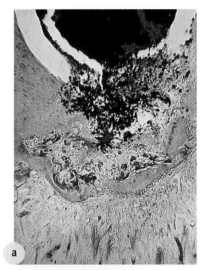

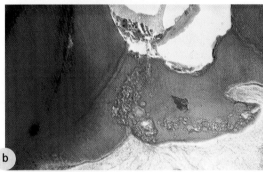

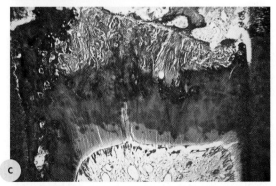

Abb. 204
Unterschiedliche Qualität der Dentinbrücke nach Kalziumhydroxidapplikation:
a) Inhomogene Dentinbrücke mit zahlreichen Defekten und Weichgewebesträngen
b) Weitestgehend geschlossene Dentinbrücke mit geringerer Inhomogenität
c) Komplett geschlossene Dentinbrücke mit sekundärem Odontoblastensaum, Prädentin, globulärer Mineralisation und Kanalisierung

werde von chemischen und mikrobiellen Noxen penetriert (*Langeland* 1996). Außer Zweifel steht, dass die Dentinbrücke letztendlich durch eine Kaskade zellulärer Vorgänge der Pulpa als aktiver Reparaturprozess gebildet wird (*Higashi* und *Okamoto* 1996b, *Tziafas* et al. 2000).

> Der Dauererfolg vitalerhaltender Behandlung der Pulpa hängt entscheidend vom Randschluss der definitiven Füllung ab.

7.2.1 Vitalerhaltung – Gegenwart und Ausblick

Vitalerhaltung mit Kalziumhydroxid

Hermann hat das Kalziumhydroxid ($Ca(OH)_2$) 1920 im Wurzelkanal eingesetzt und 1930 mitgeteilt, dass $Ca(OH)_2$ die Dentinbildung durch die Pulpa anrege. Die antimikrobielle und die Dentinbildung induzierende Wirkung des Medikaments hängt von seiner starken Alkaleszenz (pH 11–13) durch Freisetzung von Hydroxylionen ab. Bei Kontakt mit lebendem Gewebe bildet sich eine Kalziumkarbonatmembran ($CaCO_3$), die die nekrotisierende Wirkung des Kalziumhydroxids bremst und begrenzt. Die alkalisierende und antimikrobielle Wirkung des Kalziumhydroxids wird bei der Versorgung des pulpanahen Dentins in der Caries-profunda-Therapie und der Behandlung der unkomplizierten Kronenfraktur genutzt. Bei der direkten Überkappung und Pulpotomie finden nach Kontakt des Kalziumhydroxids mit der vitalen Pulpa die in Abb. 205 dargestellten feingeweblichen Reaktionen statt. Durch seine direkte Reizwirkung auf die Pulpa fördert das Kalziumhydroxid ein biologisches Geschehen in der Pulpa: Es regt lediglich die Pulpa zur Tertiärdentinbildung an. Dabei haben die von *Berman* und *Massler* (1958) dargestellten Abläufe nach wie vor Gültigkeit, was neuere elektronenmikroskopische Arbeiten eindeutig belegten (*Higashi* und *Okamoto* 1996a).

Molekularbiologische Therapieansätze

Bereits 1965 hatte *Urist* experimentell mit demineralisierter Knochenmatrix Knochenbildung

197

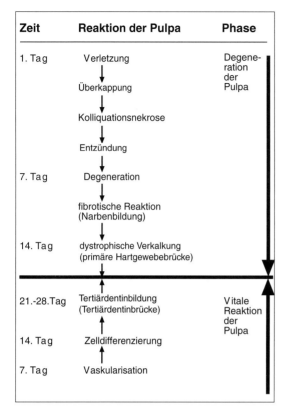

Zeit	Reaktion der Pulpa	Phase
1. Tag	Verletzung ↓ Überkappung ↓ Kolliquationsnekrose ↓ Entzündung	Degeneration der Pulpa
7. Tag	Degeneration ↓ fibrotische Reaktion (Narbenbildung) ↓	
14. Tag	dystrophische Verkalkung (primäre Hartgewebebrücke)	
21.-28.Tag	Tertiärdentinbildung (Tertiärdentinbrücke) ↑	Vitale Reaktion der Pulpa
14. Tag	Zelldifferenzierung ↑	
7. Tag	Vaskularisation	

Abb. 205
Feingewebliche Reaktionen der Pulpa auf Kalziumhydroxid (*Berman* und *Massler* 1958, Modifikation nach *Künzel* 1973/ 1974)

induziert. Die dafür verantwortlichen Proteine wurden später nach ihrer Funktion als **Bone Morphogenetic Proteins (BMP)** bezeichnet. Die von *Urist* isolierten Proteine gehören zur Gruppe der Zytokine, die allgemein als **Wachstumsfaktoren** (Growth factors) bezeichnet werden (*Urist* et al. 1982). Die unter 1.1.5 beschriebenen Faktoren gewinnen als Alternative zum Kalziumhydroxid zunehmend an Bedeutung für zukünftige Ansätze der vitalerhaltenden Therapie der Pulpa. In vitro und im Tierexperiment wurden bisher 3 Wege beschritten, um eine **reparative Dentinogenese** mit molekularbiologischen Mitteln zu erzielen:

1   Exogene Applikation von Wachstumsfaktoren
1.1 Applikation reiner Wachstumsfaktoren mit einem Trägersystem (Kollagen)

- TGFβ1, TGFβ3 (transforming growth factor)
- BMP2, BMP4, BMP6 (bone morphogenetic protein)
- BMP7 (OP1) (osteogenic protein)
- IGF (insulin growth factor)
- EGF (epithelial growth factor)
- aFGF (acid fibroblast growth factor)
- bFGF (basic fibroblast growth factor)

1.2 Applikation von Wachstumsfaktorengemischen
- mit EDTA oder Kollagenase behandelte allogene Dentinmatrix

2   Endogene Aktivierung lokaler Wachstumsfaktoren
durch Applikation dentinlösender Substanzen wie
- EDTA
- Zitronensäure
- Phosphorsäure
- Polyacrylsäure
- Kalziumhydroxidsuspension

3   Exogene Applikation von extrazellulären Matrixproteinen
- Kollagen
- Fibronectin.

Dabei übten die unter 1 genannten BMPs, OP1 und TGFs einen wachstumsstimulierenden Einfluss auf die Odontoblasten und Pulpafibroblasten aus. So gingen Odontoblasten beispielsweise nach **transdentinaler Stimulation** mit OP1 aus ihrer Ruheform in eine aktive Form über und synthetisierten neue Dentinmatrix (*Rutherford* et al. 1995). Nach dem Verlust des Odontoblastensaumes bewirkten exogen applizierte Wachstumsfaktoren die Umwandlung undifferenzierter Pulpafibroblasten in odontoblastenähnliche Zellen, die Dentinmatrix sezernierten und mineralisierten (*Tziafas* und *Papadimitriou* 1998, *Tziafas* et al. 1998). Seit den späten 80er Jahren wurde sowohl in vitro als auch in vivo mit den genannten Wachstumsfaktoren erfolgreiche Tertiärdentinbildung induziert (*Rutherford* et al. 1993 und 1994, *Nakashima* 1994, *Jepsen* et al. 1995, *Hu* et al. 1998, *Sloan* und *Smith* 1999). Die weiteren Wachstumsfaktoren (IGF, EGF, FGF) per se führten keine spezifische Tertiärdentinbildung herbei, jedoch osteoide Ablagerungen (*Liang* et al. 1990,

Martin et al. 1998, *Tziafas* et al. 1998). Allerdings können sie die Wirkung der oben genannten Proteine modellieren, weshalb sie als akzessorische Faktoren eingesetzt werden.

Bereits in den 30er Jahren des 20. Jahrhunderts wurde Dentinmatrix als Alternative zu Kalziumhydroxid angewendet (*Pribyl* 1931). Seit dem Nachweis der Knochenbildung im extraskelettalen Gewebe durch allogenes Dentin (*Bang* und *Urist* 1967) lag die Vermutung nahe, dass Dentin Wachstumsfaktoren enthält. In der Tat gelang es, im Dentin IGF1, IGF2 und TGFβ (*Finkelman* et al. 1990) und BMP (*Bessho* et al. 1991) nachzuweisen. Seither gilt die Dentinmatrix als natürliches Reservoir von Wachstumsfaktoren (*Smith* et al. 1990, *Cassidy* et al. 1997, *Roberts-Clark* und *Smith* 2000). Daher war es möglich, durch Dentinmatrix nach Behandlung mit EDTA oder Kollagenase Pulpafibroblasten zur Tertiärdentinbildung anzuregen (*Anneroth* und *Bang* 1972, *Smith* und *Leaver* 1979, *Tziafas* und *Kolokuris* 1990, *Smith* et al. 1994, *Tziafas* et al. 1992a, 1995).

Eleganter und sinnvoller für die Praxis wäre allerdings die Aktivierung lokaler Wachstumsfaktoren im verbliebenen Dentin durch Säuren oder Kalziumhydroxidsuspension. Von allen aufgeführten Säuren löste EDTA den größten Anteil an TGFβ1 aus der Dentinmatrix heraus (*Smith* und *Smith* 1998). Allein die oberflächliche Benetzung der entblößten Pulpa mit Kalziumhydroxidlösung bewirkte im Tierexperiment eindeutige Tertiärdentinbildung (*Cvek* et al. 1987).

Natürliches Kollagen allein ist offenbar nicht für einen molekularen Therapieansatz zur Vitalerhaltung der Pulpa geeignet (*Rutherford* und *Fitzgerald* 1995). Dagegen induzierte xerogenes Fibronectin beim Hund die Bildung atubulären und tubulären Dentins (*Tziafas* et al. 1992b). Durch seine hohe Affinität zu TGFβ und seine chemotaktische Wirkung auf Mesenchymzellen könnte es als ideale Trägersubstanz für Wachstumsfaktoren fungieren (*Alberts* et al. 1995, *Tziafas* et al. 1992b).

Trotz der vielversprechenden Ergebnisse in der Zellkultur und im Tierexperiment liegt für diese molekularbiologische Therapiestrategie angesichts ungelöster Probleme noch keine klinische Praxisreife vor. Allein schon die ungeklärte Frage, in welcher Dosis Wachstumsfaktoren angewendet werden sollten, ist Grund genug für die berechtigte Zurückhaltung bei der klinischen Anwendung. So ist bekannt, dass Konzentrationen der Wachstumsfaktoren im Nanogrammbereich immense Tertiärdentinbildung induzieren können, die therapeutisch unerwünscht wäre. *Cvek* et al. hatten schon 1987 treffend festgestellt: „... that a lowgrade irritation is responsible for the formation of a hard tissue barrier in exposed pulps ...".

7.2.2 Versorgung pulpanahen Dentins

Der in diesem Zusammenhang seit langem angewandte und etablierte Begriff **indirekte Überkappung** wird im deutschen Schrifttum mehr und mehr verlassen. Da die Bezeichnung **„Cp-Behandlung"** (Caries-profunda-Behandlung) hier wiederum zu eng gefasst wäre, wurde von der DGZMK der allgemeinere Begriff **„Versorgung pulpanahen Dentins"** gewählt (*Staehle* 1998).

Definition

Unter der Versorgung des pulpanahen Dentins versteht man die Anwendung pulpaschonender mechanischer Maßnahmen zur Kariesentfernung, den Einsatz eines medikamentösen Dentinwundverbandes und dessen möglichst dichte Überdeckung mit dem Ziel der vollständigen Vitalerhaltung der Pulpa.

Indikation

Für die Versorgung des pulpanahen Dentins bestehen folgende Indikationen:

1. Caries profunda
   - bei klinisch hartem und geschlossenem Kavitätenboden,
   - bei kleinflächigen erweichten Dentinarealen im Rahmen der schrittweisen Kariesentfernung vorzugsweise bei jugendlichen bleibenden Zähnen mit nicht abgeschlossenem Wurzelwachstum,

2. reversible Pulpitis
    * nach exspektativem Vorgehen (indifferenter Verschluss der Kavität oder Ca(OH)$_2$) bei hartem und geschlossenem Kavitätenboden,
3. unkomplizierte Kronenfraktur,
4. pulpanahe Kavitäten- und Kronenpräparation.

Therapievarianten und Medikamente

Wie aus den Indikationen ersichtlich ist, kann das pulpanahe Dentin sofort, schrittweise oder nach der exspektativen Phase bei reversibler Pulpitis versorgt werden. Dabei ist die **definitive Behandlung in einer Sitzung** zu bevorzugen (*Staehle* 1998). Dies ist allerdings an die möglichst vollständige Entfernung des erweichten Dentins am Kavitätenboden geknüpft, das in der Regel infiziert ist. Zur **mechanischen Entfernung** des erweichten Dentins werden vorzugsweise Handinstrumente eingesetzt. Die **chemo-mechanische Kariesentfernung** wurde erstmals 1975 in vitro durchgeführt (*Schutzbank* et al. 1975). Als kommerzielle Produkte sind **Caridex**™ und das patentierte Produktsystem **Carisolv**™ bekannt. Carisolv™ besteht aus zwei Teilen: einem Gel und speziellen Küretten. Das Gel entsteht durch Mischung einer roten hoch viskösen und einer transparenten Flüssigkeit. Die erste Flüssigkeit enthält 3 Aminosäuren (Glutaminsäure, Leucin, Lysin) und den Farbstoff Erythrosin, die zweite Lösung 0,5 % Natriumhypochlorit. Das rot gefärbte Gel löst kariöses Dentin auf. Die Aminosäuren und der hohe pH-Wert der Flüssigkeiten sollen die Auflösung gesunden Dentins durch Natriumhypochlorit und schädliche Wirkungen auf orales Weichgewebe verhindern. Die chemo-mechanische Behandlung besteht in Tropfen, Kürettieren, Füllen (*Up to dent*® 1998, *Maragakis* et al. 2001). Die bisherigen Erfahrungen mit dem Carisolv™-System fanden in zwei wissenschaftlichen Studien ihren Niederschlag: In einer klinischen Multicentre-Studie wurden für die Behandlung mit Carisolv™ 10,62 min, hingegen für die mechanische Kariesentfernung 4,42 min benötigt. Während nur 3 % der Carisolv™-Patienten eine Lokalanästhesie erbaten, musste bei 45 % der mechanisch behandelten Patienten anästhesiert werden. In der Carisolv™-Gruppe verspürten 54 % der Patienten

keinen, 41 % nur geringen Schmerz. In der traditionellen Gruppe betrugen die Hundertsätze vergleichsweise 5 bzw. 45 % (*Ericson* et al. 1998 und 1999). In einer anderen klinischen Studie erwiesen sich 26 von 34 Carisolv™-Behandlungen bei Wurzelkaries als angenehm, 8 als akzeptabel und keine als unangenehm. Im Gegensatz dazu wurden nur 4 von 26 Behandlungen mit dem Bohrer als angenehm empfunden, 18 als akzeptabel und 4 als unangenehm (*Fure* et al. 2000). Seit 2001 bietet der schwedische Hersteller zusätzlich zu den Handinstrumenten das drehmomentkontrollierte Rotationssystem Carisolv™ Power Drive an (*MediTeam* 2001).

Eine abschließende Beurteilung der vielversprechenden Methode ist noch nicht möglich (*DGZMK* 1999). In vielen Fällen muss der Zugang zur Dentinkaries erst durch rotierende Instrumente geschaffen werden. Auch zur Entfernung alter Füllungen bedarf es nach wie vor rotierender Instrumente. Die endgültige Kavitätenpräparation erfolgt mit rotierenden bzw. schwingenden Instrumenten. Kritisch wird bei der Carisolv™-Methode der Zeitfaktor gesehen. Nach Carisolv™-Exkavation lassen sich häufiger denaturierte Dentinbezirke nachweisen als bei mechanischer Kariesentfernung (*Hahn* et al. 2002). Fest steht allerdings, dass die Gefahr der Pulpaeröffnung bei Kariesentfernung minimiert wird (*Banerjee* et al. 2000). Diesem Ziel dient auch die **schrittweise Kariesentfernung.** Ihr liegen folgende Erkenntnisse zugrunde:

1. Unter dichtem provisorischem und endgültigem Kavitätenverschluss reduziert sich die Zahl der Mikroorganismen des belassenen erweichten und verfärbten kariösen Dentins (*Plathner* 1953).
2. Das verbliebene erweichte Dentin wird durch Austrocknung und erneute Mineralisation wieder hart (*Kothe* 1960).
3. Diese Vorgänge vollziehen sich ohne die Wirkung irgendeines Medikaments (*Plathner* 1980).

Tatsächlich wurden bei der schrittweisen Kariesexkavation in der zweiten Sitzung durch endgültige Kariesentfernung nur 17,5 % der Pulpen eröffnet. Dagegen kam es bei der vollständigen Kariesentfernung in der ersten Sitzung in 40 % der Fälle zur Entblößung der Pulpa. Die Frequenz der Pulpaeröffnung bei schrittweiser Kariesentfernung war unabhängig von der Behandlungsdauer mit Kalziumhydroxid (8 bis 10 Wochen oder 11 bis 24 Wochen). Das schrittweise Vorgehen wurde als sichere Therapiemaßnahme beim jugendlichen bleibenden Zahn empfohlen (*Leksell* et al. 1996). In einer 1-Jahres-Follow-up-Studie, die von 24 praktischen Zahnärzten durchgeführt wurde, kam es bei der endgültigen Kariesentfernung in der zweiten Sitzung nur in 5 von 94 Fällen zur Pulpaeröffnung (*Bjørndal* und *Thylstrup* 1998). 4 bis 6 Monate nach der Primärbehandlung hatte das gelbliche bis hellbraune weiche Dentin am Kavitätenboden eine dunklere Farbe und härtere Konsistenz. Ursprünglich dunkel verfärbtes Dentin zeigte in der zweiten Sitzung zwar keine Farbveränderung, war jedoch trocken. Das weiche Dentin enthielt in der ersten Sitzung die typische Mischflora tiefer Kariesläsionen: 70 % grampositive Stäbchen (davon 50 % Laktobazillen), grampositive Kokken (Kariesstreptokokken) sowie gramnegative Stäbchen und Kokken. In der zweiten Sitzung war die charakteristische Kariesflora (Streptokokken, Laktobazillen und Aktinomyzeten) stark reduziert, was mit dem klinischen Kariesstillstand einherging (*Bjørndal* und *Larsen* 2000).

Im Rahmen der Versorgung des pulpanahen Dentins werden vorrangig Kalziumhydroxidpräparate eingesetzt (*Staehle* 1998). Es handelt sich dabei um **wässrige Kalziumhydroxidsuspensionen** (z.B. Calxyl® rot, Abb. 206a) und **Kalziumsalizylatzemente** (Abb. 206b). Das populäre **Zinkoxid-Eugenol (ZOE)** ist aufgrund positiver Eigenschaften als Dentinverbandmittel gleichsam prädestiniert. Es verschließt Kavitäten bakteriendicht, wirkt antimikrobiell und anästhesierend, ist wasserabstoßend, röntgensichtbar, thermoisolierend und volumenkonstant. Allerdings ist Eugenol als Phenolderivat toxisch, was bei möglicher Pulpaexposition in tiefen Kavitäten zur Zellschädigung führen kann (*Kim* und *Trowbridge* 1998). Dort empfiehlt sich die Kombination mit Kalziumhydroxidsuspensionen.

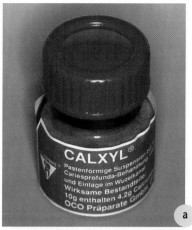

Abb. 206
Kalziumhydroxidpräparate
a) Calxyl® rot als wässrige Kalziumhydroxidsuspension
b) Kalziumsalizylatzemente

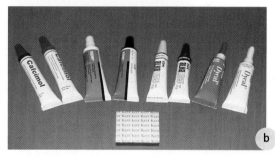

Behandlungssystematik

Die systematische Versorgung des pulpanahen Dentins ist in den Tabellen 17 (definitives Vorgehen), 18 (schrittweises Vorgehen) und 19 (exspektatives Vorgehen) dargelegt.

Erfolgsbewertung

Der Behandlungserfolg der Versorgung des pulpanahen Dentins ist groß. So zeitigte das pulpaschonende Vorgehen einen Hundertsatz zwischen 90 und 95 % (*Plathner* 1980). In einer jüngeren Bilanz waren nur 71 % der indirekt überkappten Zähne vital (*Reuver* 1992).

Tabelle 17   Definitives Vorgehen bei der Versorgung pulpanahen Dentins bei Karies und unkompliziertem Trauma (einzeitige Behandlung)

Behandlungsschritt	Behandlungsmittel	Behandlungsmodus/Behandlungsziel/Behandlungsbedingungen
1. Primärpräparation	– Turbine oder hochtouriges Mikromotorwinkelstück – Diamantschleifer	restaurationsabhängige, substanzschonende, defektbezogene Präparation; nicht bei Schmelz-Dentin-Fraktur
2. relative Trockenlegung	– Watterollen – Absaugung	
3. Kariesentfernung	– niedertouriges Mikromotorwinkelstück – runder Hartmetallbohrer – scharfer Exkavator	vorsichtige vollständige Entfernung erweichten verfärbten kariösen Dentins am Kavitätenboden
4. Kontrolle des pulpanahen Dentins	– Sonde	schonungsvolle Sondierung des Kavitätenbodens
5. Reinigung und Desinfektion des pulpanahen Dentins	– H_2O_2 (3 %) – NaOCl (0,5 %) – Chlorhexidindiglukonat (0,1–0,5 % wässrig)	Entfernung lockerer Schmierschichtanteile
6. Trocknung des pulpanahen Dentins	– Wattepellet – Luftbläser	sanfte Trocknung der Kavität ohne Austrocknung des Dentins
7. Versorgung des pulpanahen Dentins	– $Ca(OH)_2$-Suspension + ZOE – oder: $Ca(OH)_2$-Zement	lokalisierte und dünnschichtige Bedeckung des Dentins mit $Ca(OH)_2$-Suspension, ZOE bei Kompositen ungeeignet
8. Applikation der Unterfüllung	– Zinkphosphatzement – Glasionomerzement	mechanisch und chemisch stabile Abdeckung
9. Sekundärpräparation	– mitteltouriges Mikromotorwinkelstück – Finierdiamant – Hartmetallfinierer – Handinstrument	Glättung und Abschrägen der Kavitätenränder
10. ggf. absolute Trockenlegung	– Kofferdamset	
11. definitive Restauration	– plastisch verarbeitbare Füllungsmaterialien – metallische und/oder keramische Restaurationen	bakteriendichter Verschluss, Wiederherstellung von Funktion und Ästhetik
12. Nachkontrolle	– elektrischer und/oder thermischer Sensibilitätstest – Röntgenographie	regelmäßig bei negativem Sensibilitätstest

Tabelle 18   Schrittweises Vorgehen bei der Versorgung pulpanahen Dentins bei Karies (zweizeitige Behandlung)

Behandlungsschritt	Behandlungsmittel	Behandlungsmodus/Behandlungsziel/ Behandlungsbedingungen
1. Sitzung Schritte 1. und 2. Tab. 17		
Erster Schritt der Kariesentfernung		Entfernung der Hauptmasse und Belassen eines kleinflächigen Areals kariös erweichten Dentins zur Vermeidung einer Pulpaeröffnung
Schritte 5., 6., 7. Tab. 17 Applikation der temporären Füllung (Langzeitprovisorium)	– Zinkphosphatzement – GIZ	zuverlässige Abschirmung gegen exogene Noxen durch dicht abschließende, chemisch und mechanisch stabile sowie thermo-isolierende temporäre Füllung
2. Sitzung Entfernung der temporären Füllung	– hoch- und niedertouriges Mikromotorwinkelstück – Diamantschleifer – Hartmetallbohrer – Exkavator	frühestens: 8-10 Wochen spätestens: 24 Wochen
Zweiter Schritt der Kariesentfernung	– scharfer Exkavator	vorsichtige Entfernung des belassenen kariösen Dentins
Schritte 4. bis 12. Tab. 17		

Tabelle 19   Exspektatives Vorgehen zur Versorgung pulpanahen Dentins bei reversibler Pulpitis (zweizeitige Behandlung)

Behandlungsschritt	Behandlungsmittel	Behandlungsmodus/Behandlungsziel/ Behandlungsbedingungen
1. Sitzung Schritte 1. bis 6. Tab. 17		
indifferenter temporärer Verschluss der Kavität oder Ca(OH)$_2$	– Wattepellet – provisorisches Füllungsmaterial: Cavit, ggf. zusätzlich GIZ	exspektative Reaktionsdiagnostik
2. Sitzung Entfernung des temporären Verschlusses		nach 24 bis 48 Std.
Schritte 5. bis 8. Tab. 17		Bedingung: reversible Pulpitis
temporäre Versorgung	– Zinkphosphatzement – GIZ – temporäre Kompositfüllung – temporär befestigte metallische und/oder keramische Restauration	bakteriendichtes und stabilisierendes Langzeitprovisorium des Zahnes

Tabelle 19 Fortsetzung

Behandlungsschritt	Behandlungsmittel	Behandlungsmodus/Behandlungsziel/Behandlungsbedingungen
definitive Restauration		
• sofortige definitive Restauration	– Kompositfüllung	
• spätere definitive Restauration	– metallische und/oder kera-mische Restauration	
Nachkontrolle	– elektrischer und/oder thermi-scher Sensibilitätstest	nach 3, 6, 12 Monaten, dann jährlich
	– Röntgenographie	bei negativem Sensibilitätstest

7.2.3 Direkte Überkappung

Definition

Die direkte Überkappung ist ein endodonti-sches Therapieverfahren zur vollständigen Erhaltung der im gesunden Dentin artifiziell oder traumatisch eröffneten Pulpa. Dabei wird die Pulpa durch einen direkten Wundverband angeregt, das akute Trauma zu überwinden und die Eröffnungsstelle durch Tertiärdentin zu verschließen.

Indikation und Kontraindikation

Die direkte Überkappung eignet sich besonders zur Vitalerhaltung jugendlicher bleibender Zähne mit nicht abgeschlossenem Wurzelwachstum bei weitem Foramen apicale. Behandlungsziel ist hier die **Apexogenese.** Bei älteren Patienten kann das Verfahren an biologische Grenzen stoßen (*Barthel* et al. 2000). Die früher postulierte Höchstgrenze des Durchmessers der Pulpaer-öffnung von 1 mm kann heute offenbar über-schritten werden. Die Versorgung der entblößten Pulpa sollte innerhalb von zwei Stunden erfolgen (*Weiger* 2001). Andere Autoren gestatten eine Exposition von ≤ 24 Stunden (*Swift* und *Trope* 1999). Die direkte Überkappung ist gemäß obiger Definition indiziert bei

1. artifizieller Eröffnung der Pulpa und
2. traumatischer Eröffnung der Pulpa im gesun-den Dentin.

Kontraindikationen für die direkte Überkappung sind:

1. Pulpaeröffnung bei irreversibler Pulpitis,
2. Pulpaeröffnung bei Caries profunda (*Straehle* 1998).

Allerdings wird die direkte Überkappung auch bei Pulpaeröffnung im Rahmen der Entfernung tiefer Karies empfohlen (*Kaletsch* 1995).

Medikamente

Als Medikament der Wahl gilt seit Jahrzehnten das Kalziumhydroxid. Es sollte als wässrige Suspen-sion appliziert werden, da sie die stärkste alkalisie-rende und antimikrobielle Wirkung zeigt (*Staehle* 1990). Für Dentinadhäsive als Überkappungsmit-tel besteht keine Indikation (*Hørsted-Bindslev* 2001). Der klinische Einsatz von Wachstumsfak-toren wäre verfrüht.

Behandlungssystematik

In Tabelle 20 ist die Schrittfolge der direkten Überkappung ausgewiesen.

Erfolgsbewertung

Der Behandlungserfolg der direkten Überkappung liegt zwischen 70 und 90 %. Erfolgskriterien sind Schmerzfreiheit, positiver Sensibilitätstest und Dentinbrücke. *Gülzow* und *Müller* (1966) gaben in einem Beobachtungszeitraum von 1 bis 5 Jahren eine Erfolgsquote von 73 % an, *Reuver* (1992) konnte im Zeitraum bis zu 24 Jahren 68 % direkt überkappter Pulpen vital erhalten. Die kon-ventionelle direkte Überkappung mit $Ca(OH)_2$ zeigte nach einem Jahr eine Erfolgsrate von 68 %, nach der Anwendung eines CO_2-Lasers blieben

Tabelle 20 Systematik der direkten Überkappung

Behandlungsschritt	Behandlungsmittel	Behandlungsmodus/Behandlungsziel/Behandlungsbedingungen
1. Absolute Trockenlegung	Kofferdam-Set	aseptische Kautelen!
2. Wundbehandlung		
2.1. Reinigung der Pulpa- und Dentinwunde	– physiologische NaCl-Lösung – Wattepellet	Schaffung einer sauberen Pulpawunde
2.2. ggf. Blutstillung	– physiologische NaCl-Lösung – Wattepellet	Blutstillung mit getränktem Wattepellet, Vermeidung eines Blutkoagulums
2.3. Wundverband	– Ca(OH)$_2$-Suspension – Wattepellet	vorsichtiges Andrücken der Suspension in dünner Schicht
2.4. Stabilisierung des Wundverbandes	– Ca(OH)$_2$-Zement – oder: ZOE	Überschichten der Suspension
3. Applikation der Unterfüllung	s. Tab. 17	
4. ggf. Sekundärpräparation	s. Tab. 17	
5. temporäre Versorgung	s. Tab. 19	
6. definitive Versorgung	s. Tab. 19	
7. Nachkontrolle	s. Tab. 19	

89 % der Pulpen vital (*Moritz* et al. 1998a). Bei kombinierter Anwendung von CO$_2$-Laser und Ca(OH)$_2$ lag der Erfolg nach zwei Jahren bei 93 % (*Moritz* et al. 1998b). Nach der direkten Überkappung von Pulpen, die bei der Kariesentfernung eröffnet wurden, konnten langfristige Erfolgsquoten von 79,2 % (*Kaletsch* 1995) und kurzfristige von 81,8 % (*Matsuo* et al. 1996) festgestellt werden. Generell steigt die Misserfolgsquote bei der Bildung eines extrapulpalen Blutkoagulums (*Schröder* 1973), bei einem Durchmesser der Eröffnungsstelle im kariösen Dentin > 1 mm, bei starker Pulpablutung (*Matsuo* et al. 1996) und bei der definitiven Versorgung erst nach 2 Tagen (*Barthel* et al. 2000).

7.2.4 Partielle Pulpotomie

Definition

Bei der partiellen Pulpotomie wird lediglich der Teil der koronalen Pulpa entfernt, der an die Eröffnungsstelle grenzt (*Cvek* 1978).

Dieser traumatogen freigelegte Teil der koronalen Pulpa ist mikrobiell kontaminiert und dadurch entzündlich verändert. Je länger die Eröffnungsstelle unversorgt bleibt, desto tiefer dringt die Infektion in die Pulpa vor. Bei einer Pulpaexposition zwischen 2 und 7 Tagen bleibt die Entzündung auf die oberflächlichen Bezirke der entblößten Pulpa (bis 2 mm) begrenzt (*Cvek* et al. 1982). Somit liegt es nahe, längere Zeit unversorgte exponierte und entzündete Pulpaanteile oberflächlich abzutragen und mit einem Wundverband zu versorgen. Gegenüber der partiellen

Pulpotomie ist die totale Pulpotomie (vollständige Vitalamputation) mit einer Reihe von Nachteilen behaftet (*Kielbassa* und *Wrbas* 1998):

1. Durch den Verlust der gesamten koronalen Pulpa bestehen erhöhte Frakturgefahr, ästhetische Nachteile und diagnostische Grenzen (Unsicherheit beim Sensibilitätstest).
2. Die Vitalamputation gilt als semipermanente Maßnahme, da sich häufig eine Vitalexstirpation anschließen muss, um Komplikationen (Wurzelkanalobliteration, interne Resorption) zu vermeiden.

Wie bei der direkten Überkappung wird auch mit der partiellen Pulpotomie das Ziel verfolgt, das Wurzelwachstum jugendlicher bleibender Zähne zum Abschluss zu bringen (Apexogenese). Die partielle Pulpotomie ist das Bindeglied zwischen direkter Überkappung und Vitalamputation.

Indikation

Für die partielle Pulpotomie bestehen folgende Indikationen:

1. Komplizierte Kronenfraktur an jugendlichen bleibenden Zähnen mit nicht abgeschlossenem Wurzelwachstum 2 bis 48 Stunden nach dem Trauma (*Kielbassa* und *Wrbas* 1998, *Weiger* 2001),
2. komplizierte Kronenfraktur an bleibenden Zähnen mit abgeschlossenem Wurzelwachstum unter den gleichen zeitlichen Voraussetzungen (*Cvek* 1978, *De Blanco* 1996, *Weiger* 2001).

An wenigen jugendlichen bleibenden Zähnen wurde bisher ebenfalls die partielle Pulpotomie

zur Behandlung von Pulpen eingesetzt, die bei der Kariesentfernung eröffnet wurden (*Mass* et al. 1995, *Nosrat* und *Nosrat* 1998).

> Die partielle Pulpotomie ist die Therapie der Wahl bei komplizierten Kronenfrakturen an Zähnen mit nicht abgeschlossenem Wurzelwachstum, die verspätet einer Behandlung zugeführt werden (*Kielbassa* und *Wrbas* 1998).

Medikamente

Kalziumhydroxidsuspensionen gelten als Medikamente der Wahl für die partielle Vitalamputation.

Behandlungssystematik

Das Prinzip der partiellen Pulpotomie wird in Abbildung 207, die Behandlungssystematik in Tabelle 21 dargestellt.

Erfolgsbewertung

Die Erfolgsquote der partiellen Pulpotomie bei komplizierter Kronenfraktur ist mit über 90 % äußerst hoch (*Cvek* 1978). Dabei besteht keine Abhängigkeit von der Größe der Eröffnungsstelle, dem Reifegrad der Wurzel und dem Intervall zwischen Trauma und Versorgung (*De Blanco* 1996). Die Autorin konstatierte auch nach 8-stündigem Intervall Behandlungserfolge. Eine Erfolgsbewertung der *Cvek*-Technik bei Eröffnung der tiefen Karies ist gegenwärtig noch nicht möglich (*Swift* und *Trope* 1999).

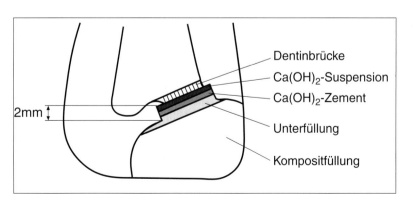

Abb. 207
Prinzip der partiellen Pulpotomie

Tabelle 21   Systematik der partiellen Pulpotomie (partielle Vitalamputation)

Behandlungsschritt	Behandlungsmittel	Behandlungsmodus/Behandlungsziel/Behandlungsbedingungen
1. Lokalanästhesie	Articain Adrenalin 1:200000	Infiltrations- bzw. Leitungsanästhesie
2. absolute Trockenlegung	Kofferdam-Set	sterile Kautelen!
3. Oberflächendesinfektion	– Chlorhexidindiglukonat-lösung 0,5 % (wässrig) – Wattepellet	
4. Kavitätenpräparation und partielle Pulpotomie	– hochtouriges Mikromotorwinkelstück – zylindrisches oder konisches feinkörniges Diamantinstrument – physiologische NaCl-Lösung – Injektionsspritze – stumpfe Kanüle	schonende Präparation einer 2 mm tiefen Hilfskavität zur Aufnahme des Wundverbands bei gleichzeitiger hochtouriger Teilamputation der Kronenpulpa unter ausreichender Kühlung mit NaCl-Lösung
5. Blutstillung und Wundreinigung	– Wattepellet – physiologische Kochsalzlösung	Blutstillung s. 2.2 Tab. 20; Blutung muss nach 5 min stehen; Schaffung einer sauberen Pulpawunde und Dentinkavität
6. Trocknung der Kavität	– Wattepellet	keine Druckluft!
7. Wundverband	– wässrige Ca(OH)$_2$-Suspension – Wattepellet – Ca(OH)$_2$-Zement	s. Tab. 20 bei Hämostase
8. Applikation der Unterfüllung	– s. Tab. 17	
9. ggf. Sekundärpräparation	– s. Tab. 17	
10. definitive Füllung	– Kompositfüllung – adhäsive Befestigung des koronalen Zahnfragments – Veneer, Krone	Gewährleistung eines bakteriendichten Verschlusses, Wiederherstellung von Funktion und Ästhetik

7.2.5 Totale Pulpotomie

Definition

Unter der totalen Pulpotomie (vollständige Vitalamputation) versteht man die Entfernung der gesamten Kronenpulpa unter Anästhesie und sterilen Kautelen in Höhe des Zahnhalses (Wurzelkanaleingang). Ihr Ziel besteht in der Vitalerhaltung der Wurzelpulpa, dem hartgeweblichen Verschluss der Amputationsstelle und dem Abschluss des Wurzelwachstums (Apexogenese).

Indikation

Die vollständige Vitalamputation ist hauptsächlich beim jugendlichen bleibenden Zahn mit nicht abgeschlossenem Wurzelwachstum indiziert, wenn andere Vitalerhaltungsverfahren nicht mehr in Frage kommen (*Geurtsen* 1994).

Während die Indikation bei der direkten Überkappung sehr streng gestellt wird, besteht hinsichtlich der Anwendbarkeit der Vitalamputation eine gewisse Großzügigkeit. Man will nämlich die Probleme der Pulpaexstirpation bei weitem

207

Foramen apicale umgehen. Vorrangiges Ziel ist der Abschluss des Wurzelwachstums; eine spätere Wurzelkanalbehandlung bei fehlgeschlagener Vitalamputation bleibt immer noch. Daher bestehen für die totale Pulpotomie am jugendlichen bleibenden Zahn folgende Indikationen:

1. großflächige iatrogene/traumatische Pulpaeröffnung und nicht stillbare Blutung nach partieller Pulpotomie (*Weiger* 2001),
2. Caries profunda mit großflächiger kariöser Durchweichung des Kavitätenbodens bis zur Pulpa (*Pritz* 1966, *Geurtsen* 1994),
3. partiell-irreparable Pulpitis in Form des Pulpaulkus und -polypen (*Künzel* 1974).

Medikamente und Instrumente

Auch hier hat sich das Kalziumhydroxid klinisch bewährt. Experimentell wurden u.a. **Hyaluronsäure** (*Sasaki* und *Kawamata-Kido* 1995), **Hydroxylapatit** und **β-Tricalciumphosphat** (*Higashi* und *Okamoto* 1996b) erprobt. Außerdem wurde **Mineral Trioxide Aggregate (MTA)** als Wundverband empfohlen (*Torabinejad* und *Chivian* 1999). Instrument der Wahl zur Pulpotomie ist nach *Camp* (1998) der höchsttourige Diamantschleifer mit adäquater Wasserkühlung. Im Tierexperiment an Hunden wurde ein CO_2-Laser zur Pulpotomie eingesetzt (*Wilder-Smith* et al. 1997).

Behandlungssystematik

Das Prinzip der totalen Pulpotomie wird in Abbildung 208a, das systemische Vorgehen in Tabelle 22 gezeigt.

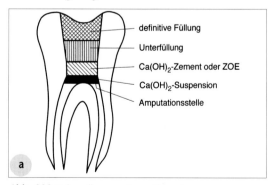

definitive Füllung
Unterfüllung
Ca(OH)₂-Zement oder ZOE
Ca(OH)₂-Suspension
Amputationsstelle

Abb. 208 Behandlungssystematik und Behandlungserfolg bei totaler Pulpotomie
a) Prinzip der totalen Pulpotomie

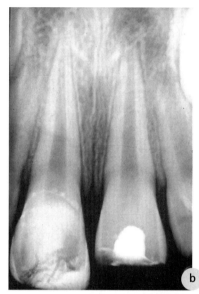

b) Ausgangszustand der Vitalamputation nach komplizierter Kronenfraktur an 21 bei nicht abgeschlossenem Wurzelwachstum
c) Behandlungserfolg: Bildung einer Dentinbrücke (Pfeil) und Abschluss des Wurzelwachstums

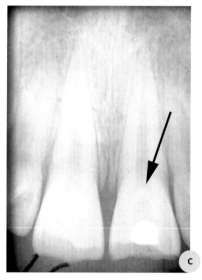

Erfolgsbewertung

Für die totale Pulpotomie beträgt die Erfolgsrate 60–89 % (*Geurtsen* 1994). Als Erfolgskriterien gelten auch hier Schmerzfreiheit, positiver Sensibilitätstest, Abschluss des Wurzelwachstums und Existenz einer Dentinbrücke (Abb. 208b und c).

Tabelle 22   Systematik der totalen Pulpotomie (vollständige Vitalamputation)

Behandlungsschritt	Behandlungsmittel	Behandlungsmodus/Behandlungsziel/Behandlungsbedingungen
1. Lokalanästhesie	s. Tab. 21	
2. absolute Trockenlegung	s. Tab. 21	
3. Oberflächendesinfektion	s. Tab. 21	
4. Kavitätenpräparation	– hochtouriges Mikromotor-winkelstück – Diamantschleifer	
5. Kariesentfernung	s. Tab. 17	
6. Kavitätenreinigung und -desinfektion	s. Tab. 17	
7. Trepanation und Abtragung des Pulpakammerdachs	– hochtouriges Mikromotor-winkelstück – kugelförmiger Diamantschleifer	sterile Kautelen!
8. Blutstillung	s. Tab. 17	
9. Entfernung der koronalen Pulpa	s. Tab. 21 Punkt 4.	schonende Entfernung im Bereich der Wurzelkanaleingänge
10. Reinigung der Kavität	physiologische NaCl-Lösung	
11. Blutstillung	s. Tab. 21	Tamponade der Kavität: feuchtes Pellet, darüber trockenes
12. Wundverband	– s. Tab. 21 – oder: Ca(OH)$_2$-Suspension + ZOE	nicht bei Kompositen
13. Applikation der Unterfüllung	s. Tab. 17	
14. temporäre Versorgung	s. Tab. 19	
15. definitive Restauration	s. Tab. 19	
16. Nachkontrolle	s. Tab. 19	

7.3 Pulpektomie im bleibenden Gebiss

7.3.1 Definition

Die Pulpektomie (Vitalexstirpation) ist eine Therapiemaßnahme, wobei die gesamte Pulpa (unter Anästhesie) entfernt wird und eine anschließende Wurzelkanalbehandlung erfolgt (*Europäische Gesellschaft für Endodontologie* 1994).

7.3.2 Stufenmesstechnik

Früher wurde zwischen der Behandlung der lebenden erkrankten Pulpa und des marktoten Zahnes differenziert (*Schug-Kösters* 1973). Folglich wurde die Vitalexstirpation als gesonderte Therapiemaßnahme abgehandelt und durchgeführt (*Grossman* 1965, *Plathner* 1980, *Sobkowiak* 1985, *Geurtsen* et al. 1993). Dabei nahm die Vitalexstirpation in Kombination mit der **Stufenmesstechnik** nach *Anton Mayer* (1949) einen breiten Raum ein. Bei dieser Technik wird mithilfe von speziellen Stufenbohrern oder modifizierten Beutelrockbohrern (*Buth* und *Wegner* 1971) eine Stufe im Wurzelkanaldentin 1–2 mm vor dem röntgenographischen Apex, also am physiologischen

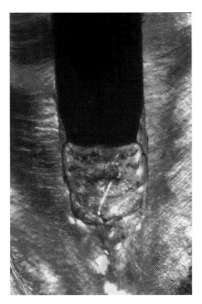

Abb. 209
Dentinplastik im Bereich der apikalen Konstriktion durch Stufenbohrer im Rahmen der Stufenmesstechnik nach *A. Mayer*

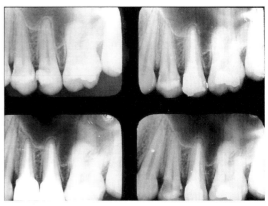

Abb. 210
Erfolgreiche Vitalexstirpationen in Kombination mit der Stufenmesstechnik an 24 und 25

Foramen, angelegt. Die Lokalisation der Stufe wird anhand einer Röntgenmessaufnahme festgelegt. Die beim Anlegen der Stufe entstehenden Dentinspänchen (Abb. 209) bedecken die nach Vitalexstirpation entstehende Wunde im Bereich des physiologischen Foramens. Dadurch steht eine mögliche Blutung aus dem Pulpastumpf sofort. Das Verfahren fußt auf den tierexperimentellen Untersuchungen von *Göllner* (1937) zur Dentinwurzelfüllung. Klinisch-röntgenographische Untersuchungen an 542 Fällen in bayrischen Privatpraxen zeitigten 18 Monate nach Vitalexstirpation mit der Stufenmesstechnik einen 91%igen Behandlungserfolg (*Mayer* und *Ketterl* 1958). Bei der Abfüllung des Wurzelkanals bis zum physiologischen Foramen (0,8 bis 0,9 der Fechterskala) war die Erfolgsquote am höchsten (63,6 %). Hier zeigte sich eine verstärkte Zementapposition am Apex, „wobei in einem Fall nach 10 Monaten ein weitgehender, in einem anderen ein totaler Zementverschluss festgestellt werden konnte" (*Ketterl* 1955). Im Tierexperiment an Affen konnte festgestellt werden, das bei Vorliegen von „Dentinpfropfen" das apikale Parodont weniger entzündet ist als beim Fehlen der Dentinspäne (*Patterson* et al. 1988). Die Vitalexstirpation mit nachfolgender **Dentinplastik** im Sinne einer direkten Überkappung mit autogenem Dentin

(Abb. 210) als Schutzschicht zwischen der Wurzelkanalfüllung und dem apikalen Parodont hat sich eindeutig bewährt. Dies kann durch eigene Erfahrungen bestätigt werden. Allerdings ist das Verfahren im Laufe der Zeit mehr und mehr vergessen worden. Heute ist die Vitalexstirpation lediglich ein Schritt vor der eigentlichen Wurzelkanalbehandlung.

7.3.3 Indikation

Die Vitalexstirpation hat folgende Indikationen:
- irreversible Pulpitis
- partiell-irreversible Pulpitis bei abgeschlossenem Wurzelwachstum
- komplizierte Kronenfraktur bei beeinträchtigter Wurzelpulpa
- Notwendigkeit der Retention von Restaurationen im Wurzelkanal.

7.3.4 Anästhesie

Vor Therapiemaßnahmen an der vitalen Pulpa muss diese anästhesiert werden. Als Lokalanästhetikum für Eingriffe mittlerer Dauer werden u.a. **Lidocain**, **Articain**, **Mepivacain** und **Prilocain**

Tabelle 23   Indikation der Lokalanästhesie bei intrapulpalen Eingriffen in Abhängigkeit vom Zahntyp (nach *Weine* 1996)

Zahntyp	Art der Anästhesie	
	Routinemethoden	zusätzliche Methoden
obere Frontzähne	labiale Infiltrationsanästhesie	palatinale Infiltrationsanästhesie
obere Prämolaren und Molaren	bukkale Infiltrationsanästhesie	intrapulpale Anästhesie
untere Schneidezähne	labiale Infiltrationsanästhesie	linguale Infiltrationsanästhesie
untere Eckzähne und 1. Prämolaren	mentale Leitungsanästhesie	linguale Infiltrationsanästhesie
untere 2. Prämolaren	mandibuläre Leitungsanästhesie	bukkale Infiltrationsanästhesie
untere Molaren	mandibuläre Leitungsanästhesie	intraligamentäre, intraseptale, intraossäre, intrapulpale Anästhesie

erfolgreich eingesetzt (*Malamed* 1998). Wir verwenden bei endodontischen Eingriffen routinemäßig Articain mit einem Adrenalinzusatz von 1:200000 (Epinephrinhydrochlorid). Die Applikation erfolgt unter Verwendung von Zylinderampullen und der Karpule. Als Routineverfahren werden in der Endodontie die **Infiltrations-** und **Leitungsanästhesie**, als zusätzliche Techniken die **intraligamentäre, intraseptale, intraossäre** (*Reisman* et al. 1997, *Parente* et al. 1998) und **intrapulpale** Anästhesie angewandt (*Malamed* 1998). Die Anästhesieart hängt von der Lokalisation der zu anästhesierenden Zähne ab (Tab. 23).

Viele Wege führen nach Rom.
(Ableitung von „Oratio VI" des Flavius
Claudius Julianus Apostata 331–363)

7.4 Wurzelkanalbehandlung im bleibenden Gebiss

Unabhängig davon, ob eine irreversibel geschädigte vitale oder avitale Pulpa mit oder ohne periapikale Folgen vorliegt, wird heute bei der Wurzelkanalbehandlung einheitlich vorgegangen. Die Wurzelkanalbehandlung vollzieht sich in zwei gleichrangigen komplexen Schritten, der **mechanisch-chemischen Wurzelkanalaufbereitung** und der **Wurzelkanalfüllung.**
Dabei geht es in erster Linie um die Infektbekämpfung im Wurzelkanal und die Verhinderung der Reinfektion des Wurzelkanalsystems und apikalen Parodonts. Und so kann heute entgegen früherer Auffassung postuliert werden:

> Das, was man aus dem Wurzelkanal herausholt, ist ebenso wichtig wie das, was man in ihn hineingibt.

Letzteres bezieht sich auf die Spülung und Füllung des Wurzelkanals. Voraussetzung für die Wurzelkanalaufbereitung ist das **Eröffnen** des Endodonts durch die Präparation der Zugangskavität. Sie ermöglicht das **Erkennen** der Eingänge in das Wurzelkanalsystem. Die Wurzelkanalaufbereitung umfasst die Schritte **Erschließen, Erkunden, Erweitern, Reinigen, Desinfizieren, Formen.** Durch initiale Instrumentierung sind die erkannten Wurzelkanäle zu erschließen (gangbar zu machen) und durch gleichzeitige Sondierung zu erkunden.
Dadurch wird es letztendlich möglich, das Wurzelkanalsystem durch die eigentliche mechanisch-chemische Wurzelkanalaufbereitung zu erweitern, zu reinigen, zu desinfizieren und ihm eine Form zu geben. Durch die Formgebung mit standardisierten Instrumenten sollen die Voraussetzungen für das **bakteriendichte Verschließen** des Wurzelkanalsystems durch die Wurzelkanalfüllung geschaffen werden (Abb. 211).

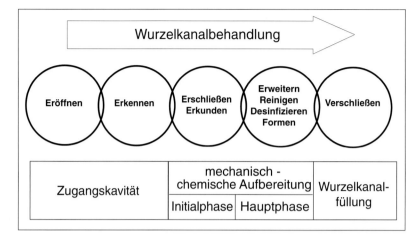

Abb. 211
Struktur der
Wurzelkanalbehandlung

7.4.1 Präparation der Zugangskavität

Der Erfolg der Wurzelkanalbehandlung hängt maßgeblich von der sachgemäßen Gestaltung der Zugangskavität ab.

Die Zugangskavität muss eine adäquate Tiefe, Lokalisation und Ausdehnung aufweisen (*Weine* 1996).

Gestaltungsprinzipien der Zugangskavität

Bei der Präparation der Zugangskavität müssen folgende Anforderungen erfüllt werden (*Ingle* et al. 1994, *Hellwig* et al. 1995, *Stock* et al. 1995, *Weine* 1996, *Burns* und *Herbranson* 1998):

1. Voraussetzung für die Gestaltung der Zugangskavität ist die Kenntnis der Zahnanatomie (s. 1.2.10). Dabei ist die innere Zahnanatomie auf die Zahnoberfläche zu projizieren, d.h., die Anatomie der Pulpakammer diktiert die Form der Zugangskavität.

2. Die **Umrissform** der Zugangskavität muss einen ungehinderten Zugang vom Kavitätenrand zum Foramen apicale ermöglichen.

3. Das Pulpakammerdach ist in Gänze abzutragen, um das gesamte Pulpagewebe entfernen zu können und sämtliche Wurzelkanäle zu lokalisieren.

4. Die Neigung der Kavitätenwände ist so zu gestalten, dass sie die Retention eines provisorischen oder permanenten Füllungsmaterials gewährleistet **(Retentionsform).**

5. Die Zugangskavität muss so präpariert sein, dass sie eine spannungsfreie Einführung der Wurzelkanalinstrumente in den Wurzelkanal ermöglicht.

6. Die natürliche Konfiguration des Kavitätenbodens darf nicht zerstört werden, um Perforationen auszuschließen und die Sondierung der Wurzelkanaleingänge zu erleichtern.

7. Die Kenntnis der Anatomie einer jeden Zahnart ermöglicht eine adäquate substanzschonende Präparation und gewährleistet eine ausreichende **Widerstandsform** der Zugangskavität, um das Frakturrisiko des Zahnes zu minimieren.

Exzessives Aushöhlen der Zahnkrone ist zu vermeiden!

8. Sekundäre und tertiäre Dentinanlagerungen sowie Dentikel, die den Zugang zum Wurzelkanal behindern, sind zu entfernen.

Formen der Zugangskavität

Die typische Umrissform der Zugangskavitäten in Abhängigkeit von der Anatomie der Pulpakammer ist in Abbildung 212 dargestellt.

Die Zugangskavität oberer und unterer Schneidezähne hat den Umriss eines **gleichschenkligen Dreiecks** mit abgerundeten Ecken, dessen Basis parallel zur Schneidekante verläuft, und ist trichterförmig gestaltet (Abb. 212a). Im Erwachsenenalter sollte der Umriss in Form einer **Ellipse** angelegt sein. Elliptisch konfiguriert ist auch der Umriss der Zugangskavität oberer und unterer Eckzähne. Bei oberen und unteren Prämolaren sind Zugangskavitäten mit elliptischem Umriss zu präparieren (Abb. 212b). Die Hauptachse der Ellipse liegt in bukkooraler Richtung. Die Zugangskavitäten oberer und unterer Molaren sind überwiegend mesial lokalisiert. Als Kavitätenumriss oberer Molaren sind drei geometrische Figuren möglich: gleichschenkliges Dreieck, **Trapezoid** (Abb. 212c) oder Ellipse. Das gleichschenklige Dreieck mit abgerundeten Ecken, dessen Basis bukkal liegt, reflektiert mit den Eckpunkten A und B beide bukkale Kanäle und mit dem Punkt C den palatinalen Kanal. Das Trapezoid schließt mit seinen Eckpunkten 4

Schneidezahn

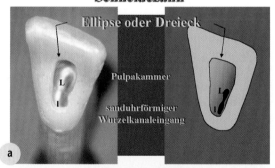

Oberer Prämolar

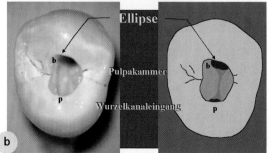

Oberer Molar

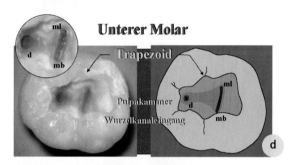

Unterer Molar

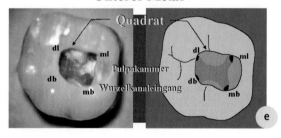

Unterer Molar

Abb. 212
Zugangskavitäten
a) Zugangskavität an Schneidezähnen mit dem Umriss einer Ellipse oder eines gleichschenkligen Dreiecks sowie Wurzelkanaleingang, L – labial, l – lingual
b) Elliptischer Umriss der Zugangskavität und Wurzelkanaleingang oberer und unterer Prämolaren
b – bukkal, p – palatinal (lingual)
c) Umriss der Zugangskavität in Form eines Trapezoids sowie die Eingänge in den mesiobukkalen (mb), mesiopalatinalen (mp), distobukkalen (db) und palatinalen (p) Wurzelkanal bei oberen Molaren
d) Trapezoider Umriss der Zugangskavität sowie mesiobukkaler (mb) und mesiolingualer (ml) Wurzelkanaleingang unterer Molaren
e) Quadratischer Umriss der Zugangskavität und quadratische Anordnung der Wurzelkanaleingänge
(mb – mesiobukkal, db – distobukkal, ml – mesiolingual, dl – distolingual)

Oberer Prämolar

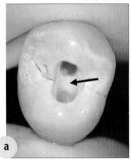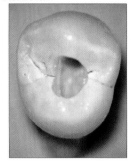

Oberer Molar

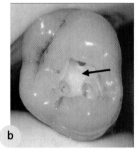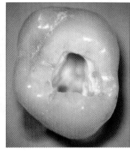

Abb. 213
Fehler bei der Gestaltung der Zugangskavität
a) Unvollständige Entfernung des Pulpakammerdachs
(Pfeil) bei oberem Prämolaren (links), vollständige Entfernung des Pulpakammerdachs (rechts)
b) Unvollständige Präparation des Pulpakammerdachs
(Pfeil) bei oberem Molaren (links), vollständige Entfernung des Pulpakammerdachs (rechts)

Wurzelkanäle ein: den mesiobukkalen, mesiopalatinalen, distobukkalen und palatinalen. Die Ellipse, deren Hauptachse in bukkopalatinaler Richtung angeordnet ist, erfasst die Eingänge zweier Wurzelkanäle. Die Zugangskavitäten der Unterkiefermolaren werden entweder durch ein **Trapezoid** (3 Kanäle) (Abb. 212d) oder ein **Quadrat** (4 Kanäle) (Abb. 212e) begrenzt. Fehler bei der Gestaltung der Zugangskavität sind in Abbildung 213a und b festgehalten.

Behandlungssystematik

Die Systematik vorbereitender Maßnahmen zur Wurzelkanalbehandlung unter besonderer Berücksichtigung der Gestaltung der Zugangskavität ist in Tabelle 24 enthalten.

7.4.2 Mechanisch-chemische Wurzelkanalaufbereitung

Nach Eröffnung der Pulpakammer und Erkennung des Eingangs in das Wurzelkanalsystem durch die Gestaltung der Zugangskavität sind die Voraussetzungen für die Aufbereitung des Wurzelkanals gegeben. Unter Aufbereitung versteht man die physikalische oder physikalisch-chemische Behandlung von Stoffen und Stoffgemischen (*Brockhaus* 1996). Bei der Wurzelkanalaufbereitung handelt es sich um eine mechanisch-chemische Behandlung. Hierbei begleiten, ergänzen und unterstützen die mechanische und die chemische Komponente einander. Sie bilden eine untrennbare Einheit bei der Reinigung und Desinfektion des Wurzelkanalsystems.

Ziele der Wurzelkanalaufbereitung

Im Einzelnen sollten bei der Wurzelkanalaufbereitung folgende Ziele erreicht werden (*Europäische Gesellschaft für Endodontologie* 1994, *Ingle* et al. 1994, *Weine* 1996, *West* und *Roane* 1998, *Schäfer* et al. 2000, *Schweizerische Zahnärzte-Gesellschaft SSO* 2000, *Hülsmann* 2001, *Sen* 2001):
- Entfernung vitalen und nekrotischen Pulpagewebes
- Weitestgehende Eliminierung von Mikroorganismen durch synergistische mechanische und chemische Maßnahmen
- Beseitigung der Schmierschicht
- Formgebung des Wurzelkanals zur Aufnahme einer dichten, wandständigen und dauerhaften Wurzelkanalfüllung.

Das A und O der Wurzelkanalaufbereitung ist die weitestgehende Beseitigung der Wurzelkanalinfektion durch mechanische und chemische Maßnahmen.

Grundsätze der Wurzelkanalaufbereitung

Bei der Aufbereitung des Wurzelkanals sollten folgende Grundsätze berücksichtigt werden (*Pecchioni* 1982, *Griesinger* et al. 1993, *Hoppe* et al. 1993, *Dummer* et al. 1998, *Reddy* und *Hicks* 1998, *Schäfer* et al. 2000, *Baumann* 2001b, *Hülsmann* 2001):

Tabelle 24   Systematik vorbereitender Maßnahmen zur Wurzelkanalbehandlung

Behandlungsschritt	Behandlungsmittel	Behandlungsmodus/Behandlungsziel/Behandlungsbedingungen
1. Diagnostik	s. Kap. 5	
2. Kariesentfernung	s. Tab. 17	
3. Ggf. temporäre Kronenrestauration	– GIZ – Kompomer – Komposit	Adhäsiver Kronenaufbau als Voraussetzung für Anlage von Kofferdam und temporären Verschluss bei starker Zerstörung der klinischen Krone
4. Retentionshilfe für Kofferdamklammer	Komposit	Kompositchips als Voraussetzung zum schmerzarmen und rutschfesten Aufsatz der Kofferdamklammer an Zähnen mit tief liegendem Äquator im Kindes- und Jugendalter
5. Lokalanästhesie	– Articain – Adrenalin 1 : 200.000 in der Regel	Infiltrations-, Leitungs-, und intraligamentäre Anästhesie bei vitalen Zähnen
6. Trockenlegung		
6.1. absolute Trockenlegung	Kofferdamset	Stets anzustreben zur Schaffung aseptischer Kautelen und zum Ausschluss von Aspiration und Verschlucken
6.2. relative Trockenlegung	– Watterollen – Absaugung	Ausnahme, nicht die Regel
7. Präparation der Zugangskavität (Eröffnen)	– Lupenbrille – Operationsmikroskop	
7.1. Präparation der Umrissform	– Turbine – hochtouriges Mikromotorwinkelstück	
7.1.1. Zahnhartsubstanz	– kugelförmiger Diamantschleifer – Universaldiamantschleifer (z.B. Endo Access Bur) (Abb. 214)	Beginn der Präparation: – obere und untere Frontzähne: Zentrum der Palatinal- oder Lingualfläche, senkrecht zur Zahnachse – obere und untere Prämolaren: Zentrum des zentralen Grübchens, parallel zur Zahnachse – obere und untere Molaren: Zentrum des mesialen Grübchens, parallel zur Zahnachse Kavitätenumriss: s. Abb. 212
7.1.2. metallische Restaurationen	Hartmetallbohrer	
7.1.3. metallkeramische Restaurationen	– Diamantschleifer – Hartmetallbohrer	

Tabelle 24   Fortsetzung

Behandlungsschritt	Behandlungsmittel	Behandlungsmodus/Behandlungsziel/Behandlungsbedingungen
7.2. Trepanation der Pulpakammer	– hochtouriges Mikromotorwinkelstück – Universaldiamantschleifer (Abb. 215)	Trepanation in Richtung der Zahnachse, Cave: Kronenversorgung: Zahnachse beachten!
7.3. Entfernung des Pulpakammerdachs	– konischer Hartmetallbohrer – Universaldiamantschleifer	Reste des Pulpakammerdachs unterhalten Infektionsnischen und behindern die Suche nach den Wurzelkanaleingängen
7.4. Entfernung des Kammerinhalts	– Exstirpationsnadel (Abb. 216) – Exkavator – Langschaftrosenbohrer – Ultraschallscaler	– Frontzähne: Entfernung der vitalen Pulpa in toto (Abb. 217) – Seitenzähne: Entfernung der koronalen Pulpa und möglicher Dentrikel
7.5. endgültige Gestaltung der Zugangskavität	– Universaldiamantschleifer – konischer Hartmetallbohrer mit inaktiver Spitze (z.B. EndoZ) (Abb. 214)	– Begradigung der Kavitätenwände – Präparation der Kavitätenwände unter Schonung des Pulpakammerbodens
7.6. Darstellung der Wurzelkanaleingänge (Erkennen)	– niedertouriges Mikromotorwinkelstück – Langschaftrosenbohrer – Ultraschallscaler – Microopener (Abb. 215)	– Schonungsvolle Entfernung heller Dentinablagerungen und Dentikel am Boden der Pulpakammer, die Teile des Wurzelkanalsystems verdecken – sorgfältige Säuberung der Kavität von Geweberesten – Auffinden kleinster Kanaleingänge
7.7. Darstellung der Wurzelkanalisthmen	s. 7.6.	
7.8. Befunderhebung in der Zugangskavität	– Lupenbrille – Operationsmikroskop – Sonde – Fingerspreader	– Zustand des Kavitätenbodens: Härte, Fraktur, Infraktion – Anzahl, Form und Größe der Wurzelkanaleingänge – Inhalte der Wurzelkanäle: vitale oder nekrotische Pulpa, Zahnhartsubstanz, Füllungsmaterial, Fremdkörper

1. Grundsätzliche Einhaltung aseptischer Kautelen,
2. Wurzelkanalaufbereitung unter Röntgenkontrolle und Endometrie,
3. Instrumentation immer im feuchten Milieu nach intermittierender Spülung mit dem Ziel der Desinfektion, der Gewebeauflösung, des Ausschwemmens und der Erhaltung der Gleitfähigkeit der Instrumente,

4. individuelle Durchführung jeglicher Wurzelkanalaufbereitung in Abhängigkeit von den jeweiligen anatomischen Gegebenheiten und dem Infektionsgrad des Wurzelkanals,

Spezifität statt Pauschalität!

5. substanzschonende Präparation des Wurzelkanals unter Erhaltung der ursprünglichen

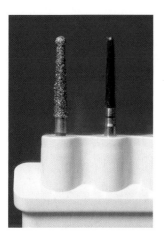

Abb. 214
Instrumente zur Gestaltung der Zugangskavität: EndoAccess Bur nach *Dr. Howard Martin* (links), EndoZ (extralang, konisch, inaktive Spitze) nach *Dr. Zekrya* (rechts)

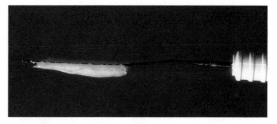

Abb. 217
Exstirpation der vitalen Pulpa in toto nach Leitungsanästhesie mit Ultracain D-S forte

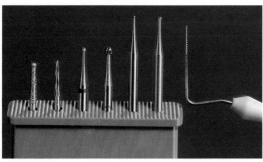

Abb. 215
Instrumentarium zur Trepanation der Pulpakammer und zur Darstellung der Wurzelkanaleingänge

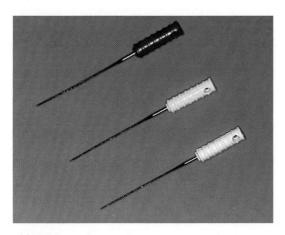

Abb. 216
Exstirpationsnadeln

Wurzelkanalkonfiguration und Vermeidung von Stufen-, Trichter- und Isthmusbildung sowie apikaler und lateraler Perforation (Abb. 218),

So viel wie nötig und so wenig wie möglich Dentin opfern!

6. Aufbereitung bis zur apikalen Konstriktion,
7. Vermeidung von Über- und Unterinstrumentation,
8. Präparation eines apikalen Stopps zur Vermeidung von Überpressung und Überfüllung,
9. schonungsvolle Aufbereitung mit dosierter Kraft,
10. leichte Rechts- und Linksdrehung der Instrumente zur Vermeidung apikaler Verblockungen,
11. kein Überspringen von Instrumentengrößen,
12. Präparation des Wurzelkanals in Form eines Kegels, dessen Spitze an der apikalen Konstriktion und dessen Grundfläche am Wurzelkanaleingang liegt,
13. weitestgehende Einbeziehung der Isthmi in die Wurzelkanalaufbereitung,
14. apikale Erweiterung des Wurzelkanals mindestens bis ISO-Größe 30 oder 35 zur Gewährleistung der Spülbarkeit des Wurzelkanals,
15. Erschließen aller Wurzelkanäle in einer Initialphase als Voraussetzung für jedwede weitere Wurzelkanalaufbereitung mit wel-

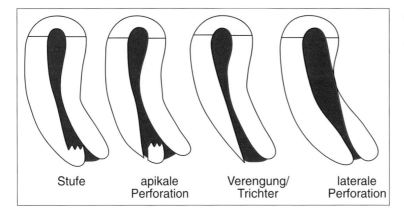

Abb. 218
Schematische Darstellung der
Aufbereitungsfehler

Stufe   apikale   Verengung/   laterale
          Perforation Trichter   Perforation

chen Instrumenten und Techniken auch
immer,

16. Beginn der Aufbereitung gekrümmter
Wurzelkanäle mit der Erweiterung des
Koronalteils mit Crown-down-Techniken,

17. systematische Präparation des Apikalteils des
gekrümmten Wurzelkanals mit flexiblen
Feilen mit abgerundeter inaktiver Spitze (Batt-
Spitze) unter Verwendung von Zwischengrößen in leichter Rechts- und Linksbewegung
sowie Zugbewegung (drehend-schabend) zur
Erhaltung des ursprünglichen Wurzelkanalverlaufs und zur Vorbeugung von Aufbereitungsfehlern (Abb. 218),

18. Vermeidung apikaler Blockaden durch
wiederholte Rekapitulation mit ein bis zwei
ISO-Größen kleineren Instrumenten,

19. Herstellung der Konusform in Step-back-
Technik oder durch konische maschinelle
Aufbereitungsinstrumente,

20. abschließende Glättung der Wurzelkanalwände in gesamter Arbeitslänge mit vorgebogenen Instrumenten geringerer Flexibilität.

Bestimmung der Arbeitslänge
Konventionelle Röntgenmessaufnahme

> Die Röntgenmessaufnahme ist eine unab-
> dingbare Voraussetzung jeder Wurzelkanal-
> behandlung. Sie liefert Informationen über
> die Zahnlänge und Anatomie des Wurzel-
> kanals und hat forensische Bedeutung.

Sitzmann (1993) hat die Notwendigkeit der
Röntgenmessaufnahme im Rahmen der Wurzel-
kanalbehandlung in einer Stellungnahme der
DGZMK besonders hervorgehoben.

Bei der Anfertigung der Röntgenmessaufnahme
wird ein röntgenopakes Messinstrument bekannter Länge in den Wurzelkanal eingeführt, um die
tatsächliche Länge des Zahnes bis zum Röntgenapex zu bestimmen und letztendlich die endodontische Arbeitslänge für die Wurzelkanalaufbereitung festzulegen. Bei der Durchführung der
Röntgenmessaufnahme sollten folgende Anforderungen erfüllt werden (*Hülsmann* 2001,
Hülsmann und *Rödig* 2001):

- Anfertigung der Röntgenmessaufnahme mit
  Langtubus in Rechtwinkeltechnik (s. 5.3.1)
- Ermöglichung eines ausreichenden Röntgen-
  kontrasts des Messinstruments durch adäquate
  Instrumentengröße
- Gewährleistung eines festen Sitzes des Mess-
  instruments im Wurzelkanal und des Stoppers
  (Abb. 219)

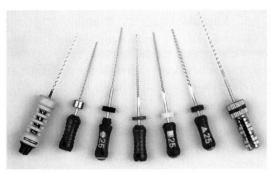

Abb. 219
Diverse Stopper und Messgriffe zur Längeneinstellung
von Wurzelkanalinstrumenten: Endo-Control-System,
rutschsichere Stahlstopper, Silikonstopper, Messgriff
Modell Z (v.l.n.r.)

- Notwendigkeit einer exakten Justierung des
  Stoppers am koronalen Referenzpunkt
  (Höcker, Schneidekante)
- Anfertigung exzentrischer Röntgenmessauf-
  nahmen bei Oberkieferprämolaren und Unter-
  kiefermolaren (20°) sowie Unterkieferfront-
  zähnen (30°)
- Verwendung unterschiedlicher Instrumenten-
  typen bei übereinander projizierten Wurzel-
  kanälen
- Vermeidung von Überinstrumentierung durch
  Kontrolle mittels elektrischer Endometrie
- Vermeidung von Verbiegungen des Röntgen-
  films.

Die tatsächliche Länge des Zahnes bis zum Röntgenapex errechnet sich mit der Formel nach *Best*:

$$LZT = \frac{LIT \times LZB}{LIB}$$

LZT = Länge des Zahnes tatsächlich
LIT = Länge des Instruments tatsächlich
LZB = Länge des Zahnes im Bild
LIB = Länge des Instrumentes im Bild.

Zur Ermittlung der endodontischen Arbeitslänge
wird in der Regel 1 mm abgezogen.

Bei jeder Wurzelkanalbehandlung soll die apikale
Konstriktion (physiologisches Foramen) erhalten
bleiben (*Schäfer* et al. 2000). Die Distanz zwischen

apikaler Konstriktion und apikalem Foramen
(anatomisches Foramen) beträgt altersabhängig
0,5 bis 1,0 mm. Der röntgenographische Apex
wiederum kann 0 bis 3 mm vom apikalen
Foramen entfernt sein. Daher ist die bekannte
Festlegung, die apikale Konstriktion liege 0,5 bis
1,0 mm vom Röntgenapex entfernt, nur eine
Schätzung. Neuerdings wird empfohlen, bei der
Vitalexstirpation einen Pulpastumpf von etwa
3 mm Länge zu belassen. Für infizierte Kanäle sollte die Arbeitslänge idealerweise nicht länger sein
als der tiefste Punkt der bakteriellen Kontamination (*Wu* und *Wesselink* 2001).

Digitale Röntgenmessaufnahme

Mit der digitalen Röntgentechnik (s. 5.3.2) können unter Verwendung von Speicherfolien und
Sensoren sowie durch die Nutzung von Software-
modulen schnell, direkt, zuverlässig und strahlen-
reduziert die Bestimmung der endodontischen
Arbeitslänge und Winkelberechnungen der Wurzelkrümmung vorgenommen werden (*Stoll* et al.
2001).

Elektrische Längenbestimmung

Die elektrische Längenbestimmung in der
Endodontie **(Endometrie)** geht auf *Sunada* (1962)
zurück. Seither hat man versucht, die Bestimmung
der endodontischen Arbeitslänge mithilfe der
elektrischen Widerstandsmessung als Ergänzung
und/oder Alternative zur Röntgenmessaufnahme
durchzuführen (*Hör* und *Attin* 2001). Das
Verfahren beruht auf der Tatsache, dass zwischen
einem Aufbereitungsinstrument, das apikalen
Gewebekontakt hat, und einer Mundschleim-
hautelektrode ein konstanter elektrischer Widerstand vorliegt. Frühere Gleichstrom- und Wechsel-
strommessgeräte lieferten in feuchten Wurzelkanälen (Elektrolytlösungen) ungenaue Messer-
gebnisse. Moderne Geräte arbeiten auf der Grundlage der **relativen Impedanzmessung (Impedanz-
differenz** und **Impedanzquotient)**. Diese Geräte
ermöglichen auch bei feuchtem Wurzelkanal die
Bestimmung der genauen endodontischen
Arbeitslänge (Abb. 220).

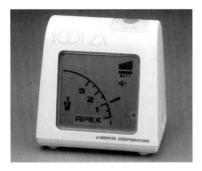

Abb. 220
Gerät zur elektrischen Längenbestimmung auf der Grundlage der relativen Impedanzmessung

Mechanische Mittel der Wurzelkanalaufbereitung

Manuelle Aufbereitungsinstrumente

Zur manuellen Wurzelkanalaufbereitung werden bekanntermaßen standardisierte (farbkodierte) Handinstrumente verwendet (s. 7.1.3). Als Grundtypen der manuellen Wurzelkanalaufbereitung gelten der **K-Reamer**, die **K-Feile** und die **Hedstroemfeile** (Abb. 221). Außerdem werden **S-** und **U-Feilen** sowie Instrumente mit verkürztem Arbeitsteil eingesetzt (*Schäfer* et al. 2000, *Hülsmann* 2001).

K-Reamer

Beim Reamer handelt es sich um einen Spiralbohrer, der aus einem dreieckigen oder quadratischen Rohling aus **Edelstahl** durch Verdrillung oder aus **Nickel-Titan** bzw. **Titan-Aluminium** durch Fräsung hergestellt wird. Aufgrund seines Schneidekan-

tenwinkels von 10 bis 30° kann er in leichter Drehbewegung (¼ bis ⅓) angewendet werden, wodurch er sich für die Erschließung von Wurzelkanälen besonders eignet. Dabei produziert er runde Aufbereitungsquerschnitte (*Vessey* 1969).

K-Feile

Hinsichtlich des Herstellungsmodus und der Materialien besteht kein Unterschied zum Reamer. Die K-Feile hat aber mehr Arbeitswindungen pro Längeneinheit und einen größeren Schneidekantenwinkel (25 bis 40°), der eine teilweise drehende und ziehende Arbeitsweise erlaubt. **Flexible Feilen** aus Edelstahl haben einen dreieckigen (Flexicut®, K-Flexofile®) oder rhombischen (K-Flex file) Querschnitt. Dadurch erhöhen sich Flexibilität und Spanraum. Dreieckige Instrumentenquerschnitte waren widerstandsfähiger gegenüber Biegung und Fraktur als rhombische (*Schäfer* und *Tepel* 2001). Flexibilität und nicht schneidende, gleitende Spitze (**Batt-Spitze**) (Abb. 222) minimieren das Risiko von Aufbereitungsfehlern (Abb. 218). K-Feilen aus Nickel-Titan (**Nitinol**) sind flexiblen K-Feilen mit nicht schneidender Spitze aus Edelstahl unterlegen: Die hochflexiblen Nitinol-Handinstrumente zeigten häufig eine schlechtere Oberflächengüte, geringere Schneidleistung, kürzere Standzeit der Schneiden, stärkere Abnutzung und eine schlechtere Kosten-Nutzen-Relation (*Schäfer* 1997 und 1998). Das Zentrum des Wurzelkanals wurde durch die Aufbereitung

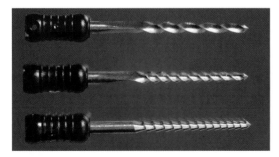

Abb. 221
Basisinstrumentarium zur manuellen Wurzelkanalaufbereitung: K-Reamer, K-Feile, Hedstroemfeile (v. oben n. unten)

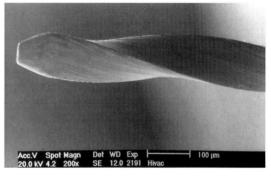

Abb. 222
Nicht schneidende Spitze an flexibler K-Feile

mit K-Feilen aus Nickel-Titan verschoben (*Deplazes* et al. 2001). Die bei K-Feilen aus Edelstahl eintretende sichtbare **plastische Deformation** durch Verklemmen ist bei Nickel-Titan-Feilen nicht feststellbar. Somit können sie ohne Vorwarnung abbrechen (*Schäfer* 1998).

Hedstroemfeilen

Die Hedstroemfeile entsteht durch Fräsung aus Rundmaterial und besteht aus Edelstahl, Nickel-Titan oder Titan-Aluminium. Der Winkel der umlaufenden Schneidekante ist > 45° und gestattet ihr lediglich eine lineare Arbeitsweise (Zug), die jedoch den höchsten Materialabtrag bewirkt. Drehende Bewegungen führen leicht zu Instrumentenbruch. Die Hedstroemfeile wird hauptsächlich im weiten und wenig gekrümmten Wurzelkanal eingesetzt. Die Safety-Hedström-Feile (Kerr®) weist eine abgeschliffene Sicherheitskante und eine Schneidekante auf. Die Sicherheitskante ist für die Wurzelkanalkrümmung gedacht, an der kein Dentin abgetragen werden soll. Damit sind Begradigungen und Perforationen dieses gekrümmten Wurzelkanalanteils (Abb. 218) ausgeschlossen.

Instrumente mit verkürztem Arbeitsteil

Der Arbeitsteil dieser Edelstahl- oder Nickel-Titan-Instrumente ist mit 2 bis 5 mm Länge stark verkürzt. Bei der von *Wildey* und *Senia* (1989) eingeführten Aufbereitungstechnik wurden erstmalig Canal Master Files verwendet. Bei den heutigen **Canal-Master-U-Instrumenten** handelt es sich um Handinstrumente, die in ihrem Design dem Gates-Glidden-Bohrer ähneln (*Suter* 1994). Sie werden durch 3 Merkmale charakterisiert: eine nicht schneidende (abgerundete) Führungsspitze, einen 0,8 bis 1,8 mm langen Arbeitsteil mit einer Schneidenspirale und U-förmiger Kehlung sowie einem dünnen zylindrischen Schaft. Es werden zusätzlich Zwischengrößen angeboten. Das Instrument ist zum Ausschluss von Begradigungen des gekrümmten Wurzelkanals und deren Folgen (laterale und apikale Perforation) (Abb. 218) konzipiert worden. Die Frakturhäufigkeit beim Einsatz des Instruments betrug 21 % (*Zuolo*

et al. 1992). Sowohl bei der Rechts- als auch Linksrotation kam es zum Abbruch des Arbeitsteils ohne Vorankündigung (*Massa* et al. 1992).

Manuelle Aufbereitungstechniken

In Abhängigkeit von ihrer Richtung sind 3 Formen der Aufbereitung bekannt: die **apikal-koronale**, die **koronal-apikale** und die **kombinierte**.

Step-back-Technik

Dieses standardisierte und universelle Verfahren ist die bekannteste apikal-koronale Technik. Sie geht auf *Clem* (1969) zurück und wurde von *Weine* (1972) und *Mullaney* (1979) ausführlich beschrieben. Bei *Clem* erfolgte die Wurzelkanalaufbereitung des gekrümmten apikalen Wurzelkanalabschnitts mit den Instrumentengrößen 10–35 auf Arbeitslänge. Aufgrund der zunehmenden Starrheit der Instrumente > 35 wurde die Arbeitslänge der Instrumentengröße 40 um 4 mm verkürzt. Es finden sich bereits Hinweise auf die **Rekapitulation** mit der Größe 35 auf Arbeitslänge.

Die Empfehlungen zur Step-back-Technik von *Mullaney* (1979) und *Weine* (1989) werden bis heute berücksichtigt (Abb. 223): Die Wurzelkanalaufbereitung beginnt mit der **Ausgangsfeile** (IAF – initial apical file), die der ermittelten Arbeitslänge entspricht. Um den Apikalteil zu erweitern, werden nach der Ausgangsfeile mindestens noch 3 Feilen in zunehmender Instrumentenstärke angewendet. Die letzte Feile, die die volle Arbeitslänge erreicht, wird als **Haupt-** oder **Meisterfeile** (MAF – master apical file) bezeichnet. Sie entspricht dem Haupt- oder Meisterstift bei der Wurzelkanalfüllung in lateraler Kondensation. Angesichts der wachsenden Starrheit der Instrumente zieht man sich mit zunehmender Instrumentengröße in Millimeterschritten von der apikalen Konstriktion (volle Arbeitslänge) zurück. Zum Ausschluss apikaler Blockaden wird zwischen der Verwendung der Instrumente in aufsteigender Reihe mit der Hauptfeile auf volle Arbeitslänge rekapituliert. Die letzte Feile heißt **Schlussfeile** (FF – final file). Zum Abschluss der Step-back-Aufbereitung werden die

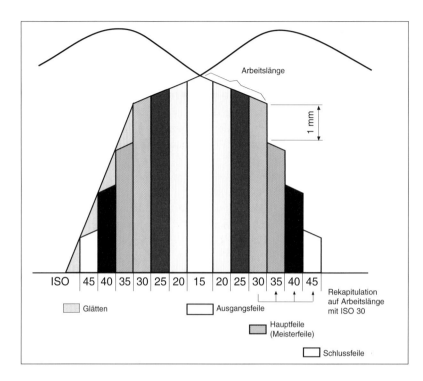

Abb. 223
Prinzip der Step-back-Technik

entstandenen Stufen in der Wurzelkanalwand mit der Hauptfeile geglättet (*Mullaney* 1979). Bei der Step-back-Technik wird das Instrument 2 bis 3 Vierteldrehungen im Uhrzeigersinn und entgegen dem Uhrzeigersinn bewegt, als würde man eine mechanische Armbanduhr aufziehen. Dabei wird leichter Druck nach apikal ausgeübt (Abb. 224). Zusätzliche kurze Zugbewegungen (1,0 mm) sind möglich (*Ingle* et al. 1994). Obwohl die Technik

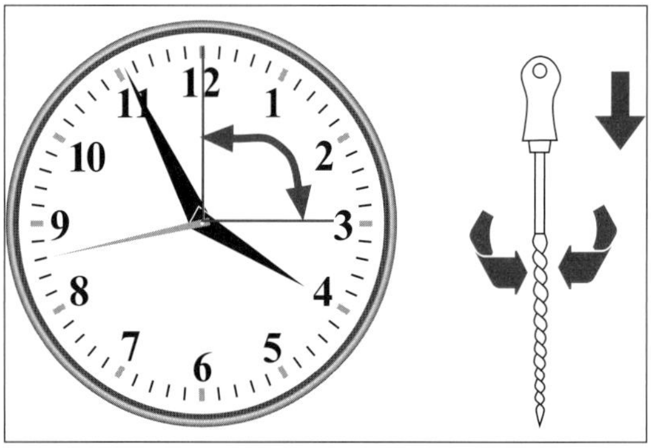

zur Verhinderung der apikalen Trichterbildung (Zip) konzipiert war, ist eine Begradigung der Wurzelkanalwand durch die Starrheit der Instrumente mit zunehmender ISO-Größe nicht auszuschließen. Daher sind diese Instrumente vorzubiegen.

> Aufgrund der ihr innewohnenden Systematik und Standardisierung ist die Step-back-Technik gut für die Ausbildung und tägliche Praxis geeignet.

Balanced-force-Technik
Es handelt sich um eine modifizierte Rotationstechnik für die Aufbereitung gekrümmter Wurzelkanäle, die von *Roane* et al. (1985) inauguriert wurde. Sie ist an den Einsatz einer K-Feile mit dreieckigem Querschnitt und nicht schneidender Spitze geknüpft. Die Autoren kreierten eigens für diese Technik die Flex-R-Feile. Bei dem Verfahren halten leichter, nach apikal ausgeübter Druck und leichte Rotation des Instruments entgegen dem Uhrzeigersinn in simultaner Aktion die Balance

Abb. 224
Bewegungsablauf bei der Step-back-Technik

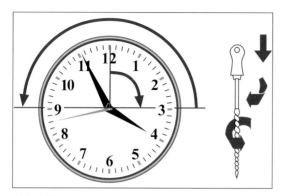

Abb. 225
Prinzip der Balanced-force-Technik

zwischen der Zahnstruktur und der Rückstellkraft des Instruments (*West* und *Roane* 1998). Konkret wird das Instrument unter sanftem Druck nach apikal und gleichzeitig eine Vierteldrehung nach rechts (Uhrzeigersinn) bewegt. Danach erfolgt eine halbe Drehung nach links (entgegen dem Uhrzeigersinn) (Abb. 225). Die Rotation im Uhrzeigersinn dient der Positionierung des Instruments, die Rotation entgegen dem Uhrzeigersinn der Abtragung des Dentins.

Die Balanced-force-Technik eignete sich zur Aufbereitung kleiner gekrümmter Wurzelkanäle, wobei sich die Abweichung vom ursprünglichen Wurzelkanalverlauf in Grenzen hielt (*Backman* et al. 1992). Bei der Instrumentation gekrümmter Wurzelkanäle von Molaren mit gerader K-Feile der ISO-Größe 40 blieb in 80 % der Fälle, bei der ISO-Größe 45 nur noch in etwa 40 % der Fälle der ursprüngliche Wurzelkanalverlauf erhalten (*Southard* et al. 1987). Die Veränderung der Wurzelkanalkrümmung (Langachsentechnik) war zwischen Canal-Master-Technik (–7,69°), Balanced-force-Technik (–1,68°) und Step-back-Technik (+0,1°) signifikant unterschiedlich. 3 mm von der apikalen Konstriktion entfernt produzierte die Canal-Master-Technik signifikant mehr runde Kanalquerschnitte (82 %) als die Balanced-force-Technik (42 %) und die Step-back-Technik (32 %). Die Aufbereitung mit der Balanced-force-Technik verlief schneller (5,5 min) als mit der Step-down-Technik (7,1 min) und der Canal-Master-Technik (8,3 min) (*Hankins* und *ElDeeb* 1996). Bei der

Balanced-force-Technik wurde signifikant weniger Material über das Foramen apicale gepresst als bei der Step-back-Technik (*McKendry* 1990). Bei der Anwendung der Step-back-Technik, Crown-down-pressureless-Technik und Balanced-force-Technik war der Reinigungsgrad des Apikalteils stets schlechter als im mittleren oder koronalen Wurzelkanalabschnitt. Allerdings erwies sich der Apikalteil bei der Balanced-force-Technik vergleichsweise als sauberer (*Wu* und *Wesselink* 1995). Die besten Ergebnisse bei der Aufbereitung gekrümmter Wurzelkanäle wurden durch ein kombiniertes Vorgehen erreicht, bei dem sich an die rotierende Aufbereitung mit Flexoreamer (Batt-Spitze) oder Flex-R-Feile der ISO-Größen 15 und 20 die Balanced-force-Technik mit den ISO-Größen 25 bis 35 anschloss (*Schäfer* 1994 und 1996).

Anticurvature filing

Die von *Abou-Rass* et al. (1980) beschriebene Technik berücksichtigt die Anatomie gekrümmter Wurzelkanäle und versucht, Begradigungen und Perforationen des Wurzelkanals auszuschließen. Die Autoren unterscheiden zwischen einer dünneren **Gefahrenzone** und einer dickeren **Sicherheitszone** des Dentins gekrümmter Wurzeln (Abb. 226). Sie empfehlen folgendes Vorgehen:

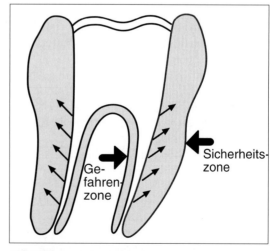

Abb. 226
Gezielte Substanzabtragung im Bereich der Sicherheitszone beim Anticurvature filing

– Orientierung der Aufbereitung auf die Sicherheitszone, Schonung der Gefahrenzone
– Präparation eines direkten und ungehinderten Zugangs zur apikalen Konstriktion
– Röntgenaufnahme mit einer Feile der ISO-Größe 15 zur Darstellung des Wurzelkanalverlaufs
– Vorbiegen der Aufbereitungsinstrumente
– Vermeidung eines übereifrigen Circumferential filing und enger Zugangskavitäten
– häufiges Spülen und Verwendung scharfer Instrumente
– Erweiterung des Wurzelkanals mit rotierendem Instrument (> 3 mm tief) und Nachbearbeitung mit einem Handinstrument

Step-down-Technik

Die von *Goerig* et al. (1982) inaugurierte koronal-apikale Technik ist ein manuelles Verfahren, das sich allerdings zusätzlich maschineller Instrumente bedient und durch die Step-back-Technik im apikalen Drittel komplettiert wird. Die Vorteile der Methode liegen auf der Hand:

• Sie ermöglicht einen besseren Zugang zur Apikalregion.
• Sie eliminiert anatomische Hindernisse in den koronalen zwei Dritteln des Wurzelkanals und erleichtert dadurch die Instrumentierung.
• Die Hauptmasse infizierten Gewebes wird bereits vor der apikalen Aufbereitung entfernt, was das Infektionsrisiko des Periapex reduziert.
• Die koronale Erweiterung erleichtert das Eindringen der Spülflüssigkeit.
• Da die Kanalkrümmung vor der Röntgenmessaufnahme reduziert wird, ist eine Veränderung der Arbeitslänge weniger wahrscheinlich.

Es wird folgende Arbeitsweise empfohlen (*Goerig* et al. 1982, *Voss* 1998):

1. Präparation des koronalen Zugangs,
2. Präparation des radikulären Zugangs in Step-down-Technik,
2.1 systematische Erweiterung und Begradigung der koronalen 2/3 des Wurzelkanals mit Hedstroemfeilen der ISO-Größen 15, 20 und 25 bis zum Beginn der Wurzelkanalkrümmung,
2.2 Rekapitulation mit der K-Feile ISO 10 in das apikale Drittel,
2.3 konische Erweiterung bis zur Hälfte des Wurzelkanals oder bis zur Wurzelkanalkrümmung mit Gates-Glidden-Bohrern der Größen 2 und 3 (ggf. 4) mit abnehmender Eindringtiefe und zunehmender Instrumentengröße,
2.4 selektives zirkumferentes Feilen der Wurzelkanalanteile mit massiver Dentinbegrenzung zur Vermeidung von Schlitzperforationen der Anteile mit geringerer Dentinmasse (s. Anticurvature filing),
3. apikale Aufbereitung mittels Step-back-Technik.

Crown-down-pressureless-Technik

Auch dieses Verfahren ist für die Aufbereitung gekrümmter Wurzelkanäle vorgesehen. Es geht auf *Marshall* und *Pappin* zurück und wurde von *Morgan* und *Montgomery* (1984) beurteilt. Die Technik umfasst folgende Schritte:

1. Präparation des radikulären Zugangs,
1.1 Geradlinige Erweiterung der oberen 2/3 des Wurzelkanals,
1.2 Einführung einer geraden Feile der ISO-Größe 35 bis zum 1. Widerstand (ca. 16 mm),
1.3 Festlegung der Länge des radikulären Zugangs (16 mm),
1.4 Erweiterung des radikulären Zugangs mit Gates-Glidden-Bohrern der Größen 2 und 3 auf die Länge des radikulären Zugangs,
1.5 Festlegung der provisorischen Arbeitslänge 3 mm vor dem Röntgenapex,
1.6 Aufbereitung bis zur provisorischen Arbeitslänge mit Feilen abnehmender Größe, beginnend mit der ISO-Größe 30, durch 2 volle Rechtsdrehungen ohne Druck nach apikal (1. Instrumentationssequenz: ISO 30 → 25 → 20 → 15 → 10),
1.7 röntgenographische Bestimmung der wahren Arbeitslänge mit dem letzten Aufbereitungsinstrument der 1. Sequenz,
1.8 Erweiterung des apikalen Wurzelkanaldrittels bis zum Erreichen der Arbeitslänge durch die 2. Instrumentationssequenz (ISO 35 → 30 → 25 → 20 → 15),

1.9 Erweiterung durch weitere Sequenzen bis zum Erreichen einer ausreichenden Aufbereitung des apikalen Drittels (Minimum: ISO 25),

1.10 Wurzelkanalspülung zwischen den Arbeitsgängen.

Die Feilen werden nicht vorgebogen.

Double-flared-Technik

Es handelt sich hierbei um eine Kombination von Step-down- und Step-back-Technik. Der Urheber der Technik, *Fava* (1983), empfiehlt, zunächst bis zum mittleren Drittel des Wurzelkanals (ca. 18 mm) in absteigender Sequenz in Millimeterschritten koronal-apikal aufzubereiten. Exemplarisch wird die folgende Sequenz mit den jeweiligen Eindringtiefen genannt:

Feile der ISO-Größe 80–14 mm
Feile der ISO-Größe 70–15 mm
Feile der ISO-Größe 60–16 mm
Feile der ISO-Größe 55–17 mm
Feile der ISO-Größe 50–18 mm.

Nach der Aufbereitung des zervikalen und mittleren Drittels wird das apikale Drittel präpariert. Zunächst wird eine Feile der ISO-Größe 15 oder 20 22 mm tief in den Wurzelkanal eingeführt und die ursprünglich ermittelte Arbeitslänge röntgenographisch bestätigt, wenn dies erforderlich ist. Die nächste Sequenz besteht aus folgenden ISO-Größen und Eindringtiefen:

ISO-Größe	45–19 mm
ISO-Größe	40–20 mm
ISO-Größe	35–21 mm
ISO-Größe	30–22 mm (Arbeitslänge).

Es schließt sich die Step-back-Präparation an. Dabei fungiert die ISO-Größe 40 als Hauptfeile, mit der rekapituliert wird. Zwischen den Sequenzen erfolgen Spülungen.

Die Double-flared-Technik wurde durch die Anwendung von K-Flexofile in Balanced-force-Technik und Gates-Glidden-Bohrern, Flexogates-Feilen und Canal-Master-U-Feilen modifiziert. Die drei Modifikationen erwiesen sich bei der Aufbereitung gekrümmter Wurzelkanäle als effektiv. Canal-Master-U-Feilen zeigten eine nicht akzeptable Frakturhäufigkeit (*Saunders* und *Saunders* 1994).

Canal-Master-Technik

Bei der von *Wildey* und *Senia* (1989) vorgeschlagenen Technik werden die bereits beschriebenen Canal-Master-U-Feilen als Hand- und maschinelle Instrumente eingesetzt. Bei der Aufbereitung gekrümmter Prämolaren haben die Autoren folgenden Weg empfohlen:

1. Erreichen der Arbeitslänge mit dem Handinstrument der Größe 20,
2. Erweiterung des koronalen und mittleren Wurzelkanalabschnitts mit dem rotierenden Instrument der Größe 80R,
3. Step-back-Technik mit den Größen 50, 55, 60, 70.

Maschinelle Wurzelkanalaufbereitung

Seit Jahrzehnten ist versucht worden, die anstrengende, mühsame und zeitraubende manuelle Wurzelkanalaufbereitung durch den Einsatz maschineller Aufbereitungshilfen zu rationalisieren. Die Entwicklung dieser maschinellen Systeme vollzog sich von **starren** über **flexible** bis hin zu **Nickel-Titan-Systemen**. Außerdem wurden **Schall**- und **Ultraschallsysteme** sowie **Laser** zur Wurzelkanalaufbereitung eingesetzt (*Hülsmann* 2001).

Starre Aufbereitungssysteme

Es handelt sich dabei um konventionelle Systeme, die **winkelbegrenzte Rotation** und **Hubbewegung** ausführen. Die klinische Anwendung der maschinellen Systeme wurde durch das **Racer-Winkelstück** (Cardex) eingeleitet, das Hubbewegungen ausführt und auf *Binder* (1958) zurückgeht. **Giromatic** (MicroMega) und **Alternator** (Rotation im Viertelkreis) sowie **Endolift** von Kerr

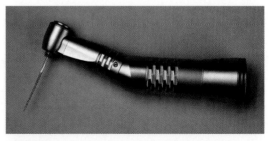

Abb. 227
Maschinelles Aufbereitungssystem Endolift (Kerr)

(Hubbewegung und Rotation im Viertelkreis) (Abb. 227) haben heute nur noch historische Bedeutung. Sie vermochten nicht die feine Motorik und Sensorik manuell geführter Instrumente zu simulieren. So war die manuelle Stepback-Technik der maschinellen Aufbereitung mit dem Giromatic-Winkelstück (*Turek* und *Langeland* 1982) und dem Endolift (*Lehmann* und *Gerstein* 1982) überlegen.

Flexible Aufbereitungssysteme

Die Entwicklung der flexiblen Aufbereitungssysteme begann mit der Erfindung des **Canal-Finders** (*Levy* 1984) (Abb. 228). Das Winkelstück des Canal-Finders (S.E.T., Marseille, Frankreich) versetzt das Aufbereitungsinstrument in Translations- und Rotationsbewegungen. Die Amplitude der Hubbewegung beträgt 0,3–1,0 mm. Mit zunehmendem Widerstand durch die anatomischen Gegebenheiten im Wurzelkanal werden die Translationsbewegungen reduziert, während die Rotationsbewegung zunimmt (*Guldener* et al. 1993). Der Einsatz des Systems ist in folgenden Situationen sinnvoll:

- Erschließung von Wurzelkanälen bei unmöglicher Handinstrumentation
- initiale Erweiterung sehr enger und stark gekrümmter Wurzelkanäle
- Entfernung von Silberstiften, frakturierten Instrumenten und revisionsbedürftigen Guttapercha-Wurzelkanalfüllungen.

Der **Canal-Leader 2000** stellt die Weiterentwicklung des Canal-Finders dar. Er führt helikoidale (spiralähnliche) Bewegungen von K-, Universal- und Hedstroemfeilen aus. Der Kanalwiderstand reguliert die Drehung (max. 20°) und Hubbe-

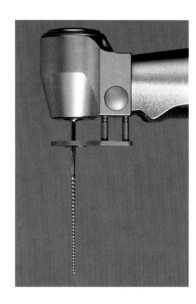

Abb. 229
Maschinelles Aufbereitungssystem Excalibur (W & H)

wegung zwischen 0,4 und 0,8 mm *(Behr).* Auch der Canal-Leader 2000 ist für die Erschließung von engen und gekrümmten Wurzelkanälen geeignet (*Hülsmann* 2001). Allerdings bestand bei ausschließlich maschineller Aufbereitung mit dem Canal Finder oder Canal Leader 2000 schon zu Beginn der Instrumentierung die Gefahr, mehr Material apikal überzupressen als bei manueller Aufbereitung (*Krämer* et al. 1993). Instrumentenfrakturen traten beim Canal Leader nicht auf (*Barthel* et al. 1999).

Beim **Excalibur-System** (W & H, Bürmoos, Österreich) (Abb. 229) werden die Wurzelkanäle mit vorgebogenen Flexofeilen unter gleichzeitiger Spülung mit einem weichen Wasserstrahl aufbereitet. Das Instrument führt dabei multilaterale Pendelbewegungen (aleatorische Schwingungen) aus. Es vollziehen sich weder Hub- noch Rotationsbewegungen. In Untersuchungen von *Schwartze* (1998) konnten nach der Anwendung des Aufbereitungssystems unbearbeitete Bereiche mit Weichgeweberückständen, die Begradigung der ursprünglichen Kanalachse und die Verkürzung der Arbeitslänge festgestellt werden. Die Kanalwand der inneren Kurvatur blieb apikal größtenteils unbearbeitet. Im apikalen Endabschnitt lagen auch an der Kanalaußenseite große unbearbeitete Areale vor (*Tepel* 2000). Angesichts dieser Ergebnisse wurde das Excalibur-System

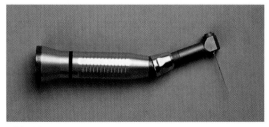

Abb. 228
Maschinelles Aufbereitungssystem Canal Finder (S. E. T.)

nicht uneingeschränkt zur Routineanwendung empfohlen.

Der **Endoplaner** (Microna, Spreitenbach, Schweiz) arbeitet mit kleinen koronalwärts gerichteten Schabbewegungen, wenn man das Instrument aus dem Wurzelkanal herausführt. Im Vergleich zur Handaufbereitung führt der Endoplaner zu signifikant mehr Kanalbegradigungen (*Hülsmann* und *Stryga* 1993). Besonders aufgrund der nicht akzeptablen Arbeitssicherheit (apikale Perforationen) wurde von seiner routinemäßigen Anwendung abgeraten (*Hülsmann* et al. 1998).

> Winkelbegrenzt-rotierende, schwingende und Hubsysteme zur maschinellen Wurzelkanalaufbereitung mit Edelstahlinstrumenten sind der manuellen Wurzelkanalaufbereitung im Allgemeinen unterlegen (*Schäfer* et al. 2000).

Nickel-Titan-Systeme

Nickel-Titan-Instrumente zur Wurzelkanalaufbereitung bestehen etwas zu 55–60 % aus Nickel und zu 40–45 % aus Titan (*Schäfer* 1998). Die so genannten **Nitinollegierungen** besitzen ein **pseudoelastisches Verhalten,** d.h., sie zeigen nach Belastung rückstellbare Verformungen von mehreren %lin durch Kristallgitterumwandlung. Sie verfügen über einen **Memory-Effekt:** Plastische Verformung erfährt eine Rückstellung durch besagte Kristallgitterumwandlung. Pseudoelastizität und deutlich erhöhte **Flexibilität** ermöglichen den **vollrotierenden Einsatz** der Nickel-Titan-Instrumente im Rahmen der maschinellen Wurzelkanalaufbereitung (*Schäfer* und *Fritzenschaft* 1999). Als nachteilig erweist sich die hohe Frakturhäufigkeit der permanent rotierenden Wurzelkanalaufbereitungssysteme auf Nickel-Titan-Basis (*Hülsmann* 1998, *Haikel* et al. 1999, *Schäfer* und *Fritzenschaft* 1999, *Szep* et al. 2001).

> Der Behandler ist nach wie vor gut beraten, Zurückhaltung und Vorsicht bei der Anwendung der maschinellen Wurzelkanalaufbereitung mit Nickel-Titan-Instrumenten zu üben.

Für den Umgang mit maschinellen Nickel-Titan-Systemen gelten folgende Regeln (*Hülsmann* 1998, *West* und *Roane* 1998, *Schäfer* et al. 2000):

- Die Anwendung von maschinellen Nickel-Titan-Instrumenten am Patienten erfordert ein intensives Literaturstudium, fachlichen Austausch, Fortbildung, Spezialisierung und Übung am extrahierten Zahn und Kunststoffmodell.
- Voraussetzung für den Einsatz der Nickel-Titan-Instrumente ist die Beherrschung der manuellen Aufbereitung.
- Für die Aufbereitung des apikalen Drittels gekrümmter Wurzelkanäle mit rotierenden Instrumenten bedarf es reicher Erfahrung. Wenn diese nicht vorliegt, sollte das apikale Drittel manuell aufbereitet werden.
- Sämtliche rotierende Instrumente sollten mit geringer und konstanter Geschwindigkeit bei hohem Drehmoment und Drehmomentbegrenzung arbeiten.
- Bei der Aufbereitung gilt: Eile mit Weile!
- Der Zugang zum Wurzelkanal muss geradlinig sein.
- Das Aufbereitungsinstrument darf nur mit sanftem Druck nach apikal bewegt werden. Dabei werden Vor- und Rückwärtsbewegungen ausgeführt.
- Ist die Arbeitslänge erreicht, wird das Instrument sofort zurückgezogen.
- Die Instrumente müssen ständig kontrolliert und nach maximal dreimaliger Verwendung aussortiert werden (*Suter* 1999). Im gekrümmten Kanal bricht die Feile nach 400–800 Umdrehungen.
- Die Instrumentation muss von häufigen und reichlichen Spülungen begleitet werden.

Da bisher das Datenmaterial zur **drehmomentbegrenzten Rotation** noch spärlich ist, hält sich die DGZMK mit der Veröffentlichung von Empfehlungen noch zurück (*Schäfer* et al. 2000).

ProFile

Die ProFile®-Instrumente nach *Ben Johnson* (Maillefer, Ballaigues, Schweiz) haben den Querschnitt eines dreifachen U und eine breite seitliche Führungsfläche (radial land) (Abb. 230a

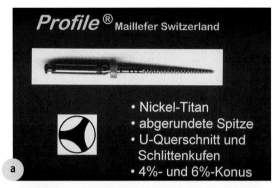

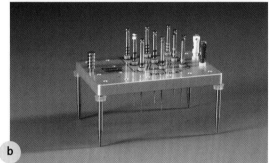

Abb. 230
Nickel-Titan-System ProFile® (Maillefer)
a) Charakteristik
b) ProFile®-Instrumente

und b) sowie eine modifizierte Führungsspitze ohne Übergangswinkel. Die drei U-förmigen Aussparungen sollen den Ausstoß der Dentinspäne ermöglichen. Die passive Schneidekante verhindert, dass sich das Instrument in die Wurzelkanalwand hineinschraubt und gewährleistet, dass das Instrument seine Zentrierung im Wurzelkanal beibehält. Die modifizierte nicht schneidende Spitze führt das Instrument an der Wurzelkanalwand entlang und beugt den beschriebenen Aufbereitungsfehlern vor (*Maillefer*). Es liegen drei Instrumententypen vor: ProFile O.S. (Orifice shaper, Konizität 5–8 %), ProFile.06 (Konizität 6 %) und ProFile.04 (Konizität 4 %). Der Behandlungsablauf umfasst 4 Phasen: 1. Crown-down-Phase (O.S. 3 (.06/40) → O.S. 2 (.06/30)→ .06/25 → .06/20 → .04/25), 2. Bestimmung der exakten Arbeitslänge (K-Feile ISO 15), 3. apikale Wurzelkanalaufbereitung bis zur exakten Arbeitslänge (.04/20 → .04/25), 4. abschlie-

ßende Ausformung des Wurzelkanals im Sinne der Step-back-Technik (.06/20 oder größer in Abhängigkeit von den anatomischen Verhältnissen). Für die Aufbereitung wurden ursprünglich Motoren mit geringer und konstanter Arbeitsgeschwindigkeit (150–350 U/min) und hohem Drehmoment empfohlen (TC Motor 3000). Die Winkelstücke sollten mit leichter Hand (Druck wie beim Schreiben mit einem Bleistift) und vor- und rückwärts (Amplitude 2–3 mm) im Wurzelkanal bewegt werden. Bisher konnten u.a. folgende Erkenntnisse zu ProFile gewonnen werden:

- Die nicht akzeptable Frakturhäufigkeit (*Barthel* et al. 1999) ist wahrscheinlich auf die Abflachung der Schneidekante im Querschnitt (U-Profil) und damit auf ein Verklemmen im Wurzelkanal zurückzuführen (*Schäfer* und *Fritzenschaft* 1999).
- Frakturen und Aufdrehen von Instrumenten traten bei Tourenzahlen von 166.67 U/min viermal seltener auf als von 333.33 U/min (*Gabel* et al. 1999, *Dietz* et al. 2000).
- Durch eine Übungsphase vor dem klinischen Einsatz konnte die Frakturhäufigkeit der ProFile-Instrumente reduziert werden. In der Anwendungsphase schnitten die Generalisten hinsichtlich der Frakturhäufigkeit schlechter ab als die Spezialisten (*Mandel* et al. 1999).
- Bei stärker gekrümmten Kanälen fand an der Kanalaußenseite des apikalen Drittels ein verstärkter Materialabtrag statt (*Schäfer* und *Fritzenschaft* 1999).
- Nickel-Titan-Systeme (ProFile, LightSpeed und MaXIM) erhielten den ursprünglichen Wurzelkanalverlauf besser als Flex-R-Handfeilen und bereiteten die Wurzelkanäle signifikant schneller auf als Letztere (*Short* et al. 1997).
- ProFile lieferte Aufbereitungen ohne Blockaden, der Verlust der Arbeitslänge ist gering, mit deutlichem apikalem Stopp und in Konusform (*Thompson* und *Dummer* 1997). Der Wurzelkanal zeigte eine gute dreidimensionale Form und glatte Wände (*Bryant* et al. 1998).
- Die kürzeste Aufbereitungszeit und die beste Konusform konnte im Mittelteil stark gekrümmter Wurzelkanäle durch ProFile.04 und

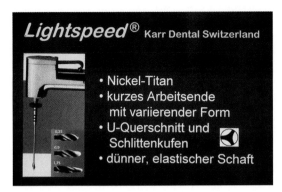

Abb. 231
Charakteristika der LightSpeed®-Instrumente
(LightSpeed Inc.)

den Prototyp einer U-Feile erreicht werden (*Szep* et al. 2001).

– Zwischen der manuellen Aufbereitung mit K-Feilen und der maschinellen Aufbereitung mit ProFile bestand hinsichtlich der Keimreduktion im Wurzelkanal kein signifikanter Unterschied (*Dalton* et al. 1998).

LightSpeed

Charakteristisch für LightSpeed®-Instrumente nach *S. Senia* (LightSpeed Inc., San Antonio, Texas, USA) ist der kurze Arbeitsteil (0,25 mm – 1,75 mm), der an die Canal-Master-U-Instrumente erinnert. Der Querschnitt des Arbeitsteils ist wie bei ProFile U-förmig (Abb. 231). Die Schneideflächen bilden einen neutralen Winkel mit der Zahnhartsubstanz (*Max*). Der Arbeitsteil endet in einer nicht schneidenden Spitze. Die Instrumente werden durch ein niedertouriges Winkelstück (750–2000 U/min) angetrieben. Nach der Präparation der Zugangskavität werden die Wurzelkanaleingänge trichterförmig mit Gates-Glidden-Bohrern erweitert. Die eigentliche Wurzelkanalaufbereitung erfolgt in zwei Etappen: der apikalen Präparation und der Step-back-Präparation. Im Anschluss an die Bestimmung der Arbeitslänge mit einer flexiblen Feile ISO 15 kommen die Light-Speed-Instrumente zum Einsatz: Nach der IAR (Initial Apical Rotary) in der ISO-Größe 20 wird mindestens bis zur ISO-Größe 40 aufbereitet. Das letzte Instrument, mit dem der apikale Stopp prä-

pariert und rekapituliert wird, ist die MAR (Master Apical Rotary). Erst die Step-back-Technik soll dem Wurzelkanal eine konische Form verleihen, um eine Obturation des Wurzelkanals mit genormten Guttaperchastiften zu ermöglichen. Auch bei gekrümmten Wurzelkanälen konnte mit LightSpeed eine zentrierte und schlanke Präparation (*Eggert* et al. 1998) mit rundem Kanalquerschnitt (*Glosson* et al. 1995) erzielt werden. Die Aufbereitung erfolgte schnell, ohne Instrumentenfraktur und Kanalblockade sowie mit minimaler Änderung der Arbeitslänge. Allerdings führte die Step-back-Technik mit LightSpeed zu einer mangelhaften Konusform (*Thompson* und *Dummer* 1997). Dieser Mangel kann durch die Kombination von LightSpeed und rotierenden konischen Nickel-Titan-Instrumenten (ProFile) behoben werden (*Herrmann* 1999).

Quantec

Quantec-Feilen (Tycom, Irvine, USA) nach *McSpadden* haben einen sanduhrähnlichen Querschnitt mit breiten abgerundeten Führungsflächen und leicht positivem Schneidewinkel, zwei unterschiedliche Spitzengeometrien (LX Non-Cutting, SC Safe-Cutting) und verschiedene Konizitäten (.02–.12). In Crown-down-Technik werden die Instrumente mit ihren Konizitäten in absteigender Sequenz bis zur Arbeitslänge geführt. Dabei sollten die Instrumente rotierend in den Wurzelkanal eingeführt, in Millimeterschritten nach apikal bewegt und nicht länger als 3–5 s bei einer konstanten Geschwindigkeit von 300–350 U/min eingesetzt werden. Bei der modifizierten Quantec-Crown-down-Technik werden folgende Etappen durchlaufen (*Analytic*): 1. Erschließen (Handinstrument ISO 15 → Quantec .06/25 bis 2/3 des Wurzelkanals, Bestimmung der Arbeitslänge mit Handinstrument ISO 15), 2. Erweitern (Standardsequenz: .12/25 → .06/25 bis zum Erreichen der Arbeitslänge), 3. apikale Präparation (wenn nötig: .02/40 oder .02/50). Mit Quantec-Instrumenten der Serie 2000 konnten Wurzelkanäle mit eindeutigen apikalen Stopps, glatten Wänden und Konusform schnell und sicher präpariert werden. Eine schlechtere Aufbereitungsqualität war bei Wurzelkanalkrümmungen von 40° zu verzeichnen (*Thompson* und *Dummer* 1998).

Drehmomentbegrenzte Rotationssysteme

Neue und ältere Nickel-Titan-Aufbereitungsinstrumente werden heute von computergesteuerten Motoren angetrieben, die über eine **Drehzahl-** und **Drehmomentsteuerung** verfügen (Abb. 232). Die Begrenzung des Drehmoments dient der Reduktion der auf das Aufbereitungsinstrument einwirkenden Kraft, worüber die Häufigkeit der Instrumentenfraktur herabgesetzt wird. Der **S.E.T. EndoStepper®** (S.E.T., Emmering) ist mit seiner aktualisierbaren Steuersoftware u.a. für Light-Speed, ProFile, GT-Rotary-Files, HERO 642 und Flexmaster geeignet. Das System **ATR Tecnika**

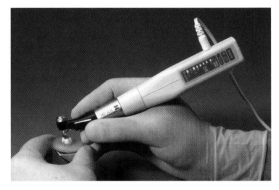

Abb. 234
Akkubetriebenes Winkelstück Tri Auto ZX (Morita) mit automatischem Start, Tiefenstopp und Drehmomentbegrenzung

(Dentsply De Trey Maillefer Produkte Deutschland, Konstanz) ist für ProFile, GT-Rotary-Files und ProTaper vorgesehen. Auch die Endodontie-Geräte **TCM Endo** (Nouvag®, Konstanz) und **K³ etcm** (Kerr, Karlsruhe) sind hier einzuordnen (Abb. 233). Beim **Tri Auto ZX** (Morita, Dietzenbach) handelt es sich um ein akkubetriebenes Winkelstück mit integriertem Endometriegerät und Drehmomentbegrenzung (Abb. 234).

HERO 642

HERO 642® (MicroMega, Oberursel) (Abb. 235) bedeutet High Elasticity in Rotation und 3 Konizitäten (6, 4, 2 %). Der Querschnitt zeigt drei positive Spiralkanten, die eher schälen als schnei-

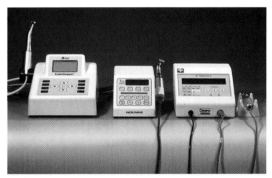

Abb. 232
Drehmomentbegrenzte Rotationssysteme zur maschinellen Wurzelkanalaufbereitung: EndoStepper® (S. E. T.), TCM Endo (Nouvag®), ATR Tecnika (Dentsply De Trey Maillefer) v.l.n.r.

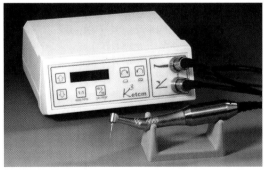

Abb. 233
Rotationssystem K³ etcm mit Drehmomentbegrenzung (Kerr)

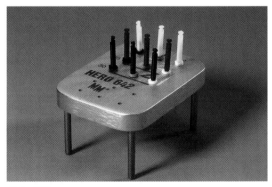

Abb. 235
Maschinelles Aufbereitungssystem HERO 642 (MicroMega) mit drei Konizitäten

Tabelle 25   Schema der Aufbereitung mit HERO 642® in Abhängigkeit von der Krümmung des Wurzelkanals (Modifikation nach *MicroMega*)

Krümmung des Wurzelkanals	Instrumentengröße	Konizität und Aufbereitungstiefe		
		6	4	2
0 – < 5°	30	½ – ⅔ AL	AL – 2 mm	AL
				(→)
> 10 – < 25°	25	½ – ⅔ AL	AL – 2 mm	AL
	30		AL – X (←)	AL
> 25°	20	½ – ⅔ AL	AL – 2 mm	AL
	25		AL – X (←)	AL
	30			AL
	35			AL
	40			AL
	45			AL

AL = Arbeitslänge
X = maximal erreichbare Tiefe

den (MicroMega). Die passive Spitze tritt nicht mit der Kanalwand in Kontakt. Bei der Crown-down-Technik wird zwischen drei Schwierigkeitsgraden differenziert (Tab. 25). Im Vergleich zwischen ProFile, HERO 642 und K-Flexofiles aus Edelstahl erzielten die HERO-642-Instrumente unabhängig vom Krümmungsgrad die am besten zentrierte Aufbereitung. Instrumentenfrakturen ließen sich nicht ausschließen (*Schäfer* und *Fritzenschaft* 1999). Bei Einhaltung des systemspezifischen Präparationskonzepts und ausreichender Übung lassen sich mit HERO 642 in vivo durchaus gute Präparationsergebnisse erreichen (*Hülsmann* und *Schade* 2000).

Tri Auto ZX

Tri Auto ZX® verfügt über einen automatischen Start/Stopp (Auto Start/Stopp), einen integrierten Tiefenstopp (Auto Apical Reverse) beim Erreichen des eingestellten Referenzpunktes und eine Umkehrfunktion beim Erreichen des eingestellten Schwellenwertes für die Drehmomentbegrenzung (Auto Torque Reverse). Die Messgenauigkeit des integrierten Endometers ist bei der Einstellung „0,5 mm vor dem Apex" am größten. Es wird empfohlen, die definitive Arbeitslänge um 0,5 mm kürzer zu wählen (*Huhn* 1998). Bei der

Einstellung der Auto Apical Reverse auf 1 wurde die apikale Konstriktion in der Regel erreicht, jedoch war sie häufig erweitert (*Campbell* et al. 1998). Beim Einsatz von Tri Auto ZX sind folgende Schritte zu absolvieren (*Huhn* 1998):
- initiale Aufbereitung des gesamten Wurzelkanals mittels Crown-down-Technik in abnehmender Instrumentensequenz
- endometrische Längenbestimmung mit Handinstrument (Patency-Feile), ggf. Röntgenmessaufnahme
- definitive Wurzelkanalaufbereitung bis zur vollen Arbeitslänge und zur Herstellung einer Konusform
- endometrische Überprüfung der Arbeitslänge („elektronische Masterpointaufnahme").

K^3

K^{3TM}-Instrumente (Kerr, Karlsruhe) haben den Querschnitt einer dreifachen Helix (Abb. 236a und b) mit breiter dreifacher radialer Phase (radial land). Der positive Spanwinkel sorgt für eine aktive Schneidwirkung, die inaktive Sicherheitsspitze für weniger Präparationsfehler (*Kerr* 2001). Das Winkelstück mit integrierter Druckknopfspannung wird durch das Gerät K3 etcm gesteuert. Die Aufbereitung erfolgt nach Vorwahl von drei Dreh-

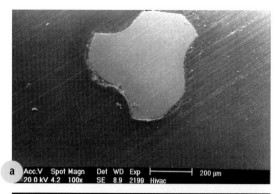

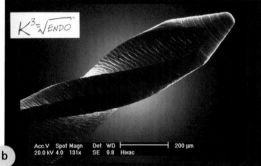

Abb. 236
Merkmale der K^3 ^{TM}-Instrumente
a) Querschnitt der K^3 ^{TM}-Instrumente (Kerr) mit dreifacher Helix, dreifacher radialer Phase und positivem Spanwinkel
b) Inaktive Sicherheitsspitze der K^3 ^{TM}-Instrumente (Kerr)

momenten bei 300 U/min. Folgende Arbeitsschritte werden bei der Crown-down-Technik empfohlen:

- Darstellung des Wurzelkanaleingangs
- Sondierung des Wurzelkanals mit K-Flex ISO 10
- initiale Erweiterung des koronalen $^1/_3$ mit K^3 10 taper orifice opener
- Vertiefung der Erweiterung um 1–3 mm mit K^3 08 taper orifice opener
- Bestimmung der Arbeitslänge
- Aufbereitung mit K3 taper .06 in absteigender Sequenz ISO 40, 35, 30, 25 und 20 bis zum Erreichen der Arbeitslänge (Die Weite des Kanals bestimmt die Instrumentengröße.)
- intermittierende Spülung und Applikation des Gleitmittels bei Instrumentenwechsel.

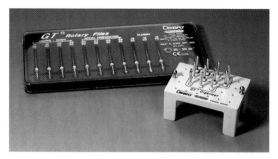

Abb. 237
Maschinelles Nickel-Titan-System Greater Taper (GT^{TM}) Rotary Files (Maillefer)

GT Rotary Files

Greater Taper (GT^{TM}) Rotary Files (Maillefer, Ballaigues, Schweiz) stellen die Weiterentwicklung des ProFile-Systems dar (Abb. 237). Sie gehen auf die Greater-Taper-Handinstrumente von *Buchanan* zurück. Ihr dreifacher U-förmiger Querschnitt entspricht dem von ProFile. Unterschiede bestehen hinsichtlich der Zahl (11) und Konizität (4–12) der Instrumente. So besteht das System aus 4 GT^{TM} Rotary Files der Konizität .06–.12, 4 GT^{TM} Rotary Files der Konizität .04 und 3 GT^{TM}Accessory Files (*Maillefer*). Die maschinelle Aufbereitung vollzieht sich in vier Phasen: 1. Crown-down-Phase (GT^{TM} Rotary Files .12/20 → .10/20 → .08/20 → .06/20 bis 1–2 mm vor dem Apex), 2. Bestimmung der Arbeitslänge (K-Feile, Röntgenmessaufnahme, Endometer), 3. apikale Aufbereitung (.04/20 ¼ mm vor Arbeitslänge, .04/25 ½ mm vor der Arbeitslänge, .04/30 ¾ mm vor Arbeitslänge, .04/35 1 mm vor der Arbeitslänge), 4. abschließendes Ausformen (.12/35, .12/50, .12/70). In einem Erfahrungsbericht wird das System wegen seiner logisch aufgebauten Sequenz der Instrumente und seiner Eignung für die Entfernung vitaler und nekrotischer Pulpareste und die Revision von Wurzelkanalfüllungen gelobt. Es ermöglicht die schnelle und rationelle Wurzelkanalaufbereitung und führt zu glatten Kanalwänden (*Suter* 1999).

ProTaper

Die Grundausstattung der ProTaper^{TM}-Instrumente (Maillefer, Ballaigues, Schweiz) besteht aus je

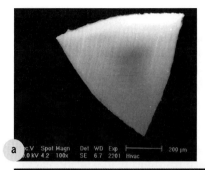

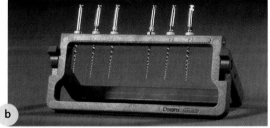

Abb. 238
Maschinelles Nickel-Titan-System ProTaper™ (Maillefer)
a) dreiseitig-konvexer Querschnitt mit scharfen Schneiden
b) ProTaper™-Instrumente im Sequenz-Ständer

3 Feilen zur koronalen Erweiterung und apikalen Feinbearbeitung des Wurzelkanals. Die Feilen haben einen dreiseitig-konvexen Querschnitt (Abb. 238a und b) mit scharfen Schneiden, die

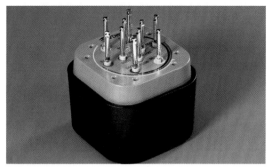

Abb. 239
Maschinelles Nickel-Titan-System FlexMaster®
(Antaeos, VDW)

eine hohe Schneidleistung bieten. Die Führungsspitze ist abgerundet. ProTaper ist für die Aufbereitung schwieriger, hochgradig obliterierter und stark gekrümmter Wurzelkanäle vorgesehen. Die Systematik der Wurzelkanalaufbereitung mit diesem System ist unter 7.4.4 beschrieben.

FlexMaster
Die FlexMaster®-Instrumente (Antaeos, München) (Abb. 239) erinnern an den Querschnitt von ProTaper™. Die Schneidekante vom Typ K ermöglicht eine höhere Schneideleistung. Die inaktive Spitze dient der Führung der Instrumente im

Tabelle 26   Schema der Aufbereitung mit FlexMaster® in Abhängigkeit von der Weite des Wurzelkanals

Weite des Wurzelkanals	Arbeitsschritte und Instrumentensequenz
eng	1. Crown-down-Präparation Sequenz: .06/20, .04/30, .04/25, .04/20 2. Röntgenmessaufnahme K-Feile ISO 15 3. apikale Aufbereitung Sequenz: .02/20, .02/25, .02/30, .02/35
mittel	1. Crown-down-Präparation Sequenz: .06/25, .06/20, .04/30, .04/25 2. Röntgenmessaufnahme 3. apikale Aufbereitung Sequenz: .02/25, .02/30, .02/35
weit	1. Crown-down-Präparation Sequenz: .06/30, .06/25, .06/20, .04/30 2. Röntgenmessaufnahme 3. apikale Aufbereitung Sequenz: .02/30, .02/35

Kanal. Der ausreichend große Spanraum gewährleistet den Abtransport der Dentinspäne (VDW). Das System arbeitet in Abhängigkeit von der Kanalgröße mit drei Instrumentensequenzen (Tab. 26).

RaCe-System

RaCe™ (FKG Dentaire, La-Chaux-de-Fonds, Schweiz) ist ein Akronym für „Reamer with alternating Cutting Edges". Charakteristisch für die Instrumente ist: abgerundete Pilotspitze, scharfe Schneidekanten, Verkürzung des Arbeitsteils, verschiedene Konizitäten von 2–10 %, konvexer dreieckiger Querschnitt, alternierende Schneidekanten mit kurzen gedrehten und geraden Abschnitten, Stahlfeilen .08/35 und .10/40 und großer Spanraum. Blütenblattartige Safety Memory Discs als Stopper sind eine praktische Hilfe zur Feststellung der Einsatzdauer eines Instruments (*Baumann* 2001a).

Ultraschallsysteme

Erstmals wurde Ultraschall zur Wurzelkanalaufbereitung von *Richman* (1957) angewandt. Erst etwa 25 Jahre später erarbeiteten *Martin* und *Cunningham* (1984) die wissenschaftliche Grundlage für diese Methode in der Endodontie. Die hier eingesetzten Ultraschallgeräte erzeugen Schwingungen zwischen 25.000 und 40.000 Hz. Dabei wird die Energie vorwiegend longitudinal ausgekoppelt (*Stock* 1992). Angeblich soll die Wurzelkanalaufbereitung durch das Zusammenwirken der Phänomene **Kavitation**, **Wärmeentwicklung** und **akustisches Microstreaming** erfolgen. Es wird jedoch heute davon ausgegangen, dass weder Kavitationseffekte noch die Erwärmung der Spüllösung durch die Ultraschallfeile hervorgerufen werden. Allerdings erscheint das Microstreaming als reales Phänomen. Dabei entwickeln sich entlang der frei schwingenden Feile innere und äußere Wirbel, die eine verbesserte Reinigung des Wurzelkanals bewirken. Grundsätzlich arbeiten die Ultraschallsysteme auf **elektromagnetischer** (z. B. CaviEndo, De Trey/Dentsply, Konstanz) oder **piezoelektrischer** (z.B. ENAC OE 3 JD, Osada DVG, Piezon® Master 400, EMS, München) Grundlage.

> Ultraschall erweist sich besonders bei der Formgebung gekrümmter Wurzelkanäle als nachteilig, erbringt keinen Zeitgewinn und verbessert jedoch die Reinigung und Desinfektion des Wurzelkanals.

Dies lässt sich durch folgende Erkenntnisse belegen:

- Bei der Aufbereitung mit Ultraschall kam es relativ oft zu Instrumentenfrakturen (*Suter* et al. 1986).
- Aufbereitungsfehler wie Verengung und apikale Trichterbildung (*Ahmed* und *Pitt Ford* 1989) und Abweichungen vom ursprünglichen Wurzelkanalverlauf (*Tang* und *Stock* 1989) waren nicht auszuschließen.
- Der Dentinabtrag war an der konvexen Seite des gekrümmten Wurzelkanals am stärksten und erfolgte auch an der konkaven Seite im Mittelteil des Wurzelkanals (*Tang* und *Stock* 1989).
- Stufen- und Trichterbildung im Apikalbereich wird wahrscheinlich durch den steten Druck der Feile gegen die Wurzelkanalwand hervorgerufen (*Briggs* et al. 1989).
- *Martin* und *Cunningham* (1984) betrachteten die endodontische Ultraschallmethode als synergistisches System, bei dem die mechanische und chemische Reinigung sowie die Desinfektion zusammenwirken.
- Wenn die Ultraschallaufbereitung mit Natriumhypochlorit (1,0, 2,5, 5,25 %) kombiniert wurde, waren die Wurzelkanalwände im Vergleich zur Handinstrumentation in Kombination mit NaOCl-Spülungen sauberer (*Ahmed* et al. 1987, *Haidet* et al. 1989, *Hülsmann* et al. 1997). Wurzelkanäle, die mit Ultraschall und 2,6 %igem NaOCl aufbereitet wurden, zeigten weniger Beläge als solche, die mit Ultraschall und Wasser behandelt wurden (*Griffiths* und *Stock* 1986). Es bestand ein synergistisches Verhältnis zwischen Ultraschall und 2 %igem NaOCl (*Cameron* 1987). Allerdings vermochte keine der Aufbereitungstechniken in Verbindung mit NaOCl Beläge und Smear layer völlig zu entfernen (*Langeland* et al. 1985, *Schädle* et al. 1990, *Hülsmann* et al.

1997). Vorbiegen von Ultraschallfeilen reduzierte die Belagmenge, blieb aber ohne Einfluss auf den Smear layer (*Lumley* et al. 1992). Mit ultraschallaktivierter 40 %iger Zitronensäure wurde die Schmierschicht in vitro effektiver entfernt (*Petschelt* et al. 1987).

Ultraschall in Kombination mit Natriumhypochlorit erwies sich bei der Bekämpfung der Mikroflora im Wurzelkanal als effektiv (*Martin* 1976, *Sjögren* und *Sundqvist* 1987). Dabei war die Ultraschallinstrumentation wirksamer als die Handaufbereitung (*Cunningham* et al. 1982). Dagegen wurden zwischen Schall-, Ultraschall- und Handinstrumentation hinsichtlich der Keimreduktion im Wurzelkanal keine signifikanten Unterschiede gefunden (*Barnett* et al. 1985).

Schallsysteme

Schallsysteme (1500–3000 Hz) können massive, nicht überwindbare Stufen im Wurzelkanal produzieren (*Suter* et al. 1986). Beim Vergleich zwischen Hand-, Schall- und Ultraschallinstrumentation führten Ultraschallpräparationen unabhängig von der Kanalkrümmung zu den wenigsten Verengungen und Trichtern (*Tang* und *Stock* 1989).

Lasersysteme

Der klinische Einsatz von Lasersystemen zur Wurzelkanalaufbereitung ist noch mit erheblichen technischen Problemen und unzureichender Effektivität behaftet (*Schäfer* et al. 2000).

Im Rahmen der Wurzelkanalaufbereitung ergeben sich für den Lasereinsatz folgende Zielsetzungen:
1. Abtragung von Dentin (Ablation),
2. Entfernung von Belägen und Smear layer sowie Versiegelung von Dentinkanälchen,
3. Reduktion der mikrobiellen Besiedelung.

Prinzipiell ist es möglich, durch Laserstrahlung Dentin abzutragen (Ablation). Als Lichtleiter dienen flexible Glasfasern. So war ein Nd:YAG-Laser durchaus zur Wurzelkanalaufbereitung fähig und erhöhte im Vergleich zur Handaufbereitung den Reinigungseffekt an der Wurzelkanalwand (*Levy*

1992). Bei seiner Anwendung (150 mJ/Puls – 10 pps – 4 s) schmolzen und rekristallisierten die Dentinkristalle ohne Rissbildung (*Lin* et al. 2001). Excimer-Laser erreichten die zur photochemischen Bearbeitung von Zahnhartgeweben notwendige Ablationsschwelle nicht (*Frentzen* et al. 1991). Außerdem erfolgten Wurzelkanalpräparationen mit dem KTP:YAG-Laser (*Machida* et al. 1995), CO_2- und Argon-Laser (*Azam Khan* et al. 1997) sowie Er:YAG-Laser (*Shoji* et al. 2000).

Unstrittig ist die antimikrobielle Wirkung der Laser. In Abhängigkeit von der Bestrahlungszeit entwickelte ein Er:YAG-Laser in vitro antimikrobielle Eigenschaften (*Mehl* et al. 1999a). Ein Nd:YAG-Laser (Abb. 240a und b) zeigte auch in tieferen Dentinschichten noch antibakterielle Effekte (*Klinke* et al. 1997, *Berkiten* et al. 2000). In der Klinik entfaltete ein Diodenlaser eine starke antimikrobielle Aktivität (*Moritz* et al. 1997). Die endodontische Behandlung mit einem Nd:YAG-Laser im Tierexperiment rief nekrotische Veränderungen im Desmodont, Ankylose und Auflösung von Zement hervor (*Bahcall* et al. 1992). Dies ist jedoch von den technischen Parametern abhängig (*Koba* et al. 1999). Dennoch scheint der Einsatz des Er:YAG-Lasers aufgrund seiner starken antimikrobiellen Wirkung, kompletten Schmierschichtentfernung und geringen thermischen Schädigung des Periapex als adjunktives oder alleiniges Mittel der Wurzelkanalaufbereitung sinnvoll und möglich (*Mehl* et al. 1999b).

Chemische Mittel der Wurzelkanalaufbereitung

Wie bei der Ultraschallaufbereitung schon vorweggenommen, bedarf die Wurzelkanalaufbereitung stets ihrer chemischen Komponente. Mit ihr will man eine Reihe von Wirkungen erzielen:
- den antimikrobiellen Effekt
- den Auflösungseffekt
- den Schwemmeffekt
- den Gleit- oder Schmiereffekt
- den Bleicheffekt.

Dafür benötigt das chemische Mittel möglichst folgende Eigenschaften:
- Penetration
- Adsorption

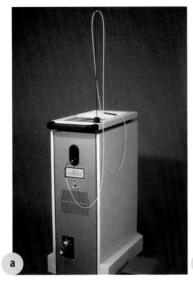
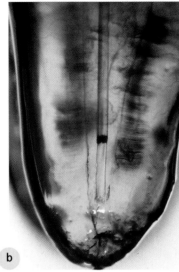

Abb. 240
Lasereinsatz bei der
Wurzelkanalbehandlung
a) Nd:YAG-Laser
b) Faseroptik des Lasers im
Wurzelkanal

- Bakterizidie
- Breitbandwirkung
- Langzeitwirkung
- Bleichwirkung
- Nekrolyse
- Gewebeverträglichkeit
- Grenzflächenaktivität.

Diesen Maximalanforderungen vermag keines der bekannten Wurzelkanaldesinfizienzien in Gänze zu genügen. Von den **flüssigen Desinfizienzien** erfüllen Natriumhypochlorit und Chlorhexidin die meisten Anforderungen. Bei den **pastenförmigen Desinfizienzien** kommt dem Kalziumhydroxid auch im Wurzelkanal ein hoher Stellenwert zu. Äthylendiamintetraessigsäure (EDTA) ist bei der Wurzelkanalaufbereitung unverzichtbar. Die chemischen Mittel werden im Rahmen der **intermittierenden Wurzelkanalspülung** oder als **medikamentöse Zwischeneinlage** appliziert.

Natriumhypochlorit

> Bei den Wurzelkanaldesinfizienzien rangiert Natriumhypochlorit weltweit an erster Stelle.

Es ist seit mehr als einem Jahrhundert als wirksames Desinfektionsmittel bekannt und wurde bereits 1920 zur Spülung des Wurzelkanals einge-

setzt. Seine bevorzugte Stellung als Wurzelkanaldesinfizienz ergab sich aus einer Reihe von Eigenschaften:

– Natriumhypochlorit (NaOCl) hat die Eigenschaft, nekrotisches Gewebe aufzulösen. Dabei erwies sich eine 5,25 %ige NaOCl-Lösung effektiver als Konzentrationen von 2,6 %, 1 % und 0,5 % (*Hand* et al. 1978). In einer anderen Studie war die 3 %ige Konzentration für die Auflösung fixierten Gewebes geeignet (*Thé* 1979).

– NaOCl ist außerdem in der Lage, vitales Pulpagewebe aufzulösen (*Rosenfeld* et al. 1978). In 5,25-, 2,5- und 1 %iger Konzentration entfernte es komplett Pulpareste und Prädentin von nicht instrumentierten Kanalarealen. Obwohl bei der 0,5 %igen Konzentration der Großteil der Pulpareste entfernt wurde, verblieben einige Pulpafibrillen an der Kanaloberfläche (*Baumgartner* und *Cuenin* 1992). *Lussi* et al. (1993) gelang die Reinigung des Wurzelkanals durch 2- und 3 %ige NaOCl-Spüllösung ohne den Einsatz von Wurzelkanalinstrumenten mittels einer Maschine, die im Wurzelkanal Unterdruck erzeugte. Die Fähigkeit zur Gewebeauflösung blieb einer 5,25 %igen Natriumhypochloritlösung 10 Wochen, bei einer 2,6- und 1 %igen Konzentration eine Woche nach der Verdünnung mit Wasser erhalten. Nach zwei Wochen und darüber hinaus sank sie signifikant ab (*Johnson* und *Remeikis* 1993). Die NaOCl-Lösungen sollten in dunklen Flaschen gelagert werden (*Velvart* 1987).

– NaOCl soll außerdem in der Lage sein, in 5,25 %iger Konzentration den Smear layer von der Wurzelkanaloberfläche zu entfernen. Allerdings war die Kombination von NaOCl und Zitronensäure effektiver als NaOCl allein (*Baumgartner* et al. 1984). Bei der Kombination des Natriumhypochlorits mit EDTA und Zitronensäure waren signifikant mehr Dentintubuli geöffnet als bei alleiniger NaOCl-Spülung (*Zaccaro Scelza* et al. 2000).

– NaOCl entfaltet eine starke antimikrobielle Wirkung. Die MHK (minimale Hemmkonzentration) betrug für *S. mutans* 0,315 %, für *S. sobrinus* 0,157 %, für *S. salivarius* 0,157 % und für *Enterococcus faecalis* 0,157 %. Die MBK (minimale bakterizide Konzentration) lag für *E. faecalis* bei 2,5 % (*Heling* et al. 2001). NaOCl hemmt in Konzentrationen von < 0,125 % *S. mutans, S. constellatus, S. intermedius. S. salivarius, Peptostreptococcus sp., Lactobacillus sp., Actinomyces israelii, A. viscosus, A. naeslundii, Propionibacterium sp., Veillonella sp., Fusobacterium nucleatum, Porphyromonas gingivalis, Eikenella corrodens* und *Capnocytophaga sp.* (*Klimm* et al. 2001). Die Zahl koloniebildender Einheiten von *E. faecalis* wurde durch NaOCl in 1-, 2,5- und 5,25 %iger Konzentration drastisch gesenkt (*Siqueira* et al. 2000).

– NaOCl zeigt neben seiner antimikrobiellen Wirkung einen zytotoxischen Effekt. In der Gewebekultur überlebten Hautfibroblasten Konzentrationen > 0,01 % nicht (*Heling* et al. 2001). Allerdings stand auch die von *Spångberg* et al. (1973) in vitro festgestellte Zytotoxizität in krassem Gegensatz zu den Befunden in vivo. So lag bei Meerschweinchen kein signifikanter Unterschied in der Entzündungsantwort des subkutanen Bindegewebes auf NaOCl in unterschiedlicher Konzentration und Kochsalz vor (*Thé* et al. 1980). Unseres Er-

achtens reicht die von *Spångberg* et al. (1973) empfohlene 0,5 %ige Konzentration von NaOCl zur Wurzelkanalspülung nicht aus (*Klimm* et al. 2001). Die 1 %ige NaOCl-Lösung ist einer hochprozentigen Lösung wegen geringerer Zytotoxizität und guter antimikrobieller Wirkung vorzuziehen (*Velvart* 1987). *Beer* et al. (1988) propagierten die 2 %ige NaOCl-Lösung. Nach *Moorer* und *Wesselink* (1982) sollte die Konzentration zwischen 0,5 und 2,0 % liegen.

– NaOCl kann mit Wasserstoffperoxid als Wechselspülung kombiniert werden (*Grossman* 1965). Dabei wird NaOCl in 5,25 %iger, H_2O_2 in 3 %iger Konzentration angewendet (*Svec* und *Harrison* 1977). Diese Kombination entfernte im Apikalteil des Wurzelkanals (1–3 mm vom Apex entfernt) mehr Pulpareste und Dentinspäne als Kochsalz. Bei der Reaktion zwischen NaOCl und H_2O_2 wird Sauerstoff freigesetzt:

$$NaOCl + H_2O_2 \rightarrow NaCl + H_2O + O_2 \uparrow.$$

Dies führt zu momentanem Aufschäumen der Spülflüssigkeit, was den Abtransport von Material aus dem Wurzelkanal bewirkt (*Schroeder* 1981). Der naszierende Sauerstoff ist in der Lage, strikte Anaerobier abzutöten. Als letztes Desinfizienz muss NaOCl appliziert werden. Im Wurzelkanal verbliebenes H_2O_2 könnte sich sonst mit der Peroxidase des Blutes oder mit organischem Material verbinden. Entstehender Sauerstoff kann Schwellungen und Schmerz im Periapex auslösen (*Grossman* 1965).

Chlorhexidin

Chlorhexidin wird seit etwa 40 Jahren auch als Wurzelkanaldesinfizienz verwendet (*Atkinson* und *Hampson* 1964, *Heithersay* 1972). Wir setzen Chlorhexidindiglukonat (CHX) seit etwa 20 Jahren erfolgreich im Rahmen der mechanisch-chemischen Wurzelkanalaufbereitung ein (*Klimm* et al. 1985). Folgende Gründe sprechen für seine Anwendung:

• CHX verfügt über ein breites antimikrobielles Spektrum. Im **Agardiffusionstest** mit Wurzelkanaldesinfizienzien in praxisüblicher Konzen-

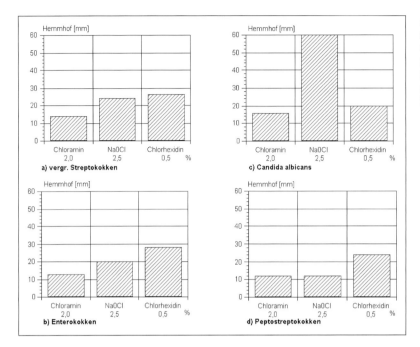

Abb. 241
Antimikrobielle Wirkung von Chloramin (2,0 %), NaOCl (2,5 %) und Chlorhexidin (0,5 %) auf Vertreter der Wurzelkanalflora im Agardiffusionstest

tration zeigte Chloramin (2 %) die geringste, CHX (0,5 %) die stärkste antimikrobielle Effektivität (*Klimm* et al. 1989a). Die Ausnahme bildete *Candida albicans*, die die höchste Empfindlichkeit gegenüber Natriumhypochlorit (2,5 %) aufwies (Abb. 241). Im **Plattenflutungstest** nach *Shklair* war die 0,5 %ige CHX-Lösung der 2,5 %igen NaOCl-Lösung ebenbürtig: Nach 5-minütiger Exposition wurden vorwiegend bakterizide Effekte registriert. Diese traten in einer anderen Untersuchung nach 10-minütigem Kontakt ein (*D'Arcangelo* et al. 1999). Im **Suspensionstest** reduzierte eine 2 %ige CHX-Lösung die Testmikroorganismen nach 5 min um 5–6 log-Stufen. Der **Agardilutionstest** (*Klimm* et al. 2001) erbrachte für CHX und NaOCl die folgenden Resultate (Tab. 27):

– CHX entfaltete in niedrigen Konzentrationen im Vergleich zu NaOCl die signifikant stärkere antimikrobielle Wirkung gegen *C. albicans, S. mutans, S. sanguis* und *S. salivarius* (Bonferroni-adjustierter exakter Mann-Whitney-U-Test mit globalem α = 0,05). Die Überlegenheit von CHX gegenüber NaOCl zeigte sich besonders bei

der Bekämpfung des oft im Wurzelkanal persistierenden Problemkeims *Enterococcus faecalis.*

– CHX entwickelte ebenfalls eine stärkere antimikrobielle Wirkung gegen *S. constellatus, S. intermedius, Peptostreptococcus* sp., *Lactobacillus* sp. und *Propionibacterium* sp. (unadjustierte U-Tests).

– 176 Stämme wurden bereits durch CHX < 0,125 % gehemmt, während nur 82 Stämme gegen NaOCl < 0,125 % empfindlich waren. Der Unterschied erwies sich als signifikant (p < 0,001).

– Hinsichtlich der antimikrobiellen Aktivität von CHX und NaOCl gegen *Actinomyces* sp., *Veillonella* sp., *Fusobacterium nucleatum, Pophyromonas gingivalis, Eikenella corrodens* und *Capnocytophaga* sp. bestand kein signifikanter Unterschied.

Nach der Wurzelkanalspülung in einem In-vitro-Wurzelkanalsystem war die Zahl koloniebildender Einheiten bei CHX (2,0 %) geringer als bei NaOCl (5,25 %) (*Jeansonne* und *White* 1994). An extrahierten Zähnen erwies sich 0,2 %iges CHX als

Tabelle 27 Empfindlichkeit mikrobieller Spezies (MHK) gegen Chlorhexidindiglukonat (CHX) und Natriumhypochlorit (NaOCl)

| Spezies | Stämme n | Minimale Hemmkonzentration (MHK) (%) | | | | | | | | | Signifikanz p-Wert | |
| | | CHX | | | NaOCl | | | | | | unadjustiert | adjustiert[a] |
		<0,125	0,125	0,25	<0,125	0,125	0,25	0,5	1	2		
Candida albicans	15	14	1	–	–	2	2	7	4	–	0,000	global sign.
Enterococcus faecalis	15	10	3	2	–	–	3	8	3	1	0,000	global sign.
Streptococcus mutans	12	12	–	–	1	1	4	6	–	–	0,000	global sign.
S. constellatus	12	11	1	–	4	7	1	–	–	–	0,0084*	n. s.
S. intermedius	11	11	–	–	5	5	1	–	–	–	0,0124*	n. s.
Streptococcus sanguis	11	10	1	–	–	3	5	3	–	–	0,000	global sign.
Streptococcus salivarius	11	11	–	–	1	5	4	1	–	–	0,000	global sign.
Peptostreptococcus sp.	10	8	2	–	3	5	1	1	–	–	0,043*	n. s.
Lactobacillus sp.	10	10	–	–	5	4	1	–	–	–	0,035*	n. s.
Actinomyces israelii	8	8	–	–	6	2	–	–	–	–	0,47	n. s.
Actinomyces viscosus	8	8	–	–	7	1	–	–	–	–	1,0	n. s.
Actinomyces naeslundii	8	8	–	–	6	2	–	–	–	–	0,47	n. s.
Propionibacterium sp.	8	7	1	–	1	5	1	1	–	–	0,0076*	n. s.
Veillonella sp.	12	10	2	–	9	3	–	–	–	–	1,0	n. s.
Fusobacterium nucleatum	11	11	–	–	10	1	–	–	–	–	1,0	n. s.
Porphyromonas gingivalis	10	10	–	–	10	–	–	–	–	–	1,0	n. s.
Eikenella corrodens	10	10	–	–	10	–	–	–	–	–	1,0	n. s.
Capnocytophaga sp.	8	7	1	–	4	3	1	–	–	–	0,23	n. s.
Total	190	176	12	2	82	49	24	27	7	1	0,000	global sign.

a Bonferroni-adjustiert über 18 Vergleiche für ein globales $\alpha = 0,05$
* Lokale Signifikanz (unadjustierte U-Tests)

effektive antimikrobielle Spüllösung (*Delany* et al. 1982).

Der Vorteil des bakteriziden Wirkstoffes besteht in seiner prolongierten Desinfektionswirkung, da er durch seinen kationischen Charakter an negativ geladene Flächen adsorbieren und eine Depotwirkung entfalten kann. Dadurch ist er als medikamentöse Zwischeneinlage geeignet (*Komorowski* et al. 2000). Die verlängerte antimikrobielle Aktivität (**Substantivität**) hielt eine Woche an (*Parsons* et al. 1980). Die Wirkungsdauer ist allerdings konzentrationsabhängig: Eine 2 %ige CHX-Lösung behielt ihre antimikrobielle Aktivität 72 Stunden, eine 0,12 %ige Lösung nur etwa 6–24 Stunden (*White* et al. 1997). 0,2 %iges CHX war als medikamentöse Einlage mindestens 24 Stunden wirksam (*Delany* et al. 1982). In einer anderen Arbeit währte die antimikrobielle Wirkung von 2 %igem CHX mindestens 48 Stunden (*Leonardo* et al. 1999). Im simulierten klinischen Versuch gelang es, etwa 100 % der Testkeime nach 48-stündiger intrakanalärer Einlage von 2 %igem CHX in der unmittelbar angrenzenden Dentinschicht (50 µm) abzutöten (*Schäfer* und *Bößmann* 2000). In einer Tiefe von 100 µm war die Zahl der Mikroorganismen nach der Spülung mit 0,2 % CHX reduziert, jedoch blieben 50 % der Dentinproben infiziert (*Vahdaty* et al. 1993).

In einer klinisch-mikrobiologischen Untersuchung konnten nach mechanisch-chemischer Aufbereitung unter Verwendung von 0,5 %iger wässriger CHX-Lösung als Spülung und Zwischeneinlage in 14 von 16 ursprünglich kontaminierten Wurzelkanälen keine Mikroorganismen mehr nachgewiesen werden. Der Problemkeim *Enterococcus* wurde durch die 0,5 %ige Wirkstoffkonzentration nach Empfindlichkeitstestung wirksam bekämpft (*Klimm* et al. 1989b). Die von uns gewählte 0,5 %ige Konzentration stellt gleichsam eine Sicherheitsdosis dar, die angesichts mikrobieller Interaktionen im Wurzelkanal (*Sundqvist* 1992), der möglichen Präsenz von *Enterococcus faecalis* und der langjährigen positiven klinischen Erfahrung gewünscht ist und beibehalten werden soll. In der klinischen Praxis

Tabelle 28   Letale Dosis (LD$_{50}$) von Wurzelkanaldesinfizienzien bei Albinomäusen

Testsubstanzen	LD$_{50}$ (mg/kg Maus)
Chloramin	800
Natriumhypochlorit	880
Chlorhexidindiglukonat	1700

wird gewöhnlich die 10-fache Konzentration der MHK angewendet.

In einer weiteren klinisch-mikrobiologischen Studie konnte gezeigt werden, dass die stärkste antimikrobielle Wirkung von der Kombination CHX/ NaOCl ausging. Sie war signifikant stärker als die von Natriumhypochlorit allein, aber nicht signifikant größer als die von CHX (*Kuruvilla* und *Kamath* 1998).

- CHX ist gering toxisch. Im Vergleich zu NaOCl und Chloramin war die letale Dosis (LD$_{50}$) von CHX bei Albinomäusen doppelt so hoch (*Klimm* et al. 1989c) (Tab. 28). Im Subkutantest bei Meerschweinchen riefen CHX (0,12 %) und NaOCl (0,5 %, 2,5 % und 5,25 %) nach zwei Tagen nur eine mäßige Entzündungsreaktion hervor (*Yesiloy* et al. 1995).
- CHX wirkt wie Chloramin und NaOCl nicht genotoxisch (*Klimm* et al. 1989d).
- Die grenzflächenaktive Wirkung von CHX (*Neiders* und *Weiss* 1972) dürfte die Reinigungswirkung im Wurzelkanal fördern.
- Nachteilig ist die fehlende gewebeauflösende Wirkung von CHX. Allerdings wurde in einer neueren Arbeit gefunden, dass die Anwendung eines 2 %igen CHX-Gels im Vergleich zu einer gleichprozentigen CHX-Lösung und einer 5,25 %igen NaOCl-Lösung im Rahmen der mechanisch-chemischen Aufbereitung zu den saubersten Wurzelkanalwänden mit offenen Dentintubuli führte (*Ferraz* et al. 2001).

Applikation der Spüllösungen

Die vollständige Wurzelkanalspülung ist an die Aufbereitung des Wurzelkanals bis zur ISO-Größe 35–40 geknüpft.

Die Spülung des Wurzelkanals erfolgt mit konventioneller Injektionsspritze und Spülkanüle oder mit einem Ultraschallgerät. Die stumpfe und dünne Spülkanüle (Durchmesser 0,4 mm) hat eine terminale oder seitliche Öffnung. Wichtig ist, dass sie bis ins apikale Drittel geführt und danach wenige Millimeter zurückgezogen wird, um ein Verklemmen auszuschließen. Dadurch wird der Abfluss der Spülflüssigkeit nach koronal ermöglicht und ein Überpressen in den Periapex vermieden. Die Applikation der Spülflüssigkeit sollte drucklos erfolgen. Die Spülflüssigkeit kann in der Tasche des Kofferdams aufgefangen und von dort abgesaugt werden (Abb. 202).

Kalziumhydroxid

Die antimikrobielle Wirkung von Ca(OH)$_2$ ist unstrittig. Sowohl im direkten Expositionstest als auch im Agardiffusionstest entfaltete in Kochsalz gelöstes Ca(OH)$_2$ seine antimikrobielle Wirkung gegen *S. aureus, E. faecalis, P. aerugenosa, B. subtilis* und *C. albicans* (*Estrela* et al. 2000). In anderen In-vitro-Untersuchungen waren *Candida* sp. resistent gegen Ca(OH)$_2$ (*Waltimo* et al. 1999). Neben seiner bakteriziden Wirkung könnte Ca(OH)$_2$ die Funktion der Makrophagen hemmen und damit die Entzündungsreaktionen im Periapex reduzieren (*Segura* et al. 1997). Außerdem ist denkbar, dass Ca(OH)$_2$ im Wurzelkanalsystem die biologische Aktivität von Lipopolysacchariden (LPS) neutralisiert oder hemmt (*Barthel* et al. 1997). Aus Ca(OH)$_2$ freigesetzte Kalziumionen können in das Dentin diffundieren (*Coelho Gomes* et al. 1996). Kalziumhydroxid wird im Rahmen der Wurzelkanalbehandlung als medikamentöse Zwischeneinlage eingesetzt. Die Notwendigkeit seiner Anwendung als Routinemaßnahme nach Vitalexstirpation ist anzuzweifeln. Im infizierten Wurzelkanal dient es zur Trockenlegung feuchter Wurzelkanäle und zur Keimbekämpfung. Aber es darf nicht als Allheilmittel aufgefasst werden und kann eine gründliche mechanische Aufbereitung und Spülung des Wurzelkanals keineswegs ersetzen (*Chong* und *Pitt Ford* 1992). Gleichwohl ist die medikamentöse Zwischeneinlage mit Ca(OH)$_2$ unverzichtbar, was tierexperimentell und klinisch bewiesen wurde. An Hunden

wurde gezeigt, dass periapikal weniger Entzündungen auftraten, wenn infizierte Wurzelkanäle vor der Wurzelkanalfüllung eine Woche durch eine Ca(OH)$_2$-Zwischeneinlage behandelt wurden (*Katebzadeh* et al. 1999). Hinsichtlich des Behandlungserfolgs anhand des Periapical Index (PAI) ergab sich folgende Rangfolge:

1. Wurzelkanalbehandlung in **zwei** Sitzungen: Abschluss der Wurzelkanalaufbereitung in der 1. Sitzung – Zwischeneinlage mit Ca(OH)$_2$ für eine Woche – Wurzelkanalfüllung in der 2. Sitzung,
2. Wurzelkanalbehandlung in **einer** Sitzung: Wurzelkanalaufbereitung und Wurzelkanalfüllung,
3. Wurzelkanalbehandlung in **zwei** Sitzungen: Abschluss der Wurzelkanalaufbereitung in der 1. Sitzung – Verzicht auf die Ca(OH)$_2$-Zwischeneinlage (der Wurzelkanal blieb eine Woche lang leer) – Wurzelkanalfüllung in der 2. Sitzung (*Trope* et al. 1999).

Als temporäre Wurzelkanaleinlage werden außerdem Ca(OH)$_2$- und CHX-haltige Guttaperchaspitzen (ROEKO, Langenau) empfohlen. Ihre Wirkung ist an Feuchtigkeit im Wurzelkanal gebunden. Deshalb können die Spitzen zur initialen Freisetzung von Hydroxylionen oder CHX mit einem Tropfen sterilen Wassers in den Wurzelkanal eingebracht werden. Ca(OH)$_2$-haltige Guttaperchaspitzen zeigten in vitro eine bessere Hemmwirkung gegen *S. intermedius, E. faecalis* und *P. gingivalis* als ZnO-, ZnO/ CHX- und ZnO/J-PVP-haltige Stifte (*Podbielski* et al. 2000).

Chelatoren

Da chlorhaltige Antiseptika (Chloramin, NaOCl) nicht in der Lage waren, anorganisches Material im Wurzelkanal aufzulösen, versuchte *Nygaard Östby* (1957) das Problem mit Hilfe der Chelation zu lösen. Das von ihm in die Endodontie eingeführte EDTA vermag Kanalwanddentin in einer Schichtstärke von 20–50 µm besonders im Koronal- und Mittelteil des Wurzelkanals zu demineralisieren und zu erweichen (*von der Fehr* und *Nygaard Östby* 1963, *Fraser* 1974). Allerdings wurde der Smear layer durch alleinige Anwendung von EDTA nicht vollständig entfernt (*O'Connell* et al. 2000). Die komplette Entfernung des Smear layers in aufbereiteten Arealen gelang erst durch den abwechselnden Einsatz von NaOCl (5,25 %) und EDTA (15 %). In nichtinstrumentierten Bereichen befreite die Kombination die Kanalwände von Pulparesten und Prädentin. Außerdem erweitert EDTA die Dentinkanälchen (*Hottel* et al. 1999). Dieser Effekt wurde bei der Anwendung von EGTA nicht konstatiert (*Çalt* und *Serper* 2000). Die verbreiteten Chelatoren RC-Prep (Premier Dental, Norristown) und Glyde™ (Dentsply Maillefer, Ballaigues, Schweiz) enthalten 15 % EDTA und 10 % Harnstoffperoxid in wässriger Lösung (Abb. 242).

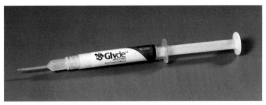

Abb. 242
Glyde™ FilePrep (Dentsply Maillefer) als Chelator und Gleitmittel bei der manuellen und maschinellen Wurzelkanalaufbereitung

7.4.3 Wurzelkanalfüllung

Ziele der Wurzelkanalfüllung

Das Ziel der Wurzelkanalfüllung besteht laut *Europäischer Gesellschaft für Endodontologie* (1994) darin,
- „die Passage von Mikroorganismen und Flüssigkeit entlang des Wurzelkanals auszuschließen und
- das gesamte Kanalsystem auszufüllen, nicht nur um die Austrittsforte zum Periapex zu verblocken, sondern auch Dentinkanälchen und akzessorische Kanäle".

Eigenschaften der Wurzelkanalfüllung

An Anlehnung an *Grossman* (1965) sollte ein Wurzelkanalfüllungsmaterial folgende Eigenschaften aufweisen:

- Dimensionsstabilität
- Abbindung (Erhärtung)
- Wasserunlöslichkeit
- Gewebeverträglichkeit
- Röntgenopazität
- leichte Einführbarkeit
- leichte Entfernbarkeit
- Autosterilität
- Bakteriostase oder fehlende mikrobielle Wachstumsförderung
- Unresorbierbarkeit
- keine Mutagenität und Kanzerogenität.

Materialien zur Wurzelkanalfüllung

Die Wurzelkanalfüllung besteht gewöhnlich aus halbfesten oder festen **Wurzelkanalfüllstiften** und **Wurzelkanalfüllpasten** (Sealer).

Wurzelkanalfüllstifte

Material der Wahl für Wurzelkanalfüllstifte ist seit ihrer Einführung durch *Bowman* im Jahre 1867 die Guttapercha (*Michanowicz* et al. 1986). Guttapercha (f, n <malaiisch> getah = Gummi und percha = Baum) ist ein kautschukähnliches, aus Isopren aufgebautes Produkt, das durch Eintrocknen des Milchsaftes von Guttapercha-Baumarten gewonnen wird. Sie ist in der Kälte hart und unelastisch, erweicht aber bei Erwärmung (*Brockhaus* 1996). Die Guttapercha liegt in drei Phasentypen vor: α-, β- und γ-Form. Die α-Form kommt im Saft des Guttapercha-Baums, die β-Form in der zahnärztlichen Guttapercha vor (*Baumann* 2001b). Erhitzt man die Stifte auf 42–44°C, geht die kristalline β-Form in die kristalline α-Form über. Bei Temperaturen zwischen 56 und 64°C schmilzt die Guttapercha (*Gutmann* und *Witherspoon* 1998). Die endodontischen **Guttaperchastifte** enthalten neben der Guttaperchamatrix Zinkoxid als Füller, Bariumsulfat als Röntgenkontrastmittel, Wachse, Farbstoffe und Spurenelemente (*Guldener* 1993, *Hülsmann* 1993). Hinsichtlich ihres **Cadmiumgehalts** lassen sich die Guttaperchastifte in drei Gruppen einteilen. Laut Stellungnahme der DGZMK und DGZ liegt nach heutigem Kenntnisstand eine Gefährdung der Patienten durch Cadmium aus Guttaperchastiften nicht vor (*Schmalz*

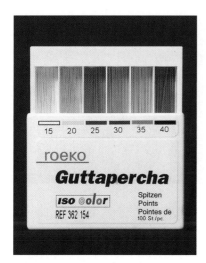

Abb. 243
ISO-gefärbte Guttaperchastifte

1998). Guttaperchastifte zeigten keine zytotoxischen Effekte (*Beer* et al. 1988). Sie werden ISO-farbkodiert (Farbkodierung am Kopfende), ISO-gefärbt (Färbung des gesamten Stiftes) (Abb. 243) sowie rosafarben in den konventionellen Stärken extrafein (XF), fein (F), mittel (M) und stark (L) sowie mit stärkerem Konus (4 % und 6 %) angeboten. Guttaperchastifte sollten stets in Kombination mit Wurzelkanalfüllpasten angewendet werden. Sie erfüllen hinsichtlich Gewebeverträglichkeit, Abdichtungsverhalten, Handhabung und Entfernbarkeit in einem hohen Maße die Anforderungen, die an Wurzelkanalfüllstifte zu stellen sind (*Schäfer* und *Hickel* 2000).

Silberstifte haben ihre einstige Popularität eingebüßt, weil sie durch Korrosion toxisch wirkende Salze bilden (*Margelos* et al. 1991). Die zytotoxischen Produkte Silbersulfide, -chloride, -sulfate und -karbonate gelangen in den Periapex und rufen dort akute und/oder chronische Entzündungsreaktionen hervor (*Schäfer* und *Hickel* 2000). Das nachteilige Microleakage und galvanische Vorgänge sind offenbar der Grund für die Auflösung des Silberstiftes (*Chana* et al. 1998).

Wurzelkanalfüllstifte aus Titan unterliegen nicht der Korrosion. Sie sind zur Füllung enger Wurzelkanäle geeignet (*Schäfer* und *Hickel* 2000). Außerdem werden **mit Guttapercha ummantelte Kunststoffstifte** zur Wurzelkanalfüllung herangezogen.

Wurzelkanalfüllpasten

Das auf Epoxidharz-Basis hergestellte **AH 26** (Dentsply DeTrey) wurde von *Schroeder* (1954) entwickelt (*Guldener* 1979). Es zeigte hervorragendes Abdichtungsvermögen, war nicht feuchtigkeitsempfindlich, penetrierte Dentin- und Seitenkanälchen und setzte bei mesenchymalem Kontakt einen äußerst geringfügigen und kurzfristigen Reiz (*Schroeder* 1981). Allerdings war AH 26 erst nach 1–3 Wochen teilweise und nach 4 Wochen vollständig abgebunden (*Allan* et al. 2001). Im Agardiffusions- und direktem Kontakttest wirkte AH 26 antimikrobiell. Dies hing jedoch von der Konsistenz des Sealers ab (*Fuss* et al. 2000). Unmittelbar nach dem Anmischen setzt AH 26 jedoch zeitlich begrenzt äußerst geringe Mengen von Formaldehyd frei (*Schäfer* und *Hickel* 2000). Das Nachfolgeprodukt **AH Plus** (Abb. 244) setzt zu keinem Zeitpunkt Formaldehyd frei. Es weist gegenüber AH 26 eindeutige Vorteile auf: Während die zytotoxische Wirkung von AH 26 eine Woche anhielt, währte sie bei AH Plus lediglich bis 4 Stunden nach dem Anmischen (*Azar* et al. 2000). Außerdem war das mutagene Potential von AH Plus geringer als das von AH 26 (*Jukić* et al. 2000). Während AH 26 starke genotoxische Effekte in vitro und in vivo zeigte, konnten bei AH Plus in vitro weder genotoxische noch mutagene Wirkungen nachgewiesen werden (*Leyhausen* et al. 1999). Dagegen berichteten *Cohen* et al. (2000) von zytotoxischen und *Schweikl* et al. (1998) von mutagenen Eigenschaften des AH Plus in vitro. Im Tierversuch an Hunden riefen Wurzelkanalfüllungen mit AH Plus weder Entzündungen noch

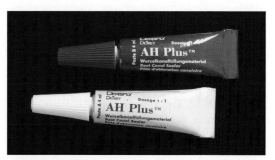

Abb. 244
Wurzelkanalfüllpaste AH Plus™ (Dentsply De Trey)

Nekrosen im angrenzenden periapikalen Gewebe hervor (*Leonardo* et al. 1999).

Das auf Polyketongrundlage hergestellte **Diaket** (ESPE) hat sich aus klinischer Sicht über Jahrzehnte bewährt. Es lässt sich gut applizieren, erhärtet innerhalb von 60 min und ist unter Anwendung spezieller Lösungsmittel relativ leicht entfernbar (*Schroeder* 1981). Seine Dichte und Wandständigkeit sind vorzüglich (*Guldener* 1979). Es toleriert außerdem feuchte Wurzelkanalverhältnisse. Zusammenfassend wird die Irritation periapikalen Gewebes bei direktem Kontakt mit Diaket als vergleichsweise gering eingeschätzt. Es zeige weder karzinogene noch mutagene Wirkungen während und nach der Abbindereaktion (*Schäfer* und *Hickel* 2000).

Wurzelkanalfüllpasten auf **Glasionomer-Zement-Basis** zeigten sich im Tierexperiment hinsichtlich ihrer Biokompatibilität gegenüber **Mineral-Trioxid-Aggregat (MTA)** unterlegen (*Holland* et al. 1999) und gegenüber Zinkoxid-Eugenol überlegen (*Leonardo* et al. 1998). GIZ-Füllpasten waren weniger dicht als AH 26 (*Barthel* et al. 1994). Problematisch ist die Entfernbarkeit der GIZ-Materialien.

Wurzelkanalfüllpasten auf **Salicylat-Basis mit Kalziumhydroxid** wiesen eine gute bis ausgezeichnete Biokompatibilität (*Tagger* und *Tagger* 1989) sowie eine gute Dichtigkeit und Volumenstabilität (*Schäfer* und *Hickel* 2000) auf. Charakteristisch für sie ist die Freisetzung von Kalziumionen (*Duarte* et al. 2000). Ihre Langzeitstabilität gegenüber Gewebeflüssigkeiten muss sich allerdings noch zeigen. In Übereinstimmung mit der Stellungnahme der DGZMK zur Anwendung aldehydfreisetzender zahnärztlicher Materialien (*Staehle* und *Koch* 1998) ist die Verwendung von Wurzelkanalfüllpasten mit **Paraformaldehydzusatz** heute obsolet (*Schäfer* und *Hickel* 2000). Dies trifft gleichermaßen für den Einsatz **kortikoidhaltiger Wurzelkanalfüllpasten** zu.

Instrumente zur Wurzelkanalfüllung

Der klassische **Lentulo** (Förderspirale) zur Applikation von Wurzelkanalfüllpasten wird heute kaum noch empfohlen. Es besteht die Gefahr der Überfüllung des Wurzelkanals. Vielmehr wird geraten, Wurzelkanalfüllstifte mit dem Sealer zu

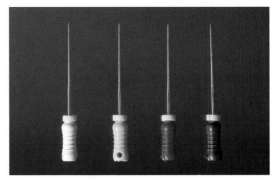

Abb. 245
ISO-genormte Fingerspreader für die Wurzelkanalfüllung

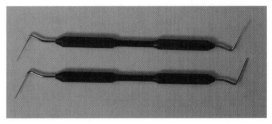

Abb. 246
Handplugger aus Nickel-Titan nach *Buchanan* zur Wurzelkanalfüllung

benetzen und diese Kombination in den Wurzelkanal einzuführen. Lentulos werden jedoch für das Einrotieren temporärer $Ca(OH)_2$-Wurzelkanalfüllungen gebraucht. Für die laterale Kondensation werden **Spreizinstrumente (Spreader)** benötigt. Sie liegen als Finger- oder Handspreader vor (Abb. 245). Dabei sind ISO-genormte Instrumente vorzuziehen. **Fingerspreader** aus Nickel-Titan sind flexibler als Edelstahlinstrumente. Die Fingerspreader sollten auf die Größe und Konizität der Guttaperchastifte abgestimmt sein. **Handplugger** sind für die vertikale Kondensation erforderlich (Abb. 246).

Methoden der Wurzelkanalfüllung
Einteilung der Methoden
Die auf *Ingle* und *West* (1994) zurückgehende Einteilung soll hier in vereinfachter und modifizierter Version festgehalten werden:

1   Definitive Wurzelkanalfüllung

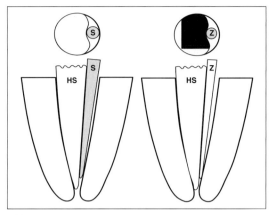

Abb. 247
Prinzip der lateralen Kondensation (Modifikation nach *Schroeder* 1981 sowie *Gutmann* und *Witherspoon* 1998) S – Spreader, HS – Hauptstift, Meisterstift, Z – Zusatzstift, Gesellenstift

Im Folgenden werden die wichtigsten Methoden beschrieben. Vorausschickend muss konstatiert werden, dass die beliebte und einfache **Einstift-** oder **Zentralstifttechnik** heute nicht mehr geübt werden sollte, da sie eine dichte Wurzelkanalfüllung nicht zu garantieren vermag.

Laterale Kondensation

> Die laterale Kondensation ist eine einfache, sichere, bewährte, standardisierte und weitestgehend universelle Methode zur Wurzelkanalfüllung.

Das in der Ausbildung und Praxis beliebte Verfahren ist gleichsam das Pendant zur standardisierten Step-back-Aufbereitung. Die laterale Kondensation gilt als Goldstandard unter den Techniken der Wurzelkanalfüllung. Sie erfüllt gemeinsam mit der Lege-artis-Wurzelkanalaufbereitung die Zielsetzungen der Wurzelkanalbehandlung. Misserfolge treten dann ein, wenn diese Intentionen missachtet und durch Übereifer bei der Kondensation Frakturen verursacht werden (*Ingle* und *West* 1994). Das Prinzip der lateralen Kondensation besteht in der Füllung des Wurzelkanals mit einem **Hauptstift** (**Meisterstift**, Masterpoint) und **Zusatzstiften** („Gesellenstif-

ten"), die sämtlich durch lateralen Druck mittels Spreizinstrumenten komprimiert werden (compaction), wodurch Raum für nachfolgende Zusatzstifte geschaffen wird (Abb. 247). Die Guttaperchastifte sind „in einem See von Zement eingefroren" (*Schilder* 1983). ISO-genormte Fingerspreader minimieren das Risiko der Vertikalfraktur. Die Systematik der lateralen Kondensation wird unter 7.4.4 beschrieben.

Umgekehrte Konusmethode

Es handelt sich dabei um eine Spielart der lateralen Kondensation. Sie wird beim avitalen jugendlichen bleibenden Zahn mit nicht abgeschlossenem Wurzelwachstum angewandt, wenn die $Ca(OH)_2$-Apexifikation erfolglos geblieben ist (*Ingle* und *West* 1994). Zunächst wird das flache Kopfende eines dicken Guttaperchastiftes mit dem Skalpell abgetrennt. Danach wird der Stift mit dem Kopfende zuerst in den Wurzelkanal bis kurz vor den Apex eingeführt. Er soll „satt sitzen", d.h., es ist eine gewisse Kraft erforderlich, ihn apikal zu positionieren und wieder zu entfernen (apikale Friktion, „tugback"). Der Sitz des umgekehrten Guttaperchastiftes wird röntgenographisch geprüft. Danach sollte der Wurzelkanal reichlich mit Sealer gefüllt werden und der mit Sealer

benetzte Primärstift in den Wurzelkanal eingeführt werden. Durch laterale Kondensation entsteht Raum für Zusatzstifte. Der Spreader muss
längenmarkiert sein, um Überfüllungen zu vermeiden.

Vakuumtechnik

Bei dieser Methode werden die Wurzelkanäle voll-
automatisch durch Unterdruck gereinigt, aufbereitet und abgefüllt (*Lussi* 2000). Der Sealer wird
durch den Unterdruck in den Wurzelkanal einge-
sogen und danach mit Hauptstift und Zusatzstiften verdichtet.

Vertikale Kondensation

Die vertikale Kondensation wurde 1967 von
Schilder als Füllung des Wurzelkanals in drei
Dimensionen kreiert. Die vertikale Kondensation
im Wurzelkanal erwärmter Guttapercha führt zu
dichten, dimensionsstabilen und dreidimensionalen Wurzelkanalfüllungen. Es handelt sich dabei
zweifelsfrei um eine exzellente Technik, die
jedoch schwierig und zeitaufwändig ist (*Stock* und
Nehammer 1994). Sie eignet sich für die Füllung
stark gekrümmter Wurzelkanäle, akzessorischer
und lateraler Kanäle sowie Ramifikationen.
Schilder (1967) sowie *Ingle* und *West* (1994) emp-
fahlen bei der vertikalen Kondensation folgendermaßen vorzugehen:

- Auswahl und Anpassung eines nicht standardisierten konischen Meisterstiftes, der in
  Konizität und Volumen dem Wurzelkanal entsprechen soll und dessen Spitze 0,5–1,0 mm
  gekürzt wird, wodurch die volle Arbeitslänge
  nicht erreicht wird.

> Der richtige Sitz des Hauptstiftes ist der
> Schlüssel zum Erfolg der vertikalen Konden-
> sation (*Ingle* und *West* 1994).

- Prüfung der Beweglichkeit und Eindringtiefe
  der Stopfinstrumente (Eindringtiefe: stärkster
  Plugger: 10 mm, mittlerer Plugger: 15 mm,
  dünnster Plugger: 3–4 mm vor physiologi-
  schem Foramen)

- Einrotieren geringster Mengen des Sealers mit
  dem (Hand-)Lentulo zum Bestreichen der
  Wurzelkanalwand
- Benetzen der Stiftspitze mit Sealer und
  Einführung des Meisterstiftes in den
  Wurzelkanal
- röntgenographische Kontrolle des Sitzes des
  Meisterstiftes
- Abschmelzen des koronalen Endes des Meisterstiftes am Wurzelkanaleingang und Erwärmung des oberen Drittels des Meisterstiftes mit
  einem Wärmeapplikator
- vertikale Kondensation der erwärmten Guttapercha mithilfe des stärksten Pluggers
- Erwärmung des mittleren Drittels des Meisterstiftes
- 1. selektive Entfernung von Guttapercha des
  mittleren Drittels mit dem Wärmeapplikator
- vertikale Kondensation der erwärmten Guttapercha im mittleren Drittel mithilfe des mittleren Pluggers
- Erwärmung der apikalen Guttapercha
- 2. selektive Entfernung von Guttapercha im
  apikalen Drittel
- vertikale Kondensation der Guttapercha im
  apikalen Drittel mit dem dünnsten Plugger
- Auffüllen der verbliebenen 2/3 des Wurzelkanals mit 5 mm langen Guttaperchasegmenten
  mithilfe entsprechender Plugger
- Erwärmung der Guttaperchasegmente mit
  Wärmeapplikatoren
- vertikale Kondensation der erwärmten Guttaperchasegmente bis zum Wurzelkanaleingang
- dichter Verschluss der Zugangskavität.

Im Rahmen der von ihm inaugurierten Conti-
nuous-Wave-of-Condensation-Technik setzt
Buchanan (1996) als Thermoapplikator das
System B Heatsource (Analytic, Orange, USA) und
System B-Plugger unterschiedlicher Stärke ein
(Abb. 248). Ihre Anwendung wird im Rahmen der
Systematik der Wurzelkanalfüllung unter 7.4.4
beschrieben.

Thermomechanische Kondensation

Diese Technik geht auf *McSpadden* (1979) zurück,
der einen nach ihm benannten Compactor ent-

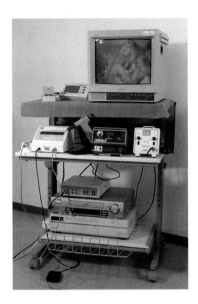

Abb. 248
Beistellwagen
mit System B
Heatsource
(Analytic) zur
vertikalen
Kondensation
(rechts auf der
Mittelkonsole)
und Obtura-II-
System zur
Guttapercha-
injektion
(Mitte der
Mittelkonsole)

wickelte (*Gutmann* und *Witherspoon* 1998). Es handelt sich dabei um eine umgekehrte Hedstroemfeile, die bei etwa 8000 U/min im Uhrzeigersinn durch entstehende Reibungswärme den Guttaperchastift im Wurzelkanal erweicht. Durch die umgekehrt angeordneten Schneiden wird die plastifizierte Guttapercha nach apikal transportiert. Die Methode ist zwar einfach und effektiv, jedoch sind Überfüllungen nicht auszuschließen. Beim **Engine Plugger** (VDW, München) handelt es sich um eine umgekehrte K-Feile. Bei einer **Hybridtechnik** wird die laterale Kondensation mit der thermomechanischen Kondensation (Engine Plugger) kombiniert (*Tagger* et al. 1984). Bei der **Multi-Fill-Technik** werden Nickel-Titan-Kompaktoren in Form einer umgekehrten Hedstroemfeile nacheinander mit β- und α-Guttapercha ummantelt, die zuvor in einem Heizgerät plastifiziert wurde. Bei Drehzahlen von 3000–5000 U/min erfolgt die Kondensation der Guttapercha im Wurzelkanal (*Reuver* 1998).

Injektionsmethoden
Obtura-System

Das **Hochtemperatur-Guttapercha-Injektionsverfahren** fußt auf der originellen Idee, thermoplastifizierte Guttapercha (160°C) mit einer Injektionsspritze in den Wurzelkanal zu injizieren (*Yee* et al.

1977). Das heutige **Obtura II-System** (Abb. 248) erwärmt β-Guttapercha bei Temperaturen von 160 –200°C und verwendet Injektionskanülen, die den ISO-Größen 40 und 60 entsprechen. Die Methode ist zur Abfüllung interner Resorptionshöhlen, C-förmiger Wurzelkanäle, akzessorischer Kanäle und apikaler Ramifikationen geeignet (*Ingle* und *West* 1994).

Ultrafil-System

Das **Niedrigtemperatur-Guttapercha-Injektionssystem** (*Michanowicz* und *Czonstkowsky* 1984) hat den Vorteil, dass es mit geringeren Temperaturen (70°C) arbeitet. Untersuchungen mit Radioisotopen zeigten einen guten apikalen Verschluss mit minimalem Microleakage (*Czonstkowsky* et al. 1985). Die Qualität der Wurzelkanalfüllung nach Guttaperchainjektion und Sealerapplikation war ebenso gut oder besser als die bei lateraler Kondensation (*Michanowicz* et al. 1986).

Beim Vergleich zwischen Hochtemperatur-, Niedrigtemperatur und lateraler Kondensation wies die laterale Kondensation eine signifikant geringere Farbstoffpenetration auf. Spektrophotometrisch ließen sich jedoch keine signifikanten Unterschiede zwischen den drei Methoden nachweisen. Allerdings traten bei der lateralen Kondensation weniger Überfüllungen auf (*LaCombe* et al. 1988).

Thermafil-Methode

Bei der Thermafil-Methode, die auf *Johnson* (1978) zurückgeht, werden vorgefertigte Kunststoffstifte mit Guttapercha-Ummantelung in einem Spezialofen erhitzt und dann in den Wurzelkanal eingeführt. In der überarbeiteten Version des Verfahrens, **Thermafil Plus**, kommt ein Ofen zur Anwendung (**ThermaPrep®Plus**, Dentsply Maillefer, Ballaigues, Schweiz), der die Guttapercha innerhalb von 2 min erwärmt (Abb. 249a, b, c). Die **Thermafil®-Obturatoren** liegen in den ISO-Größen 20 bis 140 vor und sind auf die größere Konizität von ProFile .04 abgestimmt. ISO-genormte **Verifier** dienen der Überprüfung der Aufbereitung und der Auswahl des entsprechenden Obturators. Hinsichtlich des Grades der

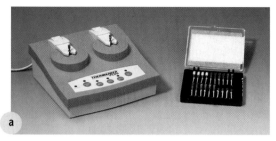

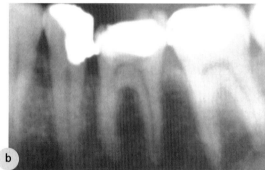

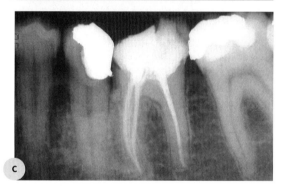

Abb. 249
Thermafil®-Methode zur Wurzelkanalfüllung
a) ThermaPrep®Plus-Ofen (links), Thermafil-Obtura-
toren (rechts)
b) Röntgenographische Ausgangssituation
c) Zustand nach Wurzelkanalfüllung mit Thermafil an 36

Farbstoffpenetration und der Überfüllung bestand zwischen der Thermafil-Methode und der lateralen Kondensation kein signifikanter Unterschied (*Abarca* et al. 2001). In einer anderen Studie füllte Thermafil Plus laterale Räume und den Hauptkanal besser aus und zeigte weniger Inhomogenitäten der Wurzelkanalfüllung als die laterale Kondensation. Jedoch produzierte Thermafil Plus mehr Überfüllungen (*Clinton* und *Himel* 2001).

Temporäre Wurzelkanalfüllung

Dieses Verfahren ist hauptsächlich bei avitalen jugendlichen bleibenden Zähnen mit unvollständigem Wurzelwachstum mit dem Ziel der Apexifikation, bei feuchtem Wurzelkanal durch exsudative Prozesse sowie bei Wurzelquerfrakturen indiziert. Hierbei werden $Ca(OH)_2$-Suspensionen (Calxyl® blau) mittels Spritze oder Lentulo in den Wurzelkanal eingebracht, mit Papierspitzen getrocknet und mit Stopfinstrumenten verdichtet. Überfüllungen sind dabei unbedenklich. Ziel der **Apexifikation** ist der durch $Ca(OH)_2$ stimulierte Verschluss des weiten apikalen Foramens durch osteoide oder zementoide Hartsubstanzen (*Camp* 1998). Die Hartsubstanzbarriere bildet sich im Zeitraum von 6 bis 24 Monaten. In dieser Zeit wird der Patient in 3-monatigen Intervallen zur röntgenographischen Kontrolle bestellt. Die temporäre Wurzelkanalfüllung wird bis zum kompletten Hartsubstanzverschluss erneuert. Zur definitiven Wurzelkanalfüllung mit Guttapercha muss ggf. ein speziell angefertigter, „maßgeschneiderter" Guttaperchastift herangezogen werden.

7.4.4 Systematik der Wurzelkanal-   behandlung

Im Folgenden wird die Wurzelkanalbehandlung Schritt für Schritt beschrieben. Die folgenden Systematiken tragen Empfehlungscharakter, d. h., sie weisen bei mehreren Wegen lediglich **einen** gangbaren Weg, der zum Erfolg führt. Die Systematiken sind in den Tabellen 29–34 zusammengefasst.

Tabelle 29 Systematik der Initialphase der Wurzelkanalaufbereitung (Erschließung und Erkundung)

Behandlungsschritt	Behandlungsmittel	Behandlungsmodus/Behandlungsziel/Behandlungsbedingungen
1. Erweiterung der Wurzelkanaleingänge	– Operationsmikroskop – Lupenbrille – niedertouriges Mikromotorwinkelstück – Langschaftrosenbohrer – Gates-Glidden-Bohrer (Abb. 250)	– muldenförmige Präparation der Wurzelkanaleingänge – Erweiterung des Wurzelkanaleingangs in absteigender Instrumentengröße
2. Reinigung und Desinfektion des koronalen Drittels	– Ultraschallscaler – Absaugung – Chlorhexidindiglukonat (0,5 % wässrig) oder Natriumhypochlorit (1 %)	Entfernung von Dentinspänen zur Vorbeugung von apikalen Blockaden
3. Schätzung der Arbeitslänge	– diagnostische Röntgenaufnahme (Abb. 251)	Bedingung: vollständige Abbildung der Krone und Wurzel in Paralleltechnik. Cave: veränderte Zahnlänge durch Abrasion, Restauration, Frakturen

4. Erschließen (Katheterisieren) und Erkunden (Sondieren) des Wurzelkanals	– flexible K-Feilen ISO 008, 010, 012 oder 015 mit abgerundeter Spitze
	– Gleitmittel
	– Interimständer mit Messeinrichtung (Abb. 252)
		Erschließen des Wurzelkanals bis zur apikalen Konstriktion
		– vorsichtige Einführung des dünnsten Instruments (ISO 008) bis zum 1. Widerstand (Initialfeile)
		– Bewegung des Instruments unter geringem Druck in einer Viertelkreisbewegung vor und zurück nach apikal (Rechts-/Linksbewegung verhindert apikale Blockade durch Gewebereste und Dentinspäne)
		– ggf. anschließend dosierte Zugbewegung von 1–2mm unter Abstützung der Arbeitshand an den benachbarten Zähnen
		– Entfernung der Gewebereste am Interimständer
		– Aufnahme von Gleitmittel mit Instrumentenspitze
		– Wiederholung des Arbeitsgangs bis zum erstmaligen Erreichen der vermutlichen apikalen Konstriktion
		– Erschließung bis zur ISO-Größe 015
		– Sondierungsbefunde:
		  • dreidimensionaler Verlauf des Wurzelkanals anhand der Formveränderung des Instruments
		  • Barrieren, Stufen, Blockaden
		  • Vereinigung zweier Wurzelkanäle
		  • vermutete Lage der apikalen Konstriktion

5. Intermittierende Spülung des Wurzelkanals	– CHX (0,5 % wässrig) oder NaOCl (1 %) – Spülkanüle – Spülspritze – Ultraschallscaler – Absaugung	Spülung zwischen der Anwendung der einzelnen Instrumentengrößen

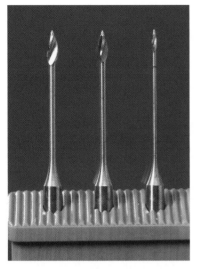

Abb. 250
Gates-Glidden-Bohrer zur Erweiterung des Wurzelkanaleingangs in absteigender Instrumentengröße

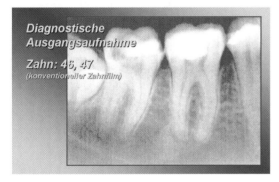

Diagnostische Ausgangsaufnahme

Zahn: 46, 47
(konventioneller Zahnfilm)

Abb. 251
Diagnostische Röntgenaufnahme

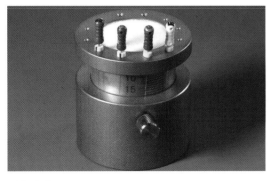

Abb. 252
Interimständer mit Messeinrichtung und flexiblen K-Feilen ISO 008, 010, 012 und 015 zur Erschließung und Sondierung des Wurzelkanals

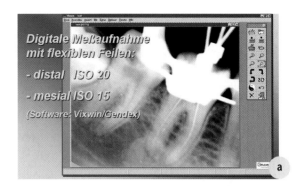

Digitale Meßaufnahme mit flexiblen Feilen:

- distal   ISO 20

- mesial ISO 15

(Software: Vixwin/Gendex)

a

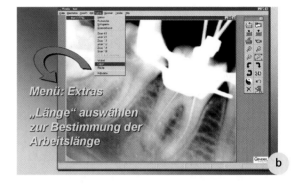

Menü: Extras

„Länge" auswählen zur Bestimmung der Arbeitslänge

b

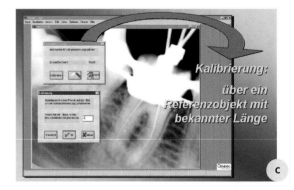

Kalibrierung:

über ein Referenzobjekt mit bekannter Länge

c

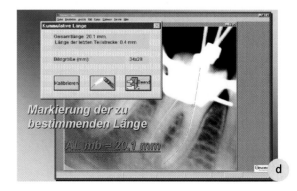

Markierung der zu bestimmenden Länge

AL mb = 20,1 mm

d

Tabelle 30 Systematik der Bestimmung der Arbeitslänge mittels digitaler Röntgenographie

Behandlungsschritt	Behandlungsmittel	Behandlungsmodus/ Behandlungsziel/ Behandlungsbedingungen
1. Taktile Bestimmung der Arbeitslänge	flexible Feilen ISO 008, 010, 012 oder 015	orientierende, unzuverlässige Bestimmung (Schätzung)
2. Elektrometrie	– Geräte mit Impedanzquotienten- messung (z.B. Root ZX®, Endy, Raypex 4®, Justy II®)	hohe Messgenauigkeit
3. Bestimmung der Arbeitslänge mittels digitaler Röntgenographie		
3.1. Einführung des Messinstruments	flexible Feile mindestens ISO 015	ausreichender Röntgenkontrast
3.2. Anfertigung der Röntgenmess- aufnahme (Abb. 253a)	– Langtubus – Paralleltechnik	bei Verzerrungen (Verlängerung oder Verkürzung) Wiederholung der Aufnahme
3.3. Auswahl des Menüs zur Längenbestimmung (Abb. 253b)	Software (z.B. VixWin™ 2000)	
3.4. Kalibrierung des Bildes mit der bekannten Länge des Mess- instruments (Abb. 253c)		
3.5. Markierung der zu bestimmenden Arbeitslänge (Abb. 253d)		
3.6. Ablesung der Arbeitslänge (Abb. 253d)		

← Abb. 253
Bestimmung der Arbeitslänge mittels digitaler
Röntgenographie an 36
a) Röntgenmessaufnahme mit eingelegten
Messinstrumenten
b) Auswahl des Menüs zur Längenbestimmung
c) Kalibrierung mit der bekannten Länge des
Messinstruments
d) Markierung der zu bestimmenden Arbeitslänge und
Ablesung der Arbeitslänge: 36 mb = 20,1 mm

Tabelle 31   Systematik der Hauptphase der Wurzelkanalaufbereitung (Erweitern, Reinigen, Desinfizieren, Formen) mit manuellen Mitteln

Behandlungsschritt	Behandlungsmittel	Behandlungsmodus/Behandlungsziel/ Behandlungsbedingungen
1. Initialphase: Erschließen Erkunden Messen	s. Tabelle 29 s. Tabelle 30	
2. Hauptphase: Erweitern Reinigen Desinfizieren	– Operationsmikroskop oder Lupenbrille – flexible K-Feilen aus Edelstahl mit Zwischengrößen (Golden Mediums®): ISO 015, 017, 020, 022, 025, 027, 030, 032 (Abb. 254) – Interimständer mit Messeinrichtung (Abb. 255) – Gleitmittel – CHX 0,5 % (wässrig) oder NaOCl 1 % – Spülspritze – Ultraschallscaler	2.1. Balanced-force-Technik – schrittweise manuelle Erweiterung des Wurzelkanals auf Arbeitslänge bei Erhaltung der apikalen Konstriktion und der Form des apikalen Wurzelkanaldrittels bis zur ISO-Größe 032 unter Verwendung von Instrumenten mit Batt-Spitze und Zwischengrößen – Bewegung der Instrumente unter sanftem Druck nach apikal bei gleichzeitiger Vierteldrehung nach rechts (im Uhrzeigersinn) – Ausführung einer halben Drehung nach links unter Aufrechterhaltung des apikalen Drucks – Reinigung des Instruments nach jedem Arbeitsgang – Benetzung der Instrumentenspitze mit Gleitmittel – intermittierende Spülung mit CHX oder NaOCl (Abb. 256) – ständige Instrumentenkontrolle – Rekapitulation (Erreichen der Arbeitslänge) mit 1–2 ISO-Größen kleineren Instrumenten zur Verhinderung apikaler Dentinblockaden
Formen	– K-Feilen ISO 035, 037, 040 – Biegevorrichtung (z.B. Flexobend)	2.2. Step-back-Technik – Präparation der Konusform insbesondere bei infizierten und stark gekrümmten Wurzelkanalsystemen zur Verbesserung der Spülbarkeit, der Aufnahme der medikamentösen Zwischeneinlage und der Applikation einer wandständigen, dichten und durch einen apikalen Stopp begrenzten Wurzelkanalfüllung nach der Methode der lateralen Kondensation – Vorbiegen der Instrumente (Abb. 257) – Rückzug von der apikalen Konstriktion (volle Arbeitslänge) in Millimeterschritten (Abb. 258a, b) – schabende Bewegungen

Tabelle 31   Fortsetzung

Behandlungsschritt Behandlungsmittel	Behandlungsmodus/Behandlungsziel/Behandlungsbedingungen
	Empfehlungen für die Aufbereitung: a) initial stark verengte oder teilobliterierte Wurzelkanäle oder grazile Wurzeln (untere Inzisivi): – Initialfeile: ISO 006/ 008 – grundsätzlich apikal mindestens um drei ganze ISO-Größen bis etwa ISO 030 erweitern (Meisterfeile) b) initial weite Wurzelkanäle – Initialfeile: ISO 020 – grundsätzlich um mindestens drei ganze ISO-Größen erweitern – apikale Aufbereitung bis etwa ISO 040 (Meisterfeile) c) stark infizierte Wurzelkanäle mit erweichtem Wurzelkanalwanddentin: – apikal mindestens um vier ganze ISO-Größen erweitern – Konus von etwa 6 % präparieren – feste Dentinkonsistenz erreichen Beachte: Prinzipiell bei Instrumentation leichte Rechts- und Linksdrehung ausführen, um Transport von Dentinspänen und Geweberesten zu vermeiden
Nachbearbeitung: Glätten Aufrunden – Operationsmikroskop oder Lupenbrille – flexible K-Feilen ISO 020 bis 030 – Biegevorrichtung – CHX-Lösung oder NaOCl-Lösung – Ultraschallscaler	• Isthmuspräparation – Aufrundung spitz auslaufender Kanalquerschnitte und Teilaufbereitung von Isthmi (Schaffung einer ovalen Kanalkonfiguration) – Vorbiegen der Feilen • Glättung der präparierten Wurzelkanalwand, Beseitigung möglicher Stufen und Aufrundung: – Anpassen der flexiblen Feile an den Wurzelkanalverlauf durch Vorbiegen – Glätten bis zur apikalen Konstriktion – kurze definierte Hubbewegungen von etwa 1–2 mm entlang der Wurzelkanalwand im Uhrzeigersinn (Circumferential filing): Aufrundung des Wurzelkanals in Anlehnung an äußere Kontur des Wurzelquerschnitts, Orientierung der Aufrundung auf die Sicherheitszone und Schonung der Gefahrenzone (Anticurvature filing)

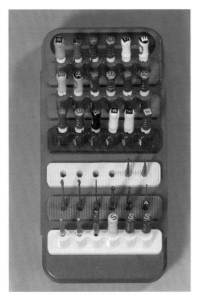

Abb. 254
Sortiment von Instrumenten zur manuellen Wurzelkanalaufbereitung und Wurzelkanalfüllung unter Einbeziehung flexibler Edelstahlfeilen in Zwischengrößen (K-Flexofile Golden Mediums®) in sterilisierbarer Box

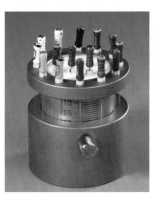

Abb. 255
Interimständer mit Messeinrichtung und K-Feilen für die Initial- und Hauptphase der Wurzelkanalaufbereitung

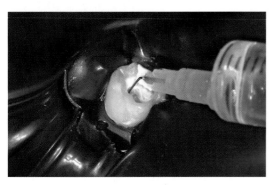

Abb. 256
Intermittierende Spülung des Wurzelkanals

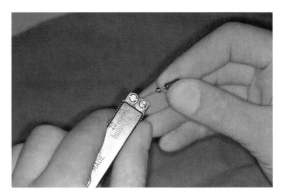

Abb. 257
Vorbiegen einer K-Feile mithilfe der Biegevorrichtung Flexobend (Dentsply Maillefer)

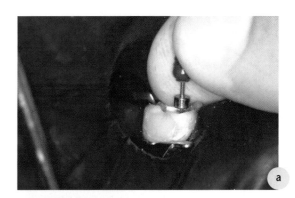

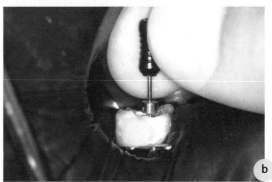

Abb. 258
Step-back-Technik zur Formgebung des Wurzelkanals
a) Rückzug der K-Feile ISO 35 um 1 mm von der apikalen Konstriktion (Meisterfeile ISO 30)
b) Rückzug der K-Feile ISO 40 um 2 mm von der apikalen Konstriktion

Tabelle 32   Systematik der Hauptphase der Wurzelkanalaufbereitung mit vorwiegend maschinellen Mitteln

Behandlungsschritt	Behandlungsmittel	Behandlungsmodus/Behandlungsziel/Behandlungsbedingungen
1. Initialphase: – Schätzung der Arbeitslänge – Erschließen und Erkunden	s. Tabelle 29	

2. Hauptphase
(Crown-down-Technik):
– Erweitern
– Reinigen
– Desinfizieren
– Formen
	– Operationsmikroskop oder Lupenbrille
	– Mikromotor mit Drehmomentsteuerung (z.B. ATR Tecnika)
	– Endo-Winkelstück (W & H)
	– Basissequenz ProTaper™
	– ProFile® .04/20, 25, 30, 35 (Abb. 259)
	– Interimständer
	– Gleitgel
	– CHX 0,5 % oder NaOCl 1,0 %
	– Ultraschallscaler
		– Einstellung der Drehzahl des Mikromotors: 300 U/min
		– Einsatz der Feilen im gut gespülten und geschmierten Wurzelkanal:
		  • Benetzung der Instrumentenspitze mit Gleitmittel
		  • intermittierende Spülung
		– Kontrolle des Instruments nach Entfernung aus dem Wurzelkanal:
		  • korrekter Sitz des Stopps entsprechend der Arbeitslänge
		  • Formveränderung des Instruments (aufgedrehte oder entgegengesetzte Windung)
		– rechtzeitiges Auswechseln des Instruments bei Frakturgefahr
		– Vorteile des Operationsmikroskops:
		  • Kontrolle des Spanabhubs
		  • rechtzeitige Säuberung des Instruments
		  • rechtzeitiges Erkennen von Formveränderungen

2.1. Aufbereitung des koronalen und mittleren Wurzelkanaldrittels	Basissequenz ProTaper™	– Einführung der Shaping File S1 (lila Ring) bis zum Beginn des apikalen Drittels – Säuberung des Spanraumes – keine Druckerhöhung bei Widerstand, sondern manuelle Erschließung (ISO 010) und Entfernung von Geweberesten in den oberen $^2/_3$ des Wurzelkanals – Spülung – erneute Einführung der Feile S1 – Einführung der Feile SX (ohne Ring) zur Erweiterung des Wurzelkanaleingangs und Entfernung von Dentinüberhängen – Vordringen bis zum Beginn des apikalen Drittels unter tupfenden Bewegungen

Tabelle 32   Fortsetzung

Behandlungsschritt	Behandlungsmittel	Behandlungsmodus/Behandlungsziel/ Behandlungsbedingungen
Bestimmung der definitiven Arbeitslänge	flexible K-Feilen ISO 012–017 s. Tabelle 30	
2.2. Aufbereitung des apikalen Wurzelkanaldrittels		
2.2.1. gerader Wurzelkanal oder geringe Krümmung	Basissequenz ProTaper™	– Einführung der Feile S1 (lila Ring) bis zur vollen Arbeitslänge, Spülung, Rekapitulation, Spülung – Einführung der Feile S2 (weißer Ring) bis zur vollen Arbeitslänge – Einführung der Finishing Files F1 (gelber Ring), F2 (roter Ring), F3 (blauer Ring) bis zur vollen Arbeitslänge in Abhängigkeit von der Größe des Wurzelkanals: Einsatz der Feile F2, wenn die Handfeile ISO 020 in Arbeitslänge nicht eng anliegt
2.2.2. mittlere bis starke Krümmung	ProFile® .04/ 20, 25, 30, 35	Aufbereitung des apikalen Drittels in aufsteigender Sequenz mit ProFile .04/20→ 25→30→35 bis zur exakten Arbeitslänge in Abhängigkeit von der Wurzelkanalgröße

2.3. Nachbearbeitung:
– Ausformen
– Aufrunden
– Glätten
	– K-Feilen
	– Biegevorrichtung
	– CHX-Lösung oder NaOCl-Lösung
	– Ultraschallscaler
		– Anpassung der K-Feile an den Wurzelkanalverlauf durch Vorbiegen
		– Nachbearbeitung bis auf Arbeitslänge
		  • Ausformen eines apikalen Stopps
		  • Isthmuspräparation (s. Tab. 31)
		  • Aufrundung des Wurzelkanals

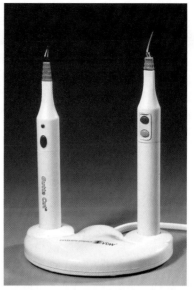

Abb. 261
CuttaCut® (VDW) zum Abtrennen überstehender Guttaperchastifte (links), Prototyp eines Pluggers zur vertikalen Kondensation

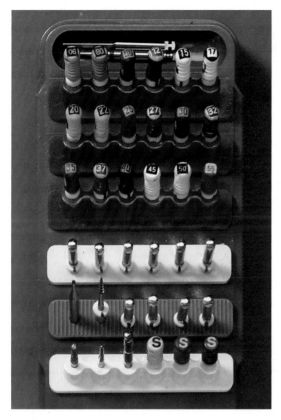

Abb. 259
Instrumentensortiment für die Wurzelkanalaufbereitung mit vorwiegend maschinellen Mitteln unter Einbeziehung der Basissequenz ProTaper, von ProFile .04/20, 25, 30 und 35 und flexibler K-Feilen zur Längenbestimmung, Nachbearbeitung und Aufbereitung obliterierter apikaler Wurzelkanalabschnitte sowie Instrumente zur Wurzelkanalfüllung

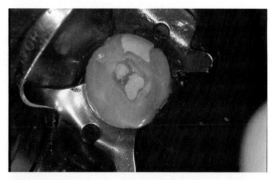

Abb. 262
Separater Verschluss des Wurzelkanaleingangs zur leichteren Auffindbarkeit bei Revisionen

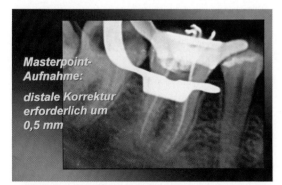

Masterpoint-Aufnahme:

distale Korrektur erforderlich um 0,5 mm

Abb. 260
Masterpointaufnahme zur Kontrolle der Lage des Meisterstifts

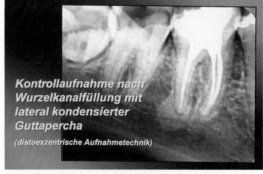

Kontrollaufnahme nach Wurzelkanalfüllung mit lateral kondensierter Guttapercha

(distoexzentrische Aufnahmetechnik)

Abb. 263
Röntgenkontrollaufnahme der Wurzelkanalfüllung mittels lateraler Kondensation

Tabelle 33   Systematik der lateralen Kondensation

Behandlungsschritt	Behandlungsmittel	Behandlungsmodus/Behandlungsziel/ Behandlungsbedingungen

1. Einprobe	– Operationsmikroskop oder Lupenbrille
	– ISO-genormte Guttapercha-stifte (Konizität 2 %)
		– Auswahl des Meisterstiftes entsprechend der ISO-Größe der Meisterfeile
		– geradlinige Einführung des Meisterstiftes ohne Knickung und Verbiegung
		– Kontrolle des Sitzes des Meisterstiftes
		  • visuell: Erreichen der vollen Arbeits-länge (Markierung der Arbeitslänge am Stift durch Druckmarke der Pinzette)
		  • taktil: apikale Friktion (etwa 1–2 mm) des Stifts (tugback)
		  • röntgenographisch (Masterpointauf-nahme, Abb. 260): Erreichen der apikalen Konstriktion

2. Korrektur	– K-Feilen – Skalpell/Schere	Durch Veränderung des Referenzpunktes im Laufe der Behandlung sowie durch Fehlen der apikalen Konstriktion (Zustand nach WSR, Resorption) oder des apikalen Stopps ergeben sich Korrekturen der Arbeitslänge: Zur Verkürzung der Arbeitslänge: – Wahl eines größeren Masterpoints oder – Kürzung des bisherigen ISO-genormten Stifts – Präparation eines apikalen Stopps mit Handfeilen Zum Erreichen der Arbeitslänge: – Rekapitulation mit K-Feilen der ISO-Größe 008–012 – bei stärkeren Blockaden: Einsatz vorge-bogener K-Feilen ISO 020 oder 025 mit schneidender Spitze – Präparation eines neuen apikalen Stopps
3. Reinigung, Desinfektion und Trocknung	– CHX 0,5 % wässrig oder NaOCl 1 % – Spülspritze – Papierspitzen	– letztmalige Reinigung und Desinfektion des Wurzelkanals – Trocknung des Wurzelkanals mit Papier-spitzen in der Größe des Meisterstifts – Kontrolle der Papierspitzen: Sie müssen frei von Dentinspänen, Weichgewebe und Medikamenten und trocken sein.

Tabelle 33   Fortsetzung

Behandlungsschritt	Behandlungsmittel	Behandlungsmodus/Behandlungsziel/Behandlungsbedingungen

4. laterale Kondensation	– ISO-genormte Haupt- und Zusatzstifte
	– Fingerspreader ISO 015, 020, 025, 030
	– oder Handspreader
	– Exkavator
	– Spiritusbrenner
	– oder GuttaCut® (VDW, Abb. 261)
		– gleichmäßig dünne Benetzung des Meisterstifts mit Wurzelkanalfüllpaste
		– Einrotieren des Sealers mithilfe des Masterpoints von koronal nach apikal, wobei der Wurzelkanaleingang sealerfrei bleiben soll
		– Fixierung des Masterpoints auf Arbeitslänge anhand von Markierung und Referenzpunkt
		– laterale Kondensation des Masterpoints mit längenmarkiertem Spreader (Stopp):
		  • enge und gekrümmte Wurzelkanäle: ISO 020 oder ISO 015
		  • weite Wurzelkanäle: ISO 025
		  • Einführung des Spreaders etwa 2 mm kürzer als die Arbeitslänge
		  • laterale Verdichtung des Masterpoints mit dosiertem Druck, wobei er sich der Wurzelkanaloberfläche anpasst und den Sealer in Isthmus und Seitenkanäle verdrängt
		  • Viertelkreisdrehung des Spreaders nach rechts und links, um ihn von der Guttapercha zu lösen und aus dem Wurzelkanal zu entfernen
		– laterale Kondensation der Zusatz- oder Gesellenstifte:
		  • Einführung der auf Spreadergröße angepassten ISO-genormten Stifte (oder eine Größe kleiner als der Spreader) in den durch den Spreader geschaffenen Hohlraum
		  • laterale Verdichtung der Stifte unter gleich hohem Anpressdruck in Richtung Isthmus ohne Wechsel des Arbeitsortes
		  • zügiges Einsetzen der Zusatzstifte, da die Rückstellung der Guttapercha die exakte Positionierung weiterer Stifte verhindert

Tabelle 33   Fortsetzung

Behandlungsschritt	Behandlungsmittel	Behandlungsmodus/Behandlungsziel/Behandlungsbedingungen
		• Auffüllen des Wurzelkanals mit Zusatzstiften bis zum koronalen Drittel des Wurzelkanals – Säuberung des Spreaders von Sealerresten nach jeder Kondensation – Fixieren des Unterkiefers mit der linken Hand beim Kondensieren im Unterkiefer – separates Füllen jedes Wurzelkanals – Abtrennen überstehender Guttaperchastifte am Wurzelkanaleingang mit erwärmtem Exkavator oder GuttaCut® Cave: – zu hoher Druck: Gefahr der Vertikalfraktur – zu geringer Druck: ungenügende Verdrängung des Sealers und der Zusatzstifte, inhomogene Wurzelkanalfüllung
5. Verdichtung und Verschluss der Wurzelkanalfüllung	– Handplugger und Spiritusbrenner – oder System B-Plugger – ZOE	– Verdichtung des koronalen Teils der Wurzelkanalfüllung durch Plugger – Schaffung einer 2 mm tiefen Senke am Wurzelkanaleingang – Entfernung von Überschüssen des Wurzelkanalfüllmaterials – bakteriendichter Verschluss von Wurzelkanaleingang nebst Isthmus mit ZOE (Abb. 262)
6. Koronaler Verschluss (Aufbaufüllung)	– GIZ – Komposit	– Auffüllung der Zugangskavität mit Glasionomerzement oder vorzugsweise adhäsiv mit Komposit in Schichten (unter Verzicht auf ZOE) zur Abdichtung der Zugangskavität, Stabilisierung der frakturgefährdeten Zahnhartsubstanz und Kompensation des Zahnhartsubstanzverlustes – möglichst sofortige definitive Versorgung (s. 7.5)
7. Röntgenkontrolle	(s. Abb. 263)	– Kontrolle der Wurzelkanalfüllung auf Homogenität, Wandständigkeit, Vollständigkeit und Überschuss – Kontrolle der koronalen Restauration auf Vollständigkeit und Dichtigkeit

Tabelle 34 Systematik der vertikalen Kondensation (Hybridtechnik)

Behandlungsschritt	Behandlungsmittel	Behandlungsmodus/Behandlungsziel/ Behandlungsbedingungen
1. Einprobe	– Operationsmikroskop oder Lupenbrille – ISO-genormte Guttapercha-stifte der Konizität 4 %	s. Tabelle 33
2. Korrektur	s. Tabelle 33	
3. Desinfektion und Trocknung	s. Tabelle 33	
4. vertikale Kondensation zum apikalen Verschluss (Downpacking)	– System B Heatsource – System B-Plugger – Handplugger – Sealer	– Benetzung des Masterpoints mit Sealer – Einrotieren des Sealers mithilfe des Masterpoints – Fixierung des Masterpoints auf Arbeitslänge – Kontrolle der Position des Masterpoints (s. Tabelle 33) – Abtrennen des überstehenden Masterpoints mit erwärmtem System B-Plugger – vertikale Kondensation des Masterpoints mit längenmarkiertem erwärmtem System B-Plugger bis 3 mm vor der apikalen Konstriktion für < 4 s – Unterbrechung des Heizvorganges – Weiterführung des System B-Pluggers bis zur apikalen Konstriktion – Aufrechterhalten des apikalen Drucks für 10 s – erneutes Erwärmen des System B-Pluggers für 1 s – Zurückziehen des Pluggers nach einer Pause von 1 s, wobei die überschüssige Guttapercha entfernt wird – Einführung eines Handpluggers mit Druck zum Anpressen der Guttapercha – Füllung und Kondensation der Wurzelkanäle nacheinander – Anpressdruck führt zur Verdrängung des Sealers und der Guttapercha in Isthmen und Seitenkanäle Cave: zu hoher Druck: Überfüllung, zu geringer Druck: inhomogene Wurzelkanalfüllung

Tabelle 34   Fortsetzung

Behandlungsschritt	Behandlungsmittel	Behandlungsmodus/Behandlungsziel/Behandlungsbedingungen
5. Röntgenkontrolle		Anfertigung der Röntgenkontrollaufnahme unter Kofferdam zur Qualitätskontrolle: – korrekter apikaler Verschluss – charakteristischer apikaler „Schilder-Puff" und abgefüllte Seitenkanäle
6. vertikale Kondensation zum Auffüllen des Wurzelkanals (Backfilling oder Backpacking)	– Operationsmikroskop oder Lupenbrille – Obtura II – System B-Plugger – Handplugger	– Erweichung der bereits kondensierten apikalen Guttapercha an der Oberfläche mithilfe des System B-Pluggers zur besseren Bindung an die Backfill-Guttapercha – schrittweises Auffüllen und Kondensieren mit erwärmter Guttapercha aus dem Obtura II-System bis 2 mm unterhalb des Wurzelkanaleingangs
7. Verschluss des Wurzelkanals	– Handplugger – ZOE	– bakteriendichter Verschluss von Wurzelkanaleingang nebst Isthmus
8. Koronaler Verschluss (Aufbaufüllung)	s. Tabelle 33	
9. Röntgenkontrolle	s. Tabelle 33	

7.4.5 Erfolg der Wurzelkanalbehandlung

> Der Kurz- und Langzeiterfolg der Wurzelkanalbehandlung ist an die Lege-artis-Aufbereitung und -Füllung des Wurzelkanalsystems sowie an den dichten Verschluss des koronalen Wurzelkanalzugangs geknüpft.

Der Erfolg der Wurzelkanalbehandlung wird laut Stellungnahme der DGZMK anhand der **Schmerzanamnese**, des **klinischen Befundes** und des Vergleichs des **röntgenographischen Befundes** der Ausgangs- und letzten Röntgenaufnahme gemessen (*Weiger* et al. 2001). Die Autoren ziehen für die Zuordnung Erfolg/Misserfolg in Anlehnung an das Konsenspapier der **Europäischen Gesellschaft für Endodontologie** (1994) drei Kategorien heran:
„(1.) „Vollständige Heilung"
* klinische Symptomfreiheit **und**
* radiologisch durchgehend verfolgbarer Parodontalspalt normaler Breite (d. h. radiologisch als knöchern beurteilte Regeneration

endodontisch bedingter Läsionen und, falls gegeben, Stillstand ehemals progressiver Resorptionen).
(2.) „Unvollständige Heilung"
* klinische Symptomfreiheit **und**
* radiologisch verifizierbare Verkleinerung der endodontisch bedingten Läsion.
(3.) „Keine Heilung"
* klinische Symptome einer endodontisch bedingten Läsion, gegebenenfalls auch Neubildung einer periradikulären Läsion **und/oder**
* radiologisch erfassbare, externe progressive Resorptionen."

In der Stellungnahme wird der maximale Zeitraum, in dem röntgenographisch eine vollständige Regeneration erwartet werden kann, mit 4 bis 5 Jahren angegeben. Die Erfolgsquoten der Wurzelkanalbehandlung in unterschiedlichen klinisch-röntgenographischen Situationen sind die Folgenden:
1. Zähne mit irreversibler Pulpitis oder Pulpanekrose ohne assoziierte periapikale

Läsion nach primärer Wurzelkanalbehandlung: 85–95 %.

2. Zähne mit revisionsbedürftiger Wurzelkanalbehandlung ohne assoziierte periapikale Läsion: 89–95 %.

3. Zähne mit infiziertem Wurzelkanal und assoziierter Parodontitis apicalis nach primärer Wurzelkanalbehandlung: 70–90 %.

4. Wurzelkanalbehandelte Zähne mit infiziertem Wurzelkanal und assoziierter periapikaler Läsion nach Revision: 50–70 %.

5. Zähne mit nicht abgeschlossenem Wurzelwachstum nach Apexifikation durch medikamentöse Einlage mit Kalziumhydroxid: 75–95 %.

> Entscheidendes röntgenographisches Kriterium für eine erfolgreiche Wurzelkanalbehandlung ist die Erhaltung oder Wiederherstellung des Desmodontalspaltes.

In einer klinisch-mikrobiologisch kontrollierten Studie (*Klimm* et al. 1989b) an 50 Patienten war 6–40 Monate nach der Wurzelkanalbehandlung unter Verwendung von 0,5 %iger wässriger Chlorhexidindiglukonatlösung in 30 Fällen der periapikale Knochen komplett wiederhergestellt. In 12 Fällen war die periapikale Läsion nach 3–8 Monaten deutlich verkleinert. 8 Fälle konnten nicht nachgeröntgt werden. Klinisch bestand in 49 Fällen Symptomlosigkeit, in einem Fall kam es zu einer Exazerbation des chronischen Entzündungsprozesses. Exemplarisch soll der röntgenographisch sichtbare Behandlungserfolg in drei Fällen demonstriert werden (Abb. 264, 265, 266). Hinter zystenverdächtigen Prozessen kann sich sowohl eine **periapikale Taschenzyste** als auch eine **periapikale wahre Zyste** verbergen. Aus klinischer Sicht kann eine periapikale Taschenzyste durchaus mit konventioneller endodontischer Therapie erfolgreich behandelt werden, was bei einer periapikalen wahren Zyste wohl kaum ohne chirurgische Intervention möglich ist (*Nair* 1995). Die Falldarstellung wird durch Behandlungserfolge aus jüngerer Zeit ergänzt (Abb. 267 bis 275).

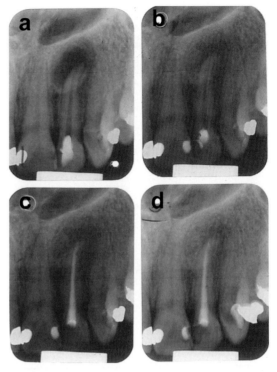

Abb. 264
Wurzelkanalbehandlung bei zystenverdächtigem Periapikalprozess an 22 (situationsgleiche Aufnahmen):
a) Zustand vor der Behandlung
b) Zustand 21 Monate nach mechanisch-chemischer Wurzelkanalaufbereitung unter Verwendung von 0,5%iger wässriger CHX-Lösung (fehlende Wurzelkanalfüllung wegen mikrobiologischer Materialentnahme aus dem Wurzelkanal): deutliche Verkleinerung der periapikalen Läsion
c) Zustand nach Wurzelkanalfüllung (Guttapercha/Diaket) und 28-monatiger Beobachtungszeit
d) Zustand nach 52 Monaten: vollständige Knochenregeneration im Bereich der ehemaligen periapikalen Läsion (*Klimm* et al. 1989, mit freundlicher Genehmigung des Springer-Verlags, Wien)

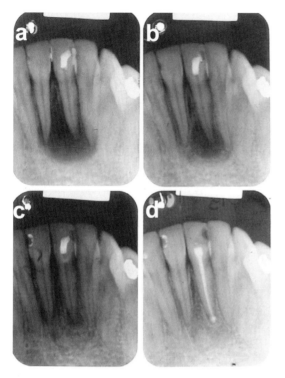

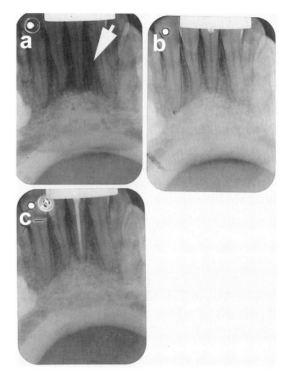

Abb. 265
Wurzelkanalbehandlung bei einer zystenverdächtigen periapikalen Läsion ausgehend von 31 (situationsgleiche Aufnahmen):
a) Zustand vor der Behandlung
b) Zustand 4 Monate nach Behandlungsbeginn: Wurzelkanal ungefüllt, periapikale Läsion deutlich verkleinert
c) Kontrollbefund nach 16 Monaten: weitere drastische Verkleinerung der periapikalen Läsion
d) Zustand nach Wurzelkanalfüllung (Guttapercha/Diaket): komplette Wiederherstellung der periapikalen Knochenstruktur und des Desmodontalspaltes (mit freundlicher Genehmigung des Springer-Verlags, Wien)

Abb. 266
Wurzelkanalbehandlung bei einem zystenverdächtigem Prozess an 31 (situationsgleiche Aufnahmen):
a) Zustand vor der Behandlung
b) Zustand 27 Monate nach der Wurzelkanalbehandlung: Wiederherstellung des Wurzelhautspaltes und komplette periapikale Knochenrestitution
c) Kontrollbefund nach der Wurzelkanalfüllung mit Guttapercha und Diaket (mit freundlicher Genehmigung des Springer-Verlags, Wien)

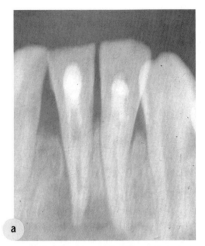

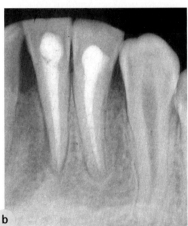

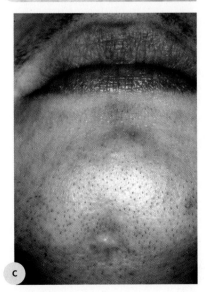

Abb. 267
Wurzelkanalbehandlung bei diffuser Parodontitis apicalis chronica mit Kinnfistel nach Frontzahntrauma an 31 und 32 durch Sturz von der Leiter:
a) Zustand nach temporärer Wurzelkanalfüllung: diffuse periapikale Aufhellung
b) Zustand nach 3 Jahren: komplette Knochenregeneration mit durchgehend verfolgbarem Desmodontalspalt
c) Verschluss der Kinnfistel (vergleiche mit Abb. 175 b)

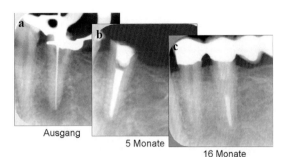

Ausgang

5 Monate

16 Monate

Abb. 268
Wurzelkanalbehandlung bei einer Parodontitis apicalis chronica an 35 mit diffuser periapikaler Aufhellung und klinischer Knochenauftreibung:
a) Ausgangssituation mit Wurzelkanalinstrument
b) Zustand 5 Monate nach Behandlungsbeginn: Wurzelkanalfüllung (laterale Kondensation), starke periapikale Knochenregeneration
c) Zustand 16 Monate nach Behandlungsbeginn: Kronenaufbau mit Glasfaserstift, durchgehend verfolgbarer Desmodontalspalt, komplette periapikale Reossifikation

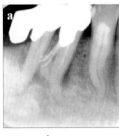

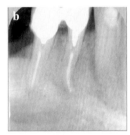

Ausgang

6 Monate

Abb. 269
Wurzelkanalbehandlung bei exazerbierter Parodontitis apicalis chronica an 44 und 45: Klinischer Befund: 44, 45 Kronenblock mit Anhänger, Schwellung
a) Ausgangssituation: 44 unvollständige Wurzelkanalfüllung ab altera manu, Lokalisation von Teilen der Wurzelkanalfüllung distobukkal der Wurzel nach Perforation am Kronenrand, abgegrenzte halbmondförmige Aufhellung von 44 apikal nach 45 distal-marginal
b) Kontrollaufnahme 6 Monate nach Behandlungsbeginn: Wiederherstellung der Knochenstruktur und des Desmodontalspaltes im Bereich der früheren Läsion, prothetische Versorgung alio loco

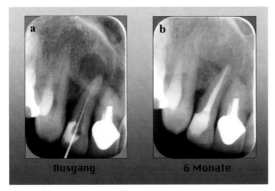

Abb. 270
Wurzelkanalbehandlung bei Parodontitis apicalis chronica (Zystenverdacht) an 12
a) Ausgangssituation: kirschgroße scharf abgegrenzte periapikale Aufhellung und unvollständige Wurzelkanalfüllung ab altera manu
b) Kontrollaufnahme der Wurzelkanalfüllung 6 Monate nach Behandlungsbeginn; weitestgehend vollständige Reossifikation

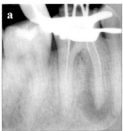 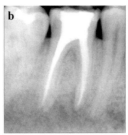

Ausgang   12 Monate

Abb. 271
Wurzelkanalbehandlung bei Exazerbation einer Parodontitis apicalis chronica mit Schwellung an 46
a) Ausgangszustand: ausgedehnte diffuse periradikuläre Aufhellung bis ins koronale Wurzeldrittel
b) Zustand 12 Monate nach Behandlungsbeginn: Restprozess an der mesialen Wurzel; günstige Prognose

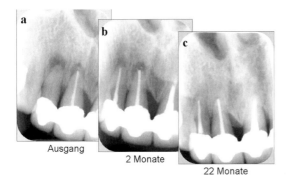

Ausgang

2 Monate

22 Monate

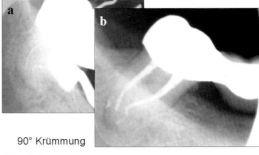

90° Krümmung

Abb. 273
Günstige Prognose nach Wurzelkanalaufbereitung mit ProTaper und ProFile sowie nach einwandfreier Wurzelkanalfüllung in vertikaler Kondensation bei extrem starker Wurzelkanalkrümmung an 48:
a) Röntgenmessaufnahme: 90° starke Krümmung mesial
b) Kontrollaufnahme nach vertikaler Kondensation: komplette Abfüllung des Wurzelkanalsystems inklusive Ramifikationen

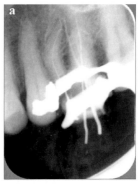 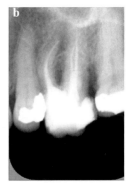

Abb. 274
Erfolgreiche maschinelle Wurzelkanalaufbereitung mit ProTaper und ProFile und laterale Kondensation bei Parodontitis apicalis chronica fistulosa an vierkanaligem 26
a) Darstellung des Fistelgangs mit Guttaperchastift
b) Zustand nach Wurzelkanalfüllung, die sich im mesiobukkalen und mesiopalatinalen Kanal überlagert

---

← Abb. 272
Wurzelkanalbehandlung bei simultaner parodontaler und endodontischer Läsion an 11 und 12:
a) Ausgangszustand: 12–22 Kronenblock, 12 abgegrenzte periapikale Aufhellung, 11 Zustand nach Wurzelkanalfüllung und Wurzelspitzenresektion ab altera manu
b) Zustand nach Wurzelkanalfüllung 2 Monate nach Behandlungsbeginn: deutliche Verkleinerung der periapikalen Aufhellung an 12
c) Kontrollaufnahme 22 Monate nach Behandlungsbeginn: Vorliegen eines gleichmäßigen Desmodontalspaltes an 12 und 11

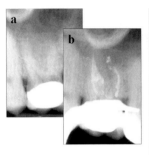
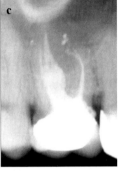

Abb. 275
Vertikale Kondensation an 5-kanaligem 16 mit irreversibler Pulpitis
a) Ausgangsröntgenbild
b) Kontrollaufnahme nach Verschluss des apikalen
Drittels
c) Zustand nach kompletter vertikaler Kondensation:
massive Wurzelkanalfüllung durch Vereinigung der
zwei ampullenförmig erweiterten palatinalen Wurzelkanäle, „Schilder-Puff" an der mesialen und distalen
Wurzelspitze

7.4.6 Revision der Wurzelkanal-
behandlung

Wie bereits unter 2.2 dargestellt, ist die
Misserfolgsrate der Wurzelkanalbehandlung un-
vertretbar hoch. Fast 60 % der Misserfolge der
endodontischen Therapie werden laut **Washington-Studie** (*Ingle* et al. 1994) allein durch unvollständige Wurzelkanalfüllungen verursacht. Neben
der Unterfüllung des Wurzelkanals sind Inhomogenitäten der Wurzelkanalfüllung, mangelhafte
Aufbereitung des Wurzelkanals, koronales Microleakage, übersehene, nicht behandelte Wurzelkanäle, Perforationen, Instrumentenfrakturen und
Überfüllungen des Wurzelkanals verantwortlich
für den Misserfolg der endodontischen Therapie.
Somit hat die Revision der Wurzelkanalbehandlung in der Endodontie einen hohen Stellenwert.

Ziele der Revision

Die Revision der Wurzelkanalbehandlung
besteht in deren Wiederholung, Korrektur
und Verbesserung. Sie hat das Ziel, den
Wurzelkanal lege artis aufzubereiten und
abzufüllen sowie Komplikationen zu behe-
ben, um periapikalen Entzündungen vorzubeugen oder dieselben auszuheilen.

Indikation der Revision

Grundsätzlich gilt, dass bei Vorliegen eines
Misserfolgs der Wurzelkanalbehandlung
zunächst stets die Revision der Wurzelkanalbehandlung, also der konservativ-ortho-
grade Weg, anzustreben ist.

Indikationen der Revision sind (*Ketterl* 1994,
Hülsmann und *Schriever* 2001):
–   periapikale Aufhellung bei vollständiger
    Wurzelkanalfüllung in Abhängigkeit vom
    Alter der Wurzelkanalfüllung (keine Indika-
    tion bei abnehmender Aufhellung, zuneh-
    mender Regeneration)
–   periapikale Aufhellung bei unvollständiger
    Wurzelkanalfüllung
–   fehlende periapikale Aufhellung bei unvoll-
    ständiger Wurzelkanalfüllung vor restaurati-
    ver Neuversorgung
–   übersehener, nicht behandelter Wurzelkanal
–   mikrobielle Kontamination der Wurzelkanal-
    füllung durch Speichelexposition bei insuffi-
    zienter koronaler Versorgung oder durch
    Karies.

Stabholz et al. (1994) differenzierten zwischen
dem **vorliegenden** und **potentiellen Misserfolg**.
Beim konstatierten Misserfolg ist die Revision der
Wurzelkanalbehandlung indiziert, wenn denn der
orthograde Zugang zum Wurzelkanalsystem bis
zur Konstriktion gegeben ist. Anderenfalls wird
chirurgisch vorgegangen (s. Kapitel 8). In den
meisten Fällen muss der chirurgischen Behandlung eine orthograde Wurzelkanalbehandlung

lege artis vorausgehen. Chirurgische Behandlungen mit alleiniger retrograder Wurzelkanalfüllung sind eher die Ausnahme. Ein potentieller Misserfolg liegt vor, wenn die Wurzelkanalfüllung insuffizient ist. Hier muss revidiert werden, wenn die Versorgung mit einer neuen Restauration geplant ist.

Vor Revisionen sind stets die Risiken von Komplikationen und Verschlechterungen sorgfältig abzuwägen.

Durchführung der Revision

Revisionen der Wurzelkanalbehandlung sind meist ein schwieriges Unterfangen und erfordern Ausdauer und manuelles Geschick. Es sind dabei alle für die primäre Wurzelkanalbehandlung zutreffenden Regeln zu beachten.

7.5 Postendodontische Restauration

Grundsätzlich ist hierbei zwischen der Restauration des vitalen Zahnes nach Vitalerhaltungsverfahren und der restaurativen Versorgung des avitalen Zahnes nach Wurzelkanalbehandlung zu differenzieren.

7.5.1 Restaurative Therapie nach Vitalerhaltungsverfahren

Wie bereits ausgeführt, hängt der Dauererfolg vitalerhaltender Therapie entscheidend vom Randschluss der definitiven Restauration ab. Der dauerhafte Verschluss durch geeignete definitive Restaurationen soll das Endodont vom mikrobiellen Microleakage abschirmen. Angesichts einer Reihe von Lehrbüchern und Monographien zur restaurativen Therapie (z.B. *Geurtsen* 1989, *Klimm* 1997, *Heidemann* 1999) soll hier auf die ohnehin verkürzte Wiedergabe der Indikation und Systematik der postendodontischen Therapie am vitalen Zahn verzichtet werden.

7.5.2 Restaurative Therapie nach Wurzelkanalbehandlung

Veränderungen am wurzelkanalbehandelten Zahn

Wurzelkanalbehandlungen führen zum zusätzlichen Verlust an Zahnhartsubstanz, physikalischen Veränderungen und ästhetischen Mängeln (*Wagnild* und *Mueller* 1998). In der Tat führt die Präparation der Zugangskavität durch den Verlust des Pulpakammerdachs zu einer Destabilisierung der Zahnkrone, die in Funktion stärker als zuvor der Biegung unterliegt. Dies führt zu erhöhter Frakturgefahr. Hinzu kommen die veränderten physikalischen Eigenschaften durch Wasserverlust und Kollagenveränderungen, die sich in erhöhter Sprödigkeit der Zahnhartsubstanzen äußern. Farbveränderungen wurzelkanalbehandelter Zähne sind allgemein bekannt. Diese Gesichtspunkte müssen bei der postendodontischen Restauration berücksichtigt werden.

Prinzipien der postendodontischen Restauration

Prinzipiell sollten in Anlehnung an *Haller* (2001) sowie *Weigl* und *Heidemann* (2001) folgende Empfehlungen für die postendodontische Therapie festgehalten werden:

1. Postendodontische Therapie erfolgt stets differenziert in Abhängigkeit von den individuellen Gegebenheiten des Patienten.
2. Schon bei der Präparation der Zugangskavität ist die spätere restaurative Therapie zu bedenken (s. 7.4.1).
3. Die definitive postendodontische Restauration sollte so bald wie möglich erfolgen. Sie kann nach irreversibler Pulpitis kurz nach Abschluss der Wurzelkanalfüllung vorgenommen werden. Beim Vorliegen einer Parodontitis apicalis ist die Wartezeit von 6 Monaten in Abhängigkeit von den individuellen Bedingungen zu unterschreiten.
4. Es ist zu empfehlen, dass nach jeder Wurzelkanalfüllung die Zugangskavität adhäsiv versorgt wird. Dies bildet eine solide Grundlage für die definitive Versorgung.

5. Die Adhäsion des Füllungsmaterials erhöht seine Retention, senkt das Frakturrisiko und hemmt das mikrobielle Microleakage.

6. Material der Wahl für die Aufbaufüllung ist das adhäsive Komposit. Durch seine hohe Adhäsionskraft verstärkt es die Zahnhöcker, was Glasionomerzemente nicht vermögen.

7. Als Aufbaumaterial sind lichthärtende Hybridkomposite zu empfehlen. Sie werden schichtweise zur Reduktion der Polymerisationsschrumpfung appliziert, sind röntgensichtbar, verfügen über ausreichende Härte bei der Präparation, sind zahnfarben und

können mit Mehrkomponentenadhäsiven befestigt werden.

8. Komposite als Aufbaumaterial können bei entsprechender Indikation „nahtlos" mit der definitiven Kompositfüllung verbunden werden.

9. Die Teilkrone ist der Vollkrone vorzuziehen.

10. Stifte sind nicht obligat. Sie sind nur dann zu verwenden, wenn sie aus Retentionsgründen wirklich indiziert sind. Mit der Stiftversorgung sind Risiken wie Wurzelperforation, Wurzelfraktur, Retentionsverlust und Korrosion (Metallstifte) assoziiert.

Tabelle 35 Indikation der postendodontischen Restauration der Frontzähne (nach *Haller* 2001 sowie *Weigl* und *Heidemann* 2001)

Ausgangssituation nach Wurzelkanalbehandlung	Art der Restauration	
	Aufbau	Restauration
kleine Kronendefekte bei weitgehender Erhaltung der klinischen Krone (Zugangskavitäten, Approximalfüllungen, Schneidekantenverlust)	Kompositaufbau	Kompositfüllung (Abb. 276)
mittlere Kronendefekte (mehrflächige Kavität)	Kompositaufbau	– Kompositfüllung – Keramikveneer – Vollkeramikkrone – Metallkeramikkrone
subtotale Kronendefekte	– Kompositaufbau ohne Wurzelstift – Kompositaufbau mit nichtmetallischem (ästhetischem) adhäsiv befestigtem konfektioniertem Wurzelstift: • Zirkoniumdioxid-Keramik (Cerapost, Brasseler; Cosmopost, Ivoclar Vivadent) • Glasfaser (EasyPost WhitePost, Dentsply Maillefer; Cytec & Exatec, Hahnenkratt; ER DentinPost, Brasseler; ParaPost Fiber White Post, Coltène Whaledent; BonaFit, Bonadent; Mirafit, Hager & Werken; Dentorama Glas-Fiber Posts, Svenska Dentorama AB)	– Vollkeramikkrone – Metallkeramikkrone – Vollkeramikkrone (Abb. 277)
Totalverlust der Krone	– indirekt hergestellter Aufbau mit Zirkoniumdioxid-Keramikstift – Kompositaufbau mit Karbonfaserstift* – Kompositaufbau mit schraubbarem Metallstift* – gegossener Stiftstumpfaufbau*	– Vollkeramikkrone (Abb. 278) – Metallkeramikkrone

* besonders bei erhöhter Belastung (Pfeilerzähne)

Indikation der postendodontischen Restauration

In Tabelle 35 ist die Indikation postendodontischer Restaurationen in Abhängigkeit vom Zahnhartsubstanzverlust der klinischen Krone bei Frontzähnen und in Tabelle 36 bei Seitenzähnen festgehalten. Die Tabellen berücksichtigen die Empfehlungen von *Haller* (2001) sowie *Weigl* und *Heidemann* (2001).

Systematik der postendodontischen Restauration

Tabelle 37 und 38 widmen sich dem schrittweisen Vorgehen bei der Versorgung mit konfektioniertem Wurzelstift bzw. mit dem individuell hergestellten Stiftstumpfaufbau.

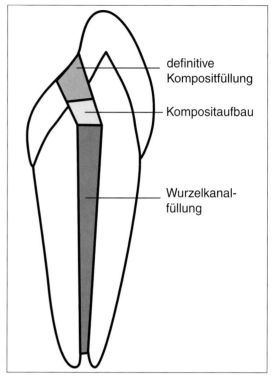

Abb. 276
Prinzip der postendodontischen Versorgung bei kleinen Kronendefekten am Frontzahn

Tabelle 36   Indikation der postendodontischen Restauration der Seitenzähne (nach *Haller* 2001 sowie *Weigl* und *Heidemann* 2001)

Ausgangssituation nach Wurzelkanalbehandlung	Art der Restauration	
	Aufbau	Restauration
ein- bis zweiflächige Kavität	Kompositaufbau	Kompositfüllung
Krone mit Erhalt der bukkalen und oralen Wand	Kompositaufbau	– Onlay/Overlay (Abb. 279) – adhäsiv befestigtes Keramikinlay (Abb. 280)
Krone mit Verlust der bukkalen oder oralen Wand	– Kompositaufbau – ohne Kompositaufbau	– Onlay/Overlay – adhäsiv befestigtes Keramikonlay – adhäsiv befestigte Keramikteilkrone (Abb. 281)
Krone mit Verlust der bukkalen und oralen Wand bei fehlender Retention für alleinigen Kompositaufbau	Stiftverankerung des Aufbaus – aktiver oder passiver Stift mit Kompositaufbau (s. Tab. 35) – gegossener Stiftstumpfaufbau	– Keramikkrone – Metallkeramikkrone – Gusskrone (Abb. 282) – Metallkeramikkrone – Gusskrone

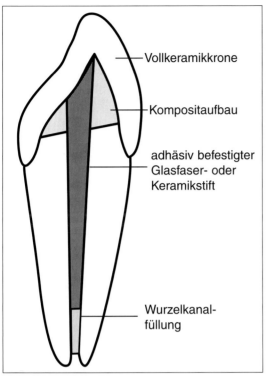

Abb. 277
Prinzip der postendodontischen Versorgung bei subtotalem Kronenverlust am Frontzahn

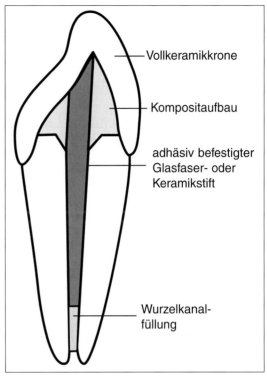

Abb. 278
Prinzip der postendodontischen Versorgung bei totalem Kronenverlust am Frontzahn

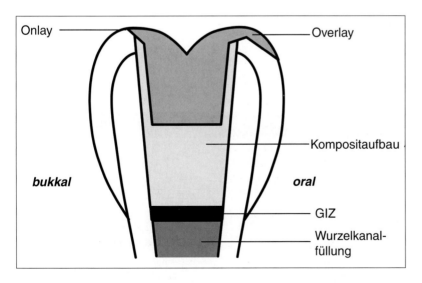

Abb. 279
Prinzip der postendodontischen Versorgung von Seitenzähnen mit metallischem Onlay/Overlay und Kompositaufbau bei intakter bukkaler und oraler Kavitätenwand (nach *Haller* 2001)

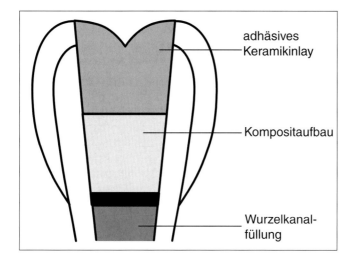

Abb. 280
Prinzip der postendodontischen Versorgung von Seitenzähnen mit Keramikinlay und Kompositaufbau bei intakter bukkaler und oraler Kavitätenwand (nach *Haller* 2001)

adhäsives Keramikinlay

Kompositaufbau

Wurzelkanal-füllung

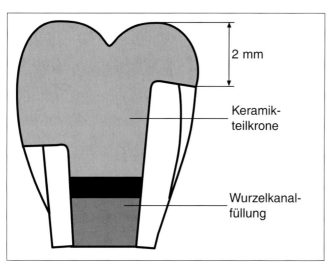

Abb. 281
Prinzip der postendodontischen Versorgung von Seitenzähnen mit Keramikteilkrone ohne Kompositaufbau bei Verlust der bukkalen oder oralen Kavitätenwand (nach *Haller* 2001)

2 mm

Keramik-teilkrone

Wurzelkanal-füllung

Tabelle 37   Postendodontische Versorgung mit konfektioniertem Wurzelstift

Behandlungsschritt	Behandlungsmittel	Behandlungsmodus/Behandlungsziel/Behandlungsbedingungen
1. Auswahl des Stiftsystems	abgestimmtes System aus Bohrern und Stiften: Metall-, Glasfaser-, Karbon- oder Keramikstifte (Abb. 283)	
2. Bestimmung der Stiftlänge und -stärke	Kontrollröntgenaufnahme nach Wurzelkanalfüllung	anzustrebende Stiftlänge: $2/3$ des Wurzelkanals Stiftdurchmesser: entsprechend der funktionellen Belastung
3. Präparation des Stiftbettes	– Pilot-, Vor- oder Gatesbohrer – Kalibrierungsbohrer	– Vorbohren – Präzisionsbohrung zur wandständigen Anpassung des Stiftes (Formkongruenz zwischen Bohrer u. Stift)

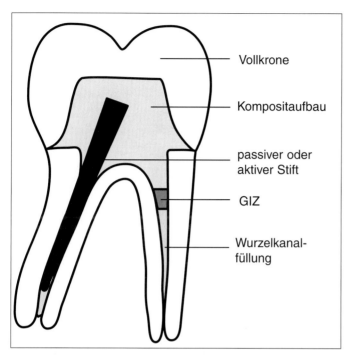

Vollkrone

Kompositaufbau

passiver oder
aktiver Stift

GIZ

Wurzelkanal-
füllung

Abb. 282
Prinzip der postendodontischen Versorgung von Seitenzähnen mit Vollkronen, Kompositaufbau sowie passiven und aktiven Stiften bei Verlust der bukkalen und oralen Wände und fehlender Retention für alleinigen Kompositaufbau (nach *Haller* 2001)

Tabelle 37   Fortsetzung

Behandlungsschritt	Behandlungsmittel	Behandlungsmodus/Behandlungsziel/ Behandlungsbedingungen
4. Anpassung der Stiftlänge	Trennscheibe	
5. Kontrolle des angepassten Stiftes	– visuell – taktil – ggf. röntgenographisch	
6. Reinigung und Trocknung des Stiftbettes	– CHX-Lösung oder NaOCl-Lösung – Papierspitzen	
7. Reinigung des Stiftes	Alkohol	
8. Zementieren oder adhäsives Befestigen des Stiftes	– Zinkphosphatzement – Glasionomerzement – Ätzgel – Dentinadhäsiv – Befestigungskomposit – oder -kompomer mit Adhäsiv – Lichtpolymerisationsgerät	– Dentinkonditionierung – Schaffung einer Abflussrille am Stift – Beschichten mit Befestigungskomposit – Einführung des Stiftes in den Wurzelkanal – Lichtpolymerisation
9. Rekonstruktion des Kronenstumpfes durch Kompositaufbau	– Dentinadhäsiv – Komposit – Kompomer	– schichtweise Applikation und Lichtpolymerisation – Beschleifen des Aufbaus
10. Versorgung mit provisorischer und definitiver Krone		

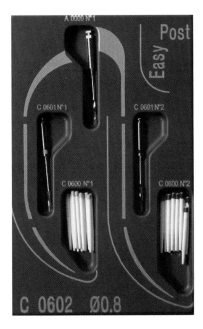

Abb. 283
Abgestimmtes System aus Bohrern und konfektionierten Glasfaserstiften zur postendodontischen Versorgung

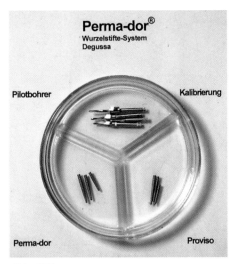

Abb. 284
Abgestimmtes System aus Bohrern und metallischen Stiften zur postendodontischen Versorgung mit individuell hergestelltem laborgefertigtem Stiftstumpfaufbau

Tabelle 38   Postendodontische Versorgung mit individuell hergestelltem laborgefertigtem Stiftstumpfaufbau

Behandlungsschritt	Behandlungsmittel	Behandlungsmodus/Behandlungsziel/Behandlungsbedingungen
1. Auswahl des Stiftsystems	abgestimmtes System aus Bohrern sowie metallischen, keramischen oder Gussformstiften (Abb. 284)	s. Tabelle 37
2. Bestimmung der Stiftlänge und -stärke	s. Tabelle 37	anzustrebende Stiftlänge: $2/3$ des Wurzelkanals, Stiftdurchmesser: entsprechend der funktionellen Belastung
3. Päparation des Stiftbettes und Herstellung des Stumpfaufbaus	s. Tabelle 37	
3.1. direktes Verfahren	– Metallstift – Keramikstift – Gusskunststoff	Modellierung des direkten Stumpfaufbaus und Gießen im Labor
3.2. indirektes Verfahren	– ausbrennbarer Gussformstift/-kunststoff oder Metallstift – Abformmaterial	Abformung mit eingesetztem Stift und Laborfertigung des Kronenstumpfes
4. provisorische Versorgung	– provisorisches Füllungsmaterial – Abdruckmaterial für Vorabformung – oder vorgefertigte provisorische Krone – Kunststoff für provisorische Krone – provisorischer Befestigungszement	– Verschluss des Stiftbettes – provisorische Kronenversorgung nach ursprünglicher oder konfektionierter Kronenform
5. Anprobe mit Befestigung des Stiftstumpfaufbaus	– Zinkoxidphosphatzement – Glasinomerzement – Dentinadhäsiv – Befestigungskomposit	– klinische und ggf. röntgenographische Kontrolle der Passfähigkeit – Anbringen von Abflussrillen am Stift

7.6 Behandlung seltener endodontischer Fälle

Die moderne Endodontie ist zunehmend in der Lage, Zähne mit seltenen endodontischen Erkrankungen zu erhalten. So wurden **zervikale externe Resorptionen** der Klassen 1 und 2 durch örtliche Anwendung einer 90 %igen wässrigen Lösung von Trichloressigsäure, Kürettage, ggf. Wurzelkanalbehandlung und Defektrestauration mittels Glasionomerzement vollständig ausgeheilt (*Heithersay* 2000). Beschränken sich **interne Resorptionen** auf den Wurzelkanal, können sie durch Ausräumung des Granulationsgewebes und durch konventionelle Wurzelkanalbehandlung zum Stillstand gebracht werden (*Barthel* und *Pettiette* 1996). Durch die Kombination von konventioneller Wurzelkanalbehandlung und endodontischer Chirurgie können Zähne mit **fortgeschrittenen internen Resorptionen** erhalten werden (*Arnold* et al. 2000). Die Resorptionshöhlen werden dabei mit erwärmter Guttapercha gefüllt. Exemplarisch für die endodontische Behandlung von Zahnanomalien soll hier das therapeutische Vorgehen bei einem **Dens invaginatus** dargestellt werden (Abb. 285a bis c).

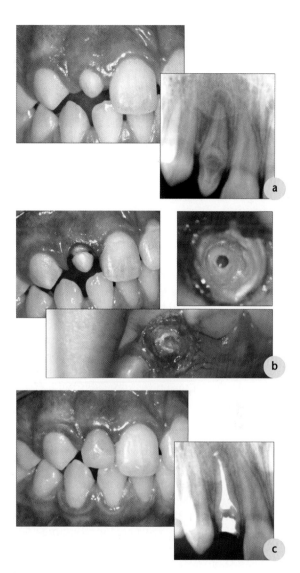

Abb. 285
Endodontische Behandlung von einem Dens invaginatus 12
a) Klinische Ausgangssituation: zapfenzahnähnliche Kronenkonfiguration (links), röntgenographische Ausgangssituation: koronale Invagination vom Typ I nach *Oehlers*, periapikale Aufhellung (rechts)
b) Dekapitation der klinischen Zahnkrone (links), Zustand nach entfernter klinischer Krone (unten), Zustand nach Entfernung von Weichgewebe und des Bodens der Invaginationshöhle (rechts)
c) Klinische Situation mit provisorischer Krone (links), Röntgenkontrollaufnahme nach definitiver Wurzelkanalfüllung mit apikalem Überschuss von Calxyl® blau (rechts)

Aequam memento in rebus arduis servare mentem.
Bedenke, im Unglück Gleichmut zu bewahren.

(*Horaz* 65–8 v. Chr.)

7.7 Komplikationen bei der endodontischen Behandlung

Unter einer Komplikation versteht man ein Ereignis oder einen Umstand, wodurch der durchschnittliche Ablauf einer Erkrankung, eines ärztlichen Eingriffs oder natürlichen Vorgangs ungünstig beeinflusst werden kann (*Pschyrembel* 1998). Auf jeden Fall handelt es sich um ein unerwartetes, störendes und irritierendes Ereignis, das möglicherweise dem Patienten zum Schaden gereicht. Die Komplikation kann durch einen **Behandlungsfehler** verursacht werden. „Der BGH (Bundesgerichtshof) misst den Behandlungsfehler daran, ob der (Zahn-)Arzt unter Einsatz der von ihm zu fordernden (zahn)medizinischen Kenntnisse und Erfahrungen im konkreten Fall vertretbare Entscheidungen über die diagnostischen und therapeutischen Maßnahmen getroffen hat und diese sorgfältig durchgeführt hat" (*Oehler* 1999). Angesichts möglicher Komplikationen bei der endodontischen Behandlung ergeben sich für den Zahnarzt aus forensischer Sicht eine Reihe von Pflichten: Im Rahmen der **Aufklärungspflicht** erfolgt die **Selbstbestimmungsaufklärung** des Patienten, die der Entscheidungsfindung des Patienten vor dem Eingriff dient. Es schließen sich **Diagnoseaufklärung**, **Verlaufsaufklärung** und **Risikoaufklärung** an. Die **Sorgfaltspflicht** gebietet, in Diagnostik und Therapie dem augenblicklichen Stand der (Zahn)Medizin zu entsprechen (*Oehler* 1999). Zur Sorgfaltspflicht gehört auch die berufliche Fortbildung (*Pschyrembel* 1998). Selbstredend muss über die aufgetretene Komplikation aufgeklärt werden. Es besteht dann **Schadensabwen-dungspflicht** („Erfolgsabwendungspflicht"). Auch hinsichtlich eingetretener Komplikationen be-steht **Dokumentationspflicht**, um Beweislücken in Gutachten oder vor Gericht zu verhindern (*Oehler* 1999).

7.7.1 Klassifikation der Komplikationen

Die Komplikationen bei der endodontischen Behandlung lassen sich in Anlehnung an *Guldener* (1993), *Frank* (1994) sowie *Fuss* und *Trope* (1998) wie folgt einteilen:

1   Schädigung der vitalen Pulpa
1.1 Präparationstrauma
1.2 Artifizielle Eröffnung
1.3 Chemische Schädigung
2   Komplikationen im Zusammenhang mit der Zugangskavität
2.1 Mangelhafter Randschluss von Füllungen
2.2 Behandlung des falschen Zahnes
2.3 Kronen- und Wurzelfraktur
2.4 Extraalveoläre Perforationen (Kronen- und Wurzelperforationen koronal zum Epithelansatz)
2.5 Übersehener Wurzelkanal
3   Komplikationen bei der Wurzelkanalaufbereitung
3.1 Überinstrumentierung
3.2 Intraalveoläre Perforationen
3.2.1 Perforationen am Limbus alveolaris
3.2.2 Perforationen im mittleren Wurzelabschnitt
3.2.3 Perforationen im apikalen Wurzelabschnitt
3.2.4 Perforationen in der Furkation
3.3 Perforationen der Kieferhöhle
3.4 Perforationen des Mandibularkanals
3.5 Instrumentenbruch
4   Komplikationen bei der Wurzelkanalfüllung
4.1 Unterfüllung
4.2 Überfüllung
4.3 Wurzellängsfraktur
4.4 Instrumentenfraktur
5   Sonstige Komplikationen
5.1 Verschlucken von Instrumenten
5.2 Aspiration von Instrumenten
5.3 Spülungsbedingte Gewebeschädigung
5.4 Emphysem

7.7.2 Wichtigste Komplikationen

Perforationen

Perforationen können bei der Präparation der Zugangskavität und bei der Wurzelkanalaufbereitung entstehen. Intraalveoläre Perforationen äußern sich als stechender Schmerz und schwer stillbare Blutung. Mithilfe von Papierspitzen kann die Perforation lokalisiert werden. Frische, kleine, apikal oder koronal vom Limbus alveolaris gelegene Perforationen haben eine gute Prognose. Alte, große und im kritischen Limbusbereich lokalisierte Perforationen zeigen dagegen eine schlechte Prognose. **Koronale Perforationen** im Frontzahnbereich werden erfolgreich mit Kompositen und Glasionomerzementen verschlossen. Im Seitenzahnbereich stellt Amalgam eine zweifelhafte Option dar (*Fuss* und *Trope* 1998). **Limbale Perforationen** sind aufgrund ihrer Nähe zum epithelialen Attachment am schwierigsten zu behandeln. Um den Defekt von außen zu decken, bedarf es der chirurgischen Freilegung oder der kieferorthopädischen Extrusion. Zunächst sollte stets ein nichtchirurgisches endodontisches Vorgehen versucht werden. Hier bietet sich der Verschluss mit ProRoot™ MTA (Dentsply Maillefer) an. Außerdem wird über die erfolgreiche Anwendung des Internen-Matrix-Konzepts berichtet, bei dem als Matrix z.B. Kalziumhydroxid und als Verschlussmaterial Super-EBA-Zement eingesetzt wurden (*Bogaerts* 1999). Kleine und frische apikale Perforationen sollten vorzugsweise sofort mit Guttapercha und Sealer versorgt werden. Kleine und alte **apikale Perforationen** sind mit medikamentöser Zwischeneinlage (Ca(OH)$_2$) zu versorgen und in der 2. Sitzung zusammen mit dem Wurzelkanal zu verschließen. Bei großen alten und frischen apikalen Perforationen ist eine Langzeittherapie mit Ca(OH)$_2$ indiziert, bis die Perforation durch eine Hartsubstanzbarriere verschlossen ist. Die Wurzelspitzenresektion ist erst dann angezeigt, wenn der Wurzelkanal nicht zugänglich ist und eine apikale Parodontitis vorliegt. Kleine **Furkationsperforationen** sollten mit einem schnell härtenden Material versorgt werden. Bei großen Furkationsperforationen zeigten

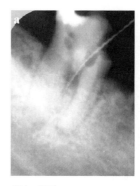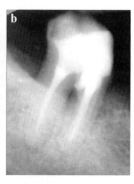

Abb. 286
Komplikation Perforation an 47 bei stark verengten Wurzelkanälen
a) Perforation in der Bifurkation ab altera manu beim Aufsuchen der Wurzelkanaleingänge
b) Röntgenkontrolle nach Wurzelkanalfüllung und Verschluss der Perforation mit ProRoot™ MTA (Dentsply Maillefer)

Cermetzemente in vitro den dichtesten Verschluss (*Jantarat* et al. 1999, *Fuss* et al. 2000). Auch hier ist ProRoot™ MTA geeignet (Abb. 286a und b). Bei parodontaler Beteiligung sollte eine Wurzel entfernt werden (*Fuss* und *Trope* 1998). Bei **Perforationen** der **Kieferhöhle** oder des **Mandibularkanals** durch Überinstrumentierung erfolgt eine Lege-artis-Wurzelkanalfüllung bis zur apikalen Konstriktion nach exakter Längenbestimmung.

Instrumentenfrakturen

„Daß bei einer Wurzelbehandlung ein 3–4 mm großes Stück der Instrumentenspitze abbricht und im Zahn verbleibt, ist ein bei aller ärztlichen Kunst nicht sicher vermeidbares Missgeschick und gereicht dem Zahnarzt nicht zum Verschulden" (KG Berlin 17.12.92 – 20 U 713/92). Dieses Urteil ändert nichts an der Tatsache, dass die Instrumentenfraktur (Abb. 287a und b) ein äußerst negatives Ereignis ist. Daher kommt der Prävention dieser Komplikation eine große Bedeutung zu (*Wesselink* 1992). Diese beinhaltet den geradlinigen Zugang zum apikalen Wurzelkanaldrittel, die sorgfältige Kontrolle der benutzten Aufbereitungsinstrumente und eine adäquate Aufbereitungstechnik (*Wesselink* 1992, *Hülsmann* 1999).

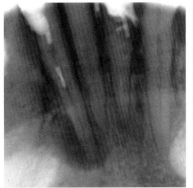

Abb. 287
Instrumenten-
frakturen
a) Fraktur
eines Beutel-
rockbohrers
und Parodon-
titis apicalis
chronica an
42, unvoll-
ständige Wur-
zelkanalfüllung
und periapika-
le Läsion an 31

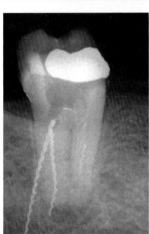

ab altera manu
b) Fraktur von Hed-
stroemfeilen mit
Perforation im mitt-
leren Wurzelab-
schnitt sowie Frak-
tur eines Lentulos
alio loco

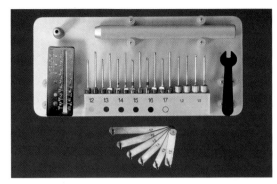

Abb. 288
Masserann-Besteck (MicroMega)

Die Entfernung frakturierter Wurzelkanalinstrumente stellt eine große Herausforderung im
Rahmen der orthograden Wurzelkanalbehandlung dar und bleibt häufig erfolglos (*Hülsmann*
1996). Eine höhere Erfolgsquote der Entfernung
von abgebrochenen Instrumenten war an folgende Bedingungen geknüpft (*Schinkel* und *Hülsmann* 2000):
– gerade oder wenig gekrümmte Wurzelkanäle
– einkanalige Zähne
– distale Kanäle unterer Molaren
– Oberkieferzähne
– Hineinreichen des Fragments bis ins koronale
  Wurzelkanaldrittel
– Fraktur des Instruments koronal der Wurzelkanalkrümmung
– Länge des Fragments > 7 mm
– frakturierte Reamer oder Lentulos.

Hülsmann (1996) hat sich über die Strategien zur
Entfernung frakturierter Aufbereitungsinstru-
mente ausführlich geäußert. Dabei spielen folgen-
de Mittel eine wichtige Rolle:
– Lupenbrille, Kaltlichtquelle oder Operations-
  mikroskop zur Sichtbarmachung des Frag-
  ments
– Langschaftrosenbohrer zur Freilegung des
  koronalen Fragmentteils
– Wurzelkanalaufbereitungsinstrumente   der
  ISO-Größe 10 und 15: Reamer zur Sondierung,
  Feilen zum Freipräparieren und Entfernen des
  Fragments
– Masserann-Besteck (MicroMega) (Abb. 288),
  Endo-Extraktor, Metrac® (Hager & Meisinger)
  zur Entfernung koronal lokalisierter Frag-
  mente aus kräftigen Wurzeln
– Canal-Finder-System zum Umgehen des
  Fragments nach teilweiser Passage
– Ultraschallinstrumente zur Lockerung des
  Fragments nach teilweiser Passage
– Chelatoren zur Erweichung des Wurzelkanal-
  dentins
– Zangen, Pinzetten, Nadelhalter, Injektions-
  nadeln (*Eleazer* und *O'Connor* 1999) zum
  Fixieren und Entfernen des Fragments.
Wir messen der substanzschonenden Entfernung
frakturierter Instrumente durch Lockerung mit
Ultraschallspitzen, kräftiger Spülung und Entfer-
nung mit dem Micro-Opener unter dem Ope-
rationsmikroskop große Bedeutung bei (Abb. 289).
Bei Instrumentenfrakturen sollte folgendermaßen

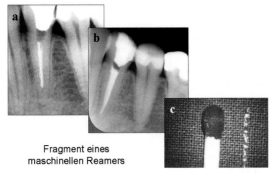

Fragment eines
maschinellen Reamers

Abb. 289
Komplikation Instrumentenfraktur
a) Fraktur eines maschinellen Reamers bei 34 alio loco
b) Röntgenkontrolle nach Entfernung des Fragments
und Wurzelkanalfüllung
c) Größenvergleich des entfernten Fragments

Abb. 290
Überfüllung
in den Man-
dibularkanal
a) Perforation
des distalen
Wurzelkanals
von 37
b) Überfül-
lung des
Wurzelkanals
in den Cana-
lis mandibu-
lae mit nach-
folgender
Parästhesie
des N. alveo-
laris inferior

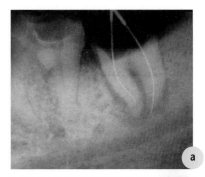

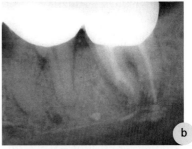

Abb. 291
Überfüllung
des palatina-
len Wurzel-
kanals von
27 in die
Kieferhöhle

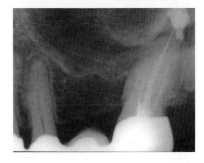

vorgegangen werden: Wichtig ist zunächst die Feststellung, ob eine vitale oder nekrotische Pulpa vorgelegen hat. Es sollte generell angestrebt werden, das frakturierte Instrument zu entfernen. Gelingt die Entfernung nicht, sind folgende Maßnahmen angezeigt: Desinfektion des Wurzelkanals, Integration des Fragments in die Wurzelkanalfüllung und Verlaufskontrolle. Bei Fortbestehen oder Entstehen einer Parodontitis apicalis chronica ist die Wurzelspitzenresektion mit gleichzeitiger Entfernung des Fragments indiziert.

Überfüllung des Wurzelkanals

Als Folge der Überinstrumentierung des Wurzelkanals kann Wurzelkanalfüllmaterial über das physiologische Foramen hinaus in den Periapex oder gar in den Mandibularkanal (Abb. 290a und b) oder die Kieferhöhle (Abb. 291) gelangen. In den Periapex übergefülltes Material muss nicht zwangsläufig chirurgisch entfernt werden, wenn es keine Beschwerden oder periapikale Läsionen verursacht. Bei Vorliegen einer **Parästhesie des N. alveolaris inferior** nach Überfüllung in den Mandibularkanal bei der Behandlung unterer Prämolaren und Molaren sei die mikrochirurgische Intervention ohne Zeitverzögerung mit Beseitigung des Fremdkörpermaterials jedoch aus forensischer Sicht indiziert (*Teeuwen* 1999). Allerdings wäre die Diskussion über die Indikation, den

Zeitpunkt und die Prognose des mikrochirurgischen Eingriffs noch nicht abgeschlossen. Zur Prophylaxe der Komplikation wird vorgeschlagen:
* Anfertigung der obligaten diagnostischen Röntgenaufnahme
* Röntgenmessaufnahme
* Präparation des apikalen Stopps
* Masterpointaufnahme
* Weglassen des Lentulos
* Benetzen des Masterpoints mit wenig Sealer
* Abfüllung des Wurzelkanals nicht unter Leitungsanästhesie (*Teeuwen* 1999).

Bei der Überfüllung von zinkoxidhaltigem Sealer in die Kieferhöhle ist dieser zu entfernen, da sonst eine **Aspergillose** des Sinus maxillaris droht (*Khongkhunthian* und *Reichart* 2001).

Gewebeschädigung und Emphysem nach Wurzelkanalspülung

Forcierte Spülungen des Wurzelkanals, wobei Antiseptika (z. B. NaOCl) über den Apex gepresst werden, können eine periapikale Gewebeschädigung verursachen (*Becker* et al. 1974). Die versehentliche Injektion von Natriumhypochlorit und Wasserstoffperoxid in die Umschlagfalte führte zum Unterlippenemphysem und anschließender Nekrose mit Ulkusbildung und Vernarbung (*Hahn* 2000). Emphysembildung durch H_2O_2 bei Wechselspülungen lässt sich verhindern, wenn die letzte Spülung mit NaOCl erfolgt. Die Trocknung des Wurzelkanals mit dem Luftbläser ist zu unterlassen. Bei den dargestellten Komplikationen wird die Abschirmung mit Antibiotika zur Verhütung von Sekundärinfektionen empfohlen (*Frank* 1994).

Verschlucken und Aspiration von Instrumenten

„Ein Zahnarzt, der bei Benutzung eines Kleininstrumentes die von der Wissenschaft für erforderlich gehaltenen Sicherungsmaßnahmen unterlässt, handelt auch dann fahrlässig, wenn diese Maßnahmen mit gewissen Unbequemlichkeiten oder Zeitverlust verbunden sind und deshalb in der Praxis üblicherweise nicht angewendet werden" („Nadel"-Urteil BGH 27.11.52 – VI ZR 25/52). Die effektivste Sicherung gegen Aspiration und Verschlucken (Abb. 292) von Kleininstrumenten ist das Anlegen von Kofferdam (*Hülsmann* 1992). Zur Instrumentensicherung werden außerdem noch Zahnseide, Sicherheitskettchen und Endobelt (VDW) eingesetzt. Gottlob ist das Verschlucken und die Aspiration von Wurzelkanalinstrumenten eine seltene Komplikation, wobei das Verschlucken wiederum häufiger ist als die Aspiration. Es handelt sich dabei allemal um lebensbedrohliche Zwischenfälle.

> „Ob ein Fremdkörper verschluckt oder aspiriert wurde, läßt sich nicht immer sicher beurteilen" (*Riethe* 1985).

Die Symptomatik bei Aspiration und Verschlucken ist also durchaus ähnlich. Liegt das

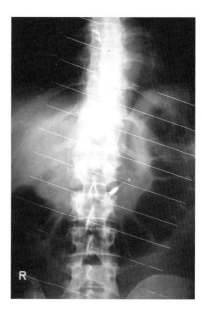

Abb. 292
Verschlucken einer Hedstroemfeile: Lokalisation im Magen, Entfernung durch Gastroskopie

verschluckte Instrument im larynxnahen Teil des Ösophagus kann es durch Einengung des Kehlkopfes zu Dyspnoe, Gesichtszyanose, Husten und Erstickungsanfällen kommen (*Gabka* 1986). Verhakt sich der Fremdkörper in der Speiseröhre, verspürt der Patient einen brennenden Schmerz hinter dem Sternum. Bei Perforation der Speiseröhre kann sich eine **Mediastinitis** entwickeln. Die Aspiration eines Instruments wird von starkem Husten- und Würgereiz, inspiratorischem Stridor, Atemnot und Zyanose begleitet. Wenn ein Instrument vermisst wird und die genannten Symptome auftreten, ist der Patient nach *Gabka* (1986) in die Kopfhängelage mit leichter Überstreckung zu verbringen. Danach werden Rachen, Tonsillen und Epiglottis subtil ausgetastet, um den Fremdkörper zu lokalisieren und zu entfernen. Ist dieser nicht mehr zu erreichen und sind Stridor, Zyanose und Husten abgeklungen, wird eine Cito-Röntgenaufnahme angefertigt. Bei Vorliegen des Instruments in der Speiseröhre wird eine **Ösophagoskopie**, bei seiner Lokalisation im Magen eine **Gastroskopie** durchgeführt. Liegt der Fremdkörper bereits im Darm, verlässt er denselben fast immer per vias naturales nach Gabe ballaststoffreicher Kost (*Lambrianidis* und *Beltes* 1996). Bestehen Hustenanfälle, Stridor und Zyanose fort, ist der

Patient zum Otorhinolaryngologen zur Laryngo- bzw. Bronchoskopie zu begleiten. Der Fremdkörper ist vom Zahnarzt an Ort und Stelle zu identifizieren (*Gabka* 1986). Wenn der Fremdkörper nicht auf endoskopischem Weg zu entfernen ist, muss operiert werden. Bei schwerer Parenchymschädigung ist eine Lungenresektion erforderlich (*Zeidler* und *Hornberger* 1974).

7.8 Endodontische Schmerzbehandlung

Etwa 50% der Neuanmeldungen in der Zahnarztpraxis sind Schmerzfälle. Dabei entfallen etwa 75% auf pulpitische Beschwerden (*Pöllmann* 1980). Die Kompetenz des Zahnarztes wird nicht zuletzt daran gemessen, wie und ob es ihm gelingt, den Patienten von den oftmals unerträglichen Zahnschmerzen zu befreien. Dies kann sich nur auf der Grundlage einer subtilen Diagnostik und Differentialdiagnostik vollziehen (s. Kapitel 5). Danach ist der Zahnarzt gefordert, hauptsächlich bei den folgenden endodontischen Krankheitsbildern eine effektive Schmerztherapie durchzuführen:
- Caries media und profunda
- reversible Pulpitis
- irreversible Pulpitis
- akute apikale Parodontitis
- exazerbierte chronische apikale Parodontitis.

7.8.1 Caries media und profunda

Wenn der kariöse Prozess das Dentin freigelegt hat, treten Schmerzen auf thermische, chemische und mechanische Reize auf. Es handelt sich dabei um **reizgebundene Schmerzen** (*Klimm* 1997). Diese werden durch die Kariesentfernung und den dichten Verschluss der Kavität mit einer provisorischen oder definitiven Füllung beseitigt. Die Behandlung des Dentinschmerzes beim chronischen Trauma wurde in „Der keilförmige Defekt" (*Klimm* und *Graehn* 1993) beschrieben.

7.8.2 Reversible Pulpitis

Im Rahmen der exspektativen Pulpitisdiagnostik (s. Kapitel 5) wird die weiche Karies zunächst vollständig ausgeräumt und der harte, geschlossene und verfärbte Kavitätenboden indifferent oder mit Ca(OH)$_2$ für 24 bis 48 h verschlossen. Bei Schmerzausschaltung liegt eine reversible Pulpitis vor.

7.8.3 Irreversible Pulpitis

Stellt sich heraus, dass die Pulpaschmerzen nicht nachlassen, gilt die Pulpa als irreversibel entzündet und muss entfernt werden. Bei durchweichtem Kavitätenboden und akuter Schmerzsymptomatik fällt die Entscheidung für die Pulpaentfernung bereits in der 1. Sitzung. Die Schmerzausschaltung kann in der Trepanation der Pulpakammer und der Applikation eines schmerzstillenden Medikamentes bestehen. Als wirksam für das „Auf-Eis-Legen" der Pulpitis (*Schroeder* 1981) haben sich die Anästhetika Propoxypiperokainhydrochlorid (z.B. Falicid, Falipulpin, Myrex) und die Kombination des Anästhetikums Tetracainhydrochlorid und des Kortikoids Prednisolon (z.B. Legased) (Abb. 293) für den kurzzeitigen Einsatz erwiesen. Unter extremen nichtklinischen Bedin-

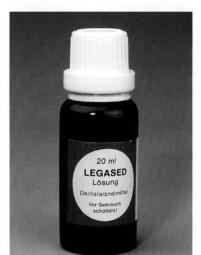

Abb. 293
Anästhetikum zur Schmerzbehandlung bei irreversibler Pulpitis

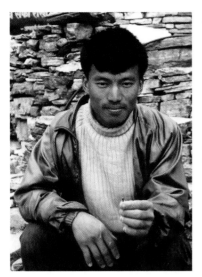

Abb. 294
N. Sherpa mit Gewürznelke nach erfolgreicher Behandlung pulpitischer Schmerzen bei einer Himalaja-Tour des Verfassers

gungen können Gewürznelken (Flores Caryophylli) wertvolle Hilfe zur Schmerzbekämpfung leisten, wenn sie täglich in die kariöse Kavität appliziert werden (Abb. 294). Die effektivste Schmerzbehandlung bei irreversibler Pulpitis vollzieht sich durch die komplette Vitalexstirpation (Pulpektomie) nach exakter Längenmessung mithilfe der Röntgenmessaufnahme und temporäre Wurzelkanalfüllung mit Ca(OH)$_2$. Gegen die sofortige definitive Wurzelkanalfüllung wäre fachlich nichts einzuwenden. Bei Vorliegen der purulenten Form der irreversiblen Pulpitis mit Perkussionsempfindlichkeit wird nach der Pulpaexstirpation der Wurzelkanal um 2–3 ISO-Größen mechanisch aufbereitet, chemisch behandelt, mit einer medikamentösen Zwischeneinlage versehen und dicht verschlossen (*Heidemann* 2001). Ein Offenlassen des Wurzelkanals verbietet sich wegen der statistisch signifikanten Zunahme von Exazerbationen und Sitzungen (*Weine* et al. 1975).

7.8.4 Akute apikale Parodontitis

Unabhängig von der Form der Parodontitis apicalis acuta (ohne Infiltrat, mit Infiltrat, submuköser Abszess) ist der stark klopfempfindliche schuldige Zahn zu trepanieren, um eine Schmerzlinderung zu erreichen. Bei Vorliegen eines purulenten Entzündungsgeschehens ist zunächst nach dem Grundsatz: Ubi pus, ibi evacua (wo Eiter ist, entleere) eine Pusevakuierung aus dem Wurzelkanal zu versuchen. Liegt ein **submuköser Abszess** vor, erfolgt die Pusevakuierung durch Inzision und Drainage (s. Kapitel 8). Selbst nach der Spaltung des submukösen Abszesses ist der Primärverschluss des Wurzelkanalsystems anzustreben. Dies ist allerdings an eine ausreichende Pusevakuierung, die Lege-artis-Wurzelkanalaufbereitung mit mechanischen und chemischen Mitteln, eine effektive medikamentöse Zwischeneinlage und den dichten Verschluss der Zugangskavität geknüpft.

> Das Offenlassen von Wurzelkanälen sollte heute nicht mehr die Regel, sondern die Ausnahme sein.

Das Offenlassen des Wurzelkanalsystems führt zur zusätzlichen Kontamination des Wurzelkanals aus dem Habitat Mundhöhle und zur Erhöhung der Sitzungszahl. Damit ist das Argument der Zeitknappheit bei der Schmerzbehandlung weitestgehend entkräftet. Obwohl eine Reihe führender Endodontologen davon überzeugt ist, dass die Einzeitbehandlung ebenso erfolgreich ist wie die Mehrzeitbehandlung (*Wolch* 1975), hat keiner bisher einen akuten oder abszedierenden Fall in **einer** Sitzung behandelt (*Ingle* et al. 1994).

Für **Exazerbationen** chronischer apikaler Parodontitiden und akuter Zustände zwischen und nach endodontischen Behandlungen treffen die gleichen Regeln der endodontischen Schmerzbehandlung zu. Bei 41 Patienten mit akutem periapikalem Geschehen infolge Pulpanekrose vermochten 7-tägige perorale Penicillingaben Spontanschmerzen, Perkussionsschmerzen und Schwellungen nach kompletter Wurzelkanalaufbereitung und dichtem Verschluss nicht signifikant zu reduzieren. Die Mehrzahl der Patienten bedurfte allerdings der Einnahme von Analgetika (Ibuprofen, Acetaminophen [Paracetamol] mit Kodein oder Ibuprofen) (*Henry* et al. 2001). Auch bei submukösen Abszessen erübrigt sich in der Regel der Antibiotikaeinsatz (s. 8.2.1), während bei Logenabszessen hochdosierte Penicilline intravenös verabreicht werden (*Antonelli* 1990, *Hammer* 1996).

Mit dem Wissen wächst der Zweifel.

(J.W. von Goethe)

7.9 Endodontische Behandlung im Milchgebiss

G. Viergutz

7.9.1 Ziele

Zahlreiche nationale epidemiologische Studien belegen einen deutlichen Kariesrückgang bei Kindern und Jugendlichen (*Micheelis* und *Reich* 1999, *Pieper* 2001). Aufgrund der Polarisierung des Kariesbefalls ist es jedoch besonders bei karies-aktiven Kindern häufig erforderlich, bereits im Milchgebiss endodontische Maßnahmen durchzu-führen, um die betroffenen Milchzähne zu erhal-ten und eine normale Gebissentwicklung sichern zu können.

Die endodontische Behandlung von Milchzähnen hat folgende Ziele:
- Schmerzfreiheit
- Sicherung der Platzverhältnisse zur Vorbeu-gung von Zahnstellungsanomalien
- Erhalt der Kaufunktion und Ästhetik
- Vermeidung von Zahnkeimschäden
- Gewährleistung des regulären Durchbruchs bleibender Zähne.

7.9.2 Grenzen

Eine Reihe allgemeiner und lokaler Faktoren set-zen der endodontischen Behandlung im Milchgebiss Grenzen. Sie entscheiden letztendlich darüber, welche Behandlungsmethode in Frage kommt oder ob es von vornherein sinnvoller ist, den betroffenen Milchzahn zu extrahieren.

In Tabelle 39 sind die wichtigsten Kriterien für oder gegen endodontische Maßnahmen im Milchgebiss zusammengefasst.

Die Kooperation eines Patienten hängt entschei-dend von seinem Alter ab. Je jünger ein Kind ist, desto weniger ist es zur Mitarbeit fähig und bereit. Dadurch werden Anamneseerhebung und Diag-nostik erschwert und erfordern in jedem Fall die Einbeziehung der Eltern. Gleichzeitig wird deren Interesse an der Behandlung und an der Mund-gesundheit ihres Kindes Einfluss auf die durchzu-führende Therapie haben. Das betrifft vor allem Eltern von Klein- und Vorschulkindern mit tief zerstörten, vernachlässigten Gebissen. Hier sind aufwändige Maßnahmen zur Zahnerhaltung nur bei Umstellung der Ernährungsgewohnheiten und effektiver Mundhygiene indiziert.

Forderungen nach Einhaltung aseptischer Kaute-len und absoluter Trockenlegung bei der Pulpabehandlung lassen sich in dieser Altersgrup-pe nicht in jedem Fall umsetzen.

Außerdem gestattet die geringe psychische Belastbarkeit des Kindes oft nur kurz dauernde Eingriffe. Durch Schmerzausschaltung und Sedierung wie z.B. Lokalanästhesie, Analgosedie-rung oder Intubationsnarkose lassen sich aller-dings die Behandlungsbedingungen verbessern bzw. sogar ideal gestalten.

Bei Kindern, bei denen eine allgemeine Gefähr-dung des Gesundheitszustandes durch eine **transi-torische Bakteriämie** besteht, sollte in der Regel die Indikation für eine endodontische Behand-lung sehr eng gefasst werden bzw. nur unter ent-sprechender **Antibiotika-Prophylaxe** durchgeführt werden (*Otten* 1998).

Tabelle 39 Entscheidungskriterien für oder gegen die endodontische Behandlung von Milchzähnen

Allgemeine Faktoren	Lokale Faktoren
Kooperationsbereitschaft des Patienten und dessen Eltern	Morphologische und physiologische Besonderheiten der Milchzähne
Alter des Patienten	Milchzahnresorption
Allgemeinerkrankungen	Gebisssituation

Ferner müssen die morphologischen und physiologischen Besonderheiten des Milchzahnes bei der Behandlungsplanung berücksichtigt werden. So ist der Hartsubstanzmantel der Milchzähne vom Ausmaß etwa ein Drittel geringer als der bleibender Zähne. Außerdem findet sich ein relativ ausgedehntes Pulpakavum mit weit in die Kronen reichenden Pulpahörnern. Die Entfernung zwischen der Schmelzoberfläche und dem Pulpahorn ist relativ gering, so dass kariöse Läsionen verhältnismäßig schnell entzündliche Reaktionen in der Pulpa hervorrufen können. Zusätzlich besteht die Gefahr einer Verletzung der Pulpa bei der Kariestherapie (Abb. 295).

Die grazilen Molarenwurzeln sind in der Regel gekrümmt und umschließen den darunter liegenden Zahnkeim (Abb. 296 und 297). Damit besteht die Gefahr der Verletzung des Zahnkeimes bei über die Wurzelspitze hinaus gehenden Manipulationen. Die Wurzelkanäle der Molaren sind eng und verästelt und bieten somit ungünstige Voraussetzungen für eine optimale Wurzelkanalbehandlung.

Die physiologische Wurzelresorption an Milchzähnen geht mit regressiven Veränderungen des Pulpagewebes einher. Diese führen zur Verringerung seiner Reparationsleistungen. Die Bildung von Tertiärdentin verläuft langsamer oder findet gar nicht mehr statt. Anstelle reparativer Prozesse überwiegen resorptive Vorgänge. Aus diesem Grund wird die **Grenze** für endodontische Behandlungsverfahren bei **Resorptionen von mehr als einem Drittel der Wurzellänge** gezogen. In der Regel kann ein Milchzahn ca. ein Jahr vor seiner physiologischen Exfoliation anstelle einer aufwändigen endodontischen Therapie ohne Nachteile für die Platzverhältnisse extrahiert werden. Auch aus diesem Grunde sind Kenntnisse zu den Durchbruchzeiten der bleibenden Zähne von erheblicher klinischer Bedeutung.

Nicht zuletzt entscheiden die Erhaltungswürdigkeit und die Erhaltungsfähigkeit eines Milchzahnes über die Therapieplanung. So kann eine tief zerstörte Milchzahnkrone ohne Aussicht auf eine dauerhafte Restauration Indikation zur Zahnextraktion sein.

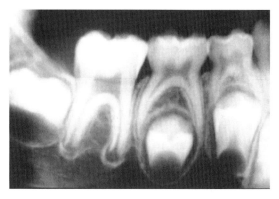

Abb. 295
Lagebeziehung zwischen zweitem Milchmolaren, dem Zahnkeim des zweiten Prämolaren und dem ersten bleibenden Molaren sowie morphologische Unterschiede zwischen Milchzahn und bleibendem Zahn:
– gekrümmte Milchmolarenwurzeln umschließen den Zahnkeim
– Hartsubstanzmantel am Milchzahn deutlich geringer
– mesiales „Pulpahorn" am Milchzahn

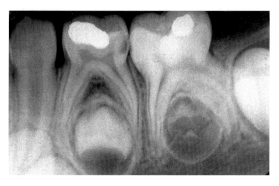

Abb. 296
4-jähriges Kind; zweiter Prämolar in einem frühen Mineralisationsstadium. Der Zahnkeim wird von den Milchmolarenwurzeln umschlossen.

Desolate Gebisssituationen, wo zahlreiche Extraktionen notwendig sind, stellen ggf. auch Kontraindikationen für endodontische Maßnahmen dar. Die für die Gebissentwicklung bedeutsamen Eckzähne und zweiten Milchmolaren bilden dabei eine Ausnahme. Der Erhalt des zweiten Milchmolaren ist mindestens bis zum Durchbruch des ersten bleibenden Molaren anzustreben, um einer Mesialdrift dieses Zahnes und der damit verbundenen Einengung der Platzverhältnisse in der Stützzone vorzubeugen.

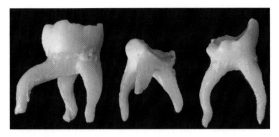

Abb. 297
Gespreizte und gekrümmte Milchmolarenwurzeln – ungünstige Voraussetzungen für eine optimale Wurzelkanalbehandlung

7.9.3 Diagnostik

Die exakte klinische und röntgenographische
Diagnostik ist Voraussetzung für eine adäquate
Therapie (Tab. 40).

Tabelle 40   Diagnostik von Pulpaerkrankungen im
Milchgebiss

Anamnese	Allgemeinzustand (Fieber)
	Schmerzen (Auftreten, Dauer)
Inspektion	profunde kariöse Läsionen
	umfangreiche Restaurationen
	Pulpapolyp
	abnorme Zahnlockerung im
	Vergleich zur Gegenseite
	Aufbissschmerz, Druckdolenz
	Rötung
	Schwellung
	Fistel
Röntgenbild	Ausdehnung der Karies bzw. der
	Restauration
	Wurzelresorption (physiologisch/
	pathologisch)
	periapikale/interradikuläre
	Veränderungen
	interne Resorptionen
	Lage des Zahnkeimes
Befund am	hartes Dentin
Kavitätenboden	Pulpaeröffnung (Intensität und
	Farbe der Blutung, Nekrose)

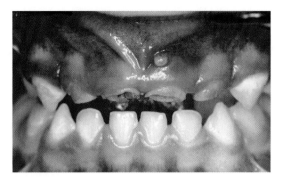

Abb. 298
Kariös zerstörte Milchfrontzähne bei einem 3-jährigen
Jungen. Fistel bei chronischer apikaler Parodontitis am
Zahn 61

Die Befunderhebung beginnt mit der **Befragung**
des Kindes und seiner Begleitperson. Von jüngeren Kindern erfährt man lediglich, ob Schmerzen
bestehen, eventuell noch, ob diese spontan auftreten oder nur auf einen äußeren Reiz, und ob der
Nachtschlaf (und somit der der Eltern) gestört ist.
Bei der **klinischen Inspektion** der Mundhöhle sind
Veränderungen wie profunde kariöse Läsionen
(Abb. 298), umfangreiche Restaurationen, pathologische Zahnlockerungen, Pulpapolypen, Auf-
bissbeschwerden oder Druckdolenz eines Zahnes,
Fisteln (Abb. 299) sowie Rötung und Schwellung
der Mundschleimhaut des Alveolarfortsatzes Hinweise auf eine Pulpaerkrankung und ihre Folgen.

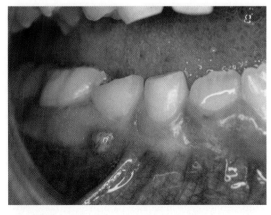

Abb. 299
Fistel bei chronischer apikaler Parodontitis am Zahn 84
bei einem 8-jährigen Mädchen

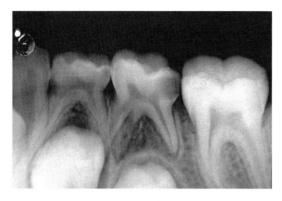

Abb. 300
8-jähriges Kind; zweiter Milchmolar mit profunder Karies und interradikulärer Parodontitis

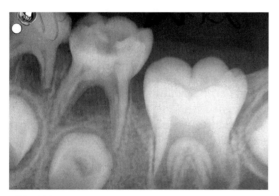

Abb. 301
5-jähriges Kind; interradikuläre Aufhellungen an beiden Milchmolaren: typischer röntgenographischer Befund einer apikalen Parodontitis an Milchmolaren

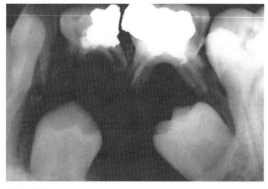

Abb. 302
Ausgedehnte Zyste in regione 73 bis 36 (pathohistologisch bestätigt) nach endodontischer Behandlung von 74 und 75 ohne regelmäßige Kontrollen des Behandlungsergebnisses

Der **Sensibilitätstest** ist bei Kleinkindern und ängstlichen Kindern für die Diagnosefindung ungeeignet. Er liefert in der Regel erst bei Schulkindern verwertbare Ergebnisse. Aus dem gleichen Grund ist der **Perkussionsbefund** nur mit großer Zurückhaltung zu bewerten.

Das **Röntgenbild** gibt Hinweise zur Ausdehnung des kariösen Prozesses bzw. der Füllung, zum Stand der Wurzelresorption (physiologisch und/oder pathologisch), zu internen Resorptionen, pathologischen Veränderungen im periapikalen oder interradikulären Bereich (Abb. 300 bis 302) und liefert Informationen zu Lagebeziehungen zwischen Milchzahn und Zahnkeim des Nachfolgers. Ein weiteres objektives Kriterium für die Diagnose ist der **Befund am Kavitätenboden**. Dies bedeutet, dass die endgültige klinische Diagnose oft erst während der Behandlung des Milchzahnes gestellt werden kann. Ein harter, verschlossener Kavitätenboden nach restloser Kariesentfernung spricht für eine reversible Pulpaerkrankung. Bei Pulpaeröffnung können Intensität und Farbe der Blutung Hinweise auf das Ausmaß der Entzündung sein. Eine massive Blutung, die nicht innerhalb kurzer Zeit zum Stillstand kommt, deutet auf eine irreversible Entzündung der Pulpa (*Waterhouse* et al. 2000). Ebenso kann nach Entfernung der profunden Karies das Pulpakavum eröffnet sein und sich die nekrotische Pulpa zeigen.

Eine pathohistologische Diagnose lässt sich durch die klinischen Befunde nicht stellen. Erfahrungsgemäß lassen sich im Milchgebiss pathohistologisch folgende Erkrankungsformen am häufigsten nachweisen:

- Pulpitis acuta purulenta totalis
- Pulpitis chronica aperta ulcerosa
- Pulpanekrose.

Die Pulpitis chronica aperta granulomatosa (Pulpapolyp) wird zwar immer als häufig vorkommende Erkrankung der Milchzahnpulpa angeführt, ist aber aufgrund eigener jahrzehntelanger klinischer Erfahrung ein eher seltenes Vorkommnis. Außerdem müssen in diesen Fällen interradikuläres Granulationsgewebe oder bis in das Pulpakavum gewucherte Gingiva differentialdiagnostisch ausgeschlossen werden.

Für die durchzuführende Therapie erfolgt deshalb eine klinische Differenzierung zwischen

- reversibler Pulpitis
- irreversibler Pulpitis und
- Pulpanekrose (mit mehr oder weniger ausgedehnter apikaler bzw. interradikulärer Parodontitis).

7.9.4 Therapie

Die Therapie von Pulpaerkrankungen im Milchgebiss ist ein anhaltend und kontrovers diskutiertes Thema. Über viele Jahre wurden Behandlungen mit stark wirksamen antiseptischen Lösungen und weitreichende Kompromissbehandlungen wegen der hohen klinischen Erfolgsraten akzeptiert. Diese Verfahren werden heute weitestgehend abgelehnt (*Lewis* 1998, *Ranly* 1999).

Bei der endodontischen Behandlung von Milchzähnen haben folgende Verfahren klinisch-praktische Bedeutung:

- Caries-profunda-Therapie
- direkte Überkappung
- Pulpotomie
- Wurzelkanalbehandlung.

> Grundsätzlich sollte jede endodontische Behandlung der vitalen Pulpa auch im Milchgebiss unter Lokalanästhesie und nach Möglichkeit unter absoluter Trockenlegung (Kofferdam) erfolgen!

Außerdem sollte die Entscheidung für die Durchführung einer endodontischen Therapie durch eine **Röntgenaufnahme** unterstützt werden. Nach jeder endodontischen Behandlung muss das Pulpa-Dentin-System bzw. die Pulpawunde dicht verschlossen werden. Nur der bakteriendichte Verschluss garantiert einen dauerhaften Behandlungserfolg. Jeder Wundverband sollte deshalb mit einer dichten, chemisch und mechanisch stabilen Unterfüllung überdeckt werden (*Staehle* 1992).

Zur definitiven Versorgung der Kavität wurden über viele Jahre ausschließlich konfektionierte Stahlkronen empfohlen. Die Verfügbarkeit moderner adhäsiver Füllungswerkstoffe, vor allem der Kompomere, machen den Einsatz konfektionierter Kronen seltener erforderlich (*Schulte* und *Hetzer* 1999). Nach endodontischer Behandlung und bei großen mehrflächigen Kavitäten am Milchzahn sollte jedoch der Restauration mit konfektionierten Stahlkronen der Vorzug gegeben werden.

Caries-profunda-Therapie (Cp-Therapie)

Die Behandlung einer profunden Karies beinhaltet die Versorgung einer pulpanahen Dentinwunde zum Schutz des vitalen Zahnmarks (*Borutta* und *Heinrich-Weltzien* 2002). Ziel der Behandlung ist das Fernhalten exogener Noxen und die Vitalerhaltung der Milchzahnpulpa als Voraussetzung für die Ausheilung einer reversiblen Entzündung.

Dieses Vorgehen ist an klinisch symptomlosen Milchzähnen mit einer profunden Karies indiziert. Die Integrität des Kavitätenbodens bleibt erhalten. Verfärbtes, aber hartes pulpanahes Dentin kann belassen werden. Die pulpanahen Dentinbereiche werden entweder mit einer wässrigen $Ca(OH)_2$-Suspension oder mit einem $Ca(OH)_2$-Zement dünnschichtig und möglichst kleinflächig abgedeckt. Wegen der begrenzten Stabilität dieser $Ca(OH)_2$-Präparate folgt eine zweite, chemisch und mechanisch stabile Überdeckung mit einem dicht abschließenden Material wie z.B. Zinkphosphat- oder Glasionomerzement (GIZ) (*Staehle* 1998). Abschließend wird die Kavität definitiv verschlossen.

In Verbindung mit der adhäsiven Restaurationstechnik wird in der Literatur der Einsatz moderner Dentinadhäsive der 3. und 4. Generation als alleinige pulpaschützende Unterfüllung diskutiert. Die bakteriendichte „Versiegelung" des pulpanahen Dentins sei hierbei besonders effektiv und konventionellen Unterfüllungskonzepten überlegen (*Berg* 1998).

Das schrittweise Vorgehen bei der Behandlung ist in folgender Systematik dargelegt:

Systematik der Caries-profunda-Therapie, einzeitig:

- Entfernung erweichten Dentins
- Kavitätentoilette: Reinigung mit H_2O_2 (3%) und Trocknung

- Abdeckung des pulpanahen Dentins mit einer dünnen Schicht Ca(OH)$_2$-Suspension oder mit Ca(OH)$_2$-Zement
- Überdeckung mit einem stabilen und dichten Zement:
  Zinkphosphatzement oder GIZ
- definitive Füllung:
  konfektionierte Krone, Kompomer, (GIZ).

Besteht bei der Exkavation der profunden Karies die Gefahr der Pulpaeröffnung, kann die Entfernung auch schrittweise, d.h. in zwei Sitzungen erfolgen. Hierbei sollte in der ersten Sitzung kariös erweichtes und damit infiziertes Dentin bis auf einen minimalen Rest am Kavitätenboden fast vollständig entfernt werden (*Kneist* et al. 1989). Dieser wird mit Ca(OH)$_2$-Suspension und Zinkphosphat- oder Glasionomerzement abgedeckt und die Kavität provisorisch für 6 bis 8 Wochen dicht verschlossen. In der zweiten Sitzung sollte die Behandlung zum Abschluss gebracht werden. Falls es dabei zu einer Pulpaeröffnung kommt, ist eine Pulpotomie angezeigt.

Systematik der Caries-profunda-Therapie, zweizeitig:

Erste Sitzung:
- Entfernung kariös erweichten Dentins bis auf einen minimalen Rest am Kavitätenboden
- Kavitätentoilette: Reinigung mit H$_2$O$_2$ (3%) und Trocknung
- Abdeckung des pulpanahen Dentins mit einer dünnen Schicht Ca(OH)$_2$-Suspension
- Überdeckung mit einem stabilen und dichten Zement:
  Zinkphosphatzement oder GIZ
- dichter provisorischer Kavitätenverschluss.

Zweite Sitzung (nach 6 bis 8 Wochen):
- Entfernung der provisorischen Füllung
- vollständige Entfernung erweichten Dentins
- Kavitätentoilette: Reinigung mit H$_2$O$_2$ (3%) und Trocknung
- Abdeckung des pulpanahen Dentins mit einer dünnen Schicht Ca(OH)$_2$-Suspension oder mit Ca(OH)$_2$-Zement
- Überdeckung mit einem stabilen und dichten Zement:
  Zinkphosphatzement oder GIZ

- definitive Füllung:
  konfektionierte Krone, Kompomer, (GIZ).

Die Entscheidung für ein ein- bzw. zweizeitiges Vorgehen wird mitbestimmt von
- der Compliance des Patienten und dessen Eltern und
- vom Gebisszustand.

Bei einem Patienten, bei dem ein erneutes Erscheinen fraglich ist, und bei Kindern mit einem desolaten Gebisszustand hat die einzeitige Behandlung Vorrang, auch wenn dann möglicherweise sofort eine Pulpotomie durchgeführt werden muss.

Direkte Überkappung

Bei der direkten Überkappung wird die punktförmig freigelegte Pulpa nach sorgfältiger Blutstillung mit Kalziumhydroxid versorgt. Ihr Ziel ist die Hartsubstanzneubildung und Vitalerhaltung der Pulpa.

Die Indikation im Milchgebiss ist auf die artifizielle Eröffnung der klinisch gesunden Pulpa im kariesfreien Dentin während der Kavitätenpräparation oder infolge eines Traumas begrenzt (*Borutta* und *Heinrich-Weltzien* 2002). Kontraindikation für eine direkte Überkappung ist die Freilegung der Pulpa im kariösen Dentin. In diesen Fällen muss von einer Entzündung der Pulpa und somit verminderten bzw. fehlenden Reparationsleistungen ausgegangen werden. Misserfolge einer direkten Überkappung sind interne Resorptionen, irreversible Pulpitiden, Pulpanekrosen sowie die fehlende Hartsubstanzneubildung. Ursachen für einen Misserfolg liegen vor allem im Überschreiten der Indikation und im Fehlen eines dauerhaften bakteriendichten Verschlusses im Bereich der Pulpaeröffnungsstelle (*Cox* et al. 1996, *Turner* et al. 1987).

Dentinadhäsive werden auch bei diesem Verfahren als alternative Überkappungsmaterialien diskutiert und in experimentellen und klinischen Studien überprüft (*Kopel* 1997, *Cehreli* et al. 2000, *Ranly* und *Garcia-Godoy* 2000). Bevor sie jedoch zur routinemäßigen Anwendung bei einer direkten Überkappung empfohlen werden können, müssen ihre Dichtigkeit und Pulpaverträglichkeit detaillierter abgeklärt werden.

Nachfolgend sind die Behandlungsschritte der direkten Überkappung in einer Systematik zusammengefasst.

Systematik der direkten Überkappung:

- Kavitätenpräparation, vollständige Kariesentfernung
- bei punktförmiger Pulpafreilegung im kariesfreien Dentin Reinigung der Kavität mit Kochsalzlösung
- Blutstillung mit einem mit physiologischer Kochsalzlösung getränkten, sterilen Wattepellet
- Überkappung der Eröffnungsstelle mit einer dünnen Schicht Ca(OH)$_2$-Suspension
- Überdeckung mit einem stabilen und dichten Zement:
  Zinkphosphatzement oder GIZ
- definitive Füllung:
  konfektionierte Krone, Kompomer, (GIZ)
- Erfolgskontrolle (klinisch, röntgenographisch).

Pulpotomie (Pulpaamputation)

Die Pulpotomie, d.h. die Entfernung der Kronenpulpa mit dem Ziel der Vitalerhaltung der Wurzelpulpa und der Hartsubstanzneubildung im Bereich der Amputationswunde, ist das Behandlungsverfahren der Wahl

- bei einer artifiziellen großflächigen Pulpafreilegung
- bei Eröffnung der Pulpa im kariösen Dentin am klinisch symptomlosen Zahn oder
- bei offenen chronischen Formen.

Die einzelnen Arbeitsschritte der Pulpotomie sind in der nachfolgenden Systematik zusammengefasst und in den Abbildungen 303a bis f dargestellt.

Voraussetzung für den Erfolg der Pulpotomie ist eine gesunde Wurzelpulpa. Eine massive, schwer zu stillende Blutung der Wurzelpulpa spricht für das Vorliegen einer totalen Pulpitis. In diesen Fällen sollte eine hohe Pulpotomie (Entfernung eines Teiles der Wurzelpulpa), eine Pulpektomie

oder die Extraktion des Milchzahnes vorgenommen werden (*Waterhouse* et al. 2000). Die früher in diesen Fällen durchgeführte zweizeitige Mortalamputation ist aus heutiger Sicht nicht mehr vertretbar. Hierbei wurde die Pulpa mit einer formaldehydhaltigen Paste devitalisiert, und in einer zweiten Sitzung nach einer Woche erfolgte die Entfernung der Kronenpulpa. Die devitalisierte Wurzelpulpa wurde belassen und mit einem formaldehydhaltigen Wundverband „fixiert".

Systematik der Pulpotomie:

- vollständige Kariesentfernung
- Erweiterung der Eröffnungsstelle und Abtragung des Pulpadaches mit einem sterilen Fissurenfräser
- **Amputation der Kronenpulpa** mit einem hochtourig laufenden kugelförmigen sterilen Diamantschleifer unter Kühlung mit Kochsalzlösung
- Spülung des Pulpakavums mit physiologischer Kochsalzlösung
- **Blutstillung** mit einem mit physiologischer Kochsalzlösung getränkten Wattepellet und Trocknung mit einem sterilen Wattepellet
- **Wundverband**: Abdeckung der Amputationswunde mit Ca(OH)$_2$-Suspension und ZnO-Eugenol-Zement
- dichte Unterfüllung
- definitiver Kavitätenverschluss:
  konfektionierte Krone, Kompomer
- Erfolgskontrolle (klinisch, röntgenographisch).

Amputation der Kronenpulpa

Zur Entfernung der koronalen Anteile der Pulpa haben sich am besten hochtourig laufende, kugelförmige sterile Diamantschleifer bewährt. Das Arbeiten erfolgt unter Kühlung mit steriler physiologischer Kochsalzlösung. Der Schleifer sollte im Durchmesser größer als die Wurzelkanaleingänge sein.

Die Entfernung der Kronenpulpa mit sterilen Rosenfräsern oder scharfen Exkavatoren schafft ungünstigere Voraussetzungen für die Heilung der Amputationswunde, da es selten gelingt, eine glatte Schnittfläche zu erzielen.

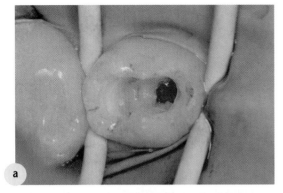

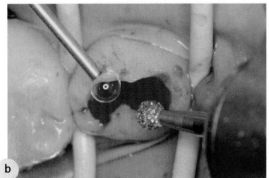

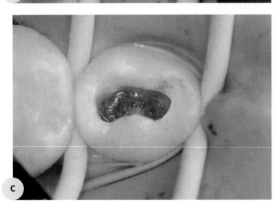

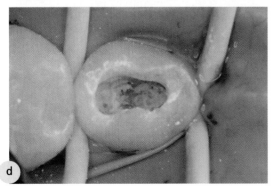

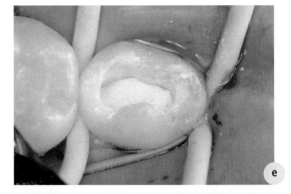

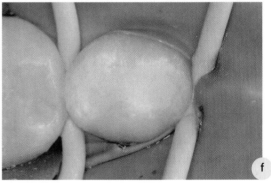

Abb. 303
Durchführung einer Pulpotomie am Milchzahn. Die Sanierung des Gebisses erfolgte in diesem Fall unter Intubationsnarkose.
a) Zahn 74 bei einem 3-jährigen Mädchen. Restlose Entfernung kariös erweichten Dentins, Freilegung der Pulpa. Mit einem sterilen Fissurenfräser erfolgt jetzt die Entfernung des Pulpadaches.
b) Die Amputation der koronalen Pulpa wird mit einem sterilen kugelförmigen Diamantschleifer unter Kochsalzberieselung durchgeführt. Zur Blutstillung wird ein in physiologischer Kochsalzlösung getränktes Wattepellet auf die Kanaleingänge appliziert.
c) Zustand nach Blutstillung
d) Applikation von Ca(OH)$_2$-Suspension auf die Kanaleingänge
e) Überdeckung mit Zinkoxid-Eugenol-Zement. Nach dem Legen einer dichten Unterfüllung erfolgt der definitive Kavitätenverschluss.
f) Definitive Versorgung des Zahnes mit einem Kompomer

Blutstillung und Wundversorgung

Nach der Amputation der koronalen Pulpa erfolgt die sorgfältige Blutstillung, um zu verhindern, dass sich ein Blutkoagulum bildet. Dieser Arbeitsschritt ist entscheidend für den Erfolg einer Pulpotomie. Ein verbleibendes Blutkoagulum kann eine Entzündungsreaktion zur Folge haben, die Ausbildung einer Hartgewebsbrücke verhindern und die Entwicklung von Pulpanekrosen und internen Resorptionen begünstigen (*Schroder* und *Granath* 1971).

Nach vollständiger Blutstillung werden die Amputationsstümpfe mit einem Wundverband versorgt. Dieser soll
- bakterizid wirken
- die Heilung der Wurzelpulpa fördern
- unbedenklich für zahnumgebende Strukturen sein und
- die Resorption der Milchzahnwurzel nicht behindern (*Fuks* und *Eidelman* 1991).

Es gibt keinen optimalen Wundverband, der allen Anforderungen genügt. Aus diesem Grund ist die Wundversorgung der Amputationsstümpfe seit Jahren umstritten.

Kalziumhydroxid ist nach wie vor das Überkappungsmittel der Wahl. Es schafft keimfreie Verhältnisse im Bereich der Amputationswunde. Die vitale Wurzelpulpa reagiert mit Bildung einer Hartsubstanzbarriere („bridging") (Abb. 304 bis 306a–d).

Das Belassen eines Blutkoagulums zwischen der Kalziumhydroxidpaste und der Wurzelpulpa verhindert diesen Vorgang und fördert interne Resorptionsprozesse (*Schroder* 1973, 1978) (Abb. 307 und 308). Strenge Indikationsstellung und sorgfältiges Arbeiten sind somit Voraussetzungen für den Behandlungserfolg.

Die **einzeitige Formokresol-Technik** war über viele Jahre die am häufigsten verwendete Methode bei der Pulpotomie am Milchzahn. Nach Lokalanästhesie wurde die koronale Pulpa entfernt, und auf die radikuläre Pulpa wurde mit einem Wattepellet für fünf Minuten Formokresollösung nach *Buckley* (*Buckley* 1904) appliziert. Zur Wundversorgung diente eine Zinkoxid-Eugenol-Formokresol-Paste. Trotz klinischer Erfolgsraten von 55 bis 98% nach Kontrollzeiten von mehreren Jahren steht

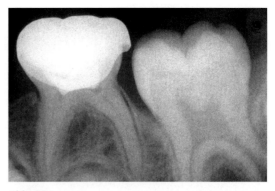

Abb. 304
5-jähriges Kind; röntgenographische Kontrollaufnahme nach Pulpotomie mit Kalziumhydroxid an einem zweiten unteren Milchmolaren: Hartgewebsbildung im Bereich der Amputationswunde

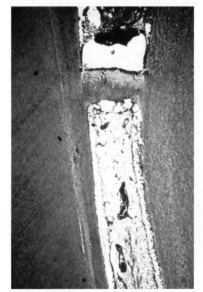

Abb. 305
Histologischer Befund: Wurzelpulpa eines Milchmolaren, Hartgewebsbildung nach Pulpotomie mit Kalziumhydroxid. Der Milchmolar wurde im Rahmen einer kieferorthopädischen Behandlung extrahiert.

die Verwendung formaldehydhaltiger Dentalpräparate in den letzten Jahren zunehmend unter Kritik. In einer Reihe tierexperimenteller Studien zeigten sich systemische Effekte und Absorption des Formaldehyds in inneren Organen (*Pashley* et al. 1980, *Myers* et al. 1983, *Hata* et al. 1989). Formaldehyd wirkt zytotoxisch und hat mutagene, karzinogene, immunogene und allergisierende Eigenschaften (*Wu* und *Wang* 1989, *Sun* et al. 1990, *Lewis* 1998). Aus diesem Grund wurden die Verwendung verdünnter Buckley'scher Lösung,

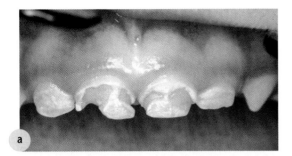

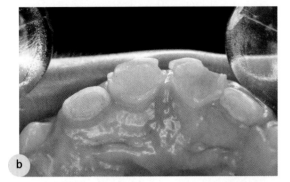

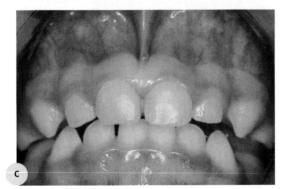

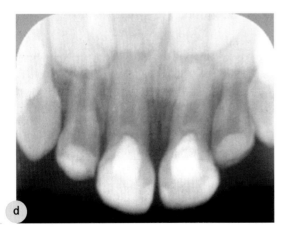

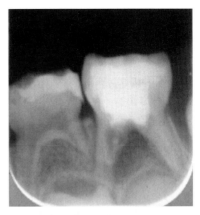

Abb. 307
5-jähriges Kind; röntgenographische Kontrolle 18 Monate nach Pulpotomie: interne Resorptionen im mesialen Wurzelkanal und interradikuläre Aufhellung

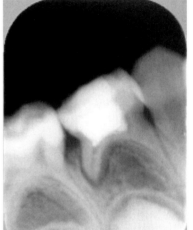

Abb. 308
7-jähriges Kind; Misserfolg nach einer Pulpotomie am Zahn 84: periapikale und interradikuläre Aufhellungen

← **Abb. 306**
Dokumentation der Behandlung eines 2-jährigen Mädchens
a) Profunde kariöse Läsionen an den oberen Schneidezähnen (Saugerflaschenkaries), labiale Ansicht
b) Kariöse Läsionen von palatinal
c) Zustand nach Sanierung in ITN. An den Zähnen 51 und 61 wurde eine Pulpotomie mit Kalziumhydroxid durchgeführt. Die Restauration der Zahnkronen erfolgte mittels Frasacokronen und Kompomer.
d) Röntgenographische Kontrollaufnahme 16 Monate nach der Behandlung. Die Ausbildung einer Hartgewebsbrücke an beiden pulpotomierten Schneidezähnen ist deutlich erkennbar.

die Reduzierung der Applikationszeit der Formokresollösung auf die Amputationswunde und ein reiner Zinkoxid-Eugenol-Wundverband als Kompromiss empfohlen (*Beaver* et al. 1966, *Morawa* et al. 1975). Die Progression der Gewebsfixation nach apikal und eine eventuelle Penetration über den Apex hinaus konnten damit aber auch nicht ausgeschlossen werden.

Der Einsatz der einzeitigen Formokresol-Technik mit 1:5 verdünnter Buckley'scher Lösung und einem formokresolfreien Wundverband wird deshalb in der aktuellen Stellungnahme der deutschen wissenschaftlichen Fachgesellschaften auf Ausnahmefälle begrenzt (*Borutta* und *Heinrich-Weltzien* 2002). Ein generelles Anwendungsverbot für Formokresol bei der endodontischen Behandlung von Milchzähnen gibt es bisher nur in den Niederlanden.

Glutaraldehyd wurde aufgrund seiner geringeren toxischen Wirkung als Formokresolersatz verwendet. Sowohl tierexperimentelle als auch klinische Studien zeigten keine überzeugenden Vorteile gegenüber dem Formokresol.

Die klinischen Erfolgsraten beider Präparate waren ähnlich (*Garcia-Godoy* 1983, *Fuks* et al. 1990, *Shumayrikh* 1999). Wegen seiner Zugehörigkeit zur Gruppe aldehydabspaltender Dentalmaterialien hat Glutaraldehyd deshalb keine Bedeutung bei der Pulpotomie im Milchgebiss.

Die Anwendung von **Eisen-III-sulfat-Lösung** **(Fe$_2$(SO$_4$)$_3$)** anstelle von physiologischer Kochsalzlösung nach der Amputation der koronalen Pulpa zielt auf eine optimale Blutstillung ab. Die Reaktion von Eisenionen mit dem Blut führt zur Agglutination von Blutproteinen und damit zum mechanischen Verschluss der eröffneten Blutgefäße ohne Bildung eines Blutkoagulums (*Lemon* 1993).

Ein mit Eisensulfatlösung getränktes Wattepellet wird für 10 bis 15 Sekunden auf die Amputationswunde appliziert. Nach Trocknung des sauberen Pulpakavums erfolgt die Wundversorgung der Wurzelpulpa. Da Eisensulfat lediglich blutstillende Eigenschaften besitzt, kommt der Versorgung der Pulpastümpfe eine größere Bedeutung zu als nach der Formokresol-Applikation. Geeignete Präparate sind: Kalziumhydroxidsuspension, Zink

oxid-Eugenol-Paste oder Polykarboxylatzemente. Die Erfolgsraten liegen bei 60 bis 97%. Interne Resorptionen und amorphe Mineralisationen gehören zu den am häufigsten beobachteten Misserfolgen (*Cotes* et al. 1997, *Fuks* et al. 1997, *Ibricevic* und *Qumasha* 2000, *Smith* et al. 2000).

Vielversprechende Ergebnisse liefern jüngste Studien mit einem **biokompatiblen endodontischen Reparaturzement** (Mineral trioxid aggregate, MTA). Dieses Material scheint den Anforderungen an einen idealen Wundverband sehr nahe zu kommen. Es gewährleistet einen bakteriendichten Verschluss der Wurzelpulpa, ist biokompatibel und induziert die Hartgewebsneubildung (*Eidelman* et al. 2001). Wegen der bislang unzureichenden klinischen Studien kann noch keine verbindliche Empfehlung zur Verwendung von Eisensulfat und MTA für die Pulpotomie am Milchzahn gegeben werden.

Elektrochirurgie und **Laseranwendung** kommen als nichtmedikamentöse Alternativen zur Blutstillung nach Pulpotomie potentiell in Frage. Sie werden in den letzten Jahren in zunehmenden Maße in klinischen und tierexperimentellen Studien überprüft, konnten jedoch noch nicht mit Überlegenheit gegenüber der Formokresoltechnik überzeugen (*Shulman* et al. 1987, *Fishman* et al. 1996, *Wilkerson* et al. 1996, *Elliot* et al. 1999, *Liu* et al. 1999, *El-Meligy* et al. 2001). Die Laseranwendung an Milchzähnen und ihre thermischen Nebenwirkungen auf die Wurzelpulpa und das Parodont sind bisher selten untersucht worden. Klärungsbedarf besteht außerdem hinsichtlich methodenbezogener Parameter wie z.B. Energiedichte und Expositionszeit. Beide Verfahren sind zurzeit nicht als praxisreif anzusehen.

Eine neue Ära in der Therapie von Pulpaerkrankungen zeichnet sich mit dem Einsatz knocheninduktiver Proteine (bone morphogenetic proteins, BMP) ab. Sie regen die Differenzierung von Pulpazellen zu Odontoblasten an und fördern somit eine schnelle Dentinneubildung. Untersuchungen zu diesem derzeit noch kostenintensiven Verfahren befinden sich allerdings erst im Anfangsstadium (Nakashima 1990, Jepsen et al. 1997).

Wurzelkanalbehandlung

Eine Wurzelkanalbehandlung ist bei irreversiblen Pulpitiden oder Nekrose der Pulpa indiziert. Sie umfasst die Entfernung der entzündeten Pulpa bzw. nekrotischer Pulpareste sowie die nachfolgende Aufbereitung, Desinfektion und Füllung der Wurzelkanäle.

Technische Schwierigkeiten bei der Aufbereitung stark gekrümmter Wurzelkanäle sowie die Behandlungsunwilligkeit vieler Kinder bedingen jedoch eine eher restriktive Haltung gegenüber der Wurzelkanalbehandlung am Milchzahn. Kontraindikationen für diese Verfahren sind

- Resorptionen von mehr als einem Drittel der natürlichen Wurzellänge
- ausgedehnte interne Resorptionen und
- periapikale und interradikuläre Entzündungsprozesse.

Die einzelnen Arbeitsschritte von Wurzelkanalbehandlungen sind in nachfolgender Systematik zusammengefasst.

Systematik der Wurzelkanalbehandlung:

Vorgehen bei irreversibler Pulpitis und Pulpanekrose

- vollständige Kariesentfernung
- Abtragung des Pulpadaches mit einem sterilen Fissurenfräser
- Entfernung der Kronenpulpa
- Darstellung der Wurzelkanaleingänge
- Bestimmung der Arbeitslänge der Wurzelkanalinstrumente am diagnostischen Röntgenbild
- Pulpaexstirpation bzw. Entfernung nekrotischen Kanalinhaltes
- Reinigung der Wurzelkanäle und Spülung mit Natriumhypochloritlösung (1% bis 2,5%)
- Trocknung mit Papierspitzen
- **Wurzelkanalfüllung**
- dichter Verschluss des koronalen Pulpakavums mit Zinkoxid-Eugenol-Zement, eventuell Unterfüllung
- definitive Füllung: konfektionierte Krone, Kompomer
- Erfolgskontrolle (klinisch, röntgenographisch).

In Abhängigkeit von der klinischen Situation (Schmerzen) kann die Therapie auch in zwei Sitzungen durchgeführt werden. In diesem Fall wird nach der Trocknung der Wurzelkanäle eine Zwischeneinlage mit $Ca(OH)_2$-Suspension appliziert und die Kavität dicht verschlossen.

Die **Arbeitslänge der Wurzelkanalinstrumente** wird in der Regel am diagnostischen Röntgenbild eingestellt. Die Aufbereitung der Wurzelkanäle sollte bis in Apexnähe erfolgen bzw. ca. zwei Drittel der Wurzellänge betragen. Damit wird die Gefahr einer Zahnkeimschädigung minimiert.

Nach Entfernung der Pulpa werden die Wurzelkanäle gründlich gereinigt und mit 1- bis 2,5%iger Natriumhypochloritlösung gespült. In der Regel wird auf eine mechanische Kanalerweiterung verzichtet.

Das definitive **Wurzelfüllmaterial** muss besonderen Anforderungen genügen. Es sollte vor allem

- resorbierbar, radiopak und
- ungefährlich für die periapikalen Gewebe und den Keim des bleibenden Zahnes sein sowie
- die Resorption der Milchzahnwurzel nicht behindern.

Zinkoxid-Eugenol-Paste oder $Ca(OH)_2$-Suspension sind die am häufigsten verwendeten Materialien zur Wurzelkanalfüllung am Milchzahn (*Kubota* et al. 1992, *Mani* et al. 2000). Über sehr gute klinische, röntgenographische und histologische Erfolge konnte nach Anwendung einer $Ca(OH)_2$-Jodoform-Paste (Vitapex) berichtet werden (*Nurko* et al. 2000). Allerdings stehen klinische Langzeitstudien zum Ausschluss zahnkeimschädigender Wirkungen noch aus.

Komplikationen nach einer Wurzelkanalbehandlung wie anhaltende Beschwerden, Zahnlockerung, Auftreten einer Fistel und die Entstehung periapikaler und/oder interradikulärer Parodontiden bzw. die Nichtausheilung bestehender entzündlicher Veränderungen sind Indikationen zur Extraktion des Milchzahnes.

7.9.5 Temporäre Maßnahmen

Die Trepanation von Milchzähnen und ihr Belassen bzw. Herunterschleifen auf Gingivaniveau ist eine kurzzeitige Kompromisslösung. Sie hat ihre Berechtigung bei der Überführung eines akuten Krankheitszustandes in einen chronischen. Ist die-

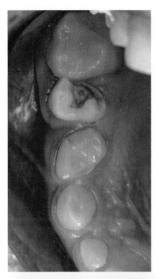

Abb. 309
Turner-Zahn 15 bei einem 6-jährigen Mädchen. Hypoplasie und Hypomineralisation der Zahnkrone und vorzeitiger Durchbruch des Zahnes

ses Ziel erreicht, muss die Extraktion des Milchzahnes erfolgen oder eine Wurzelkanalbehandlung durchgeführt werden. Nur so können Exazerbationen und rezidivierende Abszedierungen vermieden und der Entstehung von Zahnkeimschädigungen (Turnerzähne) (Abb. 309 bis 311) vorgebeugt werden. Im Falle der Extraktion eines Milchzahnes muss die Lücke kontrolliert und gegebenenfalls mit einem Platzhalter versorgt werden. Längeres Belassen trepanierter Milchzähne ohne weitere Versorgung ist abzulehnen.

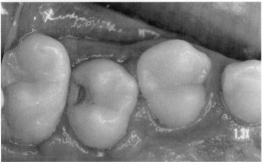

Abb. 310
Turner-Zahn 25 bei einem 12-jährigen Mädchen. Die Extraktion des Milchzahnes 65 erfolgte im Alter von 5 Jahren wegen einer akuten apikalen Parodontitis.

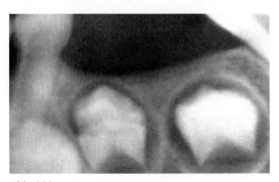

Abb. 311
Röntgenographische Kontrollaufnahme bei einem 7-jährigen Knaben. Die Extraktion der Milchmolaren 74 und 75 erfolgte im Alter von 4 Jahren wegen apikaler Parodontitiden. Entwicklungsstörung bei Zahn 34 erkennbar (Turner-Zahn)

8

Endodontische Chirurgie

St. Gäbler

Wenn sich eine Tür vor uns schließt, öffnet sich eine andere.

(André Gide 1861–1959)

Wenn der konventionellen Endodontie Möglich-keiten oder Mittel fehlen, die Regeneration peri-apikaler Läsionen zu erreichen und den betroffe-nen Zahn zu erhalten, stehen die chirurgischen Verfahren zur Diskussion.

8.1 Grundlagen und Prinzipien der endodontischen Chirurgie

8.1.1 Vorbereitende Maßnahmen

In Vorbereitung auf einen chirurgischen Eingriff müssen folgende Punkte klar beantwortet werden:
– Welche Indikation besteht zu einem chirurgi-schen Eingriff?
– Welche Kontraindikationen sind vorhanden?
– Welches genaue Ziel hat der geplante Eingriff?
– Welches Vorgehen ist geplant?

Hierzu muss eine zeitnahe Anamnese des Patien-ten vorliegen und ein aktueller Status praesens erhoben werden. Vor der Operation muss die Auf-klärung des Patienten oder des Vormundes durch-geführt werden und die Einverständniserklärung eingeholt und dokumentiert sein. Aus der Anam-nese und der geplanten Vorgehensweise für den chirurgischen Eingriff ergibt sich die ggf. notwen-dige Prämedikation. Bereits vor dem Eingriff sollte der Patient über das postoperative Verhalten auf-geklärt worden sein, da unmittelbar nach der Operation die Aufnahmefähigkeit des Patienten eingeschränkt sein kann.

Medikation

Im Gegensatz zum angloamerikanischen Raum hat in Deutschland die prä-, intra- oder postoper-ative Medikation eine geringere Bedeutung und nimmt üblicherweise einen kleineren Umfang ein.

Prämedikation

Außer bei sehr umfangreichen (d. h. mehrere Zäh-ne betreffenden) Operationen wird auf eine Prä-medikation zur Analgesierung und Sedation ver-zichtet. Eine Prämedikation erfolgt also regel-mäßig nur aus den Erfordernissen vorhandener Grunderkrankungen.

Hier ist die Endokarditisprophylaxe die zahlenmä-ßig größte Gruppe. Bei chirurgischen Eingriffen ist die Antibiotika-Prophylaxe für „erhöhtes" und „hohes" Risiko angezeigt (s. 7.1.2). Eine präopera-tive Änderung des Regimes einer Antikoa-gulantientherapie ist nicht angezeigt. Hier gilt: Entweder ist die Durchführung der Operation mit den vorhandenen Gerinnungswerten (bis INR 2-3) möglich oder es muss stationär eine Heparinisie-rung vorgenommen werden. Die Gerinnungs-werte sollen tagesaktuell sein, besonders wenn sie dicht an den Grenzwerten liegen, da erhebliche Schwankungen der Gerinnungswerte möglich sind. Die chirurgische Therapie unter abgesenkter Gerinnung ist von lokalen blutungshindernden Maßnahmen zu begleiten (s. 8.1.7).

Die Ablehnung der Änderung der Gabe von Antikoagulantien begründet sich damit, dass die gesundheitlichen Risiken einer abgesetzten Anti-koagulation die einer abgesetzten chirurgischen Zahnerhaltung deutlich überwiegen und ggf. die stationäre Behandlung rechtfertigen. Unabhängig davon kann die Indikation zu einer chirurgischen Zahnerhaltung Anlass für eine generelle Überprü-fung der Notwendigkeit der Antikoagulation durch den Allgemeinmediziner oder Kardiologen sein.

Intraoperative Medikation

Die intraoperative Medikation hat das Ziel der Analgesie und der Hämostase. Mit Rücksicht auf die Grunderkrankungen wird also ggf. trotz einer Leitungsanästhesie terminal noch eine Infiltration mit 1 ml eines Anästhetikums (Adrenalinzusatz 1:50.000) gegeben.

Eine zusätzliche Medikation zur Blutstillung in Knochenkavitäten kann häufig durch Tamponaden für 5–7 min, Applikation von Knochenwachs oder Verbolzung größerer Gefäße umgangen werden. Die lokale Applikation von 1–2 ml Adrenalin 1:10.000 als Tamponade in die Knochenkavität wird wegen der systemischen Wirkung kritisch gesehen. Die Applikation von Eisensulfat (*Carr* et al. 1998) in die Knochenkavität führt zwar zu einer sofortigen Gerinnung des Blutes in der Kavitätenwand, wird aber wegen der zelltoxischen Eigenschaften kritisiert. Hier sollte mindestens ein Anfrischen der Kavitätenwände vor dem Wundverschluss erfolgen.

8.1.2 Zugang

Für Hemisektionen und Wurzelamputationen reicht eine Freilegung des Furkationsbereiches vom Gingivalsaum aus. Wichtig ist die Sichtkontrolle der Furkation während der Sektion. Für die Wurzelresektion ist die ausreichende Freilegung der zu entfernenden Wurzel zum sicheren Fassen entscheidend. Häufig kann dieser Zugang durch Zahnfleischrandschnitt ohne Entlastungsinzisionen geschaffen werden. Für Wurzelspitzenresektionen ist in den meisten Fällen ein Zugang von vestibulär sinnvoll. Die palatinale Wurzel der oberen Molaren kann häufig besser vom Gaumen her erreicht werden. Da ausreichende Übersicht für ein gutes Operationsergebnis entscheidend ist, muss auch bei mikrochirurgischem Vorgehen auf eine ausreichend große Schnittführung geachtet werden. Auch bei genauer Planung kann sich intraoperativ eine Ausdehnung des knöchernen Zuganges notwendig machen. Für die Wundheilung und die Invasivität sind die Größe der Knochenkavität, Zeitdauer des Eingriffs und die Schonung des Weichteillappens bei der Retraktion wichtiger als die Lappengröße. Prinzipiell gilt:

– Tiefer gelegene Objekte benötigen größere Zugänge.
– Distal liegende OP-Gebiete benötigen oft einen nach mesial ausgedehnten Zugang für Einsicht und Instrumentation.
– Apikal liegende OP-Gebiete benötigen aus gleichen Gründen oft eine Zugangsausdehnung nach koronal.
– Die Osteolyse in der Spongiosa kann deutlich ausgedehnter sein als die Röntgenaufnahme vermuten lässt.
– Intraoperativ kann sich die Notwendigkeit ergeben, Wurzeln stärker zu resezieren als präoperativ geplant.

8.1.3 Präparation des Weichgewebes

Für alle chirurgischen Verfahren, ausgenommen die Zahnextraktion, ist eine Schnittführung zur Bildung des Mukoperiostlappens notwendig. Die Schnittführung soll dabei in einem Zug durch Schleimhaut und Periost erfolgen. Häufiges Nachsetzen des Skalpells erzeugt unsaubere Lappenränder, die eine primäre Wundheilung stören und ausgeprägtere Narben zur Folge haben. Im Unterkiefer ist die Lage des N. mentalis zu beachten. Die Darstellung des Nervs empfiehlt sich bei Ausdehnung des Mukoperiostlappens über die unteren Prämolaren. Damit kann die „blinde" Verletzung des Nervs vermieden werden.

Folgende Kriterien spielen eine entscheidende Rolle für die Schnittführung:

– Übersicht des Zuganges
– Versorgung des Schleimhautlappens
– Verletzung von Nachbarstrukturen und das
– ästhetische Ergebnis.

Die 4 Prinzipien der Lappengestaltung (*Barnes* 1991) sind:
1. Der Schleimhautlappen muss eine adäquate Blutversorgung haben.
2. Der Schleimhautlappen muss von ausreichender Größe sein.
3. Der Schleimhautlappen muss sauber präpariert werden.
4. Die Ränder des Schleimhautlappens müssen außerhalb der Knochenwunde liegen.

Versorgung des Schleimhautlappens

Die orale Schleimhaut ist gut vaskularisiert. Ischämische Nekrosen sind deshalb selten. Die Gefäßversorgung läuft vertikal in Girlanden (Abb. 312), so dass für die Blutversorgung **vertikale Inzisionen** günstig erscheinen. Aus den allgemeinen Regeln des Lappendesigns folgen die Forderungen nach **breiterer Basis** als Lappenspitze und einem Verhältnis von Länge zu Basis = 2:1. Horizontale Schnittführungen sollen nicht durch parodontale Taschen laufen. Vertikale Inzisionen werden vorzugsweise paramedial geführt, da so die Papillen geschont werden.

Unabhängig von der Art des geplanten Eingriffs wird zwischen verschiedenen Lappenformen unterschieden, die jeweils besondere Vor- und Nachteile aufweisen. Generell ist für eine gute

299

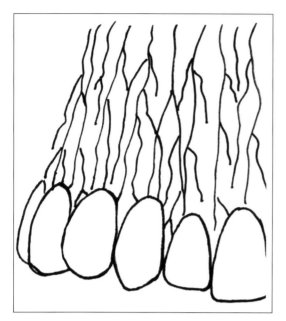

Abb. 312
Schema der Blutversorgung der Schleimhaut im
Oberkiefer, die arkadenförmige, vertikale Ausrichtung
der Blutgefäße fordert vertikale Schnittführungen

Wundheilung und eine geringe Narbenbildung
wichtig:
- die scharfe und schonende Präparation des
  Lappens
- die vorsichtige Retraktion des Lappens während der OP
- die regelrechte und zugfreie Adaptation des
  Lappens nach der OP.

Zur Präparation haben sich bei größeren Lappen
ein Raspatorium, zum Präparieren des ersten
Lappenrandes ein Löffel nach *Partsch* oder das
scharfe Ende des Instrumentes nach *Freer* bewährt. Die Instrumente werden immer so angewendet, dass die scharfe Kante dem Knochen
zugewandt ist und die Wölbung die Weichgewebe
abhält.

Die Retraktion der Lippen- bzw. Wangenweich-
teile während der Schnittführung erfolgt bis zum
Prämolarenbereich durch Haken nach *Middel-
dorpf*, distal davon durch Haken nach *Kocher-
Langenbeck*. Der eigentliche Lappen kann durch
Langenbeck-Haken oder besser durch Retraktoren
nach *Velvart* oder *G. Carr* abgehalten werden.

Prinzipiell sind die Lappen mit marginaler
Schnittführung von denen mit gingivaler
Schnittführung zu unterscheiden.

Der **Zahnfleischrandschnitt** allein ist gelegentlich
für die Darstellung der Furkation bei Hemisektionen und Wurzelresektionen ausreichend. Dazu
wird im Taschensulkus der Schnitt mit einem
Skalpell Nr. 11 oder Nr. 15 bis auf den knöchernen
Limbus alveolaris geführt. Die Präparation des
Mukoperiostlappens erfolgt mit dem *Partsch*-
Löffel oder dem scharfen Ende des Instrumentes
nach *Freer*.

Für Zugänge zu den Wurzelspitzen kann der
Zahnfleischrandschnitt mit ein oder zwei vertikalen Entlastungsinzisionen versehen werden. In
diesem Fall wird man die Präparation des Mukoperiostlappens besser im Bereich der freien
Mukosa an der mesialen Entlastungsinzision beginnen. Damit wird das parodontale Gewebe am
Lappen geschont und die Präparation erleichtert,
da auf einer glatten Fläche ohne Kante präpariert
wird. **Vorteil** eines Lappens mit Zahnfleischrandschnitt ist die erhöhte Übersicht, da der Wurzel-
verlauf von der Krone aus kontinuierlich verfolgt
werden kann. Weiterhin besteht kein Problem,
den Knochenzugang nach koronal zu erweitern.
Bei tiefen parodontalen Taschen ist dieser Lappen
besonders angezeigt. **Nachteilig** ist der Eingriff in
die parodontalen Strukturen. In ästhetisch wichtigen Bereichen kann die gelegentlich verbleibende
postoperative Narbe am Marginalsaum störend
wirken.

Die **paramarginale Schittführung** verläuft ca. 2 mm
apikal des knöchernen Limbus alveolaris. **Vorteil**
ist eine Schonung der parodontalen Gewebe und
ein kaum sichtbarer Narbenverlauf, da der vorhandene Verlauf des Zahnfleischrandes und der
Mukogingivallinie in der Schnittführung wieder-
kehren. **Nachteilig** sind Probleme der Schnittführung bei tiefen parodontalen Taschen. Diese
Schnittführung erfordert Übung und kleine
Skalpelle (Mikroskalpelle).

Ein einfacher Schnitt zur Schonung des marginalen Parodonts ist der **Winkelschnitt** oder mit beid-
seitiger Entlastung der **Trapezschnitt**. Er verläuft
gerade in Höhe der Mukogingivallinie. **Vorteil** ist
die Einfachheit der Schnittführung und die gute

Repositionierbarkeit aufgrund der schlichten Lappengeometrie. Hier wird das Parodont noch besser als beim paramarginalen Schnitt geschont. Als **Nachteil** muss die fehlende Extensionsmöglichkeit nach koronal gelten. Die Identifikation der richtigen Wurzelspitze ist gegenüber einem marginalen Schnitt schwieriger.

Der **Bogenschnitt** nach *Partsch* verläuft in der freien Gingiva. **Vorteilhaft** ist die leichte Extension der Schnittenden entweder mehr nach apikal oder mehr nach lateral entsprechend den Erfordernissen während der OP. Die bogenförmige Geometrie fügt sich aus ästhetischer Sicht unauffälliger als ein Trapezschnitt in die oral vorhandenen Strukturen ein. Der behauptete Vorteil der besseren Lappenversorgung, da dem Schnitt nach *Partsch* die scharfen Ecken des Trapezlappens fehlen, ist bedeutungslos. Der **Nachteil** des bogenförmigen Schnitts liegt in den fehlenden Landmarken für die Lappenadaptation. Dadurch kann es bei der Adaptation zu Triangeln kommen, die Narben bilden und der Keimretention Vorschub leisten.

8.1.4 Präparation des Knochens

Nach Ansicht des kortikalen, vom Periost entblößten Knochens beginnt die Orientierung zur Abschätzung der dreidimensionalen Stelle, an der die zu behandelnde Wurzelspitze liegt. Manchmal findet sich ein Areal weicheren Knochens oder die Stelle über dem schuldigen Apex ist rauer als die Knochenoberfläche der Umgebung. Oft ist auch ohne Schleimhautfistel eine Perforation der Kortikalis erkennbar, von der aus die Präparation starten kann. Bei fortgeschrittenen Prozessen muss die Öffnung der Kortikalis nur etwas erweitert werden, und nach Entfernung des Weichgewebes ist die schuldige Region der Wurzelspitze gefunden. Helfen diese Merkmale nicht weiter, kann aus den Aufzeichnungen zur Wurzelkanalbehandlung die Arbeitslänge entnommen werden. Eine graduierte Parodontalsonde oder ein Wurzelkanalinstrument mit Stopp zur Markierung der entsprechenden Länge zeigt jetzt das Zielareal an. Bei überkronten oder ansonsten massiv rekonstruierten Zähnen lohnt ein Blick auf nicht rekonstruierte Nachbarzähne und auf Röntgenbilder. Nun sollte nach Beachtung von Merkmalen wie Kronenflucht und Wurzelkrümmung der Apex genau lokalisiert werden können. Dabei gilt: Die Apices der Fronzähne liegen dicht unter der Kortikalis. Die Knochenschicht über den Molarenwurzeln, vor allem bei den unteren 2. und 3. Molaren, kann dagegen sehr massiv sein.

Die Kriterien zur Auffindung des Apex sind einfach, jedoch ebenso wie die oben genannten anatomischen Punkte unter dem Operationsmikroskop schneller und deutlicher zu erkennen. Das spart dem erfahrenen Operator OP-Zeit und hilft, die Entfernung von gesundem Knochen bei der Wurzelsuche auf ein Minimum zu reduzieren. Prinzipiell gilt:

– Beim Tasten mit spitzer Sonde ist Knochengewebe weich und Zahngewebe (Wurzel) hart.
– Knochen hat eine hellere Farbe als Zahnwurzeln, die sich gelblicher zeigen.
– Nach Austupfen der OP-Kavität mit einem kleinen in Methylenblau getränkten Pellet stellt sich vorzugsweise der Desmodontalspalt dar.

Im Anschluss an die Präparation des Knochens ist die Knochenkavität exakt von allen vorhandenen Weichgeweben durch Kürettage zu befreien. Entfernte Weichgewebe müssen zum Ausschluss seltener Zystenformen und maligner Entartungen immer histologisch untersucht werden!

Wurzelreparaturmaterialien

Unter dem Begriff Wurzelreparaturmaterialien sollen die Materialien zusammengefasst werden, die zur retrograden Wurzelkanalfüllung und zur Perforationsreparatur geeignet sind. Das sind Zemente, Kunstharze, Kunststoffe, Stopfgold und als eigenständige Stoffgruppe Mineral Trioxid Aggregate (MTA). Amalgame und Phosphatzemente werden heute mehrheitlich als Wurzelreparaturmaterialien abgelehnt. Amalgam wird wegen seiner zelltoxischen Inhaltsstoffe und Phosphatzement wegen seiner ungenügenden Randdichtigkeit bemängelt. Glasionomerzemente haben eine lange Tradition und werden aufgrund ihrer relativ einfachen Verarbeitung auch heute noch oft eingesetzt. Zu den Zinkoxid-Eugenol-haltigen Zementen gehören IRM® und SuperEBA®, die in verschiedenen Studien gute Dichtigkeitswerte zeigen. Diaket® gehört zur Gruppe der Kunstharze. Ihm wird jedoch eine über die Abbindephase hinausgehende Toxizität zugeschrieben. Der Kunststoff Retroplast® (*Rud* et al. 1997) konnte sich wahrscheinlich auf Grund der Schwierigkeiten bei der Trockenlegung bisher nicht behaupten. Stopfgold, welches bei Füllungen im Kronenbereich als Material mit hervorragender Dichtigkeit gilt, hat sich aufgrund der technisch äußerst schwierigen Handhabung nicht auf breiter Front durchgesetzt. Um die angestrebte Kaltverschweißung zu erreichen, sind Hammerschläge erheblicher Stärke und vor allem ein absolut trockenes OP-Gebiet notwendig (*Gerhards* und *Wagner* 1996). Mineral Trioxid Aggregate (MTA) wird unter dem Handelsnamen ProRoot™ vertrieben und stellt seither eines der viel versprechenden Wurzelreparaturmaterialien dar. Es geht auf *Torabinejad* et al. (1993) zurück, der Anfang der Neunzigerjahre des letzten Jahrhunderts nach einem Stoff suchte, der die Anforderungen an ein retrogrades Füllmaterial besser erfüllt als alle bisherigen Stoffe. Als Sohn eines Bauingenieurs testete er deshalb auch eine Reihe von Portlandzementen, von denen sich dann ein Zement mit geringen Modifikationen (z. B. Zusatz von Wismut) als hervorragend geeignet erwies. Heute wird MTA vor allem wegen seiner guten Dichtigkeit und Randständigkeit sowie seiner hervorragenden Biokompatibilität eingesetzt. Ein weiterer Vorteil ist die Tolerierung von Feuchtigkeit während des Abbindeprozesses. Nachteilig ist die gewöhnungsbedürftige Materialkonsistenz und die lange Abbindezeit bis zu einer akzeptablen Anfangshärte, die bei ca. 48 h liegt. Für intrakanaläre Perforationsreparaturen muss für 48 h ein feuchtes Klima aufrechterhalten werden, da Portlandzemente unter Feuchtigkeit abbinden.

8.1.5 Minimalinvasive und Mikrochirurgie

Einer der Hauptkritikpunkte an der chirurgischen Zahnerhaltung ist die hohe Invasivität im Vergleich zur orthograden Endodontie. So ist es nur konsequent, wenn wir versuchen, durch Verkleinerung des Verfahrens die Invasivität zu reduzieren.

Die endodontische Mikrochirurgie ist gekennzeichnet durch die Trias von optischer Vergrößerung, Beleuchtung und Anwendung von Spezialinstrumenten (*Kim* 1997). Die Hauptvorteile der Mikrochirurgie bestehen in einem minimierten kortikalen Zugang und kleineren Resektionswinkeln. Eine Resektionsfläche unter starker Beleuchtung und hoher Vergrößerung offenbart anatomische Details wie Isthmi, Kanalausläufer, Seitenkanäle und Längsfrakturen, die sonst oft verborgen bleiben und zum Misserfolg führen können. *Kim* verlieh 1997 seiner ehrlichen Überzeugung Ausdruck, dass endochirurgische Eingriffe nicht ohne Operationsmikroskop ausgeführt werden sollten. An der Pennsylvania University ist das **Operationsmikroskop** für solche Eingriffe Pflicht (*Kim* 1997). Die für die minimalinvasive oder Mikrochirurgie verwendeten Instrumente und Techniken führen außerdem zu einer besseren Umsetzung der Therapieprinzipien gegenüber dem klassischen chirurgischen Vorgehen. Diesen Vorteilen, die mit der Minimierung des Eingriffs verbunden sind, steht aber unstreitig auch ein deutlich erhöhter Aufwand an Technik, Zeit und Training gegenüber.

In den letzten Jahren hat die Bedeutung des Operationsmikroskops stetig zugenommen, was auch die Entwicklung speziellen Instrumentariums beschleunigte. Durch die Anwendung des Operationsmikroskops wurden Strukturen visualisiert, die mit bloßem Auge nicht erkennbar sind. Die Verbesserung durch das Operationsmikroskop besteht weniger in der Vergrößerung, die auch mittels Lupenbrille erreichbar wäre, sondern mehr in der vollständigen Ausleuchtung des betrachteten Gebietes. Durch den Einsatz miniaturisierter Instrumente kann die Operationstechnik verfeinert werden und die Operation weniger traumatisch verlaufen. Bei stärkerer Vergrößerung ist die Unterscheidung zwischen Zahnhartsubstanz und Knochen, die unter konventionellen Bedingungen manchmal ein Problem darstellt, einfacher. Zusammen mit der Nutzung von Ultraschallgeräten wird erst durch die Mikrotechnik die kontrollierte und koaxiale retrograde Wurzelkanalaufbereitung möglich (*Kim* 1997, *Velvart* 1997a, *Velvart* 1997b).

Die Auswahl an Mikrospiegeln ist inzwischen breit: Neben den klassischen Spiegeln aus poliertem Stahl stehen polierte Spiegelansätze, Rhodium-Front-Spiegel und Saphir-Spiegel zur Verfügung. Der klassische Stahlspiegel hat den Nachteil, relativ klobig und anfällig für Kratzer zu sein. Eine nachträgliche Politur erreicht meist nicht die einstige Qualität. Den Nachteil der Anfälligkeit für Kratzer haben auch die polierten Stahl-Ansätze, jedoch sind sie viel filigraner und aufgrund des niedrigeren Preises eher auszutauschen. Rhodium-Front-Spiegel bestehen aus einem Stahl-Träger, auf dem ein vorderseitig mit Rhodium verspiegeltes Glas aufgeklebt ist. Diese Spiegel haben eine deutlich bessere Lichtausbeute, sind wesentlich kratzfester, jedoch etwas dicker als Stahl-Ansätze. Die beste Lichtausbeute bieten Saphir-Spiegel, die jedoch am teuersten sind. Empfehlenswert sind Spiegel mit 3 und 5 mm Durchmesser und für Übersichten evtl. noch ein ovaler Spiegel von ca. 3 x 8 mm.

Im Folgenden werden die Möglichkeiten der chirurgischen Zahnerhaltung besprochen. Besonderen Raum nimmt die Darstellung der Veränderung der Techniken durch das Operationsmikroskop ein.

Die Arbeit unter dem Operationsmikroskop erfordert einen erhöhten Zeitaufwand und eine lange Trainingsphase. Die Verwendung speziellen Instrumentariums, welches sich durch Grazilität, lange Griffe und Reflexionsarmut auszeichnet, ist unverzichtbar.

Der Behandlerstuhl sollte einstellbare Armstützen aufweisen. Eine interessante Alternative sind flexibel justierbare Handauflagen am OP-Tisch oder Patientenstuhl, da hier der Abstand zwischen festem Punkt und OP-Gebiet noch einmal verringert wird. Vor allem unter hoher Vergrößerung ist jede zusätzliche Abstützung zur sicheren Manipulation wichtig.

8.1.6 Konventionelle endodontische Chirurgie

Trotz der unbestreitbaren Vorteile der Endodontie unter dem Mikroskop wird heute der weit überwiegende Teil endochirugischer Maßnahmen konventionell ausgeführt. Hierbei sind die Therapieprinzipien die gleichen, jedoch erfordern die geringere Ausleuchtung, niedrigere Vergrößerung und die größeren Instrumente einige Änderungen gegenüber dem mikrochirurgischen Vorgehen:

- Zugänge müssen größer dimensioniert werden. Priorität haben Übersicht und Kontrolle vor Gewebeschonung durch minimierte Zugänge.
- Bei Wurzelspitzenresektionen müssen die Resektionswinkel so gewählt werden, dass die Kontrolle der Resektionsfläche auf weitere Wurzelkanäle und Isthmi möglich ist.
- Retrograde Wurzelkanalpräparationen können oft nicht achsgerecht ausgeführt werden. Das erfordert größere Retrokavitäten, um auch ohne Sichtkontrolle den retrograden Verschluss der Wurzelkanäle und Isthmi zu erreichen.

Die Unterschiede zwischen Mikroendochirurgie und konventioneller endodontischer Chirurgie sind jedoch fließend. Eine Lupenbrille kann die Vergrößerung erhöhen. Kaltlicht an Instrumentenhaken oder als Stirnlampe kann die Ausleuchtung verbessern. Ein Ultraschallgerät kann zu achsgerechten und minimierten Retrokavitäten führen.

8.1.7 Nahttechniken

Für eine primäre Wundheilung mit fehlender oder geringer Narbenbildung müssen die Wundränder **stabil** in allen drei Dimensionen exakt positioniert und **spannungsfrei** adaptiert werden. Die Regeneration beginnt zwischen den Nähten, da jede Naht und jeder Knoten auch einen Entzündungsreiz setzt. Knoten sollen deshalb auf dem fixen und damit besser versorgten Wundrand liegen Dabei werden erst Landmarken adaptiert, um die Gesamtstrecke zu verkürzen und die Bildung von Dreiangeln zu vermeiden.

Die Stärke des Nahtmaterials sollte zwischen 3 x 0 und 7 x 0 liegen. Konventionell hat sich 4 x 0 atraumatische Naht mit Schliff bewährt. Unter dem Operationsmikroskop kann entsprechend feiner gearbeitet werden. Wenn auch der Trend zu immer feineren Nahtmaterialien geht, ist für das Ergebnis der Wundheilung der OP-Verlauf, der schonende Umgang mit Weich- und Hartgeweben und die spannungsfreie Wundrandadaptation bedeutungsvoller. Erst, wenn all diese Faktoren sicher beherrscht werden, können sich superfeine Nähte positiv auswirken.

Zur Adaptation des Mukoperiostlappens stehen, gleich ob konventionell oder mikrochirurgisch, 3 Nahttechniken zur Auswahl:

Am weitesten verbreitet ist die **Einzelknopfnaht**. Hier ist lediglich zu beachten, dass der Einstich senkrecht, der Fadenverlauf im Wundspalt parallel in gleicher Tiefe und der Fadenaustritt wieder senkrecht zur Schleimhautoberfläche erfolgt. Ihr **Vorteil** ist, dass sie technisch am einfachsten ist. Die Adaptation der Papillen kann durch die **Papillennaht** erfolgen, die die freipräparierten Papillen nach Durchstechen des Interdentalraumes am korrespondierenden Papillenanteil fixieren. Bei festen Zähnen empfiehlt sich noch die so genannte **Umschlingungsnaht**, die ohne Trauma in den korrespondierenden Papillenanteilen zwei benachbarte Papillen adaptiert und den Zahnhals als Widerlager nutzt. Bei festen Schleimhäuten kann eine **Matratzennaht** zu dichteren Wundverschlüssen, jedoch auch zu deutlicheren Narben führen. Eleganter scheinen **fortlaufende Nähte** zu sein. Sie werden vereinzelt auch empfohlen. Solche Nahttechniken erfordern bei den äußerst feinen intraoralen Geweben ein sehr hohes Maß an Training und können nur geringfügig bessere Ergebnisse vorweisen.

8.1.8 Wundverschluss

Nach einer erfolgreichen Operation und abschließender Wundspülung zur Entfernung von Füllmaterialresten und Dentinspänen genügt in der Regel die sichere Adaptation des Wundlappens. Dies kann durch die oben erwähnten Nahttechniken geschehen. Dabei muss nur auf sicheren Sitz und Spannungsfreiheit geachtet werden. Wurde in der Operation zur Blutstillung z. B. Eisensulfat eingesetzt, muss die Knochenoberfläche in der Kavität am Ende noch einmal angefrischt werden, sonst besteht die Gefahr einer Wundheilungsstörung. Bei Operationen an Patienten mit abgesenkter Gerinnung ist die Einlage von gerinnungsfördernden Substanzen wie Kollagen-Vlies und bei Eingriffen am Gaumen eine Wundschutzplatte obligat.

8.1.9 Postoperative Medikation

Auch hier wird in Deutschland zurückhaltender verfahren als z. B. im angloamerikanischen Raum. Ziele sind eine **Analgesie, Antiphlogistik** und **Infektionsprophylaxe**. Analgesie wird durch Paracetamol (3–5x tgl. 500mg) oder Ibuprofen (3–5x tgl. 200 mg) erreicht, wobei Ibuprofen eine stärkere antiphlogistische Wirkung zugeschrieben wird. Rein antiphlogistisch wirkt z. B. Acemetacin (1–3x tgl. 60mg) für 3 Tage.

Eine Antibiose ist nur bei zeitlich oder räumlich ausgedehnten Eingriffen erforderlich. Ansonsten wird auf die im Kapitel 8.1.1 genannten Indikationen verwiesen.

Ein zügiges und schonendes Vorgehen bei klaren Vorstellungen über das OP-Ziel bieten dem Patienten auch ohne weitreichende perioperative Medikationen ein hohes Maß an Komfort.

8.1.10 Nachsorge

Die Nachsorge umfasst alle Handlungen, die sich an den operativen Eingriff anschließen und zur Regeneration und Schadensabwehr beitragen. Dazu gehören:
– die OP-Auswertung,
– die angepasste spezifische postoperative Medikation, die weiter oben besprochen wurde,
– die Wundpflege,
– die Schmerzkontrolle,
– die Nahtentfernung,

- die radiologische Verlaufskontrolle bis zur vollständigen Regeneration und
- im Falle von unerwünschten Nebenwirkungen deren genaue Dokumentation und deren Therapie zur Abwendung weiterer Schäden.

Nach dem behutsamen Aufrichten des Patienten und der Kontrolle, dass die Vitalparameter des Patienten im Normbereich liegen, soll mit ihm und seiner Begleitperson die OP in langsamer und verständlicher Sprache ausgewertet werden. Jetzt müssen die Instruktionen zum postoperativen Verhalten gegeben werden. Neben der Verordnung von Ruhe gehören der Verzicht auf Alkohol-, Koffein- und Nikotingenuss sowie die lokale Kühlung zu den Standardinstruktionen. Je nach Schweregrad des Eingriffs ist die Arbeitsunfähigkeitsbescheinigung bis vorerst zur Nahtentferung angezeigt, die in der Regel am 5. postoperativen Tag stattfindet. Die postoperative Röntgenkontrolle soll spätestens zur Nahtentfernung erfolgen, wenn die folgenden Nachsorgetermine festgelegt werden.

8.2 Verfahren der endodontischen Chirurgie

8.2.1 Inzision

Die Inzision allein kann nicht als zahnerhaltende Maßnahme im Bereich der chirurgischen Endodontie gewertet werden. Sie ist allenfalls eine erste Notfallmaßnahme im Zusammenhang mit einem dentogenen Abszess nach dem Grundsatz: „Ubi pus, ibi evacua" („Wo Pus ist, muss er entweichen" *Galen*). Die **Indikation** für eine Entlastungsinzision geht von der Diagnosestellung „dentogener Abszess" aus. Anamnestisch und differentialdiagnostisch sind andere raumfordernde Prozesse wie entzündliches Infiltrat, Hämatom, Zyste, Emphysem oder Tumor auszuschließen. **Symptome** für einen Abszess sind kurzfristige Entwicklung, Fluktuation und Entzündungszeichen. Die Abszessursache sollte vorher bekannt sein oder muss ansonsten hinterher ermittelt werden. In der Regel treten dentogene Abszesse als submuköse intraorale Abszesse vestibulär auf. Auf eine Antibiotikagabe kann hier meistens verzichtet werden. Anders ist das bei Weichteilabszessen! Hier ist eine Antibiose angezeigt und eine umgehende Vorstellung beim Kieferchirurgen oder in einer Fachklinik notwendig.

Die intraorale Inzision wird horizontal bis auf die knöcherne Unterlage in der apikalen Region des schuldigen Zahnes ausgeführt. Im Unterkiefer ist auf die Schonung des N. mentalis zu achten. Die Länge der Inzision soll reichlich sein, um nach einer desinfizierenden Spülung der Abszesshöhle Platz für eine Drainage zu bieten. Die Drainage soll lose in die Abszesshöhle reichen und den weiteren Pusabfluss gewährleisten. Die Drainage kann aus Gaze oder besser Gummistreifen bestehen und sollte in der Schleimhaut mittels Naht fixiert werden. Zu Anfang ist eine tägliche Spülung der Wunde durch den Behandler angezeigt. Klingen die Entzündungszeichen ab und zeigt sich bei den Spülungen der Abszesshöhle ein klarer Reflux, können Drainage und Spülung entfallen und die Kontrollintervalle verlängert werden. Der wichtigste Teil der Therapie besteht nun in der Identifikation und Beseitigung der Abszessursache.

8.2.2 Chirurgische Wurzelfreilegung und apikale Kürettage

Die chirurgische Wurzelfreilegung umfasst die Operation zur Darstellung der Wurzel eines Zahnes oder eines Teils derselben, ohne dass ein Substanzabtrag an der Wurzel erfolgen soll. Die apikale Kürettage umfasst die Reinigung der freigelegten Wurzeloberfläche und die Entfernung unphysiologischer Gewebe und Materialien aus dem Periapex.

Die **Indikation** zur chirurgischen Wurzelfreilegung oder apikalen Kürettage besteht selten. Aufgrund der heute zur Verfügung stehenden Techniken und Materialien lassen sich Verschlüsse von Perforationen und weiten apikalen Foramina häufig eleganter von orthograd durchführen. Im eigentlichen Wortsinn zählen zur chirurgischen Wurzelfreilegung auch viele Verfahren der Parodontalchirurgie, auf die hier aber nicht eingegangen werden soll.

Indikationen:

– ggf. Entfernung extrem großer apikaler Überschüsse von Wurzelfüllungsmaterialien
– Entfernung von Instrumentfragmenten aus dem periapikalen Bereich.

Die Indikationen sind jedoch relativ zu sehen. Auch größere Überschüsse führen, wenn unter aseptischen Kautelen gearbeitet wurde, nicht zwingend zu persistierenden periapikalen Entzündungen. Ein chirurgischer Eingriff erscheint hier nicht zwangsläufig notwendig. Sofortige Indikation zur chirurgischen Revision besteht bei Eintritt eines Fremdkörpers in den Canalis mandibulae oder bei Fremdmaterial in unmittelbarer Nähe und Sensibilitätsveränderungen im Versorgungsgebiet (*Feller et al.* 1998). Auch Wurzelfrakturen im apikalen Drittel werden heute häufig erfolgreich konservativ behandelt (*Hülsmann* 1999). Die Durchführung des Eingriffs erfordert eine genaue Orientierung über die Lage des betreffenden Wurzelbereichs, da eine unnötige Freilegung von Wurzelteilen vermieden werden soll. Wichtig scheint der Erhalt einer knöchernen Barriere nach zervikal.

8.2.3 Perforationsreparatur

Die **Indikation** für eine chirurgische Perforationsreparatur besteht nur bei Unmöglichkeit eines sauberen intrakanalären Perforationsverschlusses. Liegt eine unstillbare Blutung vor, soll eine Ca(OH)$_2$-Einlage Abhilfe schaffen. Oft lässt sich durch Einsatz eines Operationsmikroskops und eine Verbesserung des Kanalzuganges die Perforationsreparatur in einer nachfolgenden Sitzung ohne Blutung durchführen. Auch wenn die Perforationsreparatur nicht oder nur inadäquat (z. B. mit erheblicher Überpressung) ausgeführt werden kann, ist eine Wurzelkanalfüllung über den konventionellen Zugang Erfolg versprechender, vorausgesetzt, die Blutung an der Perforation konnte letztendlich gestillt werden. Unterfüllungen oder Überpressungen an der Perforation lassen sich erheblich leichter chirurgisch beseitigen

als eine chirurgische Perforationsreparatur bei ungefülltem Wurzelkanal. Letztendlich zählt der möglichst dichte Verschluss des gesamten Wurzelkanalsystems. In einigen Fällen lässt sich eine chirurgische Perforationsreparatur nicht vermeiden. Wichtig ist hier die exakte Lokalisation der Perforation im Rahmen der Diagnostik. Meist ergibt sich die Perforation im Rahmen der Wurzelkanalaufbereitung. Dann sollte zu diesem Zeitpunkt die Höhe der Perforation in Bezug auf einen sicheren Referenzpunkt und die Richtung in Bezug auf den Zahnbogen notiert werden. Röntgenbilder helfen bei der Lokalisation aufgrund der fehlenden dritten Dimension nur bedingt. Bessere Orientierung kann daher eine Röntgenaufnahme in einer zweiten Ebene bringen. Die Prognose der Perforationsreparatur hängt entscheidend von der Lokalisation der Perforation ab. Stellen, die einen Zugang von lingual oder palatinal fordern, sind deutlich anspruchsvoller zu operieren als Lokalisationen, die einen vestibulären Zugang erlauben. Nach Wahl und Ausführung des Zuganges über Schleimhautlappen wird die Knochenkavität so angelegt, dass die Nachbarzähne und deren Parodontien geschont werden und eine gute Sicht auf die Perforation möglich wird. Dabei sollte auf den Erhalt einer Knochenbrücke nach zervikal geachtet werden. Bei bereits von intrakanalär gefüllten Perforationen muss nach Entfernung eventueller Überschüsse die Randständigkeit der Perforationsfüllung kontrolliert werden. Nun wird die Perforation mittels Ultraschall oder kleiner rotierender Instrumente in eine Retentionsform gebracht, die mit einem Wurzelreparaturmaterial gefüllt wird. Bei intraoperativer Versorgung wird die konventionelle Wurzelkanalfüllung besser vor der Füllung der Perforation erfolgen. Ansonsten muss zur Perforationsreparatur ein Platzhalter in den Wurzelkanal eingebracht werden.

8.2.4 Wurzelspitzenresektion

Es handelt sich bei der Wurzelspitzenresektion um eine chirurgische Entfernung der Wurzelspitze(n) eines Zahnes zur Beseitigung von intrakanalären Restinfektionen, zur Erleichterung der retrograden

Präparation und Füllung des Wurzelkanals oder zur Verbesserung der Übersicht bei der Operation periradikulärer Zysten.

> Die Wurzelspitzenresektion ist erst dann Therapie der Wahl, wenn ein periapikaler Entzündungsprozess vorliegt und die Möglichkeiten zur Beseitigung der Ursache über den orthograden Zugang erschöpft sind.

Anders ist die Situation im Rahmen von Zystenoperationen, hier ist die Operation der Zyste Hauptanliegen. Die Wurzelspitzenresektion dient dabei zur Verbesserung der Übersicht im Zystenlumen.

Wenn eine orthograde Wurzelkanalfüllung eine apikale Parodontitis nicht verhindert oder nicht zur vollen Regeneration gebracht hat, ist zuerst eine Revision der Wurzelkanalfüllung angezeigt (Abb. 313 und 314).

Indikationen der Wurzelspitzenresektion:
– wahre Zysten, wenn die Verbesserung der Sichtverhältnisse erforderlich ist
– Verdacht auf maligne Geschehen
– erfolglose Wurzelkanalfüllung und erfolglose Revision der Wurzelkanalfüllung
– zum Ausschluss der Wurzellängsfraktur
– orthograd nicht entfernbare Instrumentenfragmente
– nicht aufbereitbarer Wurzelkanal
– periapikale Läsionen > 10 mm (*Neukam* und *Becker* 2000)
– Patienten, die eine kontinuierliche Kontrolle nicht erwarten lassen
– Frakturen im apikalen Drittel
– subjektive Gründe seitens des Patienten
– ökonomische Abwägungen

In jedem konventionell behandelten Fall ist eine röntgenographische Verlaufsbeobachtung bis zur vollständigen Regeneration des apikalen Prozesses gefordert. Ansonsten ist eine für den Patienten unbemerkt verlaufende Vergrößerung des periapikalen Prozesses nicht auszuschließen (Abb. 315). Nach *Friedmann* (2001) besteht die Entscheidungsfindung zur Therapiewahl bei einer posttherapeutischen endodontischen Erkrankung immer

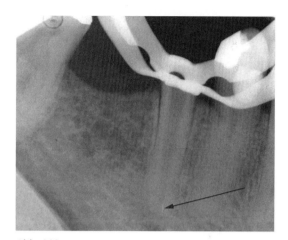

Abb. 313
45 Fragment einer Titanfeile (Pfeil). Zustand nach Präparation zur Fragmententfernung auf konventionellem Weg. Nachteil: hoher Zeitaufwand und hoher Substanzverlust

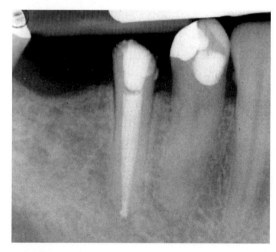

Abb. 314
45 Zustand nach Fragmententfernung und Wurzelfüllung mit Thermafil

aus der Abwägung der Umstände und Erfolgsaussichten, z. B. bei massigen Wurzelstiften (Abb. 316 und 317). Wahre Zysten und maligne Geschehen erfordern eine chirurgische Entfernung. Alle Indikationen bei persistierender Parodontitis apicalis und der Unmöglichkeit der vollständigen orthograden Aufbereitung bedürfen keiner Erklärung. War früher der Arzt für die Therapiewahl des

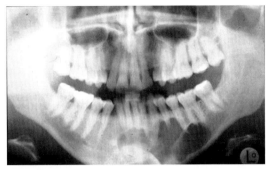

Abb. 315
Dentogene Kieferzyste ausgehend von 42, 43, 44 und
45. Therapie derart ausgeprägter Befunde besteht oft
in Kieferteilresektionen

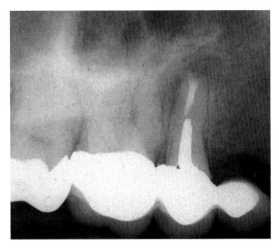

Abb. 317
15 postoperativ nach retrograder Wurzelkanalfüllung
mit MTA, die fast bis an den Wurzelstift heranreicht

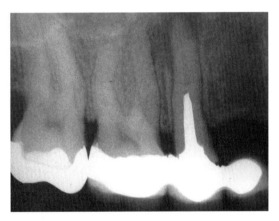

Abb. 316
15 präoperativ mit deutlicher periapikaler Aufhellung
und ohne sichtbare Wurzelkanalfüllung apikal des Wur-
zelstiftes bei Ablehnung einer prothetischen Neuver-
sorgung durch den Patienten

OP, maligne Geschehen). Alle Fälle, in denen die
orthograde Wurzelkanalfüllung nicht bis zum
Resektionspunkt erfolgen kann, fordern die
zusätzliche retrograde Wurzelkanalfüllung.

Apikaler Zugang und Wurzelspitzenresektion

Die Entscheidungsfindung zur Schnittführung,
die Lappenbildung und das Vorgehen zur
Knochenpräparation wurden bereits oben beschrieben. Die Darstellung des zu resezierenden
Apex ist von vestibulär, mesial, distal und apikal
notwendig, um später die gesamte Wurzelspitze
entfernen zu können (Abb. 318 und 319). Hierbei
ist die Eröffnung der Kieferhöhle oder des Canalis
mandibulae sowie eine Verletzung der Nachbar-
wurzeln zu vermeiden. Nun kann die Resektionsstelle festgelegt und markiert werden. In der Regel
empfiehlt sich die Abtrennung der gesamten
Spitze mit einer glatten und dünnen Lindemann-
fräse. Anhand des entfernten Fragmentes ist dann
die Höhe der Resektion nachvollziehbar, und es
kann der Querschnitt noch einmal auf Risse und
Nebenkanäle untersucht werden. Im Falle einer
eröffneten Kieferhöhle oder freigelegten Schnei-
derschen Membran ist es besser, nach Markierung

Patienten verantwortlich, liegt diese Entscheidung
heute in der Hand des Patienten. Der Arzt muss
die relevanten Informationen für diese Entscheidung liefern.
Dass eine Wurzelkanalfüllung im Zusammenhang
mit der Wurzelspitzenresektion die Prognose deutlich verbessert, zeigt z. B. *Moiseiwitsch et al.*
(1998). Ist der Wurzelkanal von orthograd voll
erschließbar oder zumindest bis zum Punkt der
geplanten Resektion, ist die orthograde Wurzelkanalfüllung indiziert. Es gibt nur wenige
Indikationen, bei denen dann noch eine
Wurzelspitzenresektion indiziert ist (z. B. Zysten-

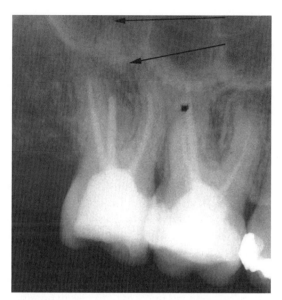

Abb. 318
17 nach Wurzelspitzenresektion alio loco verbliebener palatinaler Apex (Pfeil) aufgrund unzureichender intraoperativer Darstellung des Apex

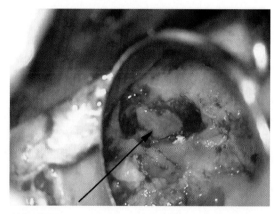

Abb. 319
17 Radix relicta aus Abb. 318 in situ (Pfeil) bei der Revisions-OP

der Resektionsstelle die Wurzel von apikal her wegzufräsen. Damit wird verhindert, dass das Fragment in die Kieferhöhle entschwindet. Ein solches Fragment erfordert seine sofortige operative Entfernung oder die Überweisung des Patienten zum Oral- oder Kieferchirurgen.

Wurzelkanalfüllung bei Wurzelspitzenresektion

Ob die orthograde Wurzelkanalfüllung prä- oder intraoperativ erfolgt, ist von der vorhandenen Ausrüstung und von den endodontischen Fertigkeiten des Zahnarztes abhängig. Der versierte Endodontist wird die präoperative Wurzelkanalfüllung vorziehen, da hierbei am besten die intrakanaläre Trockenlegung gewährleistet ist und genügend Zeit zur sorgfältigen Kanalpräparation und -obturation zur Verfügung steht. Es gibt jedoch Arbeiten (z. B. *Gäbler* et al. 1999), die in vitro bessere Ergebnisse nach intraoperativen, postresektiven Wurzelkanalfüllungen als nach präoperativen zeigen. Das kann aber seine Ursache in Modalitäten des Versuchsaufbaues haben.

> Nach heutiger Erkenntnis, dass in vielen Fällen akzessorische Wurzelkanäle auch am Frontzahn existieren (*Martic et al.* 1998), ist zu fordern, dass der Neoapex intraoperativ immer mit dem OP-Mikroskop auf nicht abgefüllte Nebenkanäle untersucht wird.

Die postoperative Wurzelkanalfüllung ist aus Gründen der schlechten Obturationskontrolle abzulehnen. Im Falle der präoperativen Wurzelkanalfüllung ist die abschließende Glättungsbewegung der Resektionsfläche mittels einer glatten Fräse in Rotationsrichtung der Fräse vorzunehmen (*Weston* 1999).

Retrograde Wurzelkanalfüllung

Die retrograde Wurzelkanalfüllung ohne erneute orthograde Aufbereitung und Füllung ist indiziert bei:
– Gefahr der Wurzelfraktur bei Entfernung der Aufbauten
– erfolgloser Revision der Wurzelkanalfüllung
– ökonomischen Beschränkungen bei aufwändigen prothetischen Versorgungen, die bei orthograder Behandlung ihre Funktionsfähigkeit einbüßen würden
– Weigerung des Patienten zur orthograden Revision.
Entscheidend für die Resektion des Apex ist die dadurch gewonnene Übersicht über den Wurzelkanalquerschnitt, die Feststellung eventuell vor-

handener Nebenkanäle und die bessere Kontrolle über eventuell vorhandene Längsfrakturen. Nach Lappenbildung und Präparation des knöchernen Zuganges mit Darstellung des Apex oder der Apices erfolgt die Resektion von ca. 3 mm der Wurzelspitze zur Entfernung des apikalen Deltas und zur Darstellung des Wurzelkanals im Wurzelquerschnitt. Eine ggf. höhere Resektion kann sich ergeben, wenn ein nicht entfernbares Instrumentenfragment durch die Resektion 3 mm vom Apex nicht zu entfernen ist. Bei einem hoch liegenden Fragment ist zu überlegen, ob durch eine orthograde und eine retrograde Wurzelkanalfüllung das Instrument eingeschlossen werden kann. Der Resektionswinkel liegt idealerweise senkrecht zur Wurzelachse. Die Übersicht ist durch Verwendung von Operationsmikroskop und Mikrospiegeln trotzdem gegeben. Ohne Operationsmikroskop muss ein Winkel < 90° gewählt werden, um genügend Übersicht für eine bakteriendichte retrograde Füllung zuzulassen. Vor der retrograden Präparation muss die Kavität kürettiert werden, um alle Weichgewebsanteile zu entfernen, die ansonsten zu Rezidiven oder Zystenbildung führen können. Hinweise zur ggf. notwendigen Blutstillung sind unter 8.1.1 zu finden.

Standard der ärztlichen Kunst ist heute die Präparation der retrograden Kavität mittels Ultraschall. Bilder, die Winkelstückköpfe in den apikalen Knochenkavitäten zeigen, sind realitätsfern. Erst mit den heutigen Ultraschallansätzen zur retrograden Präparation wurde eine kanaltreue retrograde Kanalpräparation möglich. Ultraschallansätze werden von verschiedenen Firmen in unterschiedlichen Ausführungen angeboten, wobei prinzipiell zwei verschiedene Gewindetypen (Zollgewinde und metrisches Gewinde) auf dem Markt sind. Ultraschallgeräte können sich nicht nur im Gewinde, sondern auch im Wirkungsprinzip, Frequenz und Amplitude, selbst bei äußerlich baugleichen Geräten, unterscheiden. So ist die Empfehlung zu verstehen, sich auf die für das spezielle Gerät empfohlenen Ansätze zu beschränken. Jedoch bieten alle Hersteller Ansätze mit verschiedenen Arbeitslängen, nach rechts und links abgewinkelte und so genannte „back action tips" an. Letztere zeichnen sich durch einen sehr kleinen

Winkel am Arbeitsende aus, so dass sie besonders zum Entfernen von Partikeln aus der Retrokavität geeignet sind. Effektiver als polierte sind beschichtete Arbeitsenden (*Peters et al.* 2001). Die Kühlung des Arbeitsendes erfolgt wie bei der rotierenden Knochenpräparation steril.

Die retrograde Kanalsuche kann durch Anfärbung mittels Methylenblau unterstützt werden. Damit zeichnen sich Wurzelkanäle oder vorhandene Isthmi kontrastreicher ab. Nun wird mit einer Sonde die Präparationsstelle mechanisch markiert und unter Sicht der Ultraschallansatz aufgesetzt. Die Präparation soll kanaltreu erfolgen und muss alle Ausläufer des Wurzelkanalsystems im Querschnitt umfassen. Ziel ist eine geometrisch einfache Klasse-I-Kavität. Die Kavität ist am Ende der Präparation auf verbliebene Reste des orthograden Wurzelfüllmaterials und Perforationen zu untersuchen. Gerade an der vestibulären Wand verbleiben oft Partikel. Deshalb ist eine gründliche Kontrolle der trockenen Retrokavität mit einem Mikrospiegel notwendig.

Auf mögliche Füllungsmaterialien wurde bereits hingewiesen. Die geübte Assistenz muss das Füllmaterial auf dem geeigneten Träger in der gewünschten Konsistenz zum richtigen Zeitpunkt zureichen. Als Träger kommen Heidemann-Spatel, Retro-Stopfer und spezielle Applikatoren, die wie Amalgam-Pistolen arbeiten, in Frage. Das vollständige Ausfüllen der Kavität unter trockenen Bedingungen erfordert von Assistenz und Arzt Konzentration und Geschick, da die Platzverhältnisse regelmäßig zu wenig Sicht erlauben. Bei Füllungsmaterialien wie SuperEBA® oder Glasionomer-Zementen kann die Abbindung abgewartet und die Füllungsoberfläche noch poliert werden. Generell besteht derzeit keine Indikation zur Auffüllung der apikalen Knochenläsionen mit Knochenersatzmaterial (*Terheyden* 2000).

Systematik der Wurzelspitzenresektion mit retrograder Wurzelkanalfüllung

Das schrittweise Vorgehen ist in Tabelle 41 mit Verweis auf die Abb. 320–329 dargestellt.

Tabelle 41 Systematik der Wurzelspitzenresektion mit retrograder Wurzelkanalfüllung

Behandlungsschritt	Behandlungsmittel	Behandlungsmodus
1. Aufklärung		Anhand der diagnostischen Unterlagen (Abb. 320 und 321) und des klinischen Befundes (Abb. 322) Darstellung des OP-Verlaufes, Vermittlung der Folgen, Darstellung der Risiken und Nebenwirkungen
2. Einverständniserklärung		Dokumentation des Patienteneinverständnisses
3. Anästhesie	Lidocain mit Adrenalin 1:50 000	Leitungsanästhesie und terminale Infiltration zur Anästhesie und Blutstillung – maximale Gesamtdosis beachten! – Kontraindikationen beachten!
4. Desinfektion	Desinfektionsmittel zur extra- und intraoralen Desinfektion (z. B. Betaisodona)	extra- und intraorale Desinfektion zur Keimreduktion im OP-Gebiet
5. Schnittführung	– (Mikro-)Skalpell – chirurgische Pinzette – Middeldorpf-Haken	scharfe Durchtrennung von Schleimhaut, Bindegewebe und Periost in einem Zug, exaktes Ausschneiden der Winkel
6. Lappenpräparation	– chirurgische Pinzette – Partsch-Löffel, Freer oder Raspatorium – ab jetzt Kocher-Langen-beck-Haken – chirurgische Saugung	– Beginn der Präparation im Bereich der freien Schleimhaut – saubere Lösung des Periosts von der Unterlage unter Vermeidung von Zug und Quetschung
7. knöcherner Zugang	– Raspatorium – Chirurgiemotor mit steriler Kühlung – chirurgisches Hand- und Winkelstück – Rundfräse groß – Rundfräse klein – dünne Lindemannfräse	– das Raspatorium schützt gefährdete Strukturen während der Präparation – mitteltourige Präparation des Knochens mit Kühlung erst mit großer Rundfräse, später mit kleiner Rundfräse oder Lindemannfräse – exakte Darstellung des Apex mit Lindemannfräse oder kleiner Rundfräse
8. apikale Kürettage	– Tellerküretten – scharfe Löffel – Scaler – Transportbehältnis für histologisches Unter-suchungsgut	– vollständige Entfernung der apikalen Weichgewebe – entnommene Gewebe gehen zur histologischen Untersuchung
9. Wurzelspitzenresektion	– Raspatorium – Chirurgiemotor mit steriler Kühlung – chirurgisches Hand- und Winkelstück – dünne Lindemannfräse ohne Querhieb	Abtrennung der Wurzel ca. 3 mm vom Apex möglichst senkrecht zur Wurzelachse oder in einem Winkel von 30 Grad zur Seite des Zuganges, um die Übersicht über die Resektionsfläche zu gewährleisten

Tabelle 41   Fortsetzung

Behandlungsschritt	Behandlungsmittel	Behandlungsmodus
10. Kontrolle der Resektionsfläche	– OP-Mikroskop oder Lupenbrille – (Mikro-)Spiegel – Sonde – ggf. Farbstoff	Kontrolle der Resektionsfläche auf: – vollständige Resektion – Beurteilung der Wurzelkanalfüllung – Nebenkanäle – Isthmi – Frakturlinien

11. Präparation der Retrokavität	– (Mikro-)Spiegel
	– Sonde
	– Ultraschallgerät mit diamantierten Retroansätzen
	– Mikro-Luftbläser oder kurze Papierspitzen
		– Markierung der Präparationsstelle mit Sonde
		– trockene Präparation des Kavitätenumfanges auf ca. 0,5mm Tiefe mit Ultraschallgerät
		– weitere Präparation der Retrokavität unter steriler Kühlung bis min. 3 mm Tiefe (Abb. 323)
		– Kontrolle der Retrokavität auf:
		  • verbliebene Materialreste (Abb.324)
		  • Kanalausläufer und Isthmi
		– separate Kontrolle der
		  • palatinalen oder lingualen (Abb. 325)
		  • und vestibulären (Abb. 326) Kavitätenwand

12. Retrograde Wurzelkanalfüllung	– (Mikro)-Spiegel – Heidemann-Spatel – Retro-Stopfer verschiedener Größe – Anmischplatte – Anrührspatel – Wurzelreparaturmaterial (z. B. MTA ProRoot)	– Blutstillung in der Knochenkavität durch Kompression für 7 min, Knochenwachs o. a. – Trocknung der Retrokavität – portionsweises Einbringen und Kondensieren des Wurzelreparaturmaterials – ggf. Abwarten der Aushärtung und – Überschussentfernung – ggf. Politur der Retrofüllung – Wundreinigung – Füllungskontrolle (Abb. 327 und 328)
13. Wundverschluss	– chirurgische Pinzette – Nadelhalter – Naht	zuerst Adaptation der Landmarken, dann weitere Adaptation der Wundränder durch stabile und zugfreie Nähte
14. Postoperative Röntgenkontrolle	bei intraoralen Aufnahmen: Röntgenfilmhalter	Wahl eines Projektionswinkels, der alle retrograden Füllungen und den Umfang der Knochenkavität darstellt (Abb.329), ggf. Projektion in zwei Ebenen

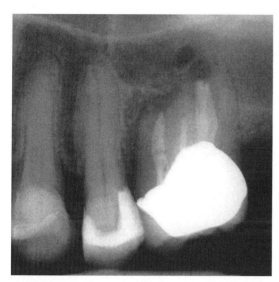

Abb. 320
26 Ausgangsröntgenbefund, Zustand nach Wurzelspitzenresektion ca. 2 Jahre zuvor und persistierender Fistel

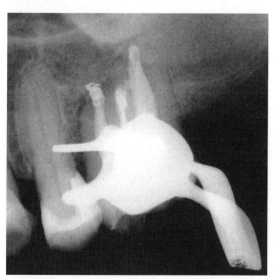

Abb. 321
26 Röntgenkontrolle nach orthograder Revision der Wurzelkanalfüllung. Auf Grund des offenen Foramens vor allem in der mesialen Wurzel massive Überpressung

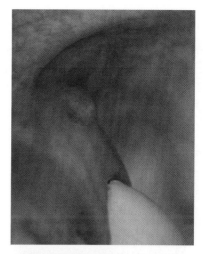

Abb. 322
26 persistierende Fistel nach orthograder Wurzelkanalfüllungsrevision

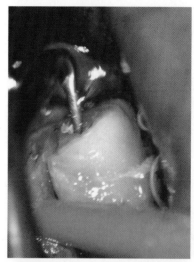

Abb. 323
26 Ultraschallpräparation der retrograden Kavität unter sterilem Wasser

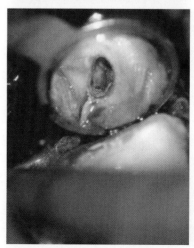

Abb. 324
26 erste Kavitätenkontrolle nach retrograder Präparation. Es fällt verbliebenes Wurzelfüllmaterial im Bereich der mesiopalatinalen Kavitätenwand auf

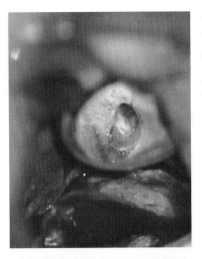

Abb. 325
26 zweite Kavitätenkontrolle: saubere mesiopalatinale Kavitätenwand

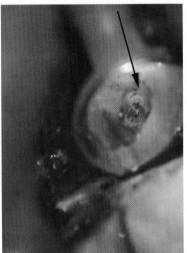

Abb. 326
26 zweite Kavitätenkontrolle: separate Kontrolle der vestibulären Kavitätenwand (Pfeil), da alle Kavitätenwände auf Sauberkeit kontrolliert werden müssen, um ein Leakage zu vermeiden

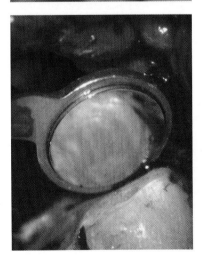

Abb. 327
26 Darstellung der retrograden Wurzelkanalfüllung mit MTA mittels vorderseitig Rhodiumbeschichtetem Mikrospiegel

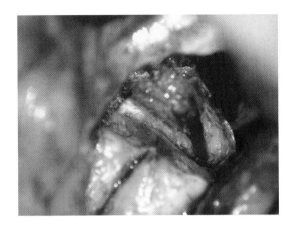

Abb. 328
26 Überblick über alle 3 Wurzeln des Zahnes nach retrograder Füllung

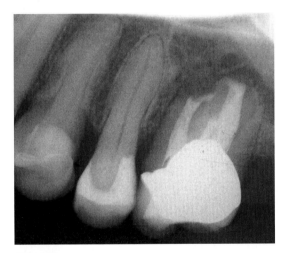

Abb. 329
26 postoperative Kontrollaufnahme: alle drei retrograden Wurzelkanalfüllungen sind identifizierbar

8.2.5 Prämolarisation

Unter Prämolarisation wird die Trennung der unteren Molaren im Furkationsbereich verstanden, so dass zwei prämolarenartige Einheiten jeweils auf dem distalen und dem mesialen Wurzelanteil entstehen.

Die parodontologische Indikation besteht hauptsächlich bei Furkationsbefall Grad 2, immer dann, wenn ein konventionelles Hygieneregime nicht in der Lage ist, die Furkation frei von Entzündungen zu halten und aufwändigere Maßnahmen wie GBR etc. nicht angebracht oder finanzierbar sind. Durch die Separierung der Molarenwurzeln wird durch eine einfache Maßnahme die Hygienefähigkeit im ehemaligen Furkationsbereich verbessert und damit ein schleichender Knochenabbau verhindert. Dem chirurgischen Eingriff muss wiederum eine konventionelle Wurzelkanalbehandlung vorangehen. In der Regel reicht eine Lappenbildung durch einen Zahnfleischrandschnitt ohne Entlastung jeweils von vestibulär und lingual. Der Furkationsbereich und die Knochenkavität müssen vollständig dargestellt werden. Anhand der Zahnform, der Röntgenaufnahmen und der Nachbarzähne muss der Operateur sich die Lage der Wurzeln genau vergegenwärtigen, um exakt im Furkationsbereich die Wurzeln zu trennen. Dafür verwendet er einen chirurgischen Motor mit Kochsalzlösung als Kühlmittel, da die Schleimhautgrenze durchbrochen ist. Als rotierende Instrumente eignen sich hartmetallbelegte, nicht gezackte Lindemannfräsen. Anschließend erfolgt eine Glättung der Präparationsränder und ggf. ein kontrollierter Knochenabtrag, um die biologische Breite bis zum zukünftigen Kronenrand zu schaffen.

8.2.6 Hemisektion

Unter Hemisektion versteht man die Entfernung einer Zahnhälfte eines zweiwurzligen Zahnes.
Die **Indikation** zur Hemisektion besteht bei:
- Parodontalerkrankungen, die den Erhalt einer der Wurzeln unmöglich machen
- Wurzelfrakturen
- nicht restaurierbaren Wurzeln.

Das Vorgehen ist mit dem der Prämolarisation nahezu identisch. Hier kann bei der Trennung jedoch mehr Rücksicht auf den verbleibenden Zahnanteil genommen werden. Nach erfolgreicher Trennung wird der zu extrahierende Zahnteil vorsichtig und unter bestmöglichem Knochenerhalt entfernt. Eine Adaptationsnaht zum Zusammenführen der Wundränder über der Extraktionsalveole hilft, den zwangsläufigen Knochenabbau zu minimieren.

8.2.7 Wurzelresektion

Die Wurzelresektion bezeichnet die vollständige Entfernung einer Wurzel eines mehrwurzligen Zahnes unter Erhalt der Zahnkrone.
Die **Indikationen** für die Wurzelresektion ähneln der zur Hemisektion (8.2.6).
Ist die Zahnreihe vollständig und die Krone des betreffenden Zahnes weitgehend erhalten, bietet sich die Wurzelresektion besonders an. Durch eine vorsichtige Trennung der Wurzel unterhalb der Krone von der Furkation aus kann nach vorsichtiger Präparation eines Entnahmeslots die betreffende Wurzel reseziert werden. Muss die Krone ohnehin prothetisch restauriert werden, sollte der Knochenerhalt bei der Wurzelresektion stärker im Vordergrund stehen. Dieses Verfahren kann bei allen mehrwurzligen Zähnen unter Beachtung des verbleibenden Knochenhaltes durchgeführt werden. Auch bei diesem Verfahren ist eine Wurzelkanalbehandlung der Restwurzeln zwingend. Erforderlich sind außerdem ein dichter Verschluss des Kanalausgangs der resezierten Wurzel und eine Glättung der Präparationskanten.

8.2.8 Replantation

Die intentionelle Replantation, d. h. das beabsichtigte Wiedereinsetzen eines Zahnes nach Extraktion, wurde in der Vergangenheit immer wieder vereinzelt beschrieben, konnte sich aber bis heute nicht auf breiter Basis durchsetzen. Die **Indikation** besteht bei konventionell oder chirurgisch nicht behandelbaren Zähnen, besonders bei zu geringer Mundöffnung oder interradikulären Perforationen. In Abwägung werden die **Risiken** der Replantation, die mit Extraktion, steriler Behandlung des Desmodonts und den möglichen Resorptionsvorgängen nach Replantation verbunden sind, jedoch meistens höher bewertet. Anders ist die Situation nach traumatischem Zahnverlust. Hier wird durch die Replantation dem Patienten die Option des Zahnerhaltes in der akuten Situation gesichert und auch eine hohe Misserfolgsrate in Kauf genommen. Es wird eine zügige Replantation nach behutsamer Reinigung der Alveole und der

Zahnwurzel angestrebt. Voraussetzung ist, dass die Wurzel intakt ist. Prophylaktisch wird eine Antibiose für die ersten Tage angesetzt. Erst nach Replantation und Schienung soll die endodontische Versorgung erfolgen, die nur bei Jugendlichen mit reproduzierbarem Sensibilitätsnachweis unterbleiben kann.

8.2.9 Erfolgsbewertung

Zur Erfolgsbewertung nach endodontischer Therapie wurde weiter oben schon Stellung genommen. Für die chirurgische Endodontie gelten die gleichen Maßstäbe für Erfolg und Misserfolg wie für die konventionelle Endodontie. Ein wichtiges Kriterium ist neben Schmerzfreiheit und Funktion die **radiologische** Beurteilung. Häufig wird auch eine so genannte halbmondförmige Aufhellung als Erfolg akzeptiert. Von vielen Autoren werden Zeiträume bis zur vollständigen Regeneration von 6 bis 12, teilweise bis zu 48 Monaten angegeben. Eine fortlaufende röntgenographische Kontrolle aller 6 Monate bis zur Beseitigung der Aufhellung ist geboten. Auch vorerst sich verkleinernde Prozesse können erneut proliferieren (Abb. 315)!

9

Akutes Zahntrauma

G. Viergutz

9.1 Grundsätze zur Diagnostik und Therapie von Milchzahnverletzungen

Verletzungen der Milchzähne sind relativ häufig. Aufgrund der hohen Elastizität des Alveolarknochens kommt es in der Regel zu Luxationsverletzungen, seltener zu Frakturen.

Wegen der engen Lagebeziehung zwischen dem Milchzahn und dem Keim des bleibenden Zahnes kann jede Verletzung des Milchzahnes eine Gefahr für den Zahnkeim darstellen. Eine Schädigung des Zahnkeimes kann entweder direkt durch das Milchzahntrauma erfolgen oder indirekt durch eine Infektion bei gestörter Wundheilung im Verletzungsbereich oder durch eine infizierte Milchzahnpulpa. Aus diesem Grund zielt die Behandlung von Milchzähnen nach einem Trauma primär auf den Schutz des Zahnkeimes, auf die Sicherung seiner regelrechten Entwicklung und erst sekundär auf den Erhalt des Milchzahnes.

Die **diagnostischen Maßnahmen** umfassen:

- Anamnese (Wann? Wo? Wie?)
- klinische Untersuchung (Inspektion, Palpation, Perkussion, Sensibilitätstest unzuverlässig)
- röntgenographische Untersuchung.

Anhand der Beurteilung der symmetrischen Lage der Zahnkeime im Röntgenbild und der Lagebeziehung zwischen Zahnkeim und disloziertem Milchzahn können Aussagen zur Verletzung des Zahnkeimes getroffen werden. Eine Milchzahnwurzel, die in das Zahnsäckchen eingedrungen ist oder den Zahnkeim tangiert, bewegt sich von der Strahlungsquelle fort und wird verlängert projiziert. In diesen Fällen ist die Extraktion des Milchzahnes indiziert. Eine Milchzahnwurzel, die nach vestibulär luxiert ist, wird verkürzt projiziert; der Zahnerhalt ist möglich.

Die **Therapie** von Milchzahnverletzungen sollte unter Beachtung von Aufwand und Nutzen bzw. Risiko durchgeführt werden. Alter und Kooperationsbereitschaft des Patienten spielen dabei eine wesentliche Rolle. Diagnostik und Therapiegrundsätze der verschiedenen Verletzungsarten sind in der Tabelle 42 zusammengefasst.

Tabelle 42   Diagnose und Therapiegrundsätze bei Milchzahnverletzungen

Diagnose	Therapie
Kronenfraktur	
Schmelzfraktur	Glätten scharfer Kanten
Schmelz-Dentin-Fraktur ohne Pulpafreilegung	Dentinabdeckung mit Komposit oder Kompomer,evtl. Kronenrestauration mittels Frasaco-Milchzahnkronen
Schmelz-Dentin-Fraktur mit Pulpafreilegung	Pulpotomie und Kronenrestauration oder Extraktion
Kronen-Wurzel-Fraktur	
Pulpa in der Regel involviert, Frakturspalt unter Gingivaniveau, koronales Fragment beweglich, haftet noch an Gingiva	Extraktion
Wurzelfraktur	
Zahn beweglich, Perkussionsschmerz, ohne Dislokation des koronalen Fragmentes:	Schienung, wenn möglich: Miniplastschiene für 2 Wochen (auch ohne Schienung in der Regel bindegewebige Heilung)
mit Dislokation: Fraktur in Wurzelmitte oder im apikalen Drittel	Extraktion des koronalen Fragmentes, apikales Fragment kann belassen werden (physiologische Resorption)
Fraktur im koronalen Wurzeldrittel	Extraktion von koronalem und apikalem Fragment

Tabelle 42 Fortsetzung

Diagnose	Therapie
Kontusion	
schmerzhafte Perkussion,	Kontrolle, weiche Kost
keine Dislokation,	
keine Okklusionsstörung,	
keine Blutung aus dem Gingivasulkus,	
normale Beweglichkeit	
Subluxation	
erhöhte Beweglichkeit,	Kontrolle, weiche Kost
keine Dislokation,	
Blutung aus dem Gingivasulkus	
Laterale Luxation	
Okklusionsstörung möglich	
Röntgenbild: Desmodontalspalt verbreitert	
Dislokation der Zahnkrone	
nach palatinal/lingual:	Reposition oft spontan durch Zungendruck, bei Okklusionsstörung Reposition durch Fingerdruck, Schienung, wenn möglich: Miniplastschiene für 2 Wochen
nach labial:	Extraktion (Wurzel tangiert Zahnkeim)
Extrusion (Abb. 330)	
Dislokation, Okklusionsstörung	Extraktion
erhöhte Beweglichkeit,	
Blutung aus dem Gingivasulkus	
Intrusion (Abb. 331, 332)	
axiale Krafteinwirkung:	Reeruption abwarten
Wurzelspitze nach labial disloziert	Cave! Infektionsrisiko im Verletzungsbereich, evtl. antibiotische Therapie oder Extraktion
Wurzelspitze nach palatinal disloziert, tangiert Zahnkeim	Extraktion
Avulsion	
leere Alveole (klinisch und röntgenographisch)	keine Replantation

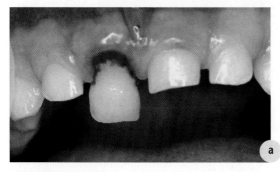
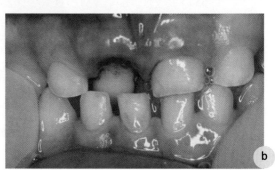

Abb. 330
a) 3-jähriger Junge; Extrusion des Zahnes 51, Blutung aus dem Gingivasulkus
b) Dislokation der Zahnkrone nach palatinal, Okklusionsstörung, Indikation zur Extraktion

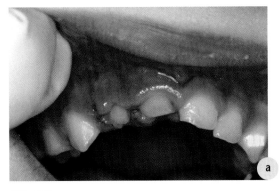
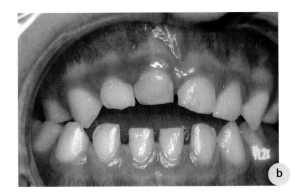

Abb. 331
a) 3-jähriges Mädchen mit Intrusion der Zähne 52 und 51
b) Kontrollbefund nach 2 Monaten mit fast vollständig wieder durchgebrochenen Milchzähnen, Verfärbung am Zahn 51 (Röntgen-Kontrolle erforderlich)

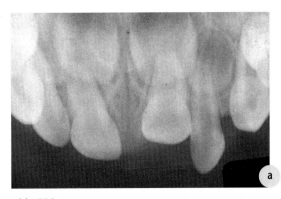
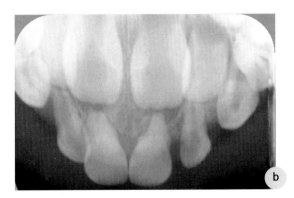

Abb. 332
a) 2-jähriger Junge; Intrusion der Zähne 52, 51 und 61
b) Kontrollaufnahme 3 Jahre nach spontaner Reeruption: Pulpaobliteration und Wurzelresorption an den Zähnen 51 und 61, Fistelbildung bei Zahn 52 (Beachte: unterschiedliches Wurzelkanallumen zwischen den Zähnen 52 und 62)

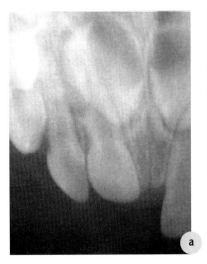
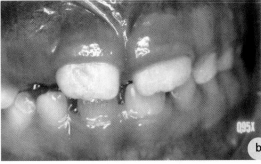

Abb. 333
a) 2-jähriges Mädchen; Erstvorstellung 6 Monate nach Intrusion des Zahnes 51 ohne spontane Reeruption: asymmetrische Lage der Zahnkeime 11 und 21, operative Entfernung des Milchzahnes
b) Kontrollbefund nach 4 Jahren: regelrechter Durchbruch der Zähne 11 und 21, Zahn 11 mit Schmelzhypoplasie

Verletzte Milchzähne sollten **regelmäßig nachuntersucht** werden. Folgende Zeitabstände nach dem Trauma werden empfohlen: 2 bis 3 Wochen, 6 bis 8 Wochen, 6 Monate, 12 Monate und weiter jährlich bis zum Durchbruch der bleibenden Zähne.

Zu den am häufigsten beobachteten **Komplikationen** nach Milchzahnverletzungen zählen:

- Milchzahnverfärbungen – reversible infolge einer Blutung im Pulpakavum oder irreversible infolge Pulpanekrose, Obliteration des Pulpakavums oder interner Resorptionen
- Wurzelresorptionen
- Ankylose luxierter Milchzähne
- Keimschäden wie Schmelzopazitäten, Schmelzhypoplasien, Kronen- oder Wurzeldilazerationen, Wurzelduplikationen, Stillstand des Wurzelwachstums (Abb. 333).

9.2 Grundsätze zur Diagnostik und Therapie von Verletzungen bleibender Zähne

Die Therapie von Zahnverletzungen gehört zum Behandlungsspektrum eines jeden Zahnarztes. In der Regel kommen Patienten mit einem akuten Zahntrauma unangemeldet zur Behandlung und brauchen dennoch schnelle Hilfe. Die exakte Diagnose und eine rasch beginnende adäquate Therapie entscheiden über den dauerhaften Erhalt des verletzten Zahnes.

Im nachfolgenden Kapitel werden mögliche Verletzungsarten und deren Behandlungsgrundsätze dargelegt. Zur Vertiefung des Wissens, z. B. hinsichtlich pathophysiologischer Abläufe bei Heilungs- und Regenerationsvorgängen, wird das Studium weiterführender Literatur empfohlen.

Verletzungen der bleibenden Zähne werden vor allem im Kindes- und Jugendalter beobachtet. Häufige Ursachen sind Unfälle beim Spielen, beim Sport (Fahrrad, Baden/Schwimmen, Skateboard) und im Straßenverkehr.

Die **diagnostischen Maßnahmen** umfassen wie bei Verletzungen der Milchzähne:

- Anamnese
  - Wann? (Zeitspanne Unfall – Behandlungsbeginn)
  - Wo? (Kontamination der Wunde)
  - Wie? (Unfallmechanismus, Begleitverletzungen)
  - Bewusstlosigkeit, Kopfschmerz, Übelkeit, Erbrechen (Hinweise auf Schädel-Hirn-Trauma),
  - allgemeine medizinische Anamnese
- klinische Untersuchung
  - Inspektion (Weichteilverletzungen, Okklusionsstörungen, Zahnhartsubstanzverluste)
  - Palpation (Zahnlockerung)
  - Perkussion (vertikal, horizontal)
  - Sensibilitätstest (Cave! falsch negativer Sensibilitätstest bei unreifen Zähnen möglich)
- röntgenographische Untersuchung zur Diagnostik und als Ausgangsbefund bei der Dokumentation des Behandlungsverlaufes, ggf. mehrere Aufnahmen unterschiedlicher Projektion
- (Fotodokumentation).

Die **Diagnostik und Therapiegrundsätze** bei **Kronen-** und **Wurzelfrakturen** sowie **Luxationsverletzungen** sind in den Tabellen 43 und 44 zusammengestellt.

Anmerkungen zu Wurzelfrakturen

Heilungsverläufe nach Wurzelfrakturen:

- hartgewebig (Dentin, Zement, Knochen)
- bindegewebig
- Granulationsgewebe
  (verbreiteter Frakturspalt im Röntgenbild, immer avitales koronales Fragment, negativer Sensibilitätstest, Zahn gelockert)

Die Ausbildung von Hart- oder Bindegewebe im Frakturspalt wird als Heilung einer Wurzelfraktur betrachtet. Diese Zähne unterliegen lediglich weiteren klinischen Kontrollen. Granulationsgewebe zwischen beiden Wurzelfragmenten und die oben beschriebenen klinischen und röntgenographi-

Tabelle 43   Diagnose und Therapiegrundsätze bei Kronen- und Wurzelfrakturen bleibender Zähne

Diagnose	Therapie
Unkomplizierte Kronenfraktur	
Infraktion	Fluoridierung,
Schmelzsprünge, inkomplette	ggf. Versiegelung,
Fraktur ohne Hartsubstanzverlust	Sensibilitätskontrolle
Schmelzfraktur	Glätten scharfer Kanten, Fluoridierung,
	Sensibilitätskontrolle
Schmelz-Dentin-Fraktur ohne Pulpafreilegung	Schutz der Pulpa durch möglichst rasches Abdecken der Dentinwunde und Kronenrestauration, pulpanahe Dentinbezirke: Abdecken mit $Ca(OH)_2$-Suspension und $Ca(OH)_2$-Zement, adhäsive Wiederbefestigung eines Zahnfragmentes möglich, Sensibilitätskontrolle
Komplizierte Kronenfraktur (Abb. 334, 335)	
Schmelz-Dentin-Fraktur mit Pulpafreilegung	direkte Überkappung: Behandlung am Unfalltag
	partielle Pulpotomie (p. P., Tiefe ca. 2 mm) bzw. Pulpotomie: Behandlung nach > 24 Stunden Vorteil p. P.= Hartsubstanzschonung Pulpotomie bei unreifen Zähnen bis zu einer Woche nach Trauma möglich
	Pulpektomie: reife Zähne mit komplizierter Kronenrestauration (Stiftverankerung)
	Kontrolle (Sensibilitätstest, Röntgen)
Kronen-Wurzel-Fraktur	
• koronales Fragment beweglich, haftet meist nur noch an der Gingiva (kann aber auch verloren gegangen sein) • apikales Fragment in der Regel nicht disloziert • multiple Frakturen möglich • Pulpa häufig freiliegend • Temperaturempfindlichkeit bei Pulpafreilegung • Druck- und Aufbissschmerz • Röntgen: intraalveolärer Bruchlinienverlauf häufig nicht erkennbar	Entfernung aller beweglichen koronalen Fragmente, weitere Versorgung entweder wie unkomplizierte oder wie komplizierte Kronenfraktur, zuvor Freilegung der subgingivalen Bruchfläche durch – Gingivektomie, Osteotomie (Bruchfläche bis ca. 4 mm subgingival liegend) oder durch – chirurgische oder orthodontische Extrusion des apikalen Fragmentes (reife Zähne), evtl. vorherige Pulpaexstirpation und temporäre Wurzelkanalfüllung Extraktion, wenn oben beschriebene Therapie nicht durchgeführt werden kann Kontrolle (Sensibilitätstest, Röntgen)

Tabelle 43   Fortsetzung

Diagnose	Therapie
Wurzelfraktur (Abb. 336)	
• Zahnkrone in der Regel beweglich	Reposition des koronalen Fragmentes, Schienung
• mit oder ohne Dislokation des koronalen Fragmentes	(Draht-Komposit-Schiene), 6 bis 8 Wochen,
• Pulpa: Ruptur oder „Dehnung"	Kontrolle (Sensibilitätstest, Röntgen)
• Perkussionsschmerz	
• Röntgen: zur Bestimmung des Bruchlinienverlaufes häufig mehrere Aufnahmen nötig	bei unbeweglichem koronalem Fragment ohne Beschwerden: Patienteninstruktion
	Kontrolle (s. Anmerkung zu Wurzelfrakturen)
Alveolarfortsatzfraktur	
• bewegliches Knochensegment	Reposition,
• ein oder mehrere Zähne involviert	Schienung (Draht-Komposit-Schiene),
• Hämatom der Gingiva	3 bis 4 Wochen,
• (gestörte Okklusion)	Sensibilitätstest der involvierten Zähne,
	Therapie von Folgeschäden

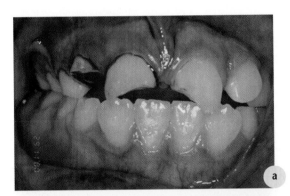

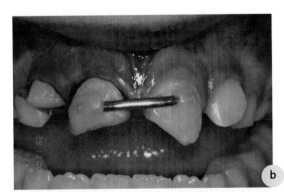

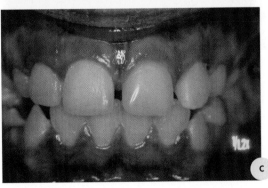

Abb. 334

a) 7-jähriges Mädchen: komplizierte Kronenfraktur am Zahn 12, pulpanahe Kronenfrakturen an den Zähnen 11 und 21, Subluxation der Zähne 12 und 11, Blutung aus dem Gingivasulkus

b) Draht-Komposit-Schiene an den Zähnen 11 und 21, partielle Pulpotomie am Zahn 12, Abdecken pulpana- hen Dentins mit Ca(OH)$_2$-Zement an den Zähnen 11 und 21, provisorische Füllung (Kompomer)

c) Befund 13 Monate nach Trauma: Kronenrestaura- tionen mit Komposit

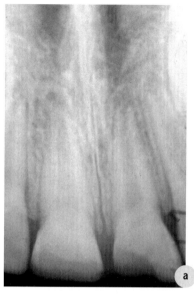
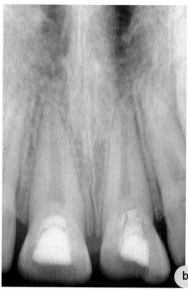

Abb. 335
a) Komplizierte Kronenfrakturen an den Zähnen 11 und 21, Wurzelwachstum nicht abgeschlossen
b) Kontrollbefund 4 Jahre nach Pulpotomie an beiden Zähnen: Hartgewebsbildung und Abschluss des Wurzelwachstums

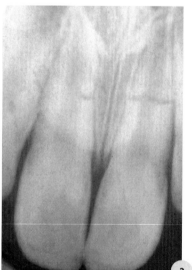
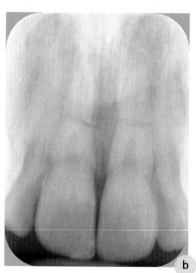

Abb. 336
a) 8-jähriger Junge: Wurzelfrakturen (Wurzelmitte) an den Zähnen 11 und 21, nicht abgeschlossenes Wurzelwachstum
b) Kontrollbefund nach 5 Jahren: Wurzelwachstum abgeschlossen, Ausbildung eines neuen „Apex" an beiden koronalen Fragmenten

Tabelle 44   Diagnose und Therapiegrundsätze bei Luxationsverletzungen bleibender Zähne

Diagnose	Therapie
Konkussion, Kontusion	
• keine Dislokation	Verordnung weicher Kost für zwei Wochen,
• Mobilität normal	Schienung dient allenfalls zur Komfortverbesserung
• Perkussionsschmerz	für Patienten, (Draht-Komposit-Schiene, 7 bis 10
• Hämorrhagie und Ödem im Desmodont	Tage), Sensibilitätskontrolle
Subluxation (Abb. 337)	
• keine Dislokation	okklusale Interferenzen beseitigen, Verordnung
• erhöhte Mobilität	weicher Kost für zwei Wochen,
• Perkussionsschmerz	Schienung nicht nötig, allenfalls Komfortverbesserung
• evtl. Blutung aus Gingivasulkus	für Patienten, (Draht-Komposit-Schiene, 7 bis 10
	Tage), Sensibilitätskontrolle
Laterale Luxation	
• Dislokation (Zahnkrone im Oberkiefer in der Regel nach palatinal verlagert)	Reposition unter Lokalanästhesie durch Fingerdruck (bimanuell),
• in der Regel kein Perkussionsschmerz (metallischer Klopfschall)	Schienung: Draht-Komposit-Schiene, 3 Wochen, bei Knochenbeteiligung: 4 bis 6 Wochen,
• Blutung aus dem Gingivasulkus	Kontrolle (Sensibilitätstest, Röntgen)
• Röntgen: verbreiteter Desmodontalspalt	*reifer Zahn:* negativer Sensibilitätstest nach 3 Wochen: Wurzelkanalbehandlung
	unreifer Zahn: sorgfältige Nachkontrollen, bei negativem Sensibilitätstest und ersten Anzeichen (klinisch und/oder röntgenographisch) von apikalen oder periradikulären Wurzelresorptionen: Wurzelkanalbehandlung (Apexifikation)
Extrusion	
• verlängerter, beweglicher Zahn	Reposition langsam durch stetigen Druck nach apikal,
• Blutung aus dem Gingivasulkus	Schienung: Draht-Komposit-Schiene, 2 bis 3 Wochen,
• Röntgen: verbreiteter Desmodontalspalt apikal	Kontrolle (Sensibilitätstest, Röntgen), Therapie von Komplikationen wie bei lateraler Luxation
Intrusion	
• Zahn durch axiale Krafteinwirkung nach apikal verlagert, fest (im Extremfall Zahnkrone vollständig unter Gingivaniveau)	*unreifer Zahn:* Abwarten, spontane Reeruption möglich, Beginn: 2 bis 3 Wochen nach Trauma, Dauer: einige Wochen bis Monate
• metallischer Klopfschall	bei Stopp der Reeruption vor Erreichen der Okklusionsebene bzw. bei fehlender spontaner Reeruption: orthodontische Extrusion zur Vermeidung einer Ankylose, sorgfältige Nachkontrollen, bei negativem Sensibilitätstest und ersten Anzeichen von Wurzelresorptionen: Wurzelkanalbehandlung (Apexifikation)
	reifer Zahn: sofortige Reposition
	• orthodontisch, wenn Zahn nicht komplett intrudiert ist, Dauer: 3 Wochen, danach Retention: 2 bis 3 Wochen
	• chirurgisch bei kompletter Intrusion, Schienung: 7 bis 10 Tage
	• möglichst sofort endodontische Behandlung

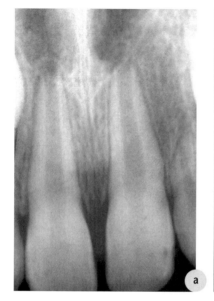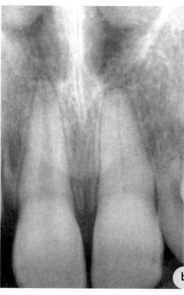

Abb. 337
a) 8-jähriger Junge: Subluxation des unreifen Zahnes 21
b) Kontrollbefund nach 3 Jahren: Abschluss des Wurzelwachstums, Pulpaobliteration

schen Befunde sind Folge einer Pulpainfektion. In diesen Fällen muss eine endodontische Behandlung eingeleitet werden. In Abhängigkeit von der Lage des Frakturspaltes kommen folgende Behandlungsmöglichkeiten in Frage:

- Fraktur im koronalen Wurzeldrittel: Extraktion des koronalen Fragmentes, Extrusion (chirurgische oder orthodontische) des apikalen Fragmentes und stiftverankerte Restauration,
! apikales Wurzelfragment muss lang genug sein!
- Fraktur in Wurzelmitte bzw. im apikalen Wurzeldrittel:
endodontische Behandlung des koronalen Fragmentes (Apexifikation), apikales Fragment belassen (Pulpa obliteriert) oder chirurgische Entfernung des apikalen Fragmentes (Wurzelspitzenresektion).

Andere Methoden (endodontische Schienung, Transfixation nach Entfernung des apikalen Fragmentes) sind wenig erfolgreich.

Avulsion

Bei dieser Verletzungsform befindet sich der betroffene Zahn außerhalb der Alveole (Abb. 338). Dabei ist das Nerven-Gefäßbündel abgerissen und das Desmodont verletzt. Die Therapie zielt auf einen möglichst langfristigen Zahnerhalt sowie auf die Prävention von Folgeschäden im Desmodont und in der Pulpa. Die Heilung ist abhängig von:

- der Dauer extraalveolärer trockener Aufbewahrung des Zahnes
- dem Aufbewahrungsmedium und
- dem Behandlungsmanagement.

Die Heilungsvorgänge umfassen:

- die Revaskularisation der zerrissenen Desmodontalfasern (ca. nach einer Woche)
- die Erneuerung Sharpeyscher Fasern (Beginn nach einer Woche, zwei Drittel der ursprünglichen Festigkeit sind nach zwei Wochen erreicht)
- die Erneuerung des gingivalen Attachments und bei unreifen Zähnen
- die Revaskularisation und Reinnervation der Pulpa (Beginn nach vier Tagen, Abschluss nach ca. 30 bis 40 Tagen).

Komplikationen können sowohl seitens des Desmodonts (Resorptionen: Oberflächenresorptionen, entzündliche Resorptionen, Ersatzresorption) als auch seitens der Pulpa (Nekrose) auftreten. Für einen langfristigen Zahnerhalt sind die Vorgänge im Desmodont ausschlaggebend. Die Pulpavitalität ist von untergeordneter Bedeutung. Die daraus resultierende **Therapie bei Avulsionen** wird in der Tabelle 45 dargestellt.

Tabelle 45   Therapiegrundsätze bei Avulsionen bleibender Zähne

1. Außerhalb der zahnärztlichen Praxis

- sofortige Replantation
- Replantation ist nicht möglich: Aufbewahrung des Zahnes in einem geeigneten Medium: Dentosafe-Zahnrettungsbox → physiologische Kochsalzlösung → Milch → Speichel → Wasser (Reihenfolge vom günstigsten zum ungünstigsten Medium), sofort Zahnarzt aufsuchen

2. In der Zahnarztpraxis

- Zahn während Anamnese, Inspektion und Röntgenkontrolle in der Zahnrettungsbox bzw. in physiologischer Kochsalzlösung aufbewahren
- Vorbereitung der Alveole: Koagulum durch Spülung entfernen, ggf. frakturierte Alveolenwand aufrichten
- Vorbereitung des Zahnes zur Replantation: Wurzeloberfläche nicht berühren! Schmutzpartikel durch Spülung entfernen!

  extraorale trockene Aufbewahrung < 60 Minuten

  reifer Zahn (Apex ≤ 2 mm): sofortige Replantation

  unreifer Zahn: Aufbewahrung in Doxycyclin (1mg in 20 mg Kochsalz-Lösung)

      für 5 Minuten, anschließend Replantation

  extraorale trockene Aufbewahrung > 60 Minuten

  unabhängig vom Stand des Wurzelwachstums:

  - Reinigung der Wurzeloberfläche, Entfernung desmodontaler Faserreste (Kürette)
  - Aufbewahrung in 2% NaF-Lösung für 5 bis 10 Minuten oder Einsatz von Schmelz-Matrix-Protein Emdogain (Ziel: Verlangsamung der Ersatzresorption)
  - Replantation

  Hinweis: In diesen Fällen kann die endodontische Behandlung extraoral, also vor der Replantation erfolgen!
- Schienung: Draht-Komposit-Schiene, 7 bis 10 Tage
- adjunktive Therapie: systemische antibiotische Therapie für 4 bis 7 Tage, Chlorhexidin-Mundspülungen und Zahnputzinstruktion, Tetanusschutz prüfen

3. Kontrolle nach 7 bis 10 Tagen

- *unreife Zähne, extraorale trockene Aufbewahrung < 60 Minuten:*

  vorerst keine endodontische Behandlung

  Schiene entfernen

  Kontrolle aller 3 bis 4 Wochen:

      Sensibilitätstest – Revaskularisation der Pulpa?

      Röntgen – apikale Veränderungen, laterale Resorptionen?

      bei pathologischen Befunden Apexifikation einleiten
- *unreife Zähne, extraorale trockene Aufbewahrung > 60 Minuten:*

  Apexifikation einleiten, wenn dies noch nicht bei der ersten Sitzung begonnen wurde,

  danach Schiene entfernen
- *reife Zähne:*

  endodontische Therapie einleiten: temporäre Wurzelkanalfüllung mit $Ca(OH)_2$-Suspension, danach Schiene entfernen

4. Definitive Wurzelkanalfüllung

- *unreife Zähne:* nach Apexifikation (Zeitpunkt kann bis zu 18 Monaten nach Trauma liegen)
- *reife Zähne:* Zeitpunkt abhängig vom Beginn der endodontischen Behandlung: Beginn innerhalb der ersten 10 Tage: definitive Wurzelkanalfüllung nach 4 bis 8 Wochen

  Beginn nach > 2 Wochen und bei ersten Zeichen von Oberflächenresorptionen: nach Abheilung der Oberflächenresorptionen nach ca. 6 bis 24 Monaten

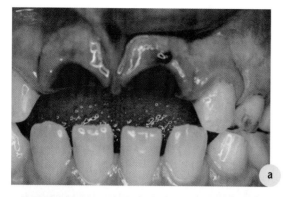
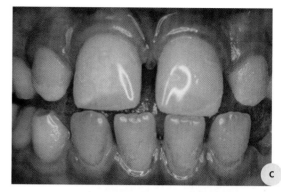
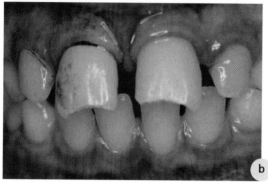
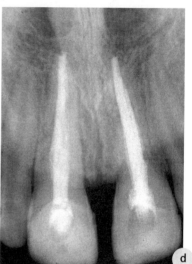

Abb. 338

a) 10-jähriger Junge: Avulsion der Zähne 11 und 21, Vorstellung > 2 Stunden nach Trauma

b) Zustand unmittelbar nach Replantation der Zähne 11 und 21 (endodontische Behandlung vor Replantation), Schmelz-Dentin-Frakturen an beiden Zähnen

c) Befund 4 Wochen nach Entfernung der Schienung: Kronenrestaurationen an den Zähnen 11 und 21

d) Röntgenographische Kontrolle nach 20 Monaten: schnell voranschreitende Ersatzresorptionen an beiden Zähnen

Unfallverletzte Zähne müssen über längere Zeit klinisch und röntgenographisch kontrolliert werden.

Empfohlene **Recall-Abstände:**

Kronenfrakturen:	6 bis 8 Wochen, 6 Monate, 1 Jahr,
Wurzelfrakturen und Alveolarfortsatzfrakturen:	3 bis 4 Wochen, 6 bis 8 Wochen, 6 Monate, 1 Jahr, danach jährlich bis zu 5 Jahren,
Luxationen:	2 bis 3 Wochen, 6 bis 8 Wochen, 6 Monate, 1 Jahr, danach jährlich bis zu 5 Jahren,
Avulsionen:	siehe Tabelle 45.

10

Bleichen von endodontisch behandelten Zähnen

H. W. Klimm

Der Erfolg der endodontischen Behandlung wird an kurativen, funktionellen und ästhetischen Kriterien gemessen. Allerdings kann die Ästhetik der Zähne vor und nach der endodontischen Behandlung durch Zahnverfärbungen beeinträchtigt sein. Dafür werden folgende Ursachen angegeben (*Rotstein* 1998, *Kielbassa* et al. 2000, *Peters* 2001):

- Pulpanekrose durch mikrobielle, mechanische und chemische Noxen
- Pulpablutung bei Trauma, Vitalamputation und Vitalexstirpation
- zurückgebliebenes nekrotisches Pulpagewebe in den Pulpahörnern
- endodontische Materialien (Silberstifte, Metallstifte und -schrauben, Jodoformpaste, Phenole, Silbernitrat)
- Füllungsmaterialien (Amalgame)
- in früher Jugend verabreichte Tetrazykline.

Bei den genannten Ursachen wird das **interne Bleichen** angewandt. Hierzu gehören die **Walking-Bleach-Methode** und die **thermokatalytische** Bleichung.

10.1 Charakteristik des Walking Bleach

Diese Methode dient der Aufhellung avitaler Zähne nach der Wurzelkanalbehandlung. Dabei kann die Verfärbung schon viele Jahre zurückliegen. Das Verfahren wird bevorzugt, da es wenig Behandlungszeit fordert, sicher ist und vom Patienten als angenehm empfunden wird.

> Das Walking Bleach ist Methode der Wahl für das interne Bleichen avitaler Zähne.

10.2 Indikation des Walking Bleach

Nach *Rotstein* (1998) bestehen für die Walking-Bleach-Methode folgende Indikationen:

- Verfärbungen, die ihren Ursprung im Pulparaum haben
- Dentinverfärbungen
- Verfärbungen, die durch externes Bleichen nicht erreicht werden.

10.3 Mittel des Walking Bleach

Als Mittel der Wahl für diese Methode gilt **Natriumperborat**. In Anwesenheit von Wasser zerfällt es in Natriummetaborat, Wasserstoffperoxid und naszierenden Sauerstoff.

10.4 Systematik des Walking Bleach

Das schrittweise Vorgehen bei dieser Methode ist in Tabelle 46 festgehalten.

10.5 Erfolg des Walking Bleach

In Abbildung 339a, b, c wird der Erfolg dieses Bleichverfahrens exemplarisch dargestellt.

Tabelle 46   Systematik der Walking-Bleach-Methode (nach *Rotstein* 1998, *Geurtsen* 2000, *Peters* 2001)

Behandlungsschritt	Behandlungsmittel	Behandlungsmodus/Behandlungsziel/Behandlungsbedingungen
1. Anamnese		Ausschluss von Parafunktionen
2. Aufklärung des Patienten		Hinweis auf Nachdunkeln, Überbleichung, Versprödung, Frakturrisiko
3. Kontrolle der Wurzelkanalfüllung	Kontrollröntgenaufnahme	Revision der Wurzelkanalfüllung bei periapikalem Befund und unzureichender Qualität (Gefahr der Penetration des Bleichmittels ins Parodont)
4. Inspektion der Zahnhartsubstanzen		Vorliegen ausreichender Stabilität erforderlich
5. Farbbestimmung	– Farbring – Foto – Karteikarte	
6. Absolute Trockenlegung	– Kofferdam – Zubehör	Schutz des Patienten vor Bleichmittel, Aspiration, Verschlucken
7. Entfernung der definitiven Füllung und Freilegung der Zugangskavität	– Turbine – Mikromotorwinkelstück	
8. Reduktion der Wurzelkanalfüllung	Langschaftrosenbohrer	Kürzung um 2–3 mm unter Schmelz-Zement-Grenze
9. Reinigung und Trocknung der Zugangskavität	– NaOCl 2–3 % – Lösungsmittel – Alkohol 70 % – Wattepellet	Auflösung möglicher nekrotischer Pulpareste, Entfernung von überschüssigem Sealer
10. Abdeckung der Wurzelkanalfüllung	– lichthärtender GIZ – Zinkphosphatzement	Ende der Barriere in Höhe des Gingivarandes, Schutz des Parodonts vor Bleichmittel
11. Anmischen des Bleichmittels	– Natriumperborat – Wasser oder H_2O_3 30% – Anrührspatel	Anrühren zur Konsistenz „feuchten Sandes"
12. Applikation des Bleichmittels	– Füllspatel – Wattepellet	Andrücken des Bleichmittels
13. Provisorischer Verschluss	– Wattepellet – Cavit – GIZ	dichter Verschluss unabdingbar
14. Bestrahlung des Zahnes	– Lichtpolymerisationsgerät	Bestrahlung von bukkal zur Beschleunigung des Bleichvorgangs
15. Wiederholung des Bleichvorgangs	s. 6., 11., 12., 13., 14.	nach 5–7 Tagen in Abhängigkeit vom Bleicheffekt
16. Alkalisierung des Kronenkavums	– $Ca(OH)_2$	für 14 Tage vor der definitiven Füllung
17. Definitive Versorgung	– Kompositfüllung	randdichte Versorgung als Garant für Erfolg
18. Kontrolle		mehrjährig, frühzeitige Erkennung von externen Resorptionen und Kontrolle des Bleicheffekts

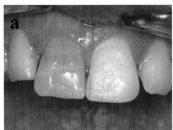
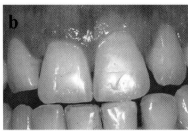
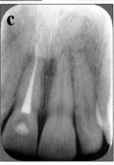

Abb. 339
Internes Bleichen (Walking Bleach)
a) Intrinsische Verfärbung nach Pulpanekrose an 11 bei einer 26-jährigen Patientin durch Fahrradunfall
b) Zustand nach erfolgreichem Bleichen, Reste der Komposit-schienung an 11 und 21
c) Wurzelkanalfüllung vor dem Bleichvorgang

Literatur

Literatur

Literatur zu Kapitel 1
Struktur- und molekularbiologische Grundlagen der Endodontie

Ackermans, F., Klein, J. P., Frank, R. M.: Ultrastructural localization of immunoglobulins in carious human dentine. Arch Oral Biol 26, 879 (1981)

Ahrens, H.: Die Entwicklung der menschlichen Zähne. Anat Hefte, I. Abt. 48, 169 (1913)

Ansari, G., Reid, J. S.: Dentinal dysplasia type I: Review of the literature and report of a family. J Dent Child 64, 429 (1997)

Arch Oral Biol 37, 707 (1990)

Arwill, T., Edwall, L., Lilja, J., Olgart, L., Svensson, S.-E.: Ultrastructure of nerves in the dentinal-pulp border zone after sensory and automatic nerv transection in the cat. Acta Odont Scand 31, 273 (1973)

Augsburger, R. A., Wong, M. T.: Pulp management in dens evaginatus. J Endod 22, 323 (1996)

Avery, J. K.: Pulp. In: *Bhaskar, S. N.* (ed.): Orban's oral histology and embryology. Mosby, St. Louis 1976

Baisden, M. K., Kulild, J. C., Weller, R. N.: Root canal configuration of the mandibular first premolar. J Endod 18, 505 (1992)

Barabas, G. M.: The Ehlers-Danlos syndrome. Abnormalities of the enamel, dentine, cementum and the dental pulp: An histological examination of 13 teeth from 6 patients. Br Dent J 126, 509 (1969)

Baumann, M. A., Doll, G. M.: Spatial reproduction of the root canal system by magnetic resonance microscopy. J Endod 23, 49 (1997)

Baumann, M. A., Gross, D., Lehmann, V., Zick, K.: Magnetresonanzmikroskopie – neue Perspektive für die Endodontie. Schweiz Monatsschr Zahnmed 103, 1407 (1993)

Beer, R., Baumann, M. A.: Endodontologie. Bd 7, Farbatlanten der Zahnmedizin, Hrsg: *Rateitschak, K. H., Wolf, H. F. Thieme,* Stuttgart 1997

Bègue-Kirn, C., Smith, A. J., Loriot, M., Kupferle, Ch., Ruch, J. V., Lesot, H.: Comparative analysis of TGFβs, BMPs, IGF1, msxs, fibronectin, osteonectin and bone sialoprotein gene expression during normal and in vitro-induced odontoblast differentiation. Int J Dev Biol 38, 405 (1994)

Beltes, P.: Endodontic treatment in three cases of dens invaginatus. J Endod 23, 399 (1997)

Berkovitz, B. K. B., Holland, G. R., Moxham, B. J.: Farbatlas und Lehrbuch der oralen Anatomie. Hanser, München 1980

Bernick, S., Nedelman, C.: Effect of aging on the human pulp. J Endod 1, 88 (1975)

Bhaskar, S. N. (ed.): Orban's Oral Histology and Embryology. 9th ed. Mosby, St. Louis 1980

Biggs, J. T., Benenati, F. W.: Endodontic implications of the variability of the root canal systems of posterior teeth. J Okla Dent Assoc 85, 25 (1995)

Bimstein, E., Steyer, A.: Dilated type of dens invaginatus in the permanent dentition: report of a case and review of the literature. J Dent Child 43, 410 (1976)

Bjorndal, A. M., Henderson, W. G., Skidmore, A. E., Kellner, F. H.: Anatomic measurments of human teeth extracted from males between ages 17 and 21 years. Oral Surg 38, 791 (1974)

Black, G. V.: Descriptive Anatomy of the Human Teeth. 4th ed. White Dental Mfg. Co, Philadelphia 1897

Bolk, L.: Die Odontogenie der Primatenzähne. Odontologische Studien I. Fischer, Jena 1913

Bond, J. L., Hartwell, G., Portell, F. R.: Maxillary first molar with six canals. J Endod 14, 258 (1988)

Bosshardt, D. D., Schroeder, H. E.: Evidence for rapid multipolar and slow unipolar production of human cellular and acellular cementum matrix with intrinsic fibers. J Clin Periodontol 17, 663 (1990)

Bosshardt, D. D., Schroeder, H. E.: Initial formation of cellular intrinsic fiber cementum in developing human teeth: A light-and-electron-microscopic study. Cell Tiss Res 267, 321 (1992)

Bowen, R. L., Rodriguez, M. S.: Tensile strength and modulus of elasticity of tooth structure and several restorative materials. J Am Dent Ass 64, 378 (1962)

Bram, S. M., Fleisher, R.: Endodontic therapy in a mandibular second bicuspid with four canals. J Endod 17, 513 (1991)

Brännström, M.: Sensitivity of dentine. Oral Surg Oral Med Oral Pathol 21, 517 (1966)

Bronckers, A. L. J. J., Gay, S., Lyaruu, D. M., Gay, R. E., Miller, E. J.: Localization of type V collagen with monoclonal antibodies in developing dental and peridental tissues of the rat and hamster. Collagen Rel Res 6, 1 (1986)

Buchmann, G.: Pathomorphologie des Keildefekts. In: *Klimm, W., Graehn, G.:* Der keilförmige Defekt. Quintessenz, Berlin 1993

Burke, F. M., Samarawickrama, D. Y. D.: Progressive changes in the pulpo-dentinal complex and their clinical consequences. Gerodontology 12, 57 (1995)

Burns, R. C., Herbranson, E. J.: Tooth morphology and cavity preparation. In: *Cohen, S., Burns, R. C.* (ed.): Pathways of the pulp. Mosby, St. Louis 1998

Butler, W. T.: Dentin matrix proteins. Eur J Oral Sci 106 (suppl 1), 204 (1998)

Butler, W. T., Ritchie, H.: The nature and functional significance of dentin extracellular matrix proteins. Int J Dev Biol 39, 169 (1995)

Byers, M. R.: Dental sensory receptors. Int Rev Neurobiol 25, 39 (1984)

Byers, M. R.: Terminal arborization of individual sensory axons in dentin and pulp of rat molars. Brain Res 345, 181 (1985)

Çalişkan, M. K., Pehlivan, Y., Sepetçioğlǔ, F., Türkün, M., Tuncer, S. S.: Root canal morphology of human permanent teeth in a Turkish population. J Endod 21, 200 (1995)

Calland, J. W., Harris, S. E., Carnes, D. L.: Human pulp cells respond to Calcitonin-gene-related peptide in vitro. J Endod 23, 485 (1997)

Cam, Y., Neumann, M. R., Oliver, L., Raulais, D., Janet, T., Ruch, J. V.: Immunolocalization of acidic and basic fibroblast growth factors during mouse odontogenesis. Int J Dev Biol 36, 381 (1992)

Casasco, A., Calligaro, A., Casasco, M., Springall, D. R., Polak, J. M., Poggi, P., Marchetti, C.: Peptidergic nerves in human dental pulp. An immunhistochemical study. Histochemistry 95, 115 (1990)

Cassidy, N., Fahey, M., Prime, S. S., Smith, A. J.: Comparative analysis of transforming growth factor –β isoforms 1-3 in human and rabbit dentine matrices. Arch Oral Biol 42, 219 (1997)

Chen, J., Mc Cullogh, C. A. G., Sodek, J.: Bone sialoprotein in developing porcine dental tissues: cellular expression and comparison of tissue localization with osteopontin and osteonectin. Arch Oral Biol 38, 241 (1993)

Ciucchi, B., Bouillaguet, S., Holz, J., Pashley, D.: Dentinal fluid dynamics in human teeth, in vivo. J Endod 21, 191 (1995)

Cohenca, N., Karni, S., Heling, I., Rotstein, I.: Endodontic retreatment of unusually long maxillary central incisors. J Endod 22, 269 (1996)

Corpron, R. E., Avery, J. K.: The ultrastructure of intradential nerves in developing mouse molars. Anat Rec 175, 585 (1973)

Couve, E.: Ultrastructural changes during the lifecycle of human odontoblasts. Arch Oral Biol 31, 643 (1986)

Craig, R. G.: Restorative dental materials. 9th ed. Mosby, St. Louis 1993

Cunningham, C. J., Senia, E. S.: A three-dimensional study of canal curvatures in the mesial roots of mandibular molars. J Endod 18, 294 (1992)

Dahl, E., Mjör, I. A.: The fine structure of the vessels in the human dental pulp. Acta Odont Scand 31, 223 (1973)

Dammaschke, T., Kaup, M., Ott, K. H. R.: Ätiologie und Pathogenese intrapulpaler Hartgewebebildungen – eine Übersicht. Endodontie 3, 229 (2000)

Dankner, E., Friedman, S., Stabholz, A.: Bilateral C shape configuration in maxillary first molars. J Endod 16, 601 (1990)

Davis, W. L.: Oral histology. Cell structure and function. W. B. Saunders, Philadelphia 1986

DeGrood, M. E., Cunningham, C. J.: Mandibular molar with 5 canals: Report of a case. J Endod 23, 60 (1997)

DeSmit, A., Demaut, L.: Nonsurgical endodontic treatment of invaginated teeth. J Endod 8, 506 (1982)

Deußen, A.: Persönliche Mitteilung, Dresden 2001

Di Fiore, P. M.: A foor-rooted quadrangular maxillary molar. J Endod 25, 695 (1999)

Dowker, S. E. P., Davis, G. R., Elliott, J. C.: X-ray microtomography. Nondestructive three-dimensional imaging in vitro endodontic studies. Oral Surg Oral Med Oral Pathol Oral Radiol Endod 83, 510 (1997)

D'Souza, R. N., Litz, M.: Odontoblast gene regulation during development and repair. In: Shimono, M., Maeda, T., Suda, H., Takahashi, K. (ed.): Dentin/ Pulp Complex. Quintessence Publ. Co., Ltd., Tokyo 1996

Duncan, W. K., Helpin, M. L.: Bilateral fusion and gemination: a literature analysis and case report. Oral Surg Oral Med Oral Pathol 64, 82 (1987)

Edwall, B., Gazelius, B., Fazekas, A., Theodorsson-Nordheim, E., Lundberg, J. M.: Neuropeptide Y (NPY) and sympathetic control of blood flow in oral mucosa and dental pulp in cat. Acta Physiol Scand 125, 253 (1985)

Edwall, L., Kindlova, M.: The effect of sympathetic nerve stimulation on the rate of disappearance of tracers from various oral tissues. Acta Odont Scand 29, 397 (1971)

El-Aziz, S. A., Ibrahim, S. M., Attia, M. A., Soliman, M. M.: Configuration and variations in the macroscopic endodontic anatomy of mandibular first molar. Egypt Dent J 23, 35 (1977)

Ellingson, J. S., Smith, M., Larson, L. R.: Phospholipid composition and fatty acid profiles of the phospholipids in bovine predentine. Calcif Tissue Res 24, 127 (1977)

Embery, G.: Glykosaminoglycans of human dental pulp. J Biol Buccale 4, 229 (1976)

Eskoz, N., Weine, F. S.: Canal configuration of the mesiobuccal root of the maxillary second molar. J Endod 21, 38 (1995)

Feiglin, B., Reade, P. C.: The distribution of ^{14}C-leucine and ^{85}Sr microspheres from rat incisor root canals. Oral Surg 47, 277 (1979)

Figdor, D.: Aspects of dentinal and pulpal pain. Ann R Aust Coll Dent Surg 12, 131 (1994)

Finkelman, R. D., Mohan, S., Jennings, J. C., Taylor, A. K.: Quantitation of growth factors IGF-I, SGF/ IGF-II, and TGF-β in human dentin. J Bone Miner Res 5, 717 (1990)

Fischer, G.: Über die feinere Anatomie der Wurzelkanäle menschlicher Zähne. Dtsch Monatsschr Zahnheilk. 25, 544 (1907)

Fisher, D. E., Ingersoll, N., Bucher, J. F.: Anatomy of the pulpal canal: three-dimensional visualization. J Endod 1, 22 (1975)

Fitzgerald, M., Chiego, D. J., Heys, D. R.: Autoradiographic analysis of odontoblast replacement following pulp exposure in primate teeth. Arch Oral Biol 37, 707 (1990)

Foreman, P. C.: Calcified deposits in the aged root canal system. Restorative Dent 3, 132 (1987)

Frank, R. M.: Structural events in the caries process in enamel, cementum and dentin. J Dent Res 69 (Spec Iss), 559 (1990)

Frank, R. M., Sauvage, C., Frank, P.: Morphological basis of dental sensitivity. Int Dent J 22, 1 (1972)

Funato, A., Funato, H., Matsumoto, K.: Mandibular central incisor with two root canals. Endod Dent Traumatol 14, 285 (1998)

Gängler, P. (Hrsg.): Lehrbuch der konservierenden Zahnheilkunde. 3., vollst. überarb. Aufl. Ullstein Mosby, Berlin, Wiesbaden 1995

Gängler, P., Pilz, W.: Die System- und Mikrozirkulation. Stomatol. DDR 24, 373 (1974)

Gani, O., Visvisian, C.: Apical canal diameter in the first upper molar at various ages. J Endod 25, 689 (1999)

Garberoglio, R., Brännström, M.: Scanning electron microscopic investigation of human dentinal tubules. Arch Oral Biol 21, 355 (1976)

Geurtsen, W., Hillmann, G.: Regressive und altersbedingte Veränderungen der Zähne. In: Geurtsen, W., Heidemann, D.: Zahnerhaltung beim älteren Patienten. Hanser, München, Wien 1993

Gazelius, B., Edwall, P., Olgart, L., Lundberg, J. M., Hökfelt, T., Fischer, J. A.: Vasodilatory effects and coexistence of calcitonin gene-related peptide (CQRP) and substance P in sensory nerves in cat dental pulp. Acta Physiol Scand 130, 33 (1987)

Goldberg, M., Lasfargues, J.-J.: Pulpo-dentinal complex revisited. J Dent 23, 15 (1995)

Goldberg, M., Molon-Noblot, M., Septier, D.: Effects de deux méthodes de déminéralization sur la préservation de glycoprotéines et des protéoglycanes dans les dentines intercanaliculaires et pericanaliculaires chez le cheval. J Biol Buccale 8, 315 (1980)

Goldberg, M., Septier, D., Lecolle, S., Chardin, H., Quintana, M. A., Acevedo, A. C., Gafni, G., Dillouya, D., Vermelin, L., Thonemann, B., Schmalz, G., Bissila-Mapahou, P., Carreau, J. P.: Dental mineralization. Int J Dev Biol 39, 93 (1995)

Gomes, B. P. F. A., Rodrigues, H. H., Tancredo, N.: The use of a modelling technique to investigate the root canal morphology of mandibular incisors. Int Endod J 29, 29 (1996)

Goswami, M., Chandra, S., Chandra, Sh., Singh, S.: Mandibular premolar with two roots. J Endod 23, 187 (1997)

Grahnen, H., Lindahl, B., Omnell, K.: Dens invaginatus. I. A clinical, roentgenological and genetical study of permanent upper lateral incisors. Odontol Revy 10, 115 (1959)

Hahn, C.-L., Falkler jr., W. A., Siegel, M. A.: A study of T and B cells in pulpal pathosis. J Endod 15, 20 (1989)

Hammarström, L.: Enamel matrix, cementum development and regeneration. J Clin Periodontol 24, 658 (1997)

Hammarström, L., Alatli, I., Fong, C. D.: Origins of cementum. Oral diseases 2, 63 (1996)

Hartup, G. H.: Dens invaginatus Type III in a mandibular premolar. Gen Dent 45, 584 (1997)

Harty, F. J.: Endodontics in Clinical Practice. Third ed. Wright, London 1990

Heling, I., Gollieb-Dadon, I., Chandler, N. P.: Mandibular canine with two roots and three root canals. Endod Dent Traumatol 11, 301 (1995)

Hess, W.: Zur Anatomie der Wurzelkanäle des menschlichen Gebisses, mit Berücksichtigung der feineren Verzweigungen am Foramen apikale. Med. Habilschr. Zürich 1917

Heyeraas Tønder, K. J.: Blood flow and vascular pressure in the dental pulp. Acta Odont Scand 38, 135 (1980)

Heyeraas Tønder, K. J., Kvinnsland, I., Beyers, M. R., Jacobsen, E. B.: Nerv fibres immunoreactive to protein gene product 9,5, calcitonin gene-related peptide, substance P, and neuropeptide Y in the dental pulp, periodontal ligament, and gingiva in cats. Acta Odont Scand 51, 207 (1993)

335

Literatur

Holland, G. R.: Role of the odontoblast process. In: Inoki, R., Kudo, T., Olgart, L. (ed.): Dynamic aspects of dental pulp. Chapman u. Hall, London 1990

Holtzman, L.: Conservative treatment of supernumerary maxilliary incisor with dens invaginatus. J Endod 24, 378 (1998)

Holtzman, L.: Root canal treatment of a mandibular first molar with three mesial root canals. Int Endod J 30, 422 (1997)

Holtzman, L.: Überzählige Wurzelkanäle an oberen ersten Molaren – zwei klinische Fälle. Endodontie 7, 55 (1998)

Hülsmann, M.: Prämolaren mit drei Wurzelkanälen. Inzidenz, Diagnostik und Therapie. Endodontie 4, 277 (1994)

Hülsmann, M.: Der dens invaginatus – Ätiologie, Inzidenz und klinische Besonderheiten (I). Schweiz Monatsschr Zahnmed 105, 765 (1995)

Hülsmann, M.: Variationen in der Wurzelkanalanatomie erster Oberkiefermolaren. Endodontie 3, 195 (1996)

Hülsmann, M., Bahr, R., Grohmann, U.: Fusion und Gemination – Literaturübersicht und Falldarstellung. Endodontie 2, 127 (1997)

Hülsmann, M., Schäfers, F.: Anatomische Varianten bei Unterkiefermolaren. Endodontie 4, 263 (1996)

Ibarrola, J. L., Knowles, K. I., Ludlow, M. O., McKinley Jr., I. B.: Factors affecting the negotiability of second mesiobuccal canals in maxillary molars. J Endod 23, 236 (1997)

Ida, R. D., Gutmann, J. L.: Importance of anatomic variables in endodontic treatment outcomes: case report. Endod Dent Traumatol 11, 199 (1995)

Ingle, J. I., Bakland, L. K., Peters, D. L., Buchanan, L. S., Mullaney, Th. P.: Endodontic cavity preparation. In: Ingle, J. I., Bakland, L. K.: Endodontics. Fourth ed. Williams & Wilkins, Baltimore 1994

Ingle, J. I., Stanley, H. R., Langeland, K.: Etiology and prevention of pulp inflammation, necrosis and distrophy. In: Ingle, J. I., Bakland, L. K.: Endodonties. Fourth ed. Williams & Wilkins, Baltimore 1994

Izumi, T., Kobayashi, I., Okamura, K., Sakai, H.: Immunohistochemical study on the immunocompetent cells of the pulp in human non-carious and carious teeth. Arch Oral Biol 40, 609 (1995)

Jessen, H.: The ultrastructure of odontoblasts in perfusion fixed, demineralized incisors of adult rats. Acta Odontol Scand 25, 491 (1967)

Johnsen, D., Johns, S.: Quantitation of nerve fibers in primary and permanent canine and incisor teeth in man. Arch Oral Biol 23, 825 (1978)

Jontell, M., Gunraj, M. N., Bergenholtz, G.: Immunocompetent cells in the normal dental pulp. J Dent Res 66, 1149 (1987)

Jontell, M., Okiji, T., Dahlgren, U., Bergenholtz, G.: Interaction between perivascular dentritic cells, neuropeptides and endothelial cells in the dental pulp. In: Shimono, M., Maeda, T., Suda, H., Takohashi, K.: Dentin/pulp complex. Quintessence, Tokyo 1996. S. 182

Jontell, M., Okiji, T., Dahlgren, U., Bergenholtz, G.: Immune defense mechanisms of the dental pulp. Crit Rev Oral Biol Med 9, 179 (1998)

Joseph, B. K., Savage, N. W., Young, W. G., Gupta, G. S., Breier, B. H., Waters, M. J.: Expression and regulation in insulin-like factor-1 in the rat incisor. Growth Factors 8, 267 (1993)

Kalwitzki, M., Weiger, R.: Endodontische Therapie eines oberen dreikanaligen Prämolaren. Endodontie 4, 299 (1996)

Kamal, A. M. M., Okiji, T., Kawashima, N., Suda, H.: Defense responses of dentin/pulp complex to experimentally induced caries in rat molars: An immunhistochemical study on kinetics of pulpal Ia antigen-expressing cells and macrophages. J Endod 23, 115 (1997)

Kartal, N., Cimilli, H. (K.): The degrees and configurations of mesial canal curvatures of mandibular first molars. J Endod 23, 358 (1997)

Kartal, N., Özçelik, B., Cimilli, H.: Root canal morphology of maxillary premolars. J Endod 24, 417 (1998)

Kato, S., Miyauchi, R.: Enzyme-histochemical visualisation of lymphatic capillaries in the mouth tongue: light and electron microscopic study. Okajimas Fol Anat Jpn 65, 391 (1989)

Kaufmann, S. H. E.: Immunpathologie. In: Hahn, H., Falke, D., Kaufmann, S. H. E., Ullmann, U. (Hrsg.): Medizinische Mikrobiologie und Infektiologie. 3., kompl. überarb. u. akt. Aufl. Springer, Berlin, Heidelberg, New York 1999 a

Kaufmann, S. H. E.: Die Zellen des Immunsystems. In: Hahn, H., Falke, D., Kaufmann, S. H. E., Ullmann, U. (Hrsg.): Medizinische Mikrobiologie und Infektiologie. 3., kompl. überarb. u. akt. Aufl. Springer, Berlin, Heidelberg, New York 1999 b

Kawasaki, K., Tanaka, S., Ishikawa, T.: On the daily incremental limes in human dentine. Arch Oral Biol 24, 939 (1980)

Kerezoudis, N. P., Siskos, G. J.: Die palatinal-radikuläre Furche – ein endodontal-parodontales Problem. Ätiologie und Pathogenese, diagnostische und therapeutische Probleme. Endodontie 4, 339 (1998)

Ketterl, W.: Studie über das Dentin der permanenten Zähne des Menschen. Stoma 14, 79, 148 (1961)

Kim, S., Dörscher-Kim, J. E., Liu, M.: Microcirculation of the dental pulp and its autonomic control. Proc Finn Dent Soc 85 (suppl.) 279 (1989)

Kinoshita, Y.: Incorporation of serum albumin into the developing dentine and enamel matrix in the rabbit incisor. Calcif Tissue Int 29, 41 (1979)

Kirkham, D. B.: The location and incidence of accessory pulpal canals in periodontal pockets. J Am Dent Assoc 91, 353 (1975)

Klimm, W.: Kariologie. Ein Leitfaden für Studierende und Zahnärzte. Hanser, München 1997

Kulild, J. C., Peters, D. D.: Incidence and configuration of canal systems in the mesiobuccal root of maxillary first and second molars. J Endod 16, 311 (1990)

Kvaal, S., Solheim, T.: A non-destructive dental method for age estimation. J Forensic Odontostomatol 12, 6 (1994)

La Fleche, R. G., Frank, R. M., Steuer, P.: The extent of human odontoblast process as determined by transmission electron microscopy: the hypothesis of a retractable suspensor system. J Biol Buccale 13, 293 (1985)

Leche, W.: Zur Dentitionsfrage. Anat. Anz. Jena 11, 270 (1896)

Lehmann, M. L.: Tensile strength of human dentin. J Dent Res 46, 197 (1967)

Lekic, P., McCulloch, C. A. G.: Periodontal ligament cell populations: The central role of fibroblasts in creating a unique tissue. Anat Rec 245, 327 (1996)

Le May, O., Kaqueler, J. C.: Scanning electron microscopic study of pulp stones in human permanent teeth. Scanning Microsc 5, 257 (1991)

Le May, O., Kaqueler, J. C.: Electron probe micro-analysis of human dental pulp stones. Scanning Microsc 7, 267 (1993)

Lesot H., Osman, M., Ruch, J.V.: Immunofluorescent localization of collagens, fibronectin and laminin during terminal differentiation of odontoblasts. Dev Biol 82, 371 (1981)

Lilja, J.: Innervation of different parts of the predentin and dentin in a young human premolar. Acta Odontol Scand 37, 339 (1979)

Linde, A., Bhown, M., Cothran, W. C., Hoglund, A., Butler, W. T.: Evidence of several γ-carboxyglutamic acid-containing proteins in dentin. Biochim Biophys Acta 704, 235 (1982)

Linde, A., Goldberg, M.: Dentinogenesis. Critical Reviews in Oral Biology and Medicine 4, 679 (1993)

Lindskog, S., Blomlöf, L., Hammarström, L.: Evidence for a role of odontogenic epithelium in maintaining the periodontal space. J Clin Period 15, 371 (1988)

Löst, C., Reichenmiller, K.: Unterkiefermolaren mit C-förmiger Wurzelkanalkonfiguration. Endodontie 3, 227 (1996)

Luthman, J., Luthman, D., Hökfelt, T.: Occurrence and distribution of different neurochemical markers in the human dental pulp. Arch Oral Biol 37, 193 (1992)

Lutz, F., Krejci, I., Imfeld, Th., Elzer, A.: Hydrodynamisches Verhalten der Dentin-Tubulus-Flüssigkeit unter okklusaler Belastung. Schweiz Monatsschr Zahnmed 101, 24 (1991)

Lyroudia, K., Samakovitis, G., Pitas, I., Lambrianidis, Th., Molyvdas, I., Mikrogeorgis, G.: 3-D Reconstruction of two C-shape mandibular molars. J Endod 23, 101 (1997)

Mackenzie, A., Ferguson, M. W., Sharpe, P. T.: Expression patterns of the homeobox gene, Hox-8, in the mouse embryo suggest a role in specifying tooth initiation and shape. Development 115, 403 (1992)

Mackenzie, A., Leeming, G. L., Jowett, A. K., Ferguson, M. W., Sharpe, P. T.: The homeobox gene Hox 7.1 has specific regional and temporal expression patterns during early murine craniofacial embryogenesis, especially tooth development in vivo and in vitro. Development 111, 269 (1991)

MacNeil, R. L., Berry, J., D'Errico J., Strayhorn, C., Piotrowski, B., Somerman, M. J.: Role of two mineral-associated adhesion molecules, osteopontin and bone sialoprotein, during cementogenesis. Conn Tiss Res 33, 1 (323) (1995)

Macri, E., Zmener, O.: Five canals in a mandibular second premolar. J Endod 26, 304 (2000)

Malagnino, V., Gallotini, L., Passariello, P.: Some unusual clinical cases on root anatomy of permanent maxillary molars. J Endod 23, 127 (1997)

Mangkornkarn, C., Steiner, J. C.: In vivo and in vitro glycosaminoglycans from human dental pulp. J Endod 18, 327 (1992)

Manning, S. A.: Root canal anatomy of mandibular second molars. Part II C-shaped canals. Int Endod J 23, 40 (1990)

Marchetti, C., Piacentini, C., Menghini, P.: Lymphatic vessels in inflamed human pulp. Bull du GIRSO 33, 155 (1990)

Marchetti, C., Poggi, P., Calligaro, A., Casasco, A.: Lymphatic vessels of the human dental pulp in different conditions. Anat Rec 234, 27 (1992)

Marshall jr., G. W., Marshall, S. J., Kinney, J. H., Balooch, M.: The dentin substrate: structure and properties related to bonding. J Dent 25, 441 (1997)

Martić, D., Prpić-Mehičić, G., Simeon, P., Pevalek, J.: Morphometrical analysis of main and accessory canals in apical root portion of frontal teeth. Coll Anthropol 22 (Suppl) 153 (1998)

Martinez-Berna, A., Ruiz-Badanelli, P.: Maxillary first molar with six canals. J Endod 9, 375 (1983)

Massler, M., Schour, I.: Appositional life span of the enamel and dentin-forming cells. I Human deciduous teeth and first permanent molars. J Dent Res 25, 145 (1946)

Matsumoto, Y., Kato, S., Miura, M., Yanagisawa, S., Shimizu, M.: Fine structure and distribution of lymphatic vessels in the human dental pulp: a study using an enzymehistochemical method. Cell Tissue Res 288, 79 (1997)

Mauger, M. J., Schindler, W. G., Walker III, W. A.: An evaluation of canal morphology at different levels of root resection of mandibular incisors. J Endod 24, 607 (1998)

McCulloch, K. J., Mills, Ch. M., Greenfeld, R. S., Coil, J. M.: Dens evaginatus from an orthodontic perspective: Report of several clinical cases and review of the literature. Am J Orthod Dentofac Orthop 112, 670 (1997)

McCulloch, K. J., Mills, Ch. M., Greenfeld, R. S., Coil, J.M.: Dens evaginatus: Review of the literature and report of several clinical cases. J Can Dent Assoc 64, 110 (1998)

Meyer, W.: Die Darstellung der Wurzelkanäle. Zahnärztl Rdsch 64, 532 (1955)

Mikrogeorgis, G., Lyroudia, K. L., Nikopoulos, N., Pitas, I. Molyvdas, I., Lambrianidis, T. H.: 3-D computer-aided reconstruction of six teeth with morphological abnormalities. Int Endod J 32, 88 (1999)

Miller, W. A., Eick, J. D., Neiders, M. E.: Inorganic components of the peritubular dentine in young human permanent teeth. Caries Res 5, 264 (1971)

Mitsiadis, T. A., Dicou, E., Joffre, A., Magloire, H.: Immunhistochemical localization of nerve growth factor (NGF) and NGF receptor (NGF-R) in the developing first molar tooth of the rat. Differentiation 49, 47 (1992)

Miyashita, M., Kasahara, E., Yasuda, E., Yamamoto, A., Sekizawa, T.: Root canal system of the mandibular incisor. J Endod 23, 479 (1997)

Mjör, I. A., Heyeraas, K. J.: Pulp-dentin and periodontal anatomy and physiology. In: Ørstavik, D., Pitt Ford, Th. R.: Essential Endodontology. Blackwell Sience, Oxford 1998

Mjör, I. A., Nordahl, I.: The density and branching of dentinal tubules in human teeth. Arch Oral Biol 41, 401 (1996)

Morse, D. R.: Age-related changes of the dental pulp complex and their relationship to systemic ageing. Oral Surg Oral Med Oral Pathol 72, 721 (1991)

Morse, D. R., Esposito, J. V., Schoor, R. S.: A radiographic study of aging changes of the dental pulp and dentin in normal teeth. Quintessence Int 24, 329 (1993)

Moss-Salentijn, L., Hendricks-Klyvert, M.: Epithelially induced denticles in the pulps of recently erupted, noncarious human premolars. J Endod 9, 554 (1983)

Moss- Salentijn, L., Hendricks-Klyvert, M.: Calcified structures in human dental pulps. J Endod 14, 184 (1988)

Nagai, N., Frank, R. M.: Electron microscopic autoradiography of Ca^{45} during dentinogenesis. Cell Tissue Res 155, 513 (1974)

Nagaoka, S., Miyazaki, Y., Liu, H.-J., Iwamoto, Y., Kutano, M., Kawagoe, M.: Bacterial invasion into dentinal tubules of human vital and nonvital teeth. J Endod 21, 70 (1995)

Nagy, C. D., Szabo, J., Szabo, J.: A mathematically based classification of root canal curvatures on natural human teeth. J Endod 21, 557 (1995)

Nähri, M. V.: The charakteristics of intradental sensory units and their responses to stimulation. J Dent Res 64, 564 (1985)

Nair, P. N. R.: Neural elements in dental pulp and dentin. Oral Surg Oral Med Oral Pathol Oral Radiol Endod 80, 710 (1995)

Nair, P. N. R., Luder, H. U., Schroeder, H. E.: The number and size-spectra of myelinated nerves in human premolars. Anat Embryol 92, 123 (1992)

Nair, P. N. R., Schroeder, H. E.: Number and size-spectra of nonmyelinated axons of human premolars. Anat Embryol 192, 35 (1995)

Nakanishi, T., Matsuo, T., Ebisu, S.: Quantitative analysis of immunoglobulins and inflammatory factors in human pulpal blood from exposed pulps. J Endod 21, 131 (1995)

Natusch, I.: Charakteristik der qualitativen Zahnhartgewebsveränderungen in Abhängigkeit von der Kariesprogression. Med. Diss., Dresden 1977

Natusch, I., Pilz, M. E. W., Klimm, W., Buchmann, G.: Über transparente Dentinsklerose und ihre klinische Bedeutung. Zahn Mund Kieferheilkd 77, 3 (1989)

Nehammer, C. F.: Die Morphologie des Wurzelkanalsystems. In: Stock, C. J. R., Nehammer, C. F.: Endodontie praxisnah. Hanser, München 1994

Newton, C. W., McDonald, S.: A C-shaped canal configuration in a maxillary first molar. J Endod 8, 397 (1984)

Ngassapa, D. N.: Comparison of functional characteristics of intradental A- and C-nerve fibres in dental pain. East Afr Med J 73, 207 (1996)

Nitzan, D. W., Michaeli, Y., Weinreb, M., Azaz, B.: The effect of aging on the tooth morphology: a study on impacted teeth. Oral Surg Oral Med Oral Pathol 61, 54 (1986)

337

Literatur

Ochi, K., Matsumoto, K.: A morphological study of dentinal nerve endings. J Endod 12, 601 (1988)

Oehlers, F. A.: Dens invaginatus. I. Variations of the invagination process and associated anterior crown forms. Oral Surg 10, 1204 (1957)

Ogilvie, R. W., Gillian, L. A., Knapp, D. E.: Physiological evidence for the presence of vasoconstrictor fibres in dental pulp. J Dent Res 45, 980 (1966)

Olgart, L.: Neural control of pulpal blood flow. Crit Rev Oral Biol Med 7, 159 (1996)

Orgumeser, A., Kartal, N.: Three canals and two foramina in a mandibular canine. J Endod 24, 444 (1998)

Olgart, L. H., Gazelius, B., Brodin, E., Nilsson, G.: Release of substance P-like immunoreactivity from the dental pulp. Acta Physiol Scand 101, 510 (1977)

Pashley, D. H.: Dynamics of the pulpo-dentin complex. Crit Rev Oral Biol Med 7, 104 (1996)

Pashley, D. H., Galloway, S. E., Stewart, F.: Effect of fibrinogen in vivo on dentine permeability in the dog. Arch Oral Biol 29, 725 (1984)

Pashley, D. H., Walton, R. E.: Histology and physiology of the dental pulp. In: Ingle, J. I., Bakland, L. K.: Endodontics. Forth ed. Williams & Wilkins, Baltimore 1994

Pecora, J. D., Sousa Neto, M. D., Saquy, P. C.: Internal anatomy, direction and number of roots and size of human mandibular canines. Braz Dent J 4, 53 (1993)

Pettiette, M. T., Wright, J. T., Trope, M.: Dentinogenesis imperfecta: endodontic implications. Oral Surg Oral Med Oral Pathol Oral Radiol Endod 86, 733 (1998)

Peyrano, A., Zmener, O.: Endodontic management of mandibular lateral incisor fused with supernumerary tooth. Endod Dent Traumatol 11, 196 (1995)

Pincus, P.: Sulphated mucopolysaccharides in human dentine. Nature 166, 187 (1950)

Pope, F. M., Komorowska, A., Lee, K. W., Speight, P., Zorawska, H., Ranta, H., Coomar, H. S., MacKenzie, J. L.: Ehlers Danlos syndrome type I with novel dental features. J Oral Pathol Med 21, 418 (1992)

Preiswerk, G.: Atlas and Text-Book of Dentistry. Saunders Co, Philadelphia 1909

Pritz, W.: Neue Untersuchungen zur Gewebsstruktur der Wurzelpulpa unter besonderer Berücksichtigung der regio apicalis. Österr Z Stomatol 70, 210 (1973)

Pschyrembel: Klinisches Wörterbuch. 257., neu bearb. Aufl. Gruyter, Berlin, New York 1994

Pschyrembel: Klinisches Wörterbuch. 258. Aufl. de Gruyter, Berlin, New York 1998

Raab, W. H.-M.: Akuter und chronischer Zahnschmerz. Dtsch Zahnärztl Z 46, 101 (1991)

Ranly, D. M., Thomas, H. F., Chen, J., MacDougall, M.: Osteocalcin expression in young and aged dental pulps as determined by RT-PCR. J Endod 23, 374 (1997)

Reeh, E. S.: Seven canals in a lower first molar. J Endod 24, 497 (1998)

Rice, R. T., Gilbert Jr., B. O.: An unusual canal configuration in a mandibular first molar. J Endod 13, 513 (1987)

Ricucci, D.: Ungewöhnliche Wurzelkanalanatomie – Diagnostik und Therapie. Endodontie 4, 281 (1997)

Rotstein, I., Stabholtz, A., Helling, I., Friedman, S.: Clinical considerations in the treatment of dens invaginatus. Endod Dent Traumatol 3, 249 (1987)

Ruch, J. V.: Odontoblast commitment and differentiation. Biochem Cell Biol 76, 923 (1998)

Ruch, J.V., Lesot, H., Bègue-Kirn, C.: Odontoblast differentiation. Int J Dev Biol 39, 51 (1995)

Ruprecht, A., Batniyi, S., Sastry, K., El-Neweihi, E.: The incidence of dental invagination. J Pedod 10, 265 (1986)

Sano, H., Ciucchi, B., Matthews, W. G., Pashley, D.H.: Tensile properties of mineralized and demineralized human and bovine dentin. J Dent Res 73, 1205 (1994)

Santa Cecilia, M., Soares Lara, V., Gomes de Moraes, I.: A cause of failure in root canal treatment. Oral Surg Oral Med Oral Pathol Oral Radiol Endod 85, 94 (1998)

Sasaki, T., Garant, Ph. R.: Structure and organization of odontoblasts. The anatomical record 245, 235 (1996)

Saunders, E. M., Saunders, W. P.: Endodontics and the elderly patient. Restaurative Dent 4, 4 (1988)

Saunders, R. L. de C. H., Rockert, H. O. E.: Vascular supply of dental tissues, including lymphatics. In: Miles, A. E. W. (ed.): Structural and chemical organization of teeth, Vol 1. Academic Press, New York 1967

Sawa, Y., Yoshida, S., Ashikaga, Y., Kim, T., Yamaoka, Y., Suzuki, M.: Immunhistochemical demonstration of lymphatic vessels in human dental pulp. Tissue Cell 30, 510 (1998)

Schmidt, D.: Endodontische Therapie eines Dens invaginatus – ein Fallbericht. Endodontie 2, 117 (2000)

Schneider, S. W.: A comparison of canal preparations in straight and curved canals. Oral Surg Oral Med Oral Pathol 32, 271 (1971)

Schroeder, H. E.: Orale Strukturbiologie. 2., unv. Aufl. Thieme, Stuttgart 1982

Schroeder, H. E.: Altersveränderung der Pulpakammer und ihrer Wandung in menschlichen Zähnen. Schweiz Monatsschr Zahnmed 103, 141 (1993)

Schroeder, H. E.: Pathobiologie oraler Strukturen. Zähne, Pulpa, Parodont. 3., überarb. Aufl. Karger, Basel 1997

Schroeder, H. E.: Orale Strukturbiologie. 5., unv. Aufl. Thieme, Stuttgart 2000

Schroeder, H. E., Krey, G., Preisig, E.: Altersveränderungen der pulpalen Dentinwandung in menschlichen Frontzähnen. Schweiz Monatsschr Zahnmed 100, 1450 (1990)

Schulze, C., Brand, E.: Über den Dens invaginatus (Dens in dente). ZWR 81, 653, (1972)

Schumacher, G.-H., Schmidt, H., Börnig, H., Richter, W.: Anatomie und Biochemie der Zähne. 4., überarb. Aufl. Fischer, Stuttgart 1990

Seltzer, S., Bender, I. B. (ed.): The pulp as connective tissue. In: The dental pulp. Lippincott, Philadelphia 1984

Shaw, J. C. M.: Taurodont teeth in South African races. J Anat 62, 476 (1928)

Shearer, A. C., Wasti, F., Wilson, N. H. F.: The use of a radioopaque contrast medium in endodontic radiography. Int Endod J 29, 95 (1996)

Shields, E.D., Bixler, D., El-Kafrawy, A. M.: A proposed classification for heritable human dentine defects with a description of a new entity. Arch Oral Biol 18, 543 (1973)

Simon, J. H. S.: Diagnostik und Behandlung C-förmiger Wurzelkanäle. Endodontie 1, 7 (1993)

Smith, A. J., Cassidy, N., Perry, H., Bègue-Kirn, C., Ruch, J.-V., Lesot, H.: Reactionary dentinogenesis. Int J Dev Biol 39, 273 (1995)

Smith, A. J., Garde, C., Cassidy, N., Ruch, J.-V., Lesot, H.: Solubilization of dentine extracellular matrix by calcium hydroxide. J Dent Res 74, 829 (1995)

Smith, A. J., Smith, G.: Solubilisation of TGFβ1 by dentine conditioning agents. J Dent Res 77 (Spec Iss), 1034 (1998)

Smith, D. C., Cooper, W. E. G.: The determination of shear strength. A method using a micropunch apparatus. Br Dent J 130, 333 (1971)

Smulson, M. H., Sieraski, S. M.: Histophysiology and diseases of the dental pulp. In: Weine, F. S. (ed.): Endodontic therapy. Fifth ed. Mosby, St. Louis 1996

Soares Lara, V., Consolaro, A., Bruce, R. S.: Macroscopic and microscopic analysis of the palato-gingival groove. J Endod 26, 345 (2000)

Sodek, J., Mandell, S. M.: Collagen metabolism in rat incisor predentine in vivo: synthesis and maturation of type I, α1(I) trimer and type V collagens. Biochemistry 21, 2011 (1982)

Solomon, Ch., Chalfin, H., Kellert, M., Wesely, P.: The endodontic-periodontal lesion: A rational approach to treatment. J Am Dent Assoc 126, 473 (1995)

Starck, D.: Embryologie. Thieme, Stuttgart 1955

Stewart, R. E., Dixon, G. H., Graber, R. B.: Dens evaginatus (tuberculated cusps): Genetic and treatment considerations. Oral Surg Oral Med Oral Pathol 46, 831 (1978)

Stropko, J. J.: Canal morphology of maxillary molars: Clinical observations of canal configurations. J Endod 25, 446 (1999)

Sykaras, S. N.: Occlusal anomalous tubercule on premolars of a Greek girl. Oral Surg Oral Med Oral Pathol 38, 88 (1974)

Taatz, H.: Embryologische und morphophysiologische Grundlagen. In: *Pilz, M. E. W., Plathner, C. H., Taatz, H. A.:* Grundlagen der Kariologie und Endodontie. Barth, Leipzig 1980

Taatz, H.: Regressive Metamorphosen der Zahnhartgewebe und der Pulpa. In: *Pilz, M. E. W., Plathner, C. H., Taatz, H. A.:* Grundlagen der Kariologie und Endodontie. 3., überarb. u. erg. Aufl. Barth, Leipzig 1980

Takagi, M., Hishikawa, H., Hosokawa, Y., Kagami, A., Rahemtulla, F.: Immunohistochemical localization of glycosaminoglycans and proteoglycans in predentin and dentin of rat incisors. J Histochem Cytochem 38, 319 (1990)

Takahashi, K., Kishi, Y., Kim, S.: A scanning electron microscope study of the blood vessels of dog pulp using corrosion resin casts. J Endod 8, 131 (1982)

Tamse, A., Katz, A., Pilo, R.: Furcation groove of buccal root of maxillary first premolars – a morphometric study. J Endod 26, 359 (2000)

Ten Cate, A. R.: In: Oral Histology. 4th ed. Mosby, St. Louis 1994, zit. nach *Lekic, P., McCulloch, C. A. G.* (1996)

Ten Cate, A. R.: The role of epithelium in the development, structure and function of the tissues of tooth support. Oral diseases 2, 55 (1996)

Thesleff, I., Vaahtokari, A., Kettunen, P., Aberg, Th.: Epithelial-mesenchymal signaling during tooth development. Connect Tiss Res 32, 9 (1995)

Thesleff, I.: Tooth imitiation and morphogenesis – an overview. Odontogenesis. Meeting abstracts 1998–1999. European Commission, COST Action B8, EUR 19205, Luxembourg 2000

Thomas, H. F., Kollar, E. J.: Differentiation of odontoblasts in grafted recombinants of murine epithelial root and dental mesenchyme. Arch Oral Biol 34, 27 (1989)

Torneck, C. D.: Intracellular destruction of collagen in the human dental pulp. Arch Oral Biol 23, 745 (1978)

Trowbridge, H. O., Emling, R. C.: Inflammation. A review of the process. Fifth ed. Quintessence, Chicago 1997

Trowbridge, H. O., Kim, S.: Pulp development, structure and function. In: *Cohen, S., Burns, R.C.* (ed.): Pathways of the pulp. 7th ed. Mosby, St. Louis 1998

Tucker, A. S., Sharpe, P. T.: Molecular genetics of tooth morphogenesis and patterning: The right shape in the right place. J Dent Res 78, 826 (1999)

Tung, P. S., Domenicucci, C., Wasi, S., Sodek, J.: Specific immunohistochemical localization of osteonectin and collagen types I and III in fetal and adult procine dental tissues. J Histochem Cytochem 33, 531 (1985)

Turell, I. L., Zmener, O.: Endodontic therapy in a fused mandibular molar. J Endod 25, 208 (1999)

Tziafas, D., Smith, A. J., Lesot, H.: Designing new strategies in vital pulp therapy. J Dent 28, 77 (2000)

Vaahtokari, A., Vainio, S., Thesleff, I.: Associations between transforming growth factor β1 RNA expression and epithelial-mesenchymal interactions during tooth morphogenesis. Development 113, 985 (1991)

Vainio, S., Jalkanen, M., Thesleff, I.: Syndecan and tenascin expression is induced by epithelial-mesenchymal interactions in embryonic tooth mesenchyme. J Cell Biol 108, 1945 (1989)

Vainio, S., Karavanova, I., Jowett, A., Thesleff, I.: Identification of BMP-4 as a signal mediating secondary induction between epithelial and mesenchymal tissues during early tooth development. Cell 75, 45 (1993)

Vainio,S., Thesleff, I.: Sequential induction of syndecan, tenascin and cell proliferation associated with mesenchymal cell condensation during early tooth development, Differentiation 50, 97 (1992)

Vasiliadis, L., Darling, A. I., Levers, B. G. H.: The amount and distribution of sclerotic human root dentine. Arch Oral Biol 28, 645 (1983)

Vertucci, F. J.: Root canal morphology of mandibular premolars. J Am Dent Assoc 97, 47 (1978)

Vertucci, F. J.: Root canal anatomy of the human permanent teeth. Oral Surg 58, 589 (1984)

Vertucci, F. J., Gegauff, A.: Root canal morphology of the maxillary first premolar. J Am Dent Assoc 99, 194 (1979)

Vertucci, F. J., Seeling, A., Gillis, R.: Root canal morphology of the human maxillary second premolars. Oral Surg 38, 456 (1974)

Von Iven, M.: Möglichkeiten und Grenzen der Kunststoffeinbettung bei der Untersuchung oraler Strukturen. Med. Diss., Dresden 1992

Vongsavan, N., Matthews, B.: Fluid flow through cat dentine in vivo. Arch Oral Biol 37, 175 (1992)

Wakisaka, S., Ichikawa, H., Nishikawa, S., Matsuo, S., Takano, Y., Akai, M.: Neurokinin A-like immunoreactivity in feline dental pulp: Its distribution, origin and coexistence with substance P-like immunoreactivity. Cell Tiss Res 251, 565 (1988)

Walker, R. T.: Root canal morphology. In: *Stock, C. J. R., Gulabivala, K., Walker, R. T., Goodman, J. R.:* Color Atlas and Text of Endodontics. Second ed. Mosby-Wolfe, London 1995

Wang, Y.-H., Kollar, E. J., Upholt, W. B., Mina, M.: EGF does not induce *Msx-1* and *Msx-2* in dental mesenchyme. Eur J Oral Sci 106 (suppl 1), 100 (1998)

Watanabe, L. G., Nguyen, T., Garner, M., Kilbourne, A. M., Marshall, S. J., Marshall, G. W.: Dentin shear strenght relative to tubule orientation. Effects of tubule orientation and intratooth location. Dent Mater 12, 109 (1996)

Weatherell, J. A., Robinson, C.: The inorganic composition of teeth. In: *Zipkin, I.* (ed.): Biological Mineralization. Wiley, New York, London 1973

Weine, F. S.: Endodontic Therapy. Fifth ed. Mosby, St. Louis 1996

Weine, F. S.: Endodontic Therapy. Third ed. Mosby, St. Louis 1982

Weine, F. S. and Members of the Arizona Endodontic Association: The C-shaped mandibular second molar: Incidence and other considerations. J Endod 24, 372 (1998)

Weinmann, J. P., Svoboda, J. F., Woods, R. W.: Hereditary disturbances of enamel formation and calcification. J Am Dent Assoc 32, 397 (1945)

Weinstock, A., Weinstock, M., Leblond, C.P.: Audioradiographic detection of ^{3}H-fucose incorporation into glycoprotein by odontoblasts and its deposition at the site of the calcification front in dentin. Calcif Tissue Res 8, 181 (1972)

Weinstock, M., Leblond, C. P.: Synthesis, migration and release of precursor collagen odontoblasts as visualized by radioautography after ^{3}H-proline administration. J Cell Biol 60, 92 (1974)

Weller, R. N., Niemczyk, S. P., Kim, S.: Incidence and position of the canal isthmus. Part 1. Mesiobuccal root of the maxillary first molar. J Endod 21, 380 (1995)

Literatur

Wippich, L.: Histologische Untersuchungen zu den Zonen der Dentinkaries unter besonderer Berücksichtigung intra- und peritubulärer Veränderungen. Med. Diss., Dresden 1998

Witkop, C. J.: Amelogenesis imperfecta, dentinogenesis imperfecta and dentin dysplasia revisted: problems of classification. J Oral Pathol 17, 547 (1989)

Woelfel, J. B.: Dental Anatomy: Its relevance to dentistry. Fourth ed. Lea & Febiger, Philadelphia 1990

World Health Organization: Application of the International Classification of Diseases to Dentistry and Stomatology. Geneva 1995

Wrbas, K.-Th., Kielbassa, A. M., Hellwig, E.: Microscopic studies of accessory canals in primary molar furcations. J Dent Child 64, 118 (1997)

Yang, Z. P.: Multiple canals in a mandibular first premolar. Case report. Aust Dent J 39, 18 (1994)

Yang, Z. P., Yang, S. F., Lin, Y. C., Shay, J. C., Chi, C. Y.: C-shaped root canals in mandibular second molars in a Chinese population. Endod Dent Traumatol 4, 160 (1988)

Yoshida, S., Ohshima, H.: Distribution and Organization of peripheral capillaries in dental pulp and their relationship to odontoblasts. Anat Rec 245, 313 (1996)

Zill, A.: Wurzelkanalkonfigurationen oberer erster Molaren. Med. Diss., München 1997

Zillich, R., Dowson, J.: Root canal morphology of mandibular first and second premolars. Oral Surg 36, 738 (1973)

Literatur zu Kapitel 2
Endodontologie und Epidemiologie

Ainamo A., Soikkonen, K., Wolf, J., Siukosaari, P., Erkinjuntti, T., Tilvis, R., Valvanne, J.: Dental radiographic findings in the elderly in Helsinki, Finland. Acta Odontol Scand 52, 243 (1994)

Aleksejuniene, J., Eriksen, H. M., Sidaravicius, B., Haapasalo, M.: Apical periodontitis and related factor in an adult Lithuanian population. Oral Surg Oral Med Oral Pathol Oral Radiol Endod 90, 95 (2000)

Allard, U., Palmqvist, S.: A radiographic survey of periapical conditions in elderly people in a Swedish county population. Endod Dent Traumatol 2, 103 (1986)

Barbakow, F., Lutz, F., Tóth, L.: Wurzelkanalbehandlung in der Schweiz. Quantitative Aspekte – Eine Standortbestimmung. Schweiz Monatsschr Zahnmed 105, 1412 (1995)

Bergström, J., Eliasson, S., Ahlberg, K. F.: Periapical status in subjects with regular dental care habits. Community Dent Oral Epidemiol 15, 236 (1987)

Brennan, D. S., Spencer, A. J., Szuster, F. S. P.: Provision of extractions by main diagnoses. Int Dent J 51, 1 (2001)

Brynolf, I.: A histological and roentgenological study of the periapical region of human upper incisors. Odontol Revy 18, Suppl 11 (1967)

Burt, B. A.: The epidemiology of dental caries. In: *Silverstone, L. M., Johnson, N. W., Hardie, J. M., Williams, R. A. D.:* Dental Caries. Aetiology, Pathology and Prevention. Macmillan Press, London, Basingstoke1981

deCleen, M., Schuurs, A., Wesselink, P., Wu, M.: Periapical status and prevalence of endodontic treatment in an adult Dutch population. Int Endod J 26, 112 (1993)

Dove, S. B., McDavid, W. D., Hamilton, K. E.: Analysis of sensitivity and specificity of a new digital subtraction system: an in vitro study. Oral Surg Oral Med Oral Pathol Oral Radiol Endod 89, 771 (2000)

Eckerbom, M.: Prevalence and technical standard of endodontic treatment in a Swedish population. A longitudinal study. Swedish Dent J 93 (Suppl), 1 (1993)

Eckerbom, M., Magnusson, T., Martinsson, T.: Prevalence of apical periodontitis, crowned teeth and teeth with posts in a Swedish population. Endod Dent Traumatol 7, 214 (1991)

Eckerbom, M., Magnusson, T., Martinsson, T.: Reasons for and incidence of tooth mortality in a Swedish population. Endod Dent Traumatol 8, 230 (1992)

Eriksen, H. M.: Endodontology – epidemiologic considerations. Endod Dent Traumatol 7, 189 (1991)

Eriksen, H. M.: Epidemiology of apical periodontitis. In: *Ørstavik, D., Pitt Ford, T. R.:* Essential Endodontology. Prevention and Treatment of Apical Periodontitis. Blackwell Science, Oxford 1998, S. 179

Eriksen, H. M., Berset, G. P., Hansen, B. F., Bjertness, E.: Changes in endodontic status 1973–1993 among 35-year-olds in Oslo, Norway. Int Endod J 28, 129 (1995)

Eriksen, H. M., Bjertness, E.: Prevalence of apical periodontitis and results of endodontic treatment in middle-aged adults in Norway. Endod Dent Traumatol 7, 1 (1991)

Falk, H., Hugoson, A., Thorstensson, H.: Number of teeth, prevalence of caries and periapical lesions in insulin-dependent diabetics. Scand J Dent Res 97, 198 (1989)

Hennekens, C. H., Buring, J. E.: Epidemiologie in Medicine. Little, Brown and Company, Boston, Toronto 1987

Heo, M. S., Lee, S. S., Lee, K. H., Choi, H. M., Park, T. W.: Quantitative analysis of apical root resorption by means of digital subtraction radiography. Oral Surg Oral Med Oral Pathol Oral Radiol Endod 91, 369 (2001)

Hugoson, A., Koch, G., Bergendal, T., Hallonsten, A.-L., Slotte, Ch., Thorstensson, B., Thorstensson, H.: Oral health of individuals aged 3–80 years in Jönköping, Sweden in 1973, 1983 and 1993. II. Review of clinical and radiographic findings. Swed Dent J 19, 243 (1995)

Hülsmann, M., Franz, B., Lorch, V.: Reproduzierbarkeit des Periapical Probability Index (PRI). ZWR 105, 366 (1996)

Hülsmann, M., Lorch, V., Franz, B.: Untersuchung zur Häufigkeit und Qualität von Wurzelfüllungen. Dtsch Zahnärztl Z 46, 296 (1991)

Hülsmann, M.: Epidemiologische Daten zur Endodontie (I). USA, Großbritannien, Schottland, Israel, Schweiz, Österreich, Niederlande, Polen, Japan. Endodontie 4, 193 (1995a)

Hülsmann, M.: Epidemiologische Daten zur Endodontie (II). Skandinavische Länder (Finnland, Norwegen, Schweden). Endodontie 4, 289 (1995b)

Imfeld, T. N.: Prevalence and quality of endodontic treatment in an elderly urban population of Switzerland. J Endod 17, 604 (1991)

Ingle, J. I., Beveridge, E. E., Glick, D. H., Weichman, J. A.: Modern endodontic therapy. In: *Ingle, J. I., Bakland, L. K.:* Endodontics. Fourth ed. Williams & Wilkins, Baltimore 1994

Klimek, J., Koçkapan, C., Borchert, J.: Häufigkeit und Qualität von Wurzelkanalfüllungen in den Jahren 1983 und 1991. Dtsch Zahnärztl Z 50, 154 (1995)

Klimm, W., Zeumer, H., Kloß, H.-J., Natusch, I., Wildführ, W.: Chlorhexidin in der therapeutischen Trias des infizierten Wurzelkanals und seiner Folgeerkrankungen. Z Stomatol 86, 131 (1989)

Koch, R.: 5. Schätzung von Risiken: Eine kurze Einführung in Ziele und Methoden. In: *Margraf, J., Kunath, H.* (Hrsg.): Methodische Ansätze in der Public-Health-Forschung. Roderer, Regensburg 1995

Koch, R.: Kompendium Medizinische Biometrie/Biomathematik für Medizin- und Public-Health-Studenten. Institut für Medizinische Informatik und Biometrie der Medizinischen Fakultät Carl Gustav Carus der Technischen Universität, Dresden 2001

Lehmann, T. M., Grohndal, H. G., Benn, D. K.: Computer-based registration for digital subtraction in dental radiology. Dentomaxillofac Radiol 29, 323 (2000)

Manji, F., Fejerskov, O.: An epidemiologic approach to dental caries. In: Thylstrup, A., Fejerskov, O. (eds): Textbook of Clinical Cariology. Munksgaard, Copenhagen 1994

Marques, M. D., Moreira, B., Eriksen, H. M.: Prevalence of apical periodontitis and results of endodontic treatment in an adult, Portuguese population. Int Endod J 31, 161 (1998)

Nair, P. N. R.: Review. New perspectives on radicular cysts: do they heal? Int Endod J 31, 155 (1998)

Nair, R. G., Samaranayake, L. P., Philipsen, H. P., Graham, R. G. B., Itthagarun, A.: Prevalence of oral lesions in a selected Vietnamese population. Int Dent J 46, 48 (1996)

Ödesjö, B., Helldén, L., Salonen, L., Langeland, K.: Prevalence of previous endodontic treatment, technical standard and occurence of periapical lesions in a randomly selected adult, general population. Endod Dent Traumatol 6, 265 (1990)

Ørstavik, D., Kerekes, K., Eriksen, H. M.: The periapical index: A scoring system for radiographic assessment of apical periodontitis. Endod Dent Traumatol 2, 20 (1986)

Ørstavik, D.: Radiographic evaluation of apical periodontitis and endodontic treatment results: a computer approach. Int Dent J 41, 89 (1991)

Osborne, G. E., Hemmings, K. W.: A survey of disease changes observed on dental panoramic tomographs taken of patients attending a periodontology clinic. Br Dent J 173, 166 (1992)

Peltola, J.: A panoramatomograhic study of the teeth and jaws of Finnish university students. Community Dent Oral Epidemiol 21, 36 (1993)

Petersson, K., Lewin, B., Håkansson, J., Olsson, B., Wennberg, A.: Endodontic status and suggested treatment in a population requiring substantial dental care. Endod Dent Traumatol 5, 153 (1989)

Petersson, K.: Endodontic status of mandibular premolars and molars in Swedish adults. Endod Dent Traumatol 9, 13 (1993)

Pschyrembel: Klinisches Wörterbuch. 258. Aufl. de Gruyter, Berlin, New York 1998

Reit, C., Gröndahl, H. G.: Application of statistical decision theory to radiographic diagnosis of endodontically treated teeth. Scand J Dent Res 91, 213 (1983)

Saunders, W. P., Saunders, E. M.: Prevalence of periradicular periodontitis associated with crowned teeth in an adult Scottish sub-population. Br Dent J 185, 137 (1998)

Schäfer, H., Berger, J., Biebler, K.-E., Feldmann, U., Greiser, E., Jöckel, K.-H., Michaelis, J., Neiss, A., Raspe, H. H., Robra, B.-P., Schumacher, M., Trampisch, H.-J., Victor, N., Windeler, J.: Empfehlungen für die Erstellung von Studienprotokollen (Studienplänen) für klinische Studien. Informatik, Biometrie und Epidemiologie in Medizin und Biologie 30 (3), 141 (1999)

Schroeder, E., Reich, E., Micheelis, W., John, M., Reichart, P. A.: Das Kalibrierungsmodell und die Reliabilitätsprüfungen. In: Micheelis, W., Reich, E. (Gesamtbearbeitung): Dritte Deutsche Mundgesundheitsstudie (DMS III). Deutscher Ärzte-Verlag, Köln 1999, S. 193

Schulte, A., Pieper, K., Charalabidou, O., Stoll, R., Stachniss, V.: Prevalence and quality of root canal fillings in a German adult population. A survey of orthopantomograms taken in 1983 and 1992. Clin Oral Invest 2, 67 (1998)

Sidaravicius, B., Aleksejuniene, J., Eriksen, H. M.: Endodontic treatment and prevalence of apical periodontitis in an adult population of Vilnius, Lithuania. Endod Dent Traumatol 15, 210 (1999)

Sjögren, U., Hägglund, B., Sundqvist, G., Wing, K.: Factors affecting the long-term results of endodontic treatment. J Endod 16, 498 (1990)

Soler Badia, D., Batchelor, P. A., Sheiham, A.: The prevalence of oral health problems in participants of the 1992 Olympic Games in Barcelona. Int Dent J 44, 44 (1994)

Städtler, P., Feldner, J., Glockner, K., Ebeleseder, K.: Zustand von Endodont, Parodont und Zahnverlust bei 1117 Erwachsenen. Österr Z Stomatol 90, 179 (1993)

Weiger, R., Hitzler, S., Hermle, G., Löst, C.: Periapical status, quality of canal fillings and estimated endodontic treatment needs in an urban German population. Endod Dent Traumatol 13, 69 (1997)

Weir, J. C., Davenport, W. D., Skinner, R. L.: A diagnostic and epidemiologic survey of 15,783 oral lesions. J Am Dent Assoc 115, 439 (1987)

Zeumer, J., Wegner, H.: System zur Standardisierung der intra-oralen Röntgentechnik. Kongressband VII Kongr Ges Stomat DDR 1984, Abstr 107

Literatur zu Kapitel 3
Ätiologie und Pathogenese der Pulpitis und Parodontitis apicalis

Abou-Rass, M., Bogen, G.: Microorganisms in closed periapical lesions. Int Endod J 31, 39 (1998)

Adriaens, P. A., de Boever, J. A., Loesche, W. J.: Bacterial invasion in root cementum and radicular dentine of periodontally diseased teeth in humans. J Periodontol 59, 222 (1988)

Akamine, A., Hashiguchi, I., Toriya, Y., Maeda, K.: Immunohistochemical examination on the localization of macrophages and plasma cells in induced rat periapical lesions. Endod Dent Traumatol 10, 121 (1994)

Akimoto, N., Momoi, Y., Kohno, A., Suzuki, S., Otsuki, M., Suzuki, Sh., Cox, C. F.: Biocompatibility of Clearfil Liner Bond 2 and Clearfil AP-X System on nonexposed and exposed primate teeth. Quintessence Int 29, 177 (1998)

Akpata, E. S., Blechman, H.: Bacterial invasion of pulpal dentine wall in vitro. J Dent Res 61, 435 (1982)

Alavi, A. M., Gulabivala, K., Speight, P. M.: Quantitative analysis of lymphocytes and their subset in periapical lesions. Int Endod J 31, 233 (1998)

Alberts, B., Bray, D., Lewis, J., Raff, M., Roberts, K., Watson, J. D.: Molekularbiologie der Zelle. Dritte Aufl. VHC, Weinheim, New York 1997

Alves, J., Walton, R., Drake, D.: Coronal leakage: Endotoxin penetration from mixed bacterial communities through obturated, post-prepared root canals. J Endod 24, 587 (1998)

Assed, S., Ito, I. Y., Leonardo, M. R., Silva, L. A. B., Lopatin, D. E.: Anaerobic microorganisms in root canals of human teeth with chronic apical periodontitis detected by indirect immunofluorescence. Endod Dent Traumatol 12, 66 (1996)

Bae, K.-S., Baumgartner, J. C., Shearer, T. R., David, L. L.: Occurence of Prevotella nigrescens and Prevotella intermedia in infections of endodontic origin. J Endod 23, 620 (1997)

Baldissara, P., Catapano, S., Scotti, R.: Clinical and histological evaluation of thermal injury threshold in human teeth: a preliminary study. J Oral Rehabil 24, 791 (1997)

Baumgardner, K. R., Law, A. S., Gebhardt, G. F.: Localization and changes in superoxide dismutase immunoreactivity in rat pulp after tooth preparation. Oral Surg Oral Med Oral Pathol Oral Radiol Endod 88, 488 (1999)

Baumgartner, J. C., Watkins, B. J., Bae, K.-S., Xia, T.: Association of black-pigmented bacteria with endodontic infections. J Endod 25, 413 (1999)

Literatur

Baumgartner, J. C., Watts, C. M., Xia, T.: Occurence of Candida albicans in infections of endodontic origin. J Endod 26, 695 (2000)

Bender, I. B., Seltzer, S.: The effect of periodontal disease on the pulp. Oral Surg 33, 458 (1972)

Bergenholtz, G.: Microorganisms from necrotic pulp of traumatized teeth. Odont Revy 25, 247 (1974)

Bergenholtz, G.: Effect of bacterial products on inflammatory reactions in the dental pulp. Scand J Dent Res 85, 122 (1977)

Bergenholtz, G., Cox, C. F., Loesche, W. J., Syed, S. A.: Bacterial leakage around dental restorations: Its effect on the dental pulp. J Oral Pathol 11, 439 (1982)

Berkiten, M., Okar, I., Berkiten, R.: In vitro study of the penetration of Streptococcus sanguis and Prevotella intermedia strains into human dentinal tubules. J Endod 26, 236 (2000)

Bertolotti, R. L.: Total etch – the rational dentin bonding protocol. J Esthetic Dent 3, 1 (1991)

Bogen, G., Slots, J.: Black-pigmented anaerobic rods in closed periapical lesions. Int Endod J 32, 204 (1999)

Borssén, E., Sundqvist, G.: Actinomyces of infected dental root canals. Oral Surg Oral Med Oral Pathol 51, 643 (1981)

Brännström, M.: Dentinal and pulpal response. II. Application of an air stream to exposed dentin. Short observation period. Acta Odontol. Scand. 18, 17 (1960)

Brännström, M., Nyborg, H. P.: Points in the experimental study of pulpal response to restorative materials. Odontol Tidskr 77, 421 (1969)

Brännström, M., Nyborg, H.: Pulp reaction to composite resin restorations. J Prosthet Dent 27, 181 (1972)

Brännström, M., Nyborg, H.: Pulp reaction to a temporary zinc oxide/ eugenol cement. J Prosthet Dent 35, 185 (1976)

Brännström, M., Nyborg, H.: Pulpal reactions to polycarboxylate and zinc phosphate cements used with inlays in deep cavity preparations. J Am Dent Assoc 94, 308 (1977)

Brauner, A. W., Conrads, G.: Studies into the microbial spectrum of apical periodontitis. Int Endod J 28, 244 (1995)

Brook, I., Frazier, E. H., Gher jr., M. E.: Microbiology of periapical abscesses and associated maxillary sinusitis. J Periodontol 67, 608 (1996)

Buchmann, G.: Pathomorphologie des Keildefekts. In: *Klimm, W., Graehn, G.:* Der keilförmige Defekt. Quintessenz. Berlin 1993

Conrads, G., Gharbia, S. E., Gulabivala, K., Lampert, F., Shah, H. N.: The use of a 16 S r DNA directed PCR for the detection of endodontopathogenic bacteria. J Endod 23, 433 (1997)

Costa, C. A. S., Teixeira, H. M., Lopes do Nascimento, A. B., Hebling, J.: Biocompatibility of two current adhesive resins. J Endod 26, 512 (2000)

Cox, C. F., Bergenholtz, G., Fitzgerald, M., Heys, D. R., Heys, R. J., Avery, J. K., Baker, J. A.: Capping of the dental pulp mechanically exposed to the oral microflora – a 5-week observation of wound healing in the monkey. J Oral Pathol 11, 327 (1982)

Cox, C. F., Bergenholtz, G., Heys, D. R., Syed, S. A., Fitzgerald, M., Heys, R. J.: Pulp capping of dental pulp mechanically exposed to oral microflora: A 1–2 year observation of wound healing in the monkey. J Oral Pathol 14, 156 (1985)

Cox, C. F., Hafez, A. A., Akimoto, N., Otsuki, M., Suzuki, S., Tarim, B.: Biocompatibility of primer, adhesive and resin composite systems on non-exposed and exposed pulps of non-human primate teeth. Am J Dent 10, 55 (1998)

Cox, C. F., Keall, C. L., Keall, H. J., Ostro, E., Bergenholtz, G.: Biocompatibility of surface-sealed dental materials against exposed dental pulps. J Prosthet Dent 57, 1 (1987)

Cury, V. C. F., Sette, P. S., da Silva, J. V., de Araujo, V. C., Gomez, R. S.: Immunhistochemical study of apical periodontal cysts. J Endod 24, 36 (1998)

Dahle, U. R., Tronstad, L., Olsen, I.: Characterization of new periodontal and endodontic isolates of spirochetes. Eur J Oral Sci 104, 41 (1996)

Dahlén, G., Haapasalo, M.: Microbiology of apical periodontitis. In: *Ørstavik, D., Pitt Ford, T. R. (ed.):* Essential Endodontology. Prevention and Treatment of Apical Periodontitis. Blackwell Science, Oxford 1998

Das, S.: Effect of certain dental materials on human pulp in tissue culture. Oral Surg 52, 76 (1981)

Dougherty, W. J., Bae, K.-S., Watkins, B. J., Baumgartner J. C.: Black-pigmented bacteria in coronal and apical segments of infected root canals. J Endod 24, 356 (1998)

Eversole, L. R., Rizoiu, I., Kimmel, A. I.: Pulpal response to cavity preparation by an Erbium, chromium: YSGG Laser-powered hydrokinetic system. J Am Dent Assoc 128, 1099 (1997)

Fabricius, L., Dahlén, G., Öhman, A. E., Möller, Å. J. R.: Predominant indigenous oral bacteria isolated from infected root canal after varied times of closure. Scand J Dent Res 90, 134 (1982)

Gerber, A., Steinhardt, G.: Kiefergelenkstörungen – Diagnostik und Therapie, Quintessenz, Berlin 1989

Gerzina, T. M., Hume, W. R.: Diffusion of monomers from bonding resin-resin composite combinations through dentine in vitro. J Dent 24, 125 (1996)

Gilpatrick, R. O., Johnson, W., Moore, D., Turner, J.: Pulpal response to dentin etched with 10% phosphoric acid. Am J Dent 9, 125 (1996)

Goethe, W. H. G., Bater, H., Laban, C.: Barodontalgia and barotrauma in the human teeth: Findings in navy divers, frogmen and submariners of the Federal Republic of Germany. Military Med 154, 491 (1989)

Gomes, B. P. F. A., Lilley, J. D., Drucker, D. B.: Variations in the susceptibilities of components of the endodontic microflora to biomechanical procedures. Int Endod J 29, 235 (1996)

Grossman, L. I.: Bacteriologic status of periapical tissue in 150 cases of infected pulpless teeth. J Dent Res 38, 101 (1959)

Grossman, L. I.: Endodontic Practice. Sixth ed. Lea & Febiger, Philadelphia 1965

Grossman, L. I.: Origin of microorganisms in traumatized, pulpless, sound teeth. J Dent Res 46, 552 (1967)

Gwinnett, A. J., Tay, F. R.: Early and intermediate time response of the dental pulp to a acid etched technique in vivo. Am J Dent 10, 35 (1998)

Haapasalo, M., Ørstavik, D.: In vitro infection and disinfection of dentinal tubules. J Dent Res 66, 1375 (1987)

Hamlin, P., Lynch, E., Samarawickrama, D.: Effect of a new conditioning agent on dentin. Am J Dent 3, 119 (1990)

Happonen, R. P.: Periapical actinomycosis: a follow-up study of 16 surgically treated cases. Endod Dent Traumatol 2, 205 (1986)

Hebling, J., Giro, E. M. A., Costa, C. A. S.: Human pulp response after an adhesive system application in deep cavities. J Dent 27, 557 (1999a)

Hebling, J., Giro, E. M. A., de Souza Costa, C. A.: Biocompatibility of an adhesive system applied to exposed human dental pulp. J Endod 25, 676 (1999b)

Heyeraas, K. J., Berggreen, E.: Interstitial fluid pressure in normal and inflamed pulp. Crit Rev Oral Biol Med 10, 328 (1999)

Heyeraas, K. J., Kvinnsland, I.: Tissue pressure and blood flow in pulpal inflammation. Proc Finn Dent Soc 88 (Suppl I), 393 (1992)

Hoffmann-Axthelm, W.: Lexikon der Zahnmedizin. 3. (8.) neub. Aufl. Quintessenz, Berlin 1983

Holowatyj, R. E.: Barodontalgia among flyers: A review of seven cases. J Can Dent Assoc 62, 578 (1996)

Holzer, P.: Local effector functions of capsacin-sensitive sensory nerve endings: Involvement of tachykinins, calcitonin gene-related peptide and other neuropeptides. Neuroscience 24, 739 (1988)

Hosoya, S., Matsushima, K.: Stimulation of interleukin –1β production of human dental pulp cells of Porphyromonas endodontalis Lipopolysaccharide. J Endod 23, 39 (1997)

Hosoya, S., Ohbayashi, E., Matsushima, K., Takeuchi, H., Yamazaki, M., Shibata, Y., Abiko, Y.: Stimulatory effect of interleukin-6 on plasminogen activator activity from human dental pulp cells. J Endod 24, 331 (1998)

Huang, G. T.-J., Potente, A. P., Kim, J.-W., Chugal, N., Zhang, X.: Increased interleucin-8 expression in inflamed human dental pulps. Oral Surg Oral Med Oral Pathol Oral Radiol Endod 88, 214 (1999)

Ingle, J. I., Stanley, H. R., Langeland, K.: Etiology and prevention of pulp inflammation, necrosis and dystrophy. In: Ingle, J. I., Bakland, L. K.: Endodontics. Fourth ed. Williams & Wilkins, Baltimore 1994

Inokoshi, S., Shimada, Y., Fujitani, M., Otsuki, M., Shono, T., Onoe, N., Morigami, M., Takatsu, T.: Monkey pulpal response to adhesively luted indirect resin composite inlays. Oper Dent 20, 111 (1995)

Izumi, T., Kobayashi, I., Okamura, K., Sakai, H.: Immunohistochemical study on the immunocompetent cells of the pulp in human non-carious and carious teeth. Archs Oral Biol 40, 609 (1995)

Johnson, B. T., Mayo, J. A., Jeansonne, B. G.: β-hemolytic streptococci and other β-hemolytic organisms in apical periodontitis and severe marginal periodontitis. Endod Dent Traumatol 15, 102 (1999)

Jost-Brinkmann, P.-G., Radlanski, R. J., Årtun, J., Loidl, H.: Risk of pulp damage due to temperature increase during thermodebonding of ceramic brackets. Eur J Orthod 19, 623 (1997)

Jung, I.-Y., Choi, B.-K., Roh, B.-D., Lee, S.-J., Lee, C.-Y., Park, D.-S.: Molecular epidemiology and association of putative pathogens in root canal infection. J Endod 26, 599 (2000)

Kakehashi, S., Stanley, H. R., Fitzgerald, R. J.: The effects of surgical exposures of dental pulps in germ-free and conventional laboratory rats. Oral Surg Oral Med Oral Pathol 20, 340 (1965)

Kanca III, J.: An alternative hypothesis to the cause of pulpal inflammation in teeth treated with phosphoric acid on the dentin. Quintessence Int 21, 83 (1990)

Kawahara, H., Imanishi, Y., Oshima, H.: Biological evaluation of glass ionomer cement. J Dent Res 58, 1080 (1979)

Kawashima, N., Okiji, T., Kosaka, T., Suda, H.: Kinetics of macrophages and lymphoid cells during the development of experimentally induced periapical lesions in rat molars: A quantitative immunohistochemical study. J Endod 22, 311 (1996)

Kettering, J. D., Torabinejad, M.: Microbiology and Immunology. In: Cohen, S., Burns, R. C.: Pathways of the pulp. Seventh ed. Mosby, St. Louis 1998

Kim, S., Dörscher-Kim, J., Kim, S. K.: Contribution of the low compliance environment to the pathophysiology of the pulp. In: Shimono, M., Maeda, T., Suda, H., Takahashi, K. (ed.): Dentin/Pulp Complex. Quintessence Publ. Co. Ltd., Tokyo 1996

Kim, S., Liu, M., Simchon, S., Dörscher-Kim, J. E.: Effects of selected inflammatory mediators on blood flow and vascular permeability in the dental pulp. Proceedings Finn Dent Soc 88 (Suppl 1) 387 (1992)

Kim, S., Trowbridge, H. O.: Pulpal reaction to caries and dental procedures. In: Cohen, S., Burns, R. C.: Pathways of the pulp. Sixth Ed. Mosby, St. Louis 1994

Kim, S., Trowbridge, H. O.: Pulpal reaction to caries and dental procedures. In: Cohen, S., Burns, R. C.: Pathways of the pulp. Seventh ed. Mosby, St. Louis 1998

Kitasako, Y., Arakawa, M., Sonoda, H., Tagami, J.: Light and scanning electron microscopy of the inner surfaces of resins used in direct pulp capping. Am J Dent 12, 217 (1999)

Kitasako, Y., Nakajima, M., Pareira, P. N. R., Okuda, M., Sonoda, H., Otsuki, M., Tagami, J.: Monkey pulpal response and microtensile bond strength beneath a one-application resin bonding system in vivo. J Dent 28, 193 (2000)

Klimm, W.: Kariologie. Leitfaden für Studierende und Zahnärzte. Hanser, München, Wien 1997

Klimm, W., Zeumer, H., Kloß, H.-J., Natusch, I., Wildführ, W.: Chlorhexidin in der therapeutischen Trias des infizierten Wurzelkanals und seiner Folgeerkrankungen. Z Stomatol 86, 131 (1989)

Klimm, W., Buchmann, G., Geurtsen, W.: Microecological phenomena of marginal gaps. J Dent Res 70 (Spec. Iss.), 368 (1991)

Klimm, W., Buchmann, G., Dorniok, R., Pöschmann, M., Koch, R.: Mikrobielle Randspaltbesiedelung bei Klasse-V-Restaurationen in vitro. Dtsch Zahnärztl Z 51, 90 (1996)

Klötzer, W. T., Langeland, K.: Tierexperimentelle Prüfung von Materialien und Methoden der Kronen- und Brückenprothetik. Schweiz Monatsschr Zahnheilkd 83, 163 (1973)

Küçükkeleş, N., Okar, I.: Root resorption and pulpal changes due to intrusive force. Marmara Univ Dent Fac 2, 404 (1994)

Langeland, K., Langeland, L. K.: Indirect capping and the treatment of deep carious lesions. Int Dent J 18, 326 (1968)

Langeland, K., Rodrigues, H., Dowden, W.: Periodontal disease bacteria and pulpal histopathology. Oral Surg 37, 257 (1974)

Law, A. S., Baumgardner, K. R., Meller, S. T., Gebhardt, G. F.: Localization and changes in NADPH-diaphorase reactivity and nitric oxide synthase immunoreactivity in rat pulp following tooth preparation. J Dent Res 78, 1585 (1999)

Love, R. M.: Regional variation in root dentinal tubule infection by Streptococcus gordonii. J Endod 22, 290 (1996)

Love, R. M.: Effects of dental trauma on the pulp. Pract Period Aesthet Dent 9, 427 (1997)

Lownie, J. F., Cleaton-Jones, P. E., Coleman, H., Forbes, M.: Long-term histologic changes in the dental pulp after posterior segmental osteotomies. Oral Surg Oral Med Oral Pathol Oral Radiol Endod 87, 299 (1999)

Luster, M. I.: Immunotoxicology and the immune system. Health Environment 22, 713 (1989)

MacDonald, J. B., Hare, G. C., Woods, A. W. S.: The bacteriologic status of the pulp chambers in intact teeth found to be nonvital following trauma. Oral Surg Oral Med Oral Path 10, 318 (1957)

Márton, I. J., Kiss, C.: Protective and destructive immune reactions in apical periodontitis. Oral Microbiol Immunol 15, 139 (2000)

Matsushita, K., Tajima, T., Tomita, K., Takada, H., Nagaoka, S., Torii, M.: Inflammatory cytokine production and specific antibody responses to Lipopolysaccharide from endodontopathic black-pigmented bacteria in patients with multilesional periapical periodontitis. J Endod 25, 795 (1999)

Mejaré, B., Mejaré, L., Edwardson, S.: Bacteria beneath composite restorations. A culturing and histo-bacteriological study. Acta Odontol Scand 37, 267 (1979)

Michelich, V. J., Schuster, G. S., Pashley, D. H.: Bacterial penetration of human dentin in vitro. J Dent Res 59, 1398 (1980)

Miller, G. A., DeMayo, T., Hutter, J. W.: Production of interleucin-1 by polymorphnuclear leucocytes resident in periradicular tissue. J Endod 22, 346 (1996)

Miller, W. D.: Microorganisms of the human mouth. White, Philadelphia 1890

Möller, Å. J. R., Fabricius, L., Dahlén, G., Öhman, A. E., Heyden, G.: Influence on periapical tissues of indigenous oral bacteria and necrotic pulp tissue in monkeys. Scand J Dent Res 89, 475 (1981)

Nair, P. N. R.: Light and electron microscopic studies on root canal flora and periapical lesions. J Endod 13, 29 (1987)

Nair, P. N. R.: Eine neue Sicht der radikulären Zysten – Sind sie heilbar? Endodontie 3, 169 (1995)

Literatur

Nair, P. N. R.: Apical periodontitis: a dynamic encounter between root canal infection and host response. Periodontol 2000, 13, 121 (1997)

Nair, P. N. R., Pajarola, G., Schroeder, H. E.: Types and incidence of human periapical lesions obtained with extracted teeth. Oral Surg Oral Med Oral Pathol 81, 93 (1996)

Nair, P. N. R., Schroeder, H. E.: Periapical actinomycosis. J Endod 10, 567 (1984)

Nakanishi, T., Matsuo, T., Ebisu, S.: Quantitative analysis of immunoglobulins and inflammatory factors in human pulpal blood from exposed pulps. J Endod 21, 131 (1995)

Nilsen, R., Johannessen, A. C., Skaug, N., Matre, R.: In situ characterization of mononuclear cells in human dental periapical inflammatory lesions using monoclonal antibodies. Oral Surg Oral Med Oral Pathol 58, 160 (1984)

Nisengard, R. J., Goodman, A. D., Schein, B.: Periapical infections. In: *Nisengard, R. J., Newman, M. G. (ed.):* Oral Microbiology and Immunology. Second Edition. Saunders, Philadelphia 1994

Nissan, R., Segal, H., Pashley, D., Stevens, R., Trowbridge, H.: Ability of bacterial endotoxin to diffuse through human dentin. J Endod 21, 62 (1995)

Noda, M., Inoue, S., Komatsu, H.: A comparison of methods for detecting bacteria in root canal exudate. J Endod 25, 187 (1999)

Pameijer, C. H., Stanley, H. R.: The disastrous effects of the „Total Etch" technique in vital pulp capping in primates. Am J Dent 11, 45 (1998)

Pashley, D. H.: Smear layer: physiological consideration. Oper Dent Suppl 3, 13 (1984)

Peciuliene, V., Balciuniene, I., Eriksen, H. M., Haapasalo, M.: Isolation of Enterococcus faecalis in previously root-filled canals in a Lithuanian population. J Endod 26, 593 (2000)

Pereira, J. C., Segala, A. D., Costa, C. A. S.: Human pulpal response to direct pulp capping with an adhesive system. Am J Dent 13, 139 (2000)

Peters, L. B., Wesselink, P. R., Moorer, W. R.: The fate and the role of bacteria left in root dentinal tubules. Int Endod J 28, 95 (1995)

Pissiotis, E., Spångberg, L. S. W.: Toxicity of sonicated extracts of Bacteroides gingivalis on human pulpal cells and L929 cells in vitro. J Endod 17, 553 (1991)

Preussker, S., Klimm, W., Herrmann, A., Koch, R.: Microbial microleakage in single- and multi-component dental adhesives in vitro. J Dent Res 79 (Spec Iss), 161 (2000) Abstr 144

Qvist, V.: Pulp reactions in human teeth to tooth-colored filling materials. Scand J Dent Res 83, 54 (1975)

Qvist, V.: Correlation between marginal adaptation of composite resin restorations and bacterial growth in cavities. Scand J Dent Res 88, 296 (1980)

Rauschenberger, C. R., Turner, D. W., Kaminski, E. J., Osetek, E. M.: Human polymorphnuclear granule components: relative levels detected by a modified enzyme-linked immunosorbent assay in normal and inflamed dental pulps. J Endod 17, 531 (1991)

Reeves, R., Stanley, H. R.: The relationship of bacterial penetration and pulpal pathosis in carious teeth. Oral Surg 22, 59 (1966)

Retief, D. H., Austin, J. C., Fatti, L. P.: Pulpal response to phosphoric acid. J Oral Pathol 3, 114 (1974)

Retief, D. H., Madras, R. S., Russell, C. M., Denys, F. R.: Phosphoric acid as a dentin etchant. Am J Dent 5, 24 (1992)

Sawa, Y., Yoshida, S., Shibata, K.-I., Suzuki, M., Mukaida, A.: Vascular endothelium of human dental pulp expresses diverse adhesion molecules for leucocyte emigration. Tissue and cell 30, 281 (1998)

Schmädicke, R., Hiller, I., Horn, K., Kociok, M., Kowalewicz, B.: Zur Meteorotropie odontogener Schmerzzustände. Z Gesamte Hyg 36, 57 (1990)

Schroeder, H. E.: Pathobiologie oraler Strukturen. Zähne·Pulpa·Parodont. 3., überarb. Aufl. Karger, Basel 1997

Schubert, L.: Temperaturmessungen im Zahn während des Schleif- und Bohrvorgangs mittels Lichtstrichgalvanometers. ZWR 58, 443 (1957)

Schuman, N. J., Turner, J. E.: The clinical significance of beta hemolytic streptococci of the milleri group in oral abscesses. J Clin Pediatr Dent 23, 137 (1999)

Shah, H. N., Collins, M. D.: Proposal for reclassification of Bacteroides asaccharolyticus, Bacteroides gingivalis, and Bacteroides endodontalis in a new genus, Porphyromonas. Int J Syst Bacteriol 38, 128 (1988)

Shah, H. N., Collins, M. D.: Proposal to restrict the genus Bacteroides (Castellani and Chalmers) to Bacteroides fragilis and closely related species. Int J Syst Bacteriol 39, 85 (1989)

Shah, H. N., Collins, M. D.: Prevotella, a new genus to include Bacteroides melaninogenicus and related species formerly classified in the genus Bacteroides. Int J Syst Bacteriol 40, 205 (1990)

Shear, M.: zit. bei Nair, P. N. R.: Eine neue Sicht der radikulären Zysten – Sind sie heilbar? Endodontie 3, 169 (1995)

Shovelton, D. S., Sidaway, D. A.: Infection in root canals. Br Dent J 2, 115 (1960)

Siguta, E. I.: Microbiology of endodontics. In: *Ingle, J. I., Bakland, L. K.:* Endodontics. Fourth ed. Williams & Wilkins 1994

Silverstone, L. M., Johnson, N. W., Hardie, J. M., Williams, R. A. D.: Enamel caries. In: *Silverstone, L. M., Johnson, N. W., Hardie, J. M., Williams, R. A. D.:* Dental caries. Macmillan Press, London and Basingstoke 1981

Simon, J. H. S., Walton, R. E., Pashley, D. H., Dowden, W. E., Bakland, L. K.: Pulpal pathology. In: *Ingle, J. I., Bakland, L. K.:* Endodontics. Fourth ed. Williams & Wilkins, Baltimore 1994

Simon, J. H. S., Werksman, L. A.: Endodontic – periodontal relations. In: *Cohen, S., Burns, R. C.:* Pathways of the pulp. Sixth ed. Mosby, St. Louis 1994

Siqueira jr., J. F., de Uzeda, M., Fonseca, M. E. F.: A scanning electron microscopic evaluation of in vitro dentinal tubules penetration by selected anaerobic bacteria. J Endod 22, 308 (1996)

Skogedal, O., Mjör, I. A.: Pulpal response to dental amalgams. Scand J Dent Res 87, 346 (1979)

Smith, G., Matthews, J. B., Smith, A. J., Browne, R. M.: Immunoglobulin-producing cells in human odontogenic cysts. J Oral Pathol 16, 45 (1987)

Smith, J. J., Wayman, B. E.: An evaluation of the antimicrobial effectiveness of citric acid as a root canal irrigant. J Endod 12, 54 (1986)

Smulson, M. H., Sieraski, S. M.: Histophysiology and diseases in the dental pulp. In: *Weine, F. S. (ed.):* Endodontic therapy. Fifth ed. Mosby, St. Louis 1996

Stanley, H. R., Swerdlow, H.: An approach to biologic variation in human pulpal studies. J Prosthet Dent 14, 365 (1964)

Stashenko, P.: Etiology and pathogenesis of pulpitis and apical periodontitis. In: *Ørstavik, D., Pitt Ford, T. R.:* Essential Endodontology. Prevention and Treatment of Apical Periodontitis. Blackwell Science, Oxford 1998

Stashenko, P., Teles, R., D'Souza, R.: Periapical inflammatory responses and their modulation. Crit Rev Oral Biol Med 9, 498 (1998)

Stashenko, P., Yu, S. M., Wang, C. Y.: Kinetics of immune cell and bone resorptive responses to endodontic infections. J Endod 18, 422 (1992)

Stern, M. H., Dreizen, S., Mackler, B. F., Levy, B. M.: Antibody-producing cells in human periapical granulomas and cysts. J Endod 7, 477 (1981)

Sundqvist, G.: Bacteriological studies of necrotic dental pulps. Diss., Umeå 1976

Sundqvist, G.: Associations between microbial species in dental root canal infections. Oral Microbiol Immunol 7, 257 (1992)

Swerdlow, H., Stanley, H. R.: Reaction of human dental pulp to cavity preparation. I. Effect of water spray at 20,000 rpm. J Am Dent Assoc 56, 317 (1958)

Taatz, H.: Erkrankungen der Pulpa. In: *Pilz, M. E. W., Plathner, C. H., Taatz, H. A.:* Grundlagen der Kariologie und Endodontie. Barth, Leipzig 1980

Takahashi, K.: Microbiological, pathological, inflammatory, immunological and molecular biological aspects of periradicular disease. Int Endod J 31, 311 (1998)

Takahashi, N., Mundy, G. R., Roodman, G. D.: Recombinant human interferon gamma inhibits formation of human osteoclast-like cells. J Immul 137, 3544 (1986)

Tamura, M., Nagaoka, S., Kawagoe, M.: Interleukin-1α stimulates interstitial collagenase gene expression in human dental pulp fibroblast. J Endod 22, 240 (1996)

Tarim, B., Hafez, A. A., Cox, C. F.: Pulpal response to resin-modified glass-ionomer material on nonexposed and exposed monkey pulps. Quintessence Int 29, 535 (1998).

Tobias, R. S., Plant, C. G., Rippin, J. W., Brown, R. M.: Pulpal response to anhydrous glass ionomer luting cement. Endod Dent Traumatol 5, 242 (1989)

Torstenson, B.: Pulpal reaction to a dental adhesive in deep human cavities. Endod Dent Traumatol 11, 172 (1995)

Trowbridge, H. O., Emling, R. C.: Inflammation. A review of the process. Fifth Ed. Quintessence, Chicago 1997

Valderhaug, J. A.: A histologic study of experimentally induced periapical inflammation in primary teeth in monkeys. Int J Oral Surg 3, 111 (1974)

Villarreal, D., Freeman, R. H., Verburg, K. M., Brands, M. V.: Renal hemodynamic response to intrarenal infusion of calcitonin gene-related in dogs. Peptides 9, 1129 (1988)

Walton, R. E., Leonhard, L. A., Sharwy, M., Gangerosa, L. P.: Effects on pulp and dentin of iontophoresis of sodium fluoride on exposed roots in dogs. Oral Surg 48, 545 (1979)

Watanabe, K., Tanaka, Y., Morimoto, I., Yahata, K., Zeki, K., Fujihara, M. et al.: Interleukin-4 as a potent inhibitor of bone resorption. Biochem Biophys Res Commun 172, 1035 (1990)

Wayman, B. E., Murata, S. M., Almeida, R. J., Fowler, C. B.: A bacteriological and histological evaluation of 58 periapical lesions. J Endod 18, 152 (1992)

Weiger, R., Manncke, B., Werner, H., Löst, C.: Microbial flora of sinus tracts and root canals of non-vital teeth. Endod Dent Traumatol 11, 15 (1995)

Winkler, K. C., van Amerongen, J.: Bacteriologic results from 4,000 root canal cultures. Oral Surg Oral Med Oral Pathol 12, 857 (1959)

Yu, S., Stashenko, P.: Identification of inflammatory cells in developing rat periapical lesions. J Endod 13, 535 (1987)

Zach, L., Cohen, G.: Pulp response to externally applied heat. Oral Surg Oral Med Oral Pathol 19, 515 (1965)

Zoellner, A., Herzberg, S., Gaengler, P.: Histobacteriology and pulp reactions to long term dental restorations. J Marmara Univ Dent Fac 2, 483 (1996)

Literatur zu Kapitel 4
Pathomorphologie der Pulpitis und Parodontitis apicalis

Application of the International Classification of Diseases to Dentistry and Stomatology (ICD–DA). Third ed. World Health Organization, Geneva 1995

Becker, R., Morgenroth, K.: Pathologie der Mundhöhle. 2., überarb. u. erw. Aufl. Thieme, Stuttgart, New York 1986

Çalişkan, M. K., Türkün, M., Öztop, F.: Histological evaluation of a tooth with hyperplastic pulpitis and periapical osteosclerosis. Int Endod J 30, 347 (1997)

Coolidge, E. D., Kesel, R. G. (1956): zit. nach *Smulson* und *Sieraski* (1996)

Driak, F.: Probleme der Pulpitisdiagnostik. Dtsch Zahn Mund Kieferhk 24, 200 (1956)

England, M. C., Pellis, E. G., Michanowicz, A. E.: Histopathologic study of the effect of pulpal disease upon nerve fibres of the human dental pulp. Oral Surg Oral Med Oral Pathol 38, 783 (1974)

Fish, W. E. (1951): zit. nach *Smulson* et al. (1996)

Garlock, J. A., Pringle, G. A., Hicks, M. L.: The odontogenic keratocyst. A potential endodontic misdiagnosis. Oral Surg Oral Med Oral Pathol Oral Radiol Endod 85, 452 (1998)

Greth, H.: Diagnostik der Pulpaerkrankungen im Lichte neuerer vergleichender klinischer und histologisch-anatomischer Untersuchungen. Meusser, Berlin 1933

Harndt, E.: Die klinische Diagnostik der Pulpaerkrankungen unter Berücksichtigung der praktischen Bedürfnisse der Wurzel- und Pulpabehandlung. Dtsch Zahn Mund Kieferhk 5, 744 (1938)

Killey, H. C., Kay, L. W., Seward, G. R. (1977): zit. nach *Nair* (1995, 1998)

Künzel, W.: Erkrankungen der Pulpa und des apikalen Parodontiums jugendlicher permanenter Zähne. In: *Künzel, W., Toman, J.* (Hrsg.): Kinderstomatologie. Volk und Gesundheit, Berlin 1974

Lin, L., Langeland, K.: Light and electron microscopic study of teeth with carious pulp exposures. Oral Surg Oral Med Oral Pathol 51, 292 (1981)

Lomçalı, G., Şen, B. H., Çankaya, H.: Scanning electron microscopic observations of apical root surfaces of teeth with apical periodontitis. Endod Dent Traumatol 12, 70 (1996)

Malueg, L. A., Wilcox, L. R., Johnson, W.: Examination of external apical root resorption with scanning electron microscopy. Oral Surg Oral Med Oral Pathol Oral Radiol Endod 82, 89 (1996)

McKinney Jr., R. V.: Clarification of the terms granulomatous and granulation tissue. J Oral Pathol 10, 307 (1981)

Mittermayer, Ch.: Oralpathologie. Erkrankungen der Mundregion. 3., erw. Aufl. Schattauer, Stuttgart, New York 1993

Morgenroth, K., Philippou, S.: Oralpathologie II. Zahnsystem und Kiefer. Springer, Berlin 1998

Morse, D. R., Seltzer, S., Sinai, I., Biron, G.: Endodontic classification. J Am Dent Assoc 94, 685 (1977)

Nair, P. N. R.: Eine neue Sicht der radikulären Zysten – Sind sie heilbar? Endodontie 3, 169 (1995)

Nair, P. N. R.: Pathology of apical periodontitis. In: *Ørstavik, D., Pitt Ford, T. R.:* Essential Endodontology. Prevention and Treatment of Apical Periodontitis. Blackwell Science, Oxford 1998

Nair, P. N. R., Pajarola, G., Schroeder, H. E.: Types and incidence of human periapical lesions obtained with extracted teeth. Oral Surg Oral Med Oral Pathol Oral Radiol Endod 81, 93 (1996)

Nair, P. N. R., Schroeder, H. E.: Periapical Actinomycosis. Actinomycosis Periapical. J Endod 10, 567 (1984)

Literatur

Nakamura, Y., Hirayama, M., Hossain, M., Matsumoto, K.: A case of an odontogenic cutaneous sinus tract. Int Endod J 32, 328 (1999)

Nobuhara, W. K., del Rio, C. E.: Incidence of periradicular pathoses in endodontic treatment failures. J Endod 19, 315 (1993)

Ott, K. H. R.: Das ›› interne Granulom ‹‹ und seine Einordnung in eine systematische Klassifikation der Pulpa-Erkrankungen. Dtsch Zahnärztl Z 38, 605 (1983)

Pesce, C., Pate, G., Valente, S., Tanzi, R.: Focal malakoplakia in chronic periapical periodontitis. Histopathology 34, 140 (1999)

Pilz, M. E. W.: Praxis der Zahnerhaltung und oralen Prävention. Ein Lehr- und Fachbuch für Studium, Praxis und Weiterbildung als Synopsis der Prävention und Therapie. Barth, Leipzig 1985

Pilz, W.: Die klinische Pulpitisdiagnostik unter pathohistologischem oder symptomatologischem Aspekt? Dtsch Stomatol 19, 120 (1969)

Rebel, H.-H.: Konservierende Zahnheilkunde. 2., erw. Aufl. Hanser, München 1947

Sanchis, J. M., Penarrocha, M., Bagan, J. V., Guarinos, J., Vera, F.: Incidence des kystes radiculaires dans une série de 125 lésions périapicales chroniques. Rev Stomatol Chir maxillofac 98, 354 (1997)

Schroeder, H. E.: Pathobiologie oraler Strukturen. Zähne, Pulpa, Parodont. 3., überarb. Aufl. Karger, Basel 1997

Schug-Kösters, M.: Die Behandlung der Pulpa und des apikalen Parodontiums (herausgegeben von W. Ketterl). 4., neubearb. Aufl. Hüthig, Heidelberg 1973

Seltzer, S.: Classification of pulpal pathosis. Oral Surg Oral Med Oral Pathol 34, 269 (1972)

Shear, M. (1992): zit. nach Nair (1995, 1998)

Simon, J. H. S.: Incidence of periapical cysts in relation to root canal. J Endod 6, 845 (1980)

Simon, J. H. S.: Periapical pathology. In: Cohen, S., Burns, R. C. (ed.): Pathways of the pulp. 7th ed. Mosby, St. Louis 1998

Smulson, M. H., Hagen, J. C., Ellenz, S. J.: Pulpoperiapical pathology and immunologic considerations. In: Weine, F. S. (ed.): Endodontic Therapy. Fifth ed. Mosby, St. Louis 1996

Smulson, M. H., Sieraski, S. M.: Histophysiology and diseases of the dental pulp. In: Weine, F. S. (ed.): Endodontic therapy. Fifth ed. Mosby, St. Louis 1996

Soames, J. V., Southam, J. C.: Oral Pathology. Second ed. Oxford University Press, Oxford, New York, Tokyo 1993

Sonnabend, E., Oh, C. S.: Zur Frage des Epithels im apikalen Granulationsgewebe (Granulom) menschlicher Zähne. Dtsch Zahnärztl Z 21, 627 (1966)

Spatafore, C. M., Griffin Jr., J. A., Keyes, G. G., Wearden, S., Skidmore, A. E.: Periapical biopsy report: An analysis over a 10-year period. J Endod 16, 239 (1990)

Stockdale, C. R., Chandler, N. P.: The nature of the periapical lesion – a review of 1108 cases. J Dent 16, 123 (1988)

Taatz, H.: Erkrankungen der Pulpa. In: Pilz, M. E. W., Plathner, C. H., Taatz, H. A.: Grundlagen der Kariologie und Endodontie. 3., überarb. u. erg. Aufl. Barth, Leipzig 1980

Taatz, H.: Nekrose und Gangrän der Pulpa sowie Erkrankungen des apikalen Periodontiums. In: Pilz, M. E. W., Plathner, C. H., Taatz, H. A.: Grundlagen der Kariologie und Endodontie. 3., überarb. u. erg. Aufl. Barth, Leipzig 1980

Tani-Ishii, N., Osada, T., Watanabe, Y., Umemoto, T.: Histological findings of human leprosy periapical granulomas. J Endod 22, 120 (1996)

Torabinejad, M., Walton, R. E.: Periradicular lesions. In: Ingle, J. I., Bakland, L. K.: Endodontics. Fourth ed. Williams & Wilkins, Baltimore 1994

Trowbridge, H. O., Emling, R. C.: Inflammation. A Review of the Process. Fifth ed. Quintessence, Chicago 1997

van der Waal, I., van der Kwast, W. A. M.: Oralpathologie für Zahnärzte. Quintessenz, Berlin, Chicago, London, São Paulo, Tokio 1987

Wannenmacher, E.: Zahnerhaltungskunde. In: Hofer, O., Reichenbach, E., Spreter von Kreudenstein, Th., Wannenmacher, E.: Lehrbuch der klinischen Zahnheilkunde. Bd. 2, 2., neubearb. Aufl. Barth, Leipzig 1952

Literatur zu Kapitel 5
Diagnostik in der Endodontie

American Society of Anesthesiologists: New classification of physical status. Anesthesiology 24, 111 (1963)

Analytic, Sybron Dental Specialities: Vitalitätsprüfer Modell 2006/ 2007. Firmenschrift 2001

Andreasen, J. O.: External root resorption: Its implication in dental traumatology, paedodontics, periodontics, orthodontics, and endodontics. Int Endodont J 18, 109 (1985)

Arnold, M., Hoffmann, T., Klimm, W.: Diagnostik und Therapie einer fortgeschrittenen internen entzündlichen Resorption mit radikulärer Perforation mit Quintessenz 51, 7 (2000)

Baume, L. J.: Möglichkeiten und Grenzen der Vitalerhaltung der entzündeten Pulpa (mit besonderer Berücksichtigung der Kortikoide). Schweiz Monatsschr Zahnheilkd 75, 1085 (1965)

Baume, L. J., Fiore-Donno, G.: Versuch einer Klassifizierung der Pulpaerkrankungen nach klinisch-symptomatologischen Gesichtspunkten. ZWR 20, 709 (1962)

Belk, C. F., Gutmann, J. L.: Perspectives, controversies and directives on pulpal-periodontal relationships. J Can Dent Assoc 56, 1013 (1990)

Bellizzi, R., Hartwell, G. R., Ingle, J. I., Goerig, A. C., Neaverth, E. J., Marshall, F. J., Krasny, R. M., Frank, A. L., Gaum, C.: Diagnostic procedures. In: Ingle, J. I., Bakland, L. K.: Endodontics. Fourth ed. Williams & Wilkins, Baltimore 1994

Bender, I. B.: Pulpal pain diagnosis – a review. J Endod 26, 175 (2000)

Benz, C.: Status quo in der zahnärztlichen Radiologie. Zahnarzt Wirtschaft·Praxis 3, 102 (2000)

Cohen, S.: Diagnostic procedures. In: Cohen, S., Burns, R. C. (ed.): Pathways of the pulp. Seventh ed. Mosby, St. Louis 1998

Deutsche Gesellschaft für Zahn-, Mund- und Kieferheilkunde: Wann sind zur Sicherung von Diagnose und Therapie Röntgenaufnahmen nötig? (Stellungnahme 2/93) Dtsch Zahnärztl Z 48, 147 (1993)

Drechsel, U., Gerbershagen, H. U.: Gesichts- und Kopfschmerzen aus der Sicht des Schmerztherapeuten. In: Siebert, G. K. (Hrsg.): Gesichts- und Kopfschmerzen. Hanser, München 1992

Ebert, U., Kirch, W.: Der multimedikamentierte Patient und die Folgen in der Zahnmedizin. Zahnärztl Mitt 89, 42 (1999)

Ellingsen, M. A., Harrington, G. W., Hollender, L. G.: Radiovisiography versus conventional radiography for detection of small instruments in endodontic length determination. Part 1. In vitro evaluation. J Endod 21, 326 (1995)

Eversole, L. R.: Nonoodontogenic facial pain and endodontics: Pain syndromes of the jaws that simulate odontalgia. In: Cohen, S., Burns, R. C. (ed.): Pathways of the pulp. Seventh ed. Mosby, St. Louis 1998

Gängler, P. (Hrsg.): Lehrbuch der konservierenden Zahnheilkunde. 3., vollst. überarb. Aufl. Ullstein Mosby, Berlin, Wiesbaden 1995

Greth, H.: Diagnostik der Pulpaerkrankungen im Lichte neuerer vergleichender klinischer und histologisch-anatomischer Untersuchungen. Meuser, Berlin 1933

Guldener, P. H. A.: Die Beziehung zwischen Pulpa- und Parodontalerkrankungen. Dtsch Zahnärztl Z 30, 377 (1975)

Gundlach, K. K. H.: Periphere und zentrale sogenannte Kiefergranulome. In: *Horch, H.-H.* (Hrsg.): Mund – Kiefer – Gesichtschirurgie I. Praxis der Zahnheilkunde 10/I. 3. Aufl. Urban & Schwarzenberg, München 1997

Harndt, E.: Die klinische Diagnostik der Pulpaerkrankungen unter Berücksichtigung der praktischen Bedürfnisse der Wurzel- und Pulpabehandlung. Dtsch Zahn Mund Kieferheilkd 5, 744 (1938)

Haus, E., Gross, S., Heyartz, T.: Augen-, Haut- und HNO-Erkrankungen. 2., überarb. Aufl. Haus & Gross, Völklingen 2000

Heithersay, G. S.: Klinische, röntgenologische und histopathologische Merkmale der invasiven zervikalen Resorption. Endodontie 9, 85 (2000a)

Heithersay, G. S.: Invasive zervikale Resorption – Eine Analyse potenzieller prädisponierender Faktoren. Endodontie 9, 197 (2000b)

Hemprich, A.: Erkrankungen der Kiefer- und Gesichtsnerven. In: *Horch, H.-H.* (Hrsg.): Mund-Kiefer-Gesichtschirurgie I. 3. Aufl. Urban & Schwarzenberg, München 1997

Hofer, O.: Die Kieferhöhlenerkrankungen, die vom Zahnsystem ihren Ausgang nehmen. In: *Hofer, O., Reichenbach, E., Spreter von Kreudenstein, T., Wannenmacher, E.:* Lehrbuch der klinischen Zahn-, Mund- und Kieferheilkunde. Bd. I, 3. u. 4., neubearb. Aufl. Barth, Leipzig 1968

Holtzmann, D. J., Johnson, W. T., Southhard, T. E., Khademi, J. A., Chang, P. J., Rivera, E. M.: Storage-phosphor computed radiography versus film radiography in the detection of pathologic periradicular bone loss in cadavers. Oral Surg Oral Med Oral Pathol Oral Radiol Endod 86, 90 (1998)

Iezzi, G., Orsini, G., Petrone, G., Piattelli, A.: Zebra XX, Part 2. J Endod 27, 424 (2001)

International Workshop for a Classification of Periodontal Diseases and Conditions: Klassifizierung der Parodontalerkrankungen. Oak Brook, Illinois, 1999

Jaeger, B.: Differential diagnosis and management of craniofacial pain. In: *Ingle, J. I., Bakland, L. K.:* Endodontics. Fourth ed. Williams & Wilkins, Baltimore 1994

Jones, D. M. S.: Effect of the type carrier used on the results of dichlorodifluoromethane application to teeth. J Endod 25, 692 (1999)

Jundt, G., Remagen, W., Prein, J.: Odontogene und nicht-odontogene Läsionen der Kiefer. In: *Horch, H.-H. (Hrsg.):* Mund-Kiefer- Gesichtschirurgie I. Praxis der Zahnheilkunde 10/ I. 3. Aufl. Urban & Schwarzenberg, München 1997

Karl, P.: Grundlagen der chirurgischen Methodik. In: *Staegemann, G. (Hrsg.):* Grundlagen der klinischen Stomatologie. 2., bearb. Aufl. Barth, Leipzig 1978

Kirch, W.: Innere Medizin und Zahnheilkunde. Der Risikopatient in der zahnärztlichen Praxis. 3., vollst. neu bearb. u. erw. Aufl. Hanser, München, Wien 1999

Klimm, W.: Kariologie. Leitfaden für Studierende und Zahnärzte. Hanser München Wien 1997

Klimm, W., Doege, E.: Zur Vitalitätsprüfung mit einem neuen Kryoapplikator. Dtsch Stomatol 22, 552 (1972)

Klimm, W., Graehn, G.: Der keilförmige Defekt. Quintessenz, Berlin, Chicago, London, São Paulo, Tokio 1993

Klimm, W., Zeumer, H., Kloß, H.-J., Natusch, I., Wildführ, W.: Chlorhexidin in der therapeutischen Trias des infizierten Wurzelkanals und seiner Folgeerkrankungen. Z Stomatol 86, 131 (1989)

Krause, P., Krause, L.: Zur Behandlung des infizierten Wurzelkanals und seiner Folgeerkrankungen – ein Literaturüberblick sowie experimentelle und klinische Untersuchungen zur Anwendung von Chlorhexidindiglukonat in einer therapeutischen Trias. Med Diss, Dresden 1990

Kresic, T.: Singulärer, mit einer Fistel assoziierter parodontaler Effect. Endodontie 7, 61 (1998)

Kröncke, A.: Mortal- oder Vitalexstirpation? Österr Z Stomatol 61, 82 (1964)

Künzel, W.: Klinische und histologische Untersuchungen zur Vitalerhaltung des entzündlich erkrankten Zahnmarkes, unter spezieller Berücksichtigung indikatorischer Aspekte. Med Habilschr, Berlin 1962

Künzel, W.: Vorlesungen der Konservierenden Stomatologie. Leipzig 1973/ 1974

Künzel, W.: Erkrankungen der Pulpa und des apikalen Parodontiums jugendlicher permanenter Zähne. In: *Künzel, W., Toman, J.* (Hrsg.): Kinderstomatologie. Volk und Gesundheit, Berlin 1974

Lörinczy-Landgraf, E.: Über die Möglichkeiten einer Revision in der Diagnostik und Therapie der Pulpaentzündungen. Dtsch Zahn Mund Kieferheilkd 24, 208 (1956)

Lörinczy-Landgraf, E.: Über die Frage der Lebenderhaltung der entzündeten Pulpa. Dtsch Zahnärztl Z 4, 1013 (1957)

Löst, C.: Differentialdiagnostik bei Erkrankungen des Parodonts/ der Pulpa. Dtsch Zahnärztl Z 49, 301 (1994)

Löst, C.: Therapie einer endodontal-parodontalen Läsion. Endodontie 10, 279 (2001)

Luckhaupt, H.: Gesichts- und Kopfschmerzen aus HNO-ärztlicher Sicht. In: *Siebert, G. K.* (Hrsg.): Gesichts- und Kopfschmerzen. Hanser, München 1992

Lutz, F., Mörmann, W., Lutz, T.: Schmelzsprünge durch die Vitalitätsprüfung mit Kohlensäureschnee? Schweiz Monatsschr Zahnheilkd 84, 709 (1974)

Machtens, E., Reinert, S.: Speicheldrüsenerkrankungen. In: *Horch, H.-H.* (Hrsg.): Mund-Kiefer-Gesichtschirurgie II. Urban & Schwarzenberg, München 1998

Maiwald, H.-J.: Die Pulpabehandlung im bleibenden Gebiss bei Jugendlichen. In: *Pape, K.* (Hrsg.): Zahnärztekalender 1983. Volk und Gesundheit, Berlin 1982

Mumford, J. M.: Kiefer-Gesichtsschmerz. Ätiologie, Diagnose, Therapie. Dtsch Ärzte-Verlag, Köln 1989

Mutschelknauß, R.: Endodontie in der Parodontologie. Dtsch Zahnärztl Z 30, 372 (1975)

Oeken, F.-W.: Hals-Nasen-Ohren-Heilkunde. Verlag Wissenschaftliche Scripten, Zwickau 1994

Peckert, H.: Einführung in die konservierende Zahnheilkunde. 3. durchges. u. verb. Aufl. Hirzel, Leipzig 1923

Pertes, R. A., Gross, S. G.: Disorders of the temporomandibular joint. In: *Pertes, R. A., Gross, S. G.* (ed.): Clinical management of temporomandibular disorders and orofacial pain. Quintessence, Chicago 1995

Pertes, R. A., Heir, G. M.: Differential diagnosis of orofacial pain. In: *Pertes, R. A., Gross, S. G.* (ed.): Clinical management of temporomandibular disorders and orofacial pain. Quintessence, Chicago 1995

Pettiete, M. T., Delano, E. O., Trope, M.: Evaluation of success rate of endodontic treatment performed by students with stainless-steel K-files and nickel-titanium hand files. J Endod 27, 124 (2001)

Pschyrembel: Klinisches Wörterbuch. 258., neu bearb. Aufl. Gruyter, Berlin, New York 1998

Rahn, R.: Anamnese in der zahnärztlichen Praxis. Firmenschrift Hoechst Marion Roussel. Cevey/ Concept. Communication in Wort und Bild, Offenbach 1998

Reader, A.: Persönliche Mitteilung 1995

Reich, E.: Befunderhebung und Diagnose. In: *Heidemann, D.* (Hrsg.): Parodontologie. 3. Aufl. Urban & Schwarzenberg, München, Wien, Baltimore 1997

Rennert, H.: Neurologie und Psychiatrie (begr. von *Lemke, R.*). 6., überarb. Aufl. Barth, Leipzig 1974

Literatur

Rother, U. J.: Strahlenexposition und Qualität in der digitalen bildgebenden Diagnostik. Zahnarzt Wirtschaft·Praxis 9, 81 (1999)

Rother, U. J.: Moderne bildgebende Diagnostik in der Zahn-, Mund- und Kieferheilkunde. Grundlagen, Praxis, Befunde. Urban & Fischer, München, Jena 2001

Schulte, W., d'Hoedt, B., Lukas, D., Mühlbradt, L., Scholz, F., Bretschi, J., Frey, D., Gudat, H., König, M., Markl, M., Quante, F., Schief, A., Topkaya, A.: Periotest – neues Meßverfahren der Funktion des Parodontiums. Zahnärztl Mitt 11, 1229 (1983)

Simon, J. H. S., Glick, D. H., Frank, A. L.: The relationship of endodontic-periodontic lesions. J Periodontol 43, 202 (1972)

Simon, J. H. S., Walton, R. E., Pashley, D. H., Dowden, W. E., Bakland, L. K.: Pulpal pathology. In: Ingle, J. I., Bakland, L. K.: Endodontics. Fourth ed. Williams & Wilkins, Baltimore 1994

Simon, J. H. S., Werksman, L. A.: Endodontic-periodontal relations. In: Cohen, S., Burns, R. C. (ed.): Pathways of the pulp. Sixth ed. Mosby, St. Louis 1994

Sprotte, G.: Neuropathische Gesichtsschmerzen. Zahnärztl Mitt 90, 48 (2000)

Stassinakis, A., Zeyer, O., Brägger, U.: Diagnostik von Knochenläsionen mit konventionellen Röntgenbildern und einem direkt digitalen Verfahren (RVG). Schweiz Monatsschr Zahnmed 105, 1539 (1995)

Stock, C. J. R.: Patient assessment. In: Stock, C. J. R., Gulabivala, K., Walker, R. T., Goodman, J. R.: Color Atlas and Text of Endodontics. Second ed. Mosby-Wolfe, London 1995

Taatz, H.: Nekrose und Gangrän der Pulpa sowie Erkrankungen des apikalen Periodontiums. In: Pilz, M. E. W., Plathner, C. H., Taatz, H. A.: Grundlagen der Kariologie und Endodontie. 3., überarb. u. erg. Aufl. Barth, Leipzig 1980

Torabinejad, M., Walton, R. E.: Periradicular lesions. In: Ingle, J. I., Bakland, L. K.: Endodontics. Fourth ed. Williams & Wilkins, Baltimore 1994

Trope, M., Chivian, N.: Root resorption. In: Cohen, S., Burns, R. C. (ed.): Pathways of the pulp. Sixth ed. Mosby, St. Louis 1994

Wannenmacher, E.: Paradentitis apicalis. In: Hofer, O., Reichenbach, E., Spreter von Kreudenstein, T., Wannenmacher, E.: Lehrbuch der klinischen Zahnheilkunde. Bd. 2, 2., neubearb. Aufl. Barth, Leipzig 1952

Wannenmacher, E.: Pathologie und Therapie des Zahnmarkes. Dtsch Zahnärztl Z 15, 174 (1960)

Wannenmacher, E.: Pulpaerkrankungen, ihre Diagnostik und Therapie, In: Hofer, O., Reichenbach, E., Spreter von Kreudenstein, T., Wannenmacher, E.: Lehrbuch der klinischen Zahn-, Mund- und Kieferheilkunde. Bd. II, 4., neubearb. Aufl. Barth, Leipzig 1968

Watzek, G., Ulm, Ch.: Odontogene Kieferhöhlenerkrankungen. In: Horch, H.-H. (Hrsg.): Mund-Kiefer-Gesichtschirurgie I. 3. Aufl. Urban & Schwarzenberg, München 1997

Wegner, H.: Persönliche Mitteilung, Leipzig 1983

Weine, F. S.: Endodontic Therapy. Fifth ed. Mosby, St. Louis 1996

Winiker-Blanck, E.: Zysten im Kiefer-Gesichtsbereich. In: Andrä, A., Bethmann, W., Heiner, H. (Hrsg.): Kieferchirurgie. Klinik. Barth, Leipzig 1979

Winkelmüller, W.: Gesichts- und Kopfschmerzen aus neurochirurgischer Sicht. In: Siebert, G. K. (Hrsg.): Gesichts- und Kopfschmerzen. Hanser, München 1992

Wolff, H.-D.: Gestörte Halswirbelsäule mit Gesichts- und Kopfschmerzen – orthopädische und manualmedizinische Aspekte. In: Siebert, G. K. (Hrsg.): Gesichts- und Kopfschmerzen. Hanser, München 1992

Zenner, H.-P.: HNO-Krankheiten. Praktische Therapie-Richtlinien. Schattauer, Stuttgart 1996

Zeumer, H.: Experimentelle und klinische Untersuchungen zur Standardisierung intraoraler Röntgenaufnahmen. Med Diss, Leipzig 1984

Literatur zu Kapitel 6
Prävention und Endodontie

Brännström, M.: Reducing the risk of sensitivity and pulpal complications after the placement of crowns and fixed partial dentures. Quintessence Int 27, 673 (1996)

Ingle, J. I., Stanley, H. R., Langeland, K.: Etiology and prevention of pulp inflammation, necrosis and dystrophy. In: Ingle, J. I., Bakland, L. K.: Endodontics. Fourth ed. Williams & Wilkins, Baltimore 1994

Ketterl, W.: Die Wurzelbehandlung. Querschnitts-Meßtechnik und andere Methoden. Zahnärztebl. Baden-Württemb 5 (10), 349 (1984)

Kim, S., Trowbridge, H. O.: Pulpal reaction to caries and dental procedures. In: Cohen, S., Burns, R. C. (ed.): Pathways of the pulp. Mosby, St. Louis 1998

Klimm, W.: Kariologie. Leitfaden für Studierende und Zahnärzte. Hanser, München, Wien 1997

Langeland, K.: Prevention of pulpal damage. Dent Clin North Am 16, 709 (1972)

Pameijer, C. H., Stanley, H. R.: The disastrous effects of the „total etch" technique in vital pulp capping in primates. Am J Dent 11, 545 (1998)

Pashley, D. H.: Clinical considerations of microleakage. J Endod 16, 70 (1990)

Riedel, H.: Überkappung und Vitalamputation der Pulpa. Zahnärztl Mitt 11, 551 (1968)

Roulet, J.-F.: Endodontische Prophylaxe, Pulpenschutz. Schweiz Monatsschr Zahnheilkd 89, 841 (1979)

Staehle, H. J.: Pulpaschutz unter Komposit-Restaurationen. Stellungnahme der DGZMK/DGZ. Stand 20.10.1998 (a), http://www.dgzmk.de/stellung/9819.htm

Staehle, H. J.: Cp-Behandlung/Versorgung pulpanahen Dentins. Stellungnahme der DGZMK. Letzte Aktualisierung:15.12.1998(b) http://www.dgzmk.de/stellung/9310.htm

Stanley, H. R.: Guest Editorial: Elective pulpectomy (The need to recycle some old information). J Dent Res 71, 85 (1992)

Wannenmacher, E.: Pathologie und Therapie des Zahnmarkes. Dtsch Zahnärztl Z 15, 174 (1960)

Weiger, R.: Vitalerhaltende Therapie. In: Heidemann, D.: Endodontie. 4. Aufl. Urban und Fischer, München, Jena 2001

Literatur zu Kapitel 7
Endodontische Therapie

Abarca, A. M., Bustos, A., Navia, M.: A comparison of apical sealing and extrusion between Thermafil and lateral condensation techniques. J Endod 27, 670 (2001)

Abou-Rass, M., Frank, A. L., Glick, D. H.: The anticurvature filing method to prepare the curved root canal. J Am Dent Assoc 101, 792 (1980)

Agency for Health Care Policy and Research: zit. nach Prchala, G. (2000)

Ahmed, M., Pitt Ford, Th. R., Crum, L. A.: Ultrasonic debridement of root canals: An insight into the mechanisms involved. J Endod 13, 93 (1987)

Ahmed, M., Pitt Ford, Th. R.: Comparison of two ultrasonic units in shaping simulated curved canals. J Endod 15, 457 (1989)

Alberts, B., Bray, D., Lewis, J., Raff, M., Roberts, K., Watson, J. D.: Molekularbiologie der Zelle. 3. Aufl. VCH, Weinheim, New York, Basel, Cambridge, Tokyo 1995

Allan, N. A., Walton, R. E., Schaffer, M.: Setting times for end-odontic sealers under clinical usage and in vitro conditions. J Endod 27, 421 (2001)

Analytic: Firmenschrift Quantec by Analytic TM. Analytic Endodontics, Orange, USA

Anneroth, G., Bang, G.: The effect of allogeneic demineralized dentin as a pulp capping agent in Java monkeys. Odontol Revy 23, 315 (1972)

Antonelli, J. R.: Acute dental pain, part II: Diagnosis and emergency treatment. Compend Contin Educ Dent 11, 526 (1990)

Arnold, M., Hoffmann, T., Klimm, W.: Diagnostik und Therapie einer fortgeschrittenen internen entzündlichen Resorption mit radikulärer Perforation. Quintessenz 51, 7 (2000)

Arnold, M., Klimm, W.: Endodontie unter dem OP-Mikroskop. Vortrag Gemeinschaftstagung der Gesellschaft für ZMK Dresden und Zweigverein Wien der ÖGZMK, Wien, 4.–5. Mai 2001

Atkinson, A. M., Hampson, E. L.: Sterilization of root canals. Br Dent J 117, 526 (1964)

Azam Khan, M., Fazlur Rahman Khan, M., Wahiduzzaman Khan, M., Wakabayashi, H., Matsumoto, K.: Effect of laser treatment on the root canal of human teeth. Endod Dent Traumatol 13, 139 (1997)

Azar, N. G., Heidari, M., Bahrami, Z. S., Shokri, F.: In vitro cytotoxicity of a new epoxy resin root canal sealer. J Endod 26, 462 (2000)

Backman, Ch. A., Oswald, R. J., Pitts, D. L.: A radiographic comparison of two root canals instrumentation techniques. J Endod 18, 19 (1992)

Bahcall, J., Howard, P., Miserendino, L., Walia, H.: Preliminary investigation of the histological effects of laser endodontic treatment on the periradicular tissues in dogs. J Endod 18, 47 (1992)

Banerjee, A., Watson, T. F., Kidd, E. A. M.: Dentine caries excavation: a review of current clinical techniques. Brit Dent J 188, 476 (2000)

Bang, G., Urist, M. R.: Bone induction in excavation chambers in matrix of decalcified dentin. Arch Surg 94, 781 (1967)

Barnett, F., Trope, M., Khoja, M., Tronstad, L.: Bacteriologic status of the root canal after sonic, ultrasonic and hand instrumentation. Endod Dent Traumatol 1, 228 (1985)

Barthel, C. R., Gruber, S., Roulet, J.-F.: Aufbereitung von Wurzelkanälen mit drei verschiedenen Aufbereitungssystemen in vitro. Dtsch Zahnärztl Z 54, 474 (1999)

Barthel, C. R., Levin, L. G., Reisner, H., Trope, M.: TNF-α-release in monocytes under exposure to calcium hydroxide treated Escherichia coli LPS. Int Endod J 30, 155 (1997)

Barthel, C. R., Noack, M. J., Roulet, J. F.: Die Dichtigkeit von Ketac Endo und AH 26 in Abhängigkeit von der Wurzelkanalfülltechnik in vitro. Dtsch Zahnärztl Z 49, 285 (1994)

Barthel, C. R., Pettiette, M. T.: Resorptionen. Erscheinungsbild und Therapie. Endodontie 5, 143 (1996)

Barthel, C. R., Rosenkranz, B., Leuenberg, A., Roulet, J.-F.: Pulp capping of carious exposures: Treatment outcome after 5 and 10 years: A retrospective study. J Endod 26, 525 (2000)

Baumann, M. A.: Das RaCe-System. ZWR 110, 837 (2001)

Baumann, M. A.: Die Wurzelkanalfüllung. In: Heidemann, D. (Hrsg.): Endodontie. 4. Aufl. Urban & Fischer, München, Jena 2001

Baumgartner, J. C., Brown, C. M., Mader, C. L., Peters, D. D., Shulman, J. D.: A scanning electron microscopic evaluation of root canal debridement using saline, sodium hypochlorite and citric acid. J Endod 10, 525 (1984)

Baumgartner, J. C., Cuenin, P. R.: Efficacy of several concentrations of sodium hypochlorite for root canal irrigation. J Endod 18, 605 (1992)

Beaver, H. A., Kopel, H. M., Sabes, W. R.: The effect of zincoxide-eugenol cement on a formocresolized pulp. J Dent Child 33, 381 (1966)

Becker, G. L., Cohen, S., Borer, R.: The sequelae of accidentally injecting sodium hypochlorite beyond the root apex. Oral Surg Oral Med Oral Pathol 38, 633 (1974)

Beer, R., Baumann, M. A.: Endodontologie. In: Rateitschak, K. H., Wolf, H. F. (Hrsg.): Farbatlanten der Zahnmedizin. Bd. 7. Thieme, Stuttgart 1997

Beer, R., Keitel, S., Gängler, P., Wutzler, P., Pfister, W.: Biologische und mikrobiologische Prüfung chlorhaltiger Wurzelkanalspüllösungen. Stomatol DDR 38, 513 (1988)

Beer, R., Wutzler, P., Gängler, P., Pfister, W.: Vergleichende biologische und mikrobiologische Prüfung von Wurzelkanalfüllmaterialien. Zahn- Mund- Kieferheilkd 76, 473 (1988)

Behr: Arbeitsanleitung Canal Leader Winkelstück. S. E. T., Olching

Berg, J. H.: The continuum of restorative materials in pediatric dentistry – a review for the clinician. Pediatr Dent 20, 93 (1998)

Berkiten, M., Berkiten, R., Omar, I.: Comparative evaluation of antibacterial effects of Nd:YAG laser irradiation in root canals and dentinal tubules. J Endod 26, 268 (2000)

Berman, D. S., Massler, M.: Experimental pulpotomies in rat molars. J Dent Res 37, 229 (1958)

Bessho, K., Tanaka, N., Matsumoto, T., Tagawa, T., Murata, M.: Human dentin-matrix-derived bone morphogenetic protein. J Dent Res 70, 171 (1991)

Betz, W.: Kofferdam. In: Heidemann, D. (Hrsg.): Endodontie. 4. Aufl. Urban & Fischer, München, Jena 2001

Binder, R.: Die maschinelle Aufbereitung des Wurzelkanals. ZWR 59, 407 (1958)

Bjørndal, L., Larsen, T.: Changes in the cultivable flora in deep carious lesions following a stepwise excavation procedure. Caries Res 34, 502 (2000)

Bjørndal, L., Thylstrup, A.: A practice-based study on stepwise excavation of deep carious lesions in permanent teeth: a 1-year follow-up study. Community Dent Oral Epidemiol 26, 122 (1998)

Bogaerts, P.: Einphasige konservative Versorgung von Wurzelperforationen mit Kalziumhydroxid und Super-EBA-Zement. Endodontie 8, 45 (1999)

Borutta, A., Heinrich-Weltzien, R.: Wissenschaftliche Stellungnahme DGZMK: Endodontie im Milchgebiss. Stand 1/2002.

Bößmann, K.: Infektionsschutz gegen Erreger der Creutzfeldt-Jakob-Krankheit. DAHZ-Stellungnahme. Zahnärztl Mitt 91, 12 (2001)

Böttger et al.: Geflügelte Worte. Bibliographisches Institut, Leipzig 1981

Bowman (1867): zit. nach Michanowicz et al. 1986

Briggs, P. F. A., Gulabivala, K., Stock, C. J. R., Setchell, D. J.: The dentine-removing characteristics of an ultrasonically energized K-file. Int Endod J 22, 259 (1989)

Brockhaus: Die Enzyklopädie in vierundzwanzig Bänden. 20., überarb. u. aktual. Aufl. Brockhaus Leipzig, Mannheim 1996

Brockhaus: Die Enzyklopädie in vierundzwanzig Bänden. 20., überarb. u. aktual. Aufl. Brockhaus Leipzig, Mannheim 1998

Bryant, S. T., Thompson, S. A., Al-Omari, M. A. O., Dummer, P. M. H.: Shaping ability of Profile rotary nickel-titanium instruments with ISO sized tips in simulated root canals: Part 1. Int Endod J 31, 275 (1998)

Buchanan, L. S.: The continuous wave of obturation. Dent Today 15, 60 (1996)

Buckley, J. P.: The chemistry of pulp decomposition with a rational treatment for this condition and its sequelae. J Am Dent Assoc 3, 764 (1904)

Literatur

Burns, R. C., Herbranson, E. J.: Tooth morphology and cavity preparation. In: Cohen, S., Burns, R. C. (ed.):Pathways of the pulp. Seventh ed. Mosby, St. Louis 1998

Buth, K., Wegner, H.: Untersuchungen über die Wundsetzung bei der Vitalexstirpation. Dtsch Stomat 21, 358 (1971)

Çalt, S., Serper, A.: Smear layer removal by EGTA. J Endod 26, 459 (2000)

Cameron, J. A.: The synergistic relationship between ultrasound and sodium hypochlorite: A scanning electron microscope evaluation. J Endod 13, 541 (1987)

Camp, J. H.: Pediatric endodontic treatment. In: Cohen, S., Burns, R. C.(ed.): Pathways of the pulp. Seventh ed. Mosby, St. Louis 1998

Campbell, D., Friedman, S., Nguyen, H. Q., Kaufman, A., Keila, S.: Apical extent of rotary canal instrumentation with an apex-locating handpiece in vitro. Oral Surg Oral Med Oral Pathol Oral Radiol Endod 85, 319 (1998)

Cassidy, N., Fahey, M., Prime, S. S., Smith, A. J.: Comparative analysis of transforming growth factor-β isoforms 1-3 in human and rabbit dentin matrices. Arch Oral Biol 42, 219 (1997)

Cehreli, Z. C., Turgut, M., Olmez, S., Dagdeviren, A., Atila, P.: Short term human primary pulpal response after direct pulp capping with fourth-generation dentin adhesives. J Clin Pediatr Dent 25, 65 (2000)

Chana, H., Briggs, P., Moss, R.: Degradation of a silver point in association with endodontic infection. Int Endod J 31, 141 (1998)

Chong, B. S., Pitt Ford, T. R.: The role of intracanal medication in root canal treatment. Int Endod J 25, 97 (1992)

Clem, W. H.: Endodontics: The adolescent patient. Dent Clin North Am 13, 483 (1969)

Clinton, K., Himel, V. T.: Comparison of a warm gutta-percha obturation technique and lateral condensation. J Endod 11, 692 (2001)

Coelho de Carvalho, M. C., Zuolo, M. L.: Orifice locating with a microscope. J Endod 26, 532 (2000)

Coelho Gomes, I., Chevitarese, O., Salgado de Almeido, N., Roedel Salles, M., Coelho Gomes, G.: Diffusion of calcium through dentin. J Endod 22, 590 (1996)

Cohen, B. I., Pagnillo, M. K., Musikant, B. L., Deutsch, A. S.: An in vitro study of cytotoxicity of two root canal sealers. J Endod 26, 228 (2000)

Cotes, O., Boj, J. R., Canalda, C., Carreras, M.: Pulpal tissue reaction to formocresol vs ferric sulfate in pulpotomized rat teeth. J Clin Pediatr Dent 21, 247 (1997)

Cox, C. F., Subay, R. K., Ostro, E., Suzuki, S., Suzuki, S. H.: Tunnel defects in dentin bridges: their formation following direct pulp capping. Oper Dent 21, 4 (1996)

Cunningham, W. T., Martin, H., Forrest, W. R.: Evaluation of root canal débridement by the endosonic ultrasonic synergistic system. Oral Surg Oral Med Oral Pathol 53, 401 (1982)

Cvek, M.: A clinical report of partial pulpotomy and capping with calcium hydroxide in permanent incisors with complicated crown fracture. J Endod 4, 232 (1978)

Cvek, M., Cleaton-Jones, P. E., Austin, J. C., Andreasen, J. O.: Pulp reactions to exposure after experimental crown fractures or grinding in adult monkeys. J Endod 8, 391 (1982)

Cvek, M., Granath, L., Cleaton-Jones, P., Austin, J.: Hard tissue barrier formation in pulpotomized monkey teeth capped with cyanoacrylate or calcium hydroxide for 10 and 60 minutes. J Dent Res 66, 1166 (1987)

Czonstkowsky, M., Michanowicz, A., Vazquez, J. A.: Evaluation of an injection of thermo-plasticized low-temperature gutta-percha using radioactive isotopes. J Endod 11, 71 (1985)

D'Arcangelo, C., Varvara, G., De Fazio, P.: An evaluation of the action of different root canal irrigants on facultative aerobic-anaerobic, obligate anaerobic and microaerophilic bacteria. J Endod 25, 351 (1999)

Dalton, B. C., Ørstavik, D., Phillips, C., Pettiette, M., Trope, M.: Bacterial reduction with nickel-titanium rotary instrumentation. J Endod 24, 763 (1998)

De Blanco, L.: Treatment of crown fractures with pulp exposure. Oral Surg Oral Med Oral Pathol Oral Radiol Endod 82, 564 (1996)

Debelian, G. J., Olsen, I., Tronstad, L.: Observation of saccharomyces cerevisiae in blood of patient undergoing root canal treatment. Int Endod J 30, 313 (1997)

Delany, G. M., Patterson, S. S., Miller, Ch. H., Newton, C. W.: The effect of chlorhexidine gluconate irrigation on the root canal flora of freshly extracted necrotic teeth. Oral Surg Oral Med Oral Pathol 53, 518 (1982)

Deplazes, P., Peters, O., Barbakow, F.: Comparing apical preparations of root canals shaped by nickel-titanium rotary instruments and nickel-titanium hand instruments. J Endod 27, 196 (2001)

Deutsche Gesellschaft für Zahnerhaltung: Richtlinien für die Ernennung zum/ zur Zahnarzt/ Zahnärztin mit Zusatzqualifikation in Endodontologie der Deutschen Gesellschaft für Zahnerhaltung (DGZ). Endodontie 10, 75 (2001)

Deutscher Arbeitskreis für Hygiene in der Zahnarztpraxis (DAHZ): Hygieneleitfaden. 5. Ausgabe. DAHZ-Eigenverlag, Norderstedt/ Kiel 2001

DGZMK: Caridex und Carisolv. http://www.dgzmk.de/mitteilg/ carisolv.htm, 21.8.1999

Dietz, D. B., Di Fiore, P. M., Bahcall, J. K., Lautenschlager, E. P.: Effect of rotational speed on the breakage of nickel-titanium rotary files. J Endod 26, 68 (2000)

Dorn, S. O., Gartner, A. H.: Case selection and treatment planning. In: Cohen, S., Burns, R. C. (ed.): Pathways of the pulp. Seventh ed. Mosby, St. Louis 1998

Duarte, M. A. H., Cardoso de Oliviera Demarchi, A. C., Giaxa, M. H., Kuga, M. C., de Campos Fraga, S., Duarte de Souza, L. C.: Evaluation of pH and calcium ion release of three root canal sealers. J Endod 26, 389 (2000)

Dummer, P. M. H., Al-Omari, M. A. O., Bryant, S.: Comparison of the performance of four files with rounded tips during shaping of simulated root canals. J Endod 24, 364 (1998)

Eggert, Ch., Peters, O., Meyer, E., Barbakow, F.: Aufbereitung gekrümmter Wurzelkanäle unter Anwendung der Lightspeed-Methode. Endodontie 7, 31 (1998)

Eidelman, E., Holan, G., Fuks, A. B.: Mineral trioxide aggregate vs. formocresol in pulpotomized primary molars: a preliminary report. Pediatr Dent 23, 15 (2001)

Elazer, P. D., O'Connor, R. P.: Innovative uses for hypodermic needles in endodontics. J Endod 25, 190 (1999)

Elliot, R. D., Roberts, M. W., Burkes, J., Phillips, C.: Evaluation of carbon dioxide laser on vital human primary pulp tissue. Pediatr Dent 21, 327 (1999)

EL-Meligy, O., Medhat, A., EL-Baraway, S., EL-Tekya, M., Dean, J. A.: Histological evaluation of electrosurgery and formocresol pulpotomy techniques in primary teeth in dogs. J Clin Pediatr Dent 26, 81 (2001)

Ericson, D., Bornstein, R., Götrick, B., Raber, H., Zimmerman, M.: Clinical multicentre evaluation of a new method for chemomechanical caries removal. Abstr. 119. Caries Res 32, 308 (1998)

Ericson, D., Zimmerman, M., Raber, H., Götrick, B., Bornstein, R.: Clinical evaluation of efficacy and safety of a new method for chemo-mechanical removal of caries. Caries Res 33, 171 (1999)

Estrela, C., Estrela, C. R. A., Moura, J., Bammann, L. L.: Testing calcium hydroxide antimicrobial potential by different methods. J Dent Res 79 (Spec Iss), 529 (2000) (Abstr. 3081)

Europäische Gesellschaft für Endodontologie: Qualitätsrichtlinien endodontischer Behandlung. Konsenspapier der Europäischen Gesellschaft für Endodontologie. Endodontie 3, 263 (1994)

European Society of Endodontology: Consensus report of the European Society of Endodontology on quality guidelines for endodontic treatment. Int Endod J 27, 115 (1994)

Fava, L. R. G.: The double-flared technique: An alternative for biomechanical preparation. J Endod 9, 76 (1983)

Ferraz, C. C. R., Figueiredo de Almeida Gomes, B. P., Zaia, A. A., Teixeira, F. B., de Souza-Filho, F. J.: In vitro assessment of the antimicrobial action and the mechanical ability of chlorhexidine gel as an endodontic irrigant. J Endod 27, 452 (2001)

Finkelman, R. D., Mohau, S., Jennings, J. C., Taylor, A. K., Jepsen, S., Baylink, D. J.: Quantitation of growth factors IGF-1, SGF/ IGF-2 and TGF-β in human dentin. J Bone Min Res 5, 717 (1990)

Fishman, S. A., Udin, R. D., Good, D. L., Rodef, F.: Success of electrofulguration pulpotomies covered by zinc oxide and eugenol or calcium hydroxide: a clinical study. Pediatr Dent 18, 385 (1996)

Frank, R. J.: Endodontic Mishaps: Their detection, correction, and prevention. In: *Ingle, J. I., Bakland, L. K.:* Endodontics. Fourth ed. Williams & Wilkins, Baltimore 1994

Fraser, J. G.: Chelating agents: their softening effect on root canal dentin. Oral Surg Oral Med Oral Pathol 37, 803 (1974)

Frentzen, M., Koort, H. J., Nolden, R.: Aufbereitung von Wurzelkanälen mit Excimer-Lasern. Dtsch Zahnärztl Z 46, 288 (1991)

Friedman, M., Mora, A. F., Schmidt, R.: Microscope-assisted precision dentistry. Compendium 20, 723 (1999)

Fuks, A. B., Bimstein, E., Guelmann, M., Klein, H.: Assessment of a 2 percent buffered glutaraldehyde solution in pulpotomized primary teeth of school children. J Dent Child 57, 371 (1990)

Fuks, A. B., Eidelman, E.: Pulp therapy in primary dentition. Curr Opin Dent 1, 556 (1991)

Fuks, A. B., Holan, G., Davis, J. M., Eidelman, E.: Ferric sulfate versus dilute formocresol in pulpotomized primary molars: longterm follow up. Pediatr Dent 19, 327 (1997)

Fure, S., Lingström, P., Birkhed, D.: Evaluation of Carisolv™ for the chemo-mechanical removal of primary root caries in vivo. Caries Res 34, 275 (2000)

Fuss, Z., Trope, M.: Zahnwurzelperforationen – auf prognostische Faktoren gestützte Klassifikation und Behandlungsoptionen. Endodontie 7, 101 (1998)

Fuss, Z., Charmiaque, O., Pilo, R., Weiss, E.: Effect of various mixing ratios on antibacterial properties and hardness of endodontic sealers. J Endod 26, 519 (2000)

Gabel, W. P., Hoen, M., Steiman, H. R., Pink, F. E., Dietz, R.: Effect of rotational speed of nickel-titanium file distortion. J Endod 25, 752 (1999)

Gabka, J.: Komplikationen und Fehler bei der zahnärztlichen Behandlung. Ratschläge und Darstellung dringlicher Eingriffe mit Erläuterung forensischer Konsequenzen. 3. neubearb. Aufl. Thieme, Stuttgart, New York 1986

Garcia-Godoy, F.: Clinical evaluation of glutaraldehyde pulpotomies in primary teeth. Acta Odontol Pediatr 4, 41 (1983)

Geurtsen, W.: Klinik der Kompositfüllung. Hanser, München, Wien 1989

Geurtsen, W.: Die Vitalamputation – noch eine Behandlungsmethode für die Praxis? Gemeinsame Stellungnahme der DGZMK und der DGZ. Dtsch Zahnärztl Z 49, 430 (1994)

Geurtsen, W., Heidemann, D., Ketterl, W.: Endodontie – Grundlagen und Therapie. In: *Ketterl, W. (Hrsg.):* Zahnerhaltung II. Urban & Schwarzenberg, München, Wien, Baltimore 1993

Glickman, G. N.: Preparation for Treatment. In: *Cohen, S., Burns, R. C. (ed.):* Pathways of the pulp. Seventh ed. Mosby, St. Louis 1998

Glosson, C. R., Heller, R. H., Dove, S. B., del Rio, C. E.: A comparison of root canal preparations using Ni-Ti hand, Ni-Ti engine-driven and K-Flex endodontic instruments. J Endod 21, 311 (1995)

Goerig, A. C., Michelich, R. J., Schultz, H. H.: Instrumentation of root canals in molar using the step-down technique. J Endod 8, 550 (1982)

Göllner, L.: Dentinwurzelfüllung. Z Stomatol 21, 1401 (1937)

Griesinger, H. R., Hannig, M., Albers, H.-K.: Erfolgreiche Aufbereitung stark gekrümmter Wurzelkanäle – Die korono-apikale Technik. ZWR 102, 842 (1993)

Griffiths, B. M., Stock, C. J. R.: The efficiency of irrigants in removing root canal debris when used with an ultrasonic preparation technique. Int Endod J 19, 277 (1986)

Grossman, L. I.: Endodontic practice. Sixth ed., thoroughly rev. Lea & Ferbiger, Philadelphia 1965

Guldener, P. H. A.: Endodontie – eine Literaturübersicht. II. Teil: Die Wurzelkanalfüllung. Schweiz Monatsschr Zahnheilkd 89, 224 (1979)

Guldener, P. H. A.: Der endodontische Arbeitsplatz und Behandlungsablauf. Endodontie 1, 65 (1992)

Guldener, P. H. A.: Wurzelkanalfüllung. In: *Guldener, P. H. A., Langeland, K.:* Endodontologie. Diagnostik und Therapie. 3. neubearb. Aufl., Thieme, Stuttgart 1993

Guldener, P. H. A.: Akzidentelle Perforationen. In: *Guldener, P. H. A., Langeland, K.:* Endodontologie. Diagnostik und Therapie. 3. neubearb. Aufl., Thieme, Stuttgart 1993

Guldener, P. H. A., Langeland, K., Rocke, H.: Aufbereitung und Desinfektion des Wurzelkanals. In: *Guldener, P. H. A., Langeland, K.:* Endodontologie. 3., neub. Aufl. Thieme, Stuttgart 1993

Gülzow, H.-J., Müller, H.: Klinische und röntgenologische Nachuntersuchungen von direkten Überkappungen und Vitalamputationen. Dtsch Zahnärztl Z 21, 176 (1966)

Gutmann, J. L., Witherspoon, D. E.: Obturation if cleaned and shaped root canal system. In: *Cohen, S., Burns, R. C. (ed.):* Pathways of the pulp. Seventh ed. Mosby, St. Louis 1998

Hahn, P., Vongerichten, M., Hellwig, E.: Vergleich der Effektivität der Kariesentfernung mit Carisolv™ und mit dem Rosenbohrer. In: *Heidemann, D. (Hrsg.):* Deutscher Zahnärzte Kalender 2002, Deutscher Zahnärzteverlag DÄV, Köln 2002

Hahn, W.: Aus Fehlern (nicht nur der anderen) lernen. Zwischenfall bei der Wurzelkanalspülung mit NaOCl und H_2O_2. Endodontie 9, 53 (2000)

Haidet, J., Reader, A., Beck, M., Meyers, W.: An in vivo comparison of the step-back technique versus a step-back/ultrasonic technique in human mandibular molars. J Endod 15, 195 (1989)

Haikel, Y., Serfaty, R., Bateman, G., Senger, B., Allemann, C.: Dynamic and cyclic fatigue of engine-driven rotary nickel-titanium endodontic instruments. J Endod 25, 434 (1999)

Haikel, Y., Serfaty, R., Bleicher, P., Lwin, T.-T.C., Allemann, C.: Effects of cleaning, disinfection and sterilization procedures on the cutting efficiency of endodontic files. J Endod 22, 657 (1996)

Haller, B.: Restoration of the endodontically treated tooth. Vortrag 10th Biennal Congress European Society of Endodontology, München 04.10.2001

Hammer, B.: Dentogene Infektionen: von harmlos bis lebensgefährlich. Schweiz Rundsch Med 85, 1601 (1996)

Hand, R. E., Smith, M. L., Harrison, J. W.: Analysis of the effect of dilution on the necrotic tissue dissolution property of sodium hypochlorite. J Endod 4, 60 (1978)

Hankins, P. J., ElDeeb, M. E.: An evaluation of the Canal Master, balanced-force and step-back techniques. J Endod 22, 123 (1996)

Hata, G. I., Nishikawa, I., Kawazoe, S., Toda, T.: Systemic distribution of ^{14}C-labeled formaldehyde applied in the root canal following pulpectomy. J Endod 15, 539 (1989)

Literatur

Heidemann, D. (Hrsg.): Kariologie und Füllungstherapie. 4. Aufl. Urban & Schwarzenberg, München 1999

Heidemann, D.: Diagnose und Therapie endodontisch bedingter Schmerzen. In: *Heidemann, D. (Hrsg.):* Endodontie. Urban & Fischer, München, Jena 2001

Heithersay, G. S.: Periapikale Heilungsvorgänge nach konservierend-endodontischer Behandlung. Quintessenz Zahnärztl Lit 23, 37 (1972)

Heithersay, G. S.: Therapie der invasiven zervikalen Resorption – Ergebnisse nach örtlicher Applikation von Trichloressigsäure, Kürettage und Restauration. Endodontie 9, 291 (2000)

Heling, B., Heling, I.: Endodontic procedures must never be performed without the rubber dam. Oral Surg Oral Med Oral Pathol 43, 464 (1977)

Heling, I., Rotstein, I., Dinur, T., Szwec-Levine, Y., Steinberg, D.: Bactericidal and cytotoxic effects of sodium hypochlorite and sodium dichloroisocyanurate solutions in vitro. J Endod 27, 278 (2001)

Hellwig, E., Klimek, J., Attin, T.: Einführung in die Zahnerhaltung. Urban & Schwarzenberg, München 1995

Henry, M., Reader, A., Beck, M.: Effect of penicillin on postoperative endodontic pain and swelling in symptomatic necrotic teeth. J Endod 27, 117 (2001)

Hermann, B. W.: Calciumhydroxid als Mittel zum Behandeln und Füllen von Wurzelkanälen. Med Diss, Würzburg 1920

Hermann, B. W.: Dentinobliteration der Wurzelkanäle nach Behandlung mit Calcium. Zahnärztl Rundsch 39, 888 (1930)

Herrmann, H.-W.: Die Kombination von Lightspeed-Instrumenten und konischen rotierenden Nickel-Titan-Instrumenten zur Aufbereitung gekrümmter Wurzelkanäle. Endodontie 8, 311 (1999)

Higashi, T., Okamoto, H.: Electron microscopic study on interodontoblastic collagen fibrills in amputated canine dental pulp. J Endod 22, 116 (1996a)

Higashi, T., Okamoto, H.: Characteristics and effects of calcified degenerative zones on the formation of hard tissue barriers in amputated canine dental pulp. J Endod 22, 168 (1996b)

Hokwerda, O.: Aktuelle ergonomische Untersuchungen in den Niederlanden. Vortrag Zentrum Zahn-, Mund- und Kieferheilkunde Dresden, 27. November 2000

Holland, R., de Souza, V., Nery, M. J., Otoboni Filho, J. A., Barnabé, P. F. E., Dezan Jr., E.: Reaction of dog's teeth to root canal filling with Mineral Trioxide Aggregate or a glass ionomer sealer. J Endod 25, 728 (1999)

Hoppe, W., Schäfer, E., Tepel, J.: Instrumentarium und Konzept für die manuelle Wurzelkanalaufbereitung. ZWR 102, 764 (1993)

Hör, D., Attin, Th.: Die elektrische Längenbestimmung des Wurzelkanals. Endodontie 10, 39 (2001)

Horn, B., Kirch, W.: Zahnärztlich relevante Medikamente in Schwangerschaft und Stillzeit. Zahnärztl Mitt 90, 34 (2000)

Hørsted-Bindslev, P.: Are composite resins useful for pulp capping/partial pulpotomy procedures? Vortrag 10th Biennial Congress European Society of Endodontology, München 05.10.2001

Horstkotte, D.: Zahnärztliche Eingriffe und Endokarditis-Prophylaxe. Stellungnahme der DGZMK. http://www.dgzmk.de/stellung/8501.htm, 07.02.2001

Hottel, T. L., El-Refai, N. Y., Jones, J. J.: A comparison of the effects of three chelating agents on the root canals of extracted human teeth. J Endod 25, 716 (1999)

Hu, C.-C., Zhang, C., Qian, Q., Tatum, N. B.: Reparative dentin formation in rat molars after direct pulp capping with growth factors. J Endod 24, 744 (1998)

Huhn, Ch.: Neue Konzepte in der maschinellen Wurzelkanalaufbereitung. ZWR 107, 376 (1998)

Hülsmann, M.: Die Sicherung endodontischer Instrumente. Endodontie 1, 157 (1992)

Hülsmann, M.: Guttapercha-Geschichte, Chemie, Eigenschaften und Verarbeitung. Endodontie 2, 115 (1993)

Hülsmann, M.: Strategien zur Entfernung frakturierter Aufbereitungsinstrumente. Endodontie 5, 121 (1996)

Hülsmann, M.: Kampf der „Titanen"? Endodontie 7, 3 (1998)

Hülsmann, M.: Aus Fehlern (nicht nur der anderen) lernen. Fraktur eines Aufbereitungsinstruments. Endodontie 8, 349 (1999)

Hülsmann, M.: Die Aufbereitung des Wurzelkanals. In: *Heidemann, D. (Hrsg.):* Endodontie. 4. Aufl. Urban & Fischer, München, Jena 2001

Hülsmann, M., Stryga, F.: Comparison of root canal preparation using different automated devices and hand instrumentation. J Endod 19, 141 (1993)

Hülsmann, M., Rümmelin, C., Schäfers, F.: Root canal cleanless after preparation with different endodontic handpieces and hand instruments: A comparative SEM investigation. J Endod 23, 301 (1997)

Hülsmann, M., Bahr, R., Gambal, A.: Die maschinelle Wurzelkanalaufbereitung mit dem Endoplaner-Winkelstück: Reinigungswirkung, Formgebung und Arbeitssicherheit. Acta Med Dent Helv 3, 189 (1998)

Hülsmann, M., Schade, M.: Die Wurzelkanalaufbereitung mit dem maschinellen Nickel-Titan-System HERO 642. Endodontie 9, 181 (2000)

Hülsmann, M., Rödig, T.: Die Röntgenmessaufnahme. Endodontie 10, 21 (2001)

Hülsmann, M., Schriever, A.: Revisionen. In: *Heidemann, D. (Hrsg.):* Endodontie. 4. Aufl. Urban & Fischer, München, Jena 2001

Ibricevic, H., Qumasha, A-J.: Ferric sulfate as pulpotomy agent in primary teeth: twenty month follow-up. J Clin Pediatr Dent 24, 269 (2000)

Ingle, J. I.: The need for endodontic instrument standardization. Oral Surg Oral Med Oral Pathol 8, 1211 (1955)

Ingle, J. I., Bakland, L. K., Peters, D. L., Buchanan, St., Mullaney, Th. P.: Endodontic cavity preparation. In: *Ingle, J. I., Bakland, L. K.:* Endodontics. Fourth ed. Williams & Wilkins, Baltimore 1994

Ingle, J. I., Beveridge, E. E., Glick, D. H., Weichman, J. A.: Modern endodontic therapy. In: *Ingle, J. I., Bakland, L. K.:* Endodontics. Fourth ed. Williams & Wilkins, Baltimore 1994

Ingle, J. I., West, J. D.: Obturation of the radicular space. In: *Ingle, J. I., Bakland, L. K.:* Endodontics. Fourth ed. Williams & Wilkins, Baltimore 1994

International Organization for Standardization (ISO): ISO 3630-1: Dental root-canal instruments – Part 1: Files, reamers, barbed broaches, rasps, paste carriers, explorers and cotton broaches. ISO, Genève 1992

Jantarat, J., Dashper, S. G., Messer, H. M.: Effect of matrix placement on furcation perforation repair. J Endod 25, 192 (1999)

Jeansonne, M. J., White, R. R.: A comparison of 2.0 % chlorhexidine gluconate and 5.25 % sodium hypochlorite as antimicrobial endodontic irrigant. J Endod 20, 276 (1994)

Jepsen, S., Albers, H.-K., Fleiner, B., Tucker, M., Rueger, D.: Recombinant human osteogenic protein-1 induces dentin formation: An experimental study in miniature swine. J Endod 23, 378 (1997)

Jepsen, S., Lüttges, J. E., Albers, H.-K., Fleiner, B., Rueger, D. C.: Reparationsvorgänge der Pulpa nach Implantation von rekombiniertem humanem Bone morphogenetic protein. Dtsch Z Mund Kiefer Gesichts Chir 19, 150 (1995)

Johnson, B. R., Remeikis, N. A.: Effective shelf-live of prepared sodium hypochlorite solution. J Endod 19, 40 (1993)

Johnson, B.: A new gutta-percha technique. J Endod 4, 184 (1978)

Jukić, S., Miletić, I., Anić, I., Britvić, S., Osmak, M., Sistig, S.: The mutagenic potential of AH + and AH 26 by Salmonella/microsome assay. J Endod 26, 321 (2000)

Kaletsch, H.: Erfolgsaussichten der direkten Pulpaüberkappung bei Zähnen mit Caries profunda. Tectum Verlag, Marburg 1995

Kamann, W. K.: Kofferdam in der Endodontie. Endodontie 8, 199 (1999)

Katebzadeh, N., Hupp, J., Trope, M.: Histological periapical repair after obturation of infected root canals in dogs. J Endod 25, 364 (1999)

Kerr: Firmenschrift K³. Kerr GmbH, Karlsruhe 2001

Ketterl, W.: Histologische Untersuchungen über die Behandlung der Pulpitis mit Hilfe der Querschnitts-Meßtechnik nach *A. Mayer.* Dtsch Zahnärztl Z 10, 773 (1955)

Ketterl, W.: Revision einer Wurzelkanalbehandlung. Gemeinsame Stellungnahme der DGZMK und DGZ. Dtsch Zahnärztl Z 49, 192 (1994)

Khayat, B. G.: The use of magnification in endodontic therapy: the operating microscope. Pract Periodont Aesthet Dent 10, 137 (1998)

Khongkhunthian, P., Reichart, P. A.: Aspergillosis of the maxillary sinus as a complication of overfilling root canal material into the sinus: Report of two cases. J Endod 27, 476 (2001)

Kielbassa, A. M., Wrbas, K.-Th.: Die partielle Pulpaamputation als Verfahren zur Apexogenese nach komplizierter Kronenfraktur bei nicht abgeschlossenem Wurzelwachstum. Endodontie 7, 139 (1998)

Kim, S., Trowbridge, H. O.: Pulpal reaction to caries and dental procedures. In: *Cohen, S., Burns, R. C. (ed.):* Pathways of the pulp. Mosby, St. Louis 1998

Kirch, W.: Innere Medizin und Zahnheilkunde. 3., vollständig neu bearb. u. erw. Aufl. Hanser, München 1999

Klimm, W.: Kariologie. Ein Leitfaden für Studierende und Zahnärzte. Hanser, München, Wien 1997

Klimm, W., Zeumer, H., Kloss, H.-J., Wildführ, W.: Die Anwendung von Chlorhexidin bei der Behandlung problematischer Fälle von Peridontitis apicalis chronica. Vorläufige Mitteilung. Stomatol DDR 35, 388 (1985)

Klimm, W., Krause, L., Krause, P., Waller, H.: Zur antimikrobiellen Wirksamkeit verschiedener Wurzelkanalantiseptika. Stomatol DDR 39, 73 (1989a)

Klimm, W., Zeumer, H., Kloß, H.-J., Natusch, I., Wildführ, W.: Chlorhexidin in der therapeutischen Trias des infizierten Wurzelkanals und seiner Folgeerkrankungen. Z Stomatol 86, 131 (1989b)

Klimm, W., Krause, L., Krause, P., Wenzel, J.: Tierexperimentelle Untersuchungen zur Toxizität verschiedener Wurzelkanalantiseptika. Stomatol DDR 39, 153 (1989c)

Klimm, W., Janz, S., Gabert, A.: Experimentelle Untersuchungen zur Genotoxizität verschiedener Wurzelkanalantiseptika im SOS-Chromotest. Zahn Mund Kieferheilkd 77, 128 (1989d)

Klimm, W., Pfister, W., Eick, S., Koch, R.: Antimicrobial effect of low concentrations of chlorhexidine and sodium hypochlorite. J Dent Res 80 (Spec Iss), 722 (2001) (Abstr. 1565)

Klinke, Th., Klimm, W., Gutknecht, N.: Antibacterial effects of Nd:YAG laser irradiation within root canal dentin. J Clin Laser Med Surg 15, 29 (1997)

Kneist, S., Heinrich, R., Künzel, W.: Microbial colonization of human dentine in carious progression - a controlled clinical trial. Zentralbl Bakteriol Mikrobiol Hyg (A) 270, 385 (1989)

Knowles, K. I., Ibarrola, J. L., Ludlow, M. O.: The dental operating microscope as an educational tool. J Dent Education 62, 429 (1998)

Koba, K., Kimura, Y., Matsumoto, K., Takeuchi, T., Ikarugi, T., Shimizu, T.: A histopathological study of the effects of pulsed Nd:YAG laser irradiation on infected root canals in dogs. J Endod 25, 151 (1999)

Komorowski, R., Grad, H., Wu, X. Y., Friedman, S.: Antimicrobial substantivity of chlorhexidine-treated bovine root dentin. J Endod 26, 315 (2000)

Kopel, H. M.: The pulp capping procedure in primary teeth "revisted". J Dent Child 64, 327 (1997)

Kothe, J.: Untersuchungen über Veränderungen der Zusammensetzung des kariösen Dentins gegenüber dem normalen Dentin und über den Härtungsmechanismus des im Rahmen der Caries-profunda-Therapie in der Kavität belassenen erweichten kariösen Dentins. Dtsch Zahn Mund Kieferheilkd 34, 10 (1960)

Krämer, N., Flessa, H.-P., Petschelt, A.: Menge des apikal überstopften Materials bei schrittweiser Wurzelkanalaufbereitung. Dtsch Zahnärztl Z 48, 716 (1993)

Kramer, R., Zerlett, G.: Röntgenverordnung. 3., neubearb. Aufl. Kohlhammer u. Deutscher Gemeindeverlag, Köln 1991

Krammer, J., Schlepper, H.: Handbuch endodontisches Instrumentarium. 5. Aufl. Firmenschrift Vereinigte Dentalwerke, München 1990

Kubota, K., Golden, B. E., Penugonda, B.: Root canal filling materials for primary teeth: A review of the literature. J Dent Child 59, 225 (1992)

Künzel, W.: Erkrankungen der Pulpa und des apikalen Parodontiums jugendlicher permanenter Zähne. In: *Künzel, W., Toman, J. (Hrsg.):* Kinderstomatologie. Volk und Gesundheit, Berlin 1974

Kuruvilla, J. R., Kamath, M. P.: Antimicrobial activity of 2.5 % sodium hypochlorite and 0.2 % chlorhexidine gluconate separately and combined as endodontic irrigants. J Endod 24, 472 (1998)

LaCombe, J. S., Campbell, A. D., Hicks, M. L., Pelleu Jr., G. B.: A comparison of the apical seal produced by two thermoplasticized injectable gutta-percha techniques. J Endod 14, 445 (1988)

Lambrianidis, T., Beltes, P.: Accidental swallowing of endodontic instruments. Endod Dent Traumatol 12, 301 (1996)

Langeland, K.: Prevention of pulpal damage. Dent Clin North Am 16, 709 (1972)

Langeland, K.: Re: A comparison of pulpal response to freeze-dried bone, calcium-hydroxide, and zinc oxide-eugenol in primary teeth in two cynomolgus monkeys. Fadavi, S., Anderson, A. W. Pediatr Dent 18, 52 (1996). Pediatr Dent 18, 190 (1996)

Langeland, K., Liao, K., Pascon, E. A.: Work-saving devices in endodontics: Efficacy of sonic and ultrasonic techniques. J Endod 11, 499 (1985)

Lehmann, J. W., Gerstein, H.: An evaluation of a new mechanized endodontic device: The Endolift. Oral Surg Oral Med Oral Pathol 53, 417 (1982)

Leksell, E., Ridell, K., Cvek, M., Mejàre, I.: Pulp exposure after stepwise versus direct complete excavation of deep carious lesions in young posterior permanent teeth. Endod Dent Traumatol 12, 192 (1996)

Lemon, R. R., Steele, P. J., Jeansonne, B. G.: Ferric sulfate hemostasis: effect on osseous wound healing. 1. left in situ for maximum exposure. J Endod 19, 1970 (1993)

Leonardo, M. R., Almeida, W. A., Silva, L. A. B., Utrilla, L. S.: Histological evaluation of the response of apical tissues to glass ionomer and zine oxide-eugenol based sealers in dog teeth after root canal treatment. Endod Dent Traumatol 14, 257 (1998)

Leonardo, M. R., Silva, L. A. B., Almeida, W. A., Utrilla, L. S.: Tissue response to an epoxy resin-based root canal sealer. Endod Dent Traumatol 15, 28 (1999)

Leonardo, M. R., Tanomaru Filho, M., Silva, L. A. B., Filho, P. N., Bonifácio, K. C., Ito, I. Y.: In vivo antimicrobial activity of 2 % chlorhexidine used as a root canal irrigating solution. J Endod 25, 167 (1999)

Literatur

Levy, G.: „Canal finder", une nouvelle technique méchanisée de la procedure endodontique. Inform dent 66, 3491 (1984)

Levy, G.: Cleaning and shaping the root canal with a Nd:YAG laser beam: A comparative study. J Endod 18, 123 (1992)

Lewis, B.: Formaldehyde in dentistry: a review for the millennium. J Clin Pediatr Dent 22, 167 (1998)

Leyhausen, G., Heil, J., Reifferscheid, G., Waldmann, P., Geurtsen, W.: Genotoxicity and cytotoxicity of the epoxy resin-based root canal sealer AH Plus. J Endod 25, 109 (1999)

Liang, R. F., Nishimura, S., Maruyama, S., Hanazawa, S., Kitano, S., Sato, S.: Effects of transforming growth factor-β and epidermal growth factor on clonal rat pulp cells. Arch Oral Biol 35, 7 (1990)

Lin, Ch.-P., Lee, B.-S., Lin, F.-H., Kok, S.-H., Lan, W.-H.: Phase, compositional and morphological changes of human dentin after Nd:YAG laser treatment. J Endod 27, 389 (2001)

Liu, J. F., Chen, L. R., Chao, S. Y.: Laser pulpotomy of primary teeth. Pediatr Dent 21, 128 (1999)

Lumley, P. J., Walmsley, A. D., Walton, R. E., Rippin, J. W.: Effect of precurving endosonic files on the amount of debris and smear layer remaining in curved root canals. J Endod 18, 616 (1992)

Lussi, A.: Die Reinigung und Obturation des Wurzelkanalsystems ohne konventionelle Instrumente – eine Standortbestimmung. Endodontie 9, 217 (2000)

Lussi, A., Nussbächer, U., Grosrey, J.: A novel noninstrumented technique for cleansing the root canal system. J Endod 19, 549 (1993)

Machida, T., Wilder-Smith, P., Arrastia, A. M., Liaw, L.-H. L., Berns, M. W.: Root canal preparation using the second harmonic KTP:YAG Laser: A thermographic and scanning electron microscopic study. J Endod 21, 88 (1995)

Maillefer: Firmenschrift GT™ Rotary Files. Dentsply Maillefer, Maillefer Instruments, Ballaigues, Schweiz

Maillefer: Firmenschrift ProFile®. Dentsply Maillefer, Maillefer Instruments, Ballaigues, Schweiz

Maillefer: Firmenschrift ProTaper™. Dentsply Maillefer, Maillefer Instruments, Ballaigues, Schweiz

Malamed, S. F.: Management of pain and anxiety. In: *Cohen, S., Burns, R. C. (ed.):* Pathways of the pulp. Seventh ed. Mosby, St. Louis 1998

Mandel, E., Adib-Yazdi, M., Benhamou, L.-M., Lachkar, T., Mesgouez, C., Sobel, M.: Rotary Ni-Ti profile systems for preparing curved canals in resin blocks: influence of operator on instrument breakage. Int Endod J 32, 436 (1999)

Mani, S. A., Chawla, H. S., Tewari, A., Goyal, A.: Evaluation of calcium hydroxide and zinc oxide eugenol as root canal filling materials in primary teeth. J Dent Child 67, 142 (2000)

Maragakis, G. M., Hahn, P., Hellwig, E.: Chemomechanical caries removal: a comprehensive review of the literature. Int Dent J 51, 291 (2001)

Margelos, J., Eliades, G., Palaghias, G.: Corrosion pattern of silver points in vivo. J Endod 17, 282 (1991)

Marshall, F. J., Pappin, J. B.: zit. nach *Morgan, L. F., Montgomery, S.* (1984)

Martin, A., Unda, F., J., Bégue-Kirn, C., Ruch, J. V., Arénchaga, J.: Effects of alpha FGF, beta FGF, TGF-β1 and IGF 1 on odontoblast differentiation in vitro. Eur J Oral Scien 106, 117 (1994)

Martin, H.: Ultrasonic disinfection of the root canal. Oral Surg Oral Med Oral Pathol 42, 92 (1976)

Martin, H., Cunningham, W.: Endosonic endodontics: the ultrasonic synergistic system. Int Dent J 34, 198 (1984)

Mass, E., Zilberman, U., Fuks, A. B.: Partial pulpotomy: Another treatment option for cariously exposed permanent molars. J Dent Child 62, 342 (1995)

Massa, G. R., Nicholls, J. I., Harrington, G. W.: Torsional properties of the Canal Master instrument. J Endod 18, 222 (1992)

Matsuo, T., Nakanishi, T., Shimizu, H.: A clinical study of direct pulp capping applied to carious-exposed pulps. J Endod 22, 551 (1996)

Max: Firmenschrift LightSpeed® Endodontie Instrumente. Max Dental GbR, Augsburg

Mayer, A.: Die Technik der Exstirpation und der Kanalaufbereitung. Dtsch Zahnärztl Z 4, 1424 (1949)

Mayer, A., Ketterl, W.: Dauererfolge bei der Pulpitisbehandlung. Dtsch Zahnärztl Z 13, 883 (1958)

McKendry, D. J.: Comparison of balanced forces, endosonic, and step-back filing instrumentation techniques: Quantification of extruded apical debris. J Endod 16, 24 (1990)

McSpadden (1979): zit. nach *Gutmann und Witherspoon* 1998

MediTeam: Firmenschrift MediTeam Dental Deutschland GmbH, Düsseldorf 2001

Mehl, A., Folwaczny, M., Haffner, C., Hickel, R.: Bactericidal effects of 2,94 µm Er:YAG laser radiation in dental root canals. J Endod 25, 490 (1999a)

Mehl, A., Folwaczny, M., Hickel, R.: Laserbehandlung in der Endodontie. ZWR 108, 18 (1999b)

Michaelides, P. L.: Use of the operating microscope in dentistry. Calif Dent Assoc J 24, 45 (1996)

Michanowicz, A., Czonstkowsky, M.: Sealing properties of an injection-thermoplasticized low-temperature (70°C) gutta-percha: A preliminary study. J Endod 10, 563 (1984)

Michanowicz, A. E., Czonstkowski, M., Piesco, N. P.: Low-temperature (70°C) injection gutta-percha: A scanning electron microscopic investigation. J Endod 12, 64 (1986)

Micheelis, W., Reich, E.: Dritte Deutsche Mundgesundheitsstudie (DMS III). Institut der Deutschen Zahnärzte (IDZ), Deutscher Ärzte-Verlag, Köln (1999)

MicroMega: Firmenschrift HERO 642. Micro-Mega AG, Oberursel

Moorer, W. R., Wesselink, P. R.: Factors promoting the tissue dissolving capability of sodium hypochlorite. Int Endod J 15, 187 (1982)

Morawa, A. P., Straffon, L. H., Han, S. S., Copron, R. E.: Clinical evaluation of pulpotomies using dilute formocresol. J Dent Child 42, 360 (1975)

Morgan, L. F., Montgomery, S.: An evaluation of the crown-down pressureless technique. J Endod 10, 491 (1984)

Moritz, A., Gutknecht, N., Schoop, U., Goharkhay, K., Doertbudak, O., Sperr, W.: Irradiation of infected root canals with a diode laser in vivo: Results of microbiological examinations. Lasers Surg Med 21, 221 (1997)

Moritz, A., Schoop, U., Goharkhay, K., Sperr, W.: The CO_2 laser as an aid in direct pulp capping: J Endod 24, 248 (1998a)

Moritz, A., Schoop, U., Goharkhay, K., Sperr, W.: Advantages of a pulsed CO_2 laser in direct pulp capping: A long-term in vivo study. Lasers Surg Med 22, 288 (1998b)

Mounce, R. E.: Surgical operating microscope in endodontics: The paradigm shift. Gen Dent 43, 346 (1995)

Mullaney, Th. P.: Instrumentation of finely curved canals. Dent Clin North Am 23, 575 (1979)

Myers, D. R., Pashley, D. H., Whitford, G. M., Mc Kinney, R. V.: Tissue changes induced by the absorption of formocresol from pulpotomy sites in dogs. Pediatr Dent 5, 6 (1983)

Nair, P. N. R.: Eine neue Sicht der radikulären Zysten – Sind sie heilbar? Endodontie 4, 169 (1995)

Nakashima, M.: Induction of dentin formation on canine amputated pulp by recombinant human bone morphogenetic proteins-2 and 4 with collagen matrix. Arch Oral Biol 39, 1085 (1994)

Nakashima, M.: The induction of reparative dentine in the amputated pulp of the dog by bone morphogenetic protein. Arch Oral Biol 35, 493 (1990)

Neiders, M. E., Weiss, L.: The effects of chlorhexidine treatment on the electrokinetic characteristics of enamel and cell adhesion to human enamel in vitro. Arch Oral Biol 17, 949 (1972)

Nosrat, I. V., Nosrat, C. A.: Reparative hard tissue formation following calcium hydroxide application after partial pulpotomy in cariously exposed pulps of permanent teeth. Int Endod J 31, 221 (1998)

Nurko, C., Ranly, D. M., Garcia-Godoy, F., Lakshmyya, K.: Resorption of a calcium hydroxide/iodoform paste (Vitapex) in root canal therapy for primary teeth. A case report. Pediatr Dent 22, 517 (2000)

Nygaard Östby, B.: Chelation in root canal therapy. Odontol Tidskr 65, 3 (1957)

O'Connell, M. S., Morgan, L. A., Beeler, W. J., Baumgartner, J. C.: A comparative study of smear layer removal using different salts of EDTA. J Endod 26, 739 (2000)

Oehler, K.: Der zahnärztliche Sachverständige. Behandlungsfehler in Begutachtung und Rechtsprechung. Deutscher Zahnärzte Verlag DÄV-Hanser, Köln, München 1999

Otten, J.-E.: Wissenschaftliche Stellungnahme DGZMK: Zahnsanierung vor und nach Organtransplantationen. Stand 12/98.

Parente, S. A., Anderson, R. W., Herman, W. W., Kimbrough, W. F., Weller, R. N.: Anesthetic efficacy of the supplemental intraosseous injection for teeth with irreversible pulpitis. J Endod 24, 826 (1998)

Parsons, G. J., Patterson, S. S., Miller, Ch. H., Katz, S., Kafrawy, A. H., Newton, C. W.: Uptake and release of chlorhexidine by bovine pulp and dentin specimens and their subsequent acquisition of antibacterial properties. Oral Surg Oral Med Oral Pathol 49, 455 (1980)

Pashley, E. L., Myers, D. R., Pashley, D. H., Whitford, G. M.: Systemic distribution of ^{14}C-formaldehyde from formocresol-treated pulpotomy sites. J Dent Res 59, 603 (1980)

Patterson, S. M., Patterson, S. S., Newton, C. W., Kafrawy, A. H.: The effect of an apical dentin plug in root canal preparation. J Endod 14, 1 (1988)

Pecchioni, A.: Aufbereitung und Präparation des apikalen Kanaldrittels. Quintessenz 5, 953 (1982)

Pertl, C., Heinemann, A., Pertl, B., Lorenzoni, M., Pieber, D., Eskici, A., Amann, R.: Die schwangere Patientin in zahnärztlicher Behandlung. Schweiz Monatsschr Zahnmed 110, 37 (2000)

Petschelt, A., Oberschachtsiek, H., Raab, W.: Zur Wurzelkanalaufbereitung mit schallaktivierten Instrumenten. Dtsch Zahnärztl Z 42, 72 (1987)

Pieper, K.: Epidemiologische Begleituntersuchungen zur Gruppenprophylaxe 2000. Deutsche Arbeitsgemeinschaft für Jugendzahnpflege e.V. (DAJ), Bonn (2001)

Plathner, C.-H.: Zur Frage der Therapie der Caries profunda. Dtsch Zahn Mund Kieferheilkd 17, 286 (1953)

Plathner, C. H.: Diagnostik und Therapie der Pulpaerkrankungen. In: *Pilz, M. E. W., Plathner, C. H., Taatz, H. A.:* Grundlagen der Kariologie und Endodontie. 3., überarb. u. erg. Aufl. Barth, Leipzig 1980

Podbielski, A., Boeckh, C., Haller, B.: Growth inhibitory activity of gutta-percha points containing root canal medications on common endodontic bacterial pathogens as determined by an optimized quantitative in vitro assay. J Endod 26, 398 (2000)

Pöllmann, L.: Der Zahnschmerz. Chronobiologie, Beurteilung und Behandlung. Hanser, München, Wien 1980

Prchala, G.: Nachweis und Orientierung für die Praxis. Zahnärztl Mitt 90, 26 (2000)

Pribyl, D.: Die biologische Reaktionsfähigkeit der amputierten, nichtentzündlichen Pulpa. Rapp. Congr. dent. int. (FDI-Section III) 130 (1931)

Priehn-Küpper, S.: Problemorientiert erarbeiten Zahnmedizinstudenten ihren Lernstoff. Zahnärztl Mitt 90, 54 (2000)

Pritz, W.: Pulpitis und Vitalamputation. Dtsch Zahnärztl Z 21, 1292 (1966)

Pschyrembel: Klinisches Wörterbuch. 258. Aufl. de Gruyter, Berlin, New York 1998

Rahn, R.: Anamnese in der zahnärztlichen Praxis. Firmenschrift Hoechst Marion Roussel, Frankfurt 1998

Ranly, D. M., Garcia-Godoy, F.: Current and potential pulp therapies for primary and young permanent teeth. J Dent 28, 153 (2000)

Ranly, D. M.: Pulp therapy at the turn of the century. Pediatr Dent 21, 384 (1999)

Rathbun, W. E.: Sterilization and Asepsis. In: *Nisengard, R. J., Newman, M. G.:* Oral Microbiology and Immunology. 2nd ed. Saunders Co, Philadelphia 1994

Reddy, S. A., Hicks, M. L.: Apical extrusion of debris using two hand and two rotary instrumentation techniques. J Endod 24, 180 (1998)

Reisman, D., Reader, A., Nist, R., Beck, M., Weaver, J.: Anesthetic efficacy of the supplemental intraosseous injection of 3 % mepivacaine in irreversible pulpitis. Oral Surg Oral Med Oral Pathol Oral Radiol Endod 84, 676 (1997)

Reuver, H.: Wurzelkanalfüllung mit Multi-Fill-Technik in vitro. Endodontie 7, 307 (1998)

Reuver, J.: 592 Pulpaüberkappungen in einer zahnärztlichen Praxis – eine klinische Prüfung (1966–1990). Dtsch Zahnärztl Z 47, 29 (1992)

Richman, M. J.: The use of ultrasonics in root canal therapy and root resection. J Dent Med 12, 12 (1957)

Riethe, P.: Üble Zufälle bei der konservierenden Behandlung. In: *Schwenzer, N.* (Hrsg.): Zahn-Mund-Kiefer-Heilkunde. Bd. 4 Konservierende Zahnheilkunde und Mundschleimhauterkrankungen. Thieme, Stuttgart 1985

Roane, J. B., Sabala, C. L., Duncanson Jr. M. G.: The "balanced force" concept for instrumentation of curved canals. J Endod 11, 203 (1985)

Roberts-Clark, D. J., Smith, A. J.: Angiogenic growth factors in human dentin matrix. Arch Oral Biol 45, 1013 (2000)

Rosenfeld, E. F., James, G. A., Burch, B. S.: Vital pulp tissue response to sodium hypochlorite. J Endod 4, 140 (1978)

Ruddle, C.: Endodontic perforation repair: Utilizing the operating microscope. Oral Health 87, 21 (1997)

Rutherford, B., Fitzgerald, M.: A new biological approach to vital pulp therapy. Crit Rev Oral Biol Med 6, 218 (1995)

Rutherford, R. B., Spangberg, L., Tucker, M., Charette, M.: Transdentinal stimulation of reparative dentin formation by osteogenic protein-1 in monkeys. Arch Oral Biol 40, 681 (1995)

Rutherford, R. B., Spangberg, L., Tucker, M., Rueger, D., Charette, M.: The time course of the induction of reparative dentine formation in monkeys by human osteogenic protein-1. Arch Oral Biol 39, 833 (1994)

Rutherford, R. B., Whale, J., Tucker, M., Rueger, D., Charette, M.: Induction of reparative dentine formation in monkeys by recombinant human osteogenic protein-1. Arch Oral Biol 38, 571 (1993)

Sackett et al.: zit. nach *Prchala, G.* (2000)

Sasaki, T., Kawamata-Kido, H.: Providing an environment for reparative dentine induction in amputated rat molar pulp by high molecular-weight hyaluronic acid. Arch Oral Biol 40, 209 (1995)

Saunders, W. P., Saunders, E. M.: Comparison of three instruments in the preparation of the curved root canal using the modified double-flared technique. J Endod 20, 440 (1994)

Saunders, W. P., Saunders, E. M.: Conventional endodontics and the operating microscope. Dent Clin North Am 41, 415 (1997)

Sauveur, G.: Improvement of the rubber dam frame. J Endod 23, 765 (1997)

355

Literatur

Schädle, Ch. W., Velvart, P., Lutz, F.: Die Reinigungswirkung verschiedener Wurzelkanalinstrumente. Schweiz Monatsschr Zahnmed 100, 274 (1990)

Schäfer, E.: Vergleich verschiedener Techniken zur Aufbereitung gekrümmter Wurzelkanäle. Dtsch Zahnärztl Z 49, 947 (1994)

Schäfer, E.: Effects of four instrumentation techniques on curved canals: A comparison study. J Endod 22, 685 (1996)

Schäfer, E.: Root canal instruments for manual use: a review. Endod Dent Traumatol 13, 51 (1997)

Schäfer, E.: Metallurgie und Eigenschaften von Nickel-Titan-Handinstrumenten. Endodontie 7, 323 (1998)

Schäfer, E., Bößmann, K.: Antimikrobielle Wirksamkeit von Chlorxylenol und Chlorhexidin zur Behandlung infizierter Wurzelkanäle. Dtsch Zahnärztl Z 55, 671 (2000)

Schäfer, E., Fritzenschaft, B.: Vergleichende Untersuchung zweier permanent rotierender Wurzelkanalaufbereitungssysteme auf Nickel-Titan-Basis. Endodontie 8, 213 (1999)

Schäfer, E., Hickel, R., Geurtsen, W., Heidemann, D., Löst, C., Petschelt, A., Raab, W.: Wurzelkanalaufbereitungen. Gemeinsame Stellungnahme der DGZMK und der DGZ. Dtsch Zahnärztl Z 55, 719 (2000)

Schäfer, E., Hickel, R.: Wurzelkanalfüllpasten und -füllstifte. Stellungnahme der DGZMK und DGZ. Dtsch Zahnärztl Z 55, 9 (2000)

Schäfer, E., Tepel, J.: Relationship between design features of endodontic instruments and their properties. Part 3. Resistance to bending and fracture. J Endod 27, 299 (2001)

Schellong, S.: The role of the lecture in a PBL format. Vortrag 1. Professoren-Workshop der Harvard-Dresden Medical Education Alliance, Dresden 2001

Schilder, H.: Filling root canals in three dimensions. Dent Clin North Am 11, 723 (1967)

Schilder, H.: Vertical compaction of warm guttapercha. In: *Gerstein, H.* (ed.): Techniques in Clinical Endodontics. Saunders, Philadelphia 1983

Schinkel, I., Hülsmann, M.: Entfernung frakturierter Wurzelkanalinstrumente – Einfluss verschiedener Faktoren auf Erfolg und Misserfolg. Endodontie 9, 311 (2000)

Schmalz, G.: Aktuelle Stellungnahme zum Spiegel-Artikel „Cadmiumgehalt von Guttapercha-Stiften". Stellungnahme der DGZMK und DGZ. Zahnärztl Mitt 88, 68 (1998)

Schriever, A., Gerhardt, T., Szep, S., Ramil, M., Haueisen, H., Gockel, H.-W., Heidemann, D.: Curriculum „Endodontologie" am Carolinum Frankfurt/M. Endodontie 8, 63 (1999)

Schroder, U., Granath, L. E.: On internal dentin resorption in deciduous molars treated by pulpotomy and capped with calcium hydroxide. Odontol Revy 22, 179 (1971)

Schroder, U.: A 2-year follow-up of primary molars, pulpotomized with gentle technique and capped with calcium hydroxide. Scand J Dent Res 86, 273 (1978)

Schroder, U.: Effect of an extra-pulpal blood clot on healing following experimental pulpotomy and capping with calcium hydroxide. Odontol Revy 24, 257 (1973)

Schroeder, A. (1954): zit. nach *Guldener* 1979

Schroeder, A.: Endodontie. Ein Leitfaden für Studium und Praxis. Zweite, überarb. u. erg. Aufl. Quintessenz, Berlin 1981

Schug-Kösters, M. (Hrsg. Ketterl, W.): Die Behandlung der Pulpa und des apikalen Parodontium. 4., neubearb. Aufl. Hüthig, Heidelberg 1973

Schulte, A., Hetzer, G.: Wissenschaftliche Stellungnahme DGZMK: Konfektionierte Kronen zur Versorgung stark zerstörter Milchzähne. Stand 6/99.

Schulte, A., Ott, K. H. R.: Zur Indikation der Wurzelkanalbehandlung bei Patienten mit Gerinnungsstörungen. Dtsch Zahnärztl Z 45, 226 (1990)

Schutzbank, S. G., Marchwinski, M., Kronman, J. H., Goldman, M., Clark, R. E.: In vitro study of the effect of GK-101 on the removal of carious material. J Dent Res 54, 907 (1975)

Schwartze, Th.: Das maschinelle Wurzelkanal-Aufbereitungssystem „Excalibur" – eine Übersicht. Endodontie 7, 127 (1998)

Schweikl, H., Schmalz, G., Federlin, M.: Mutagnicity of root canal sealer AH Plus in the Ames test. Clin Oral Invest 2, 125 (1998)

Schweizerische Zahnärzte-Gesellschaft SSO: Qualitätsleitlinien in der Zahnmedizin. Handbuch. Stämpfli, Bern 2000

Segura, J. J., Llamas, R., Rubio-Manzanares, A. J., Jiminez-Planas, A., Guerrero, J. M., Calvo, J. R.: Calcium hydroxide inhibits substrate adherence capacity of macrophages. J Endod 23, 444 (1997)

Selden, H. S.: The role of the dental operating microscope in endodontics. Pennsylvania Dent J 53, 36 (1986)

Sen, B.: Clinical implications of smear layer. Vortrag 10th Biennal Congress European Society of Endodontology. München, 04.10.2001

Shoji, S., Hariu, H., Horiuchi, H.: Canal enlargement by Er:YAG using a cone-shaped irradiation tip. J Endod 26, 454 (2000)

Short, J. A., Morgan, L. A., Baumgartner, J. C.: A comparison of canal centering ability of four instrumentation techniques. J Endod 23, 503 (1997)

Shulman, E. R., Mc Iver, F. T., Burkes, E. J.: Comparison of electrosurgery and formocresol as pulpotomy techniques in monkey primary teeth. Pediatr Dent 9, 189 (1987)

Shumayrikh, N. M., Adenubi, J. O.: Clinical evaluation of glutaraldehyde with calcium hydroxide and glutaraldehyde with zinc oxide eugenol in pulpotomy of primary molars. Endod Dent Traumatol 15, 259 (1999)

Siqueira, J. F., Rôças, I. N., Favieri, A., Lima, K. C.: Chemomechanical reduction of the bacterial population in root canal after instrumentation and irrigation with 1 %, 2.5 %, and 5.25 % sodium hypochlorite. J Endod 26, 331 (2000)

Sitzmann, F.: Wann sind zur Sicherung von Diagnose und Therapie Röntgenaufnahmen nötig? Stellungnahme DGZMK. Dtsch Zahnärztl Z 48, 147 (1993)

Sjögren, U., Sundqvist, G.: Bacteriologic evaluation of ultrasonic root canal instrumentation. Oral Surg Oral Med Oral Pathol 63, 366 (1987)

Sloan, A. J., Smith, A. J.: Stimulation of the dentin-pulp complex of rat incisor teeth by TGF-β isoforms 1-3 in vitro. Arch Oral Biol 44, 149 (1999)

Smith, A. J., Leaver, A. G.: Non-collagenous components of the organic matrix of rabbit incisor dentine. Arch Oral Biol 24, 449 (1979)

Smith, A. J., Smith, G.: Solubilisation of TGF-β1 by dentin conditioning agents. J Dent Res 77, 1034, Abstr. 3224, (1998)

Smith, A. J., Tobias R. S., Cassidy, N., Plant, C. G., Browne, R. M., Begue-Kirn, C., Ruch, J. V., Lesot, H.: Odontoblast stimulation in ferrets by dentine matrix components. Arch Oral Biol 39, 13 (1994)

Smith, A. J., Tobias, R. S., Plant, E. G.: In vivo morphogenetic activity of dentine matrix proteins. J Biol bucc 18, 123 (1990)

Smith, N. L., Seale, N. S., Nunn, M. E.: Ferric sulfate pulpotomy in primary molars: A retrospective study. Pediatr Dent 22, 192 (2000)

Sobkowiak, E.-M.: Therapie des erkrankten Pulpa-Dentin-Systems und apikalen Parodonts. In: *Sobkowiak, E.-M., Wegner, H.:* Konservierende Stomatologie. 2., völlig überarb. Aufl. Barth, Leipzig 1985

Southard, D. W., Oswald, R. J., Natkin, E.: Instrumentation of curved molar root canals with the Roane technique. J Endod 13, 479 (1987)

Spangberg, L., Engström, B., Langeland, K.: Biologic effect of dental materials. 3. Toxicity and antimicrobial effect of endodontic antiseptics in vitro. Oral Surg Oral Med Oral Pathol 36, 856 (1973)

Stabholz, A., Friedman, S., Tamse, A.: Endodontic failures and re-treatment. In: *Cohen, S., Burns, R. C. (ed.):* Pathways of the Pulp. Sixth Ed. Mosby, St. Louis 1994

Staehle, H. J.: Calciumhydroxid in der Zahnheilkunde. Hanser, München 1990

Staehle, H. J.: Calciumhydroxid in der Endodontie. Wirkungsweisen – Einsatzgebiete – praktische Handhabung. Endodontie 1, 19 (1992)

Staehle, H. J.: Cp-Behandlung/Versorgung pulpanahen Dentins. Stellungnahme der DGZMK. Letzte Aktualisierung 15.12.1998. Dtsch Zahnärztl Z 48, 746 (1993)

Staehle, H. J., Koch, M. J.: Anwendung aldehydfreisetzender zahnärztlicher Materialien. Stellungnahme der DGZMK. Letzte Aktualisierung 11.12.1998. http://www.dgzmk.de/stel-lung/9607.htm

Steffel, C. L.: Enhanced visualisazation with microscopy and digital radiography. J Indiana Dent Assoc 78, 13 (1999/ 2000)

Stock, Ch.: Derzeitiger Stand der Ultraschallanwendung in der Endodontie. Endodontie 1, 35 (1992)

Stock, C. J. R., Gulabivala, K., Walker, R. T., Goodman, J. R.: Color Atlas and Text of Endodontics. Second ed. Mosby – Wolfe, London 1995

Stock, C. J. R., Nehammer, C. F.: Endodontie praxisnah. Hanser, München, Wien 1994

Stoll, R., Sonntag, D., Stachniss, V.: Digitale Radiographie als Hilfsmittel zur Bestimmung der Arbeitslänge. Endodontie 10, 59 (2001)

Sun, H. W., Feigal, R. J., Messer, H. H.: Cytotoxicity of glutaraldehyde and formaldehyde in relation to time of exposure and concentration. Pediatr Dent 12, 303 (1990)

Sunada, I.: New method for measuring the length of the root canal. Jpn Dent Res 41, 375 (1962)

Sundqvist, G.: Associations between microbial species in dental root canal infections. Oral Microbiol Immunol 7, 257 (1992)

Suter, B.: Das Canal-Master-U-System zur Aufbereitung gekrümmter Wurzelkanäle in Theorie und Praxis. Endodontie 3, 105 (1994)

Suter, B.: Die Wurzelkanalaufbereitung mit GT Rotary Files. Endodontie 8, 247 (1999)

Suter, B., Lussi, A., Hotz, P.: Die Wurzelkanalaufbereitung mit Hilfe von schnellschwingenden Instrumenten. Schweiz Monatsschr Zahnmed 96, 919 (1986)

Svec, T. A., Harrison, J. W.: Chemomechanical removal of pulpal and dentinal debris with sodium hypochlorite and hydrogen-peroxide vs normal saline solution, J Endod 3, 49 (1977)

Swift, E. J., Trope, M.: Treatment options for the exposed vital pulp. Pract Periodont Aesthet Dent 11, 735 (1999)

Szep, S., Gerhardt, T., Leitzbach, C., Lüder, W., Heidemann, D.: Preparation of severely curved simulated root canals using engine-driven rotary and conventional hand instruments. Clin Oral Invest 5, 17 (2001)

Tagger, M., Tagger, E.: Periapical reactions to calcium hydroxide containing sealers and AH 26® in monkeys. Endod Dent Traumatol 5, 139 (1989)

Tagger, M., Tamse, A., Katz, A., Korzen, B. H.: Evaluation of the apical seal produced by a hybrid root canal filling method, combining lateral condensation and thermatic compaction. J Endod 10, 299 (1984)

Tang, M. P. F., Stock, C. J. R.: The effects of hand, sonic and ultrasonic instrumentation on the shape of curved root canals. Int Endod J 22, 55 (1989)

Teeuwen, R.: Schädigung des Nervus alveolaris inferior durch überfülltes Wurzelkanalfüllmaterial. Endodontie 8, 323 (1999)

Tepel, J.: Experimentelle Untersuchungen über die maschinelle Wurzelkanalaufbereitung. Quintessenz, Berlin 2000

Thé, S. D.: The solvent action of sodium hypochlorite on fixed and unfixed necrotic tissue. Oral Surg Oral Med Oral Pathol 47, 558 (1979)

Thé, S. D., Maltha, J. C., Plasschaert, A. J. M.: Reactions of guinea pig subcutaneous connective tissue following exposure to sodium hypochlorite. Oral Surg Oral Med Oral Pathol 49, 460 (1980)

Thompson, S. A., Dummer, P. M. H.: Shaping ability of Lightspeed rotary nickel-titanium instruments in simulated root canals. Part 1. J Endod 23, 698 (1997)

Thompson, S. A., Dummer, P. M. H.: Shaping ability of Quantec Series 2000 rotary nickel-titanium instruments in simulated root canals: Part 1. Int Endod J 31, 259 (1998)

Torabinejad, M., Chivian, N.: Clinical applications of mineral trioxide aggregate. J Endod 25, 197 (1999)

Trope, M., Delano, E. O., Ørstavik, D.: Endodontic treatment of teeth with apical periodontitis: Single vs. multivisit treatment. J Endod 25, 345 (1999)

Turek, Th., Langeland, K.: A light microscopic study of the efficacy of the telescopic and the Giromatic preparation of root canals. J Endod 8, 437 (1982)

Turner, C., Courts, F. J., Stanley, H. R.: A histological comparison of direct pulp capping agents in primary canines. J Dent Child 54, 423 (1987)

Tziafas, D., Kolokuris, I.: Inductive influences of demineralized dentin and bone matrix on pulp cells: an approach of secondary dentinogenesis. J Dent Res 69, 75 (1990)

Tziafas, D., Kolokuris, I., Alvanou, A., Kaidoglou, K.: Short-term dentinogenic response of dog dental pulp tissue after its induction by demineralised or native dentin or predentin. Arch Oral Biol 37, 119 (1992a)

Tziafas, D., Alvanou, A., Kaidoglou, K.: Dentinogenic activity of allogenic plasma fibronectin on dog dental pulp. J Dent Res 71, 1189 (1992b)

Tziafas, D., Alvanou, A., Panagiotakopoulos, N., Smith, A. J., Lesot, H., Komnenou, A., Ruch, J. V.: Induction of odontoblast-like cell differentiation in dog dental pulps after in vivo implantation of dentin matrix components. Arch Oral Biol 40, 883 (1995)

Tziafas, D., Alvanou, A., Papadimitriou, S., Gasic, J., Komnenou, A.: Effects of recombinant basis fibroblast growth factor, insulin-like growth factor II and transforming growth factor-β1 on dental pulp cells in vivo. Arch Oral Biol 43, 431 (1998)

Tziafas, D., Papadimitriou, S.: Role of exogenous TGF-β in induction of reparative dentinogenesis in vivo. Eur J Oral Sci 106, 192 (1998)

Tziafas, D., Smith, A. J., Lesot, H.: Review. Designing new treatment strategies in vital pulp therapy. J Dent 28, 77 (2000)

Up to dent®: Carisolv™. Firmenschrift Up to dent® AG, Balzers 1998

Urist, M. R.: Bone: formation by induction. Science 150, 893 (1965)

Urist, M. R., Lietze, A., Mizutani, H., Takagi, K., Triffit, J. T., Amstutz, J., Delange, R., Termine, J.: A bovine low molecular weight bone morphogenetic protein fraction. Clin Orthop 162, 219 (1982)

Vahdaty, A., Pitt Ford, T. R., Wilson, R. F.: Efficacy of chlorhexidine in disinfecting dentinal tubules in vitro. Endod Dent Traumatol 9, 243 (1993)

VDW: Firmenschrift FlexMaster®. VDW GmbH, München

Velvart, P.: Beständigkeit von Natriumhypochlorit zur Wurzelkanalspülung. Schweiz Monatsschr Zahnmed 97, 1509 (1987)

Velvart, P.: Das Operationsmikroskop. Neue Dimensionen in der Endodontie. Schweiz Monatsschr Zahnmed 106, 357 (1996)

Vessey, R. A.: The effect of filing versus reaming on the shape of the prepared root canal. Oral Surg Oral Med Oral Pathol 27, 543 (1969)

Literatur

Von der Fehr, F. R., Nygaard Östby, B.: Effects of EDTAC and sulfuric acid on root canal dentine. Oral Surg Oral Med Oral Pathol 16, 199 (1963)

Voss, A.: Die Aufbereitung gekrümmter Wurzelkanäle. Die Stepdown-Technik. Endodontie 7, 215 (1998)

Wagnild, G. W., Mueller, K. I.: Restoration of the endodontically treated tooth. In: Cohen, S., Burns, R. C. (ed.): Pathways of the Pulp. Seventh ed. Mosby, St. Louis 1998

Walsch, H.: Magnification in endodontics: Loops, microscopes, endoscopes. Contemporary Knowledge & Techniques. 10th Biennial Congress European Society of Endodontology, München, 4.–6. Oktober 2001

Waltimo, T. M. T., Sirén, E. K., Ørstavik, D., Haapasalo, M. P. P.: Susceptibility of oral Candida species to calcium hydroxide in vitro. Int Endod J 32, 94 (1999)

Waterhouse, P. J., Nunn, J. H., Whitworth, J. M., Soames, J. V.: Primary molar pulp therapy-histological evaluation of failure. Internat J of Pediatr Dent 10, 313 (2000)

Weiger, R.: Vitalerhaltende Therapie. In: Heidemann, D. (Hrsg.): Endodontie. 4. Aufl. Urban & Fischer, München, Jena 2001

Weiger, R., Geurtsen, W., Heidemann, D., Löst, C., Petschelt, A., Raab, W., Schäfer, E., Hickel, R.: Zur Prognose von Wurzelkanalbehandlungen. Wissenschaftliche Stellungnahme der DGZMK. Dtsch Zahnärztl Z 56, 206 (2001)

Weigl, P., Heidemann, D.: Restaurative Therapie des endodontisch behandelten Zahnes. In: Heidemann, D. (Hrsg.): Endodontie. 4. Aufl. Urban & Fischer, München, Jena 2001

Weine, F. S.: Endodontic Therapy. Mosby, St. Louis 1972

Weine, F. S.: Endodontic Therapy. 4th ed. Mosby, St. Louis 1989

Weine, F. S.: Endodontic Therapy. Fifth ed. Mosby, St. Louis 1996

Weine, F. S., Healey, H. J., Theiss, E. P.: Endontic emergency dilemma: Leave tooth open or keep it closed? Oral Surg Oral Med Oral Pathol 40, 531 (1975)

Wesselink, P. R.: Therapiemöglichkeiten nach Fraktur endodontischer Instrumente im Wurzelkanal. Endodontie 1, 131 (1992)

West, J. D., Roane, J. B.: Cleaning and shaping the root canal system. In: Cohen, S., Burns, R. C. (ed.): Pathways of the pulp. Seventh ed. Mosby, St. Louis 1998

White, R. R., Hays, G. L., Janer, L. R.: Residual antimicrobial activity after canal irrigation with chlorhexidine. J Endod 23, 229 (1997)

Wilder-Smith, P., Peavy, G. M., Nielsen, D., Arrastia-Jitosho, A.-M.: CO_2 laser treatment of traumatic pulpal exposures in dogs. Lasers Surg Med 21, 432 (1997)

Wildey, W. L., Senia, E. S.: A new root canal instrument and instrumentation technique: A preliminary report. Oral Surg Oral Med Oral Pathol 67, 198 (1989)

Wilkerson, M. K., Hill, S. D., Arcoria, C. J.: Effects of the argon laser on primary tooth pulpotomies in swine. J Clin Laser Med Surg 14, 37 (1996)

Willershausen-Zönnchen, B.: Zahnärztliche Behandlung in der Schwangerschaft (1. Teil). Stellungnahme der DGZMK 8/94. Dtsch Zahnärztl Z 49, 653 (1994)

Winkler, R.: Kofferdam in Theorie und Praxis. Quintessenz, Berlin 1991

Winkler, R.: MIMA – Minimal Invasive Maschinelle Aufbereitung: Endodontitischer Erfolg für die Praxis. DFZ 4, 48 (2001)

Wolch, I.: One appointment endodontic treatment. J Can Dent Assoc 41, 613 (1975)

Wu, M. K., Wang, M. E.: Antibody formation to dog pulp tissue altered by a paste containing paraformaldehyde. Int Endod J 22, 133 (1989)

Wu, M.-K., Wesselink, P. R.: Efficacy of three techniques in cleaning the apical portion of curved root canals. Oral Surg Oral Med Oral Pathol Oral Radiol Endod 79, 492 (1995)

Wu, M.-K., Wesselink, P. R.: Überlegungen zum apikalen Endpunkt der Wurzelkanalbehandlung. Endodontie 10, 9 (2001)

Yee, F. S., Martin, J., Krakow, A. A., Gron, P.: Three dimensional obturation of the root canal using injection molded, thermoplasticized dental gutta-percha. J Endod 3, 168 (1977)

Yesiloy, C., Whitaker, E., Cleveland, D., Trope, M.: Antimicrobial and toxic effects of established and potential root canal irrigants. J Endod 21, 513 (1995)

Zaccaro Scelza, M. F., Antoniazzi, J. H., Scelza, P.: Efficacy of final irrigation – A scanning electron microscopic evaluation. J Endod 26, 355 (2000)

Zeidler, D., Hornberger, R.: Fremdkörperaspiration. Med Klin 69, 195 (1974)

Zuolo, M. L., Walton, R. E., Murgel, C. A. F.: Canal Master Files: Scanning electron microscopic evaluation of new instruments and their wear with clinical usage. J Endod 18, 336 (1992)

Literatur zu Kapitel 8
Endodontische Chirurgie

Arens, D. E.: Practical lessons in endodontic surgery. Quintessence Publishing, Chicago 1998

Carr, G. B., Bentkover, S. K.: Surgical Endodontics. In: Cohen, S., Burns, R. C. (ed): Pathways of the Pulp. Mosby, St. Louis 1998

Feller, K. U., Gäbler, S., Eckelt, U.: Irritationen des Nervus alveolaris inferior nach zahnärztlicher Behandlung. Quintessenz 50, 237(1999)

Friedmann, S.: Orthograde Revision von Wurzelkanalbehandlungen – Konzeption und praktische Umsetzung. Teil 1: Prävention und Behandlung der posttherapeutischen endodontischen Erkrankung. Endodontie 10, 121 (2001)

Gäbler, S., Neise, E., Eckelt, U.: Leakage-Studie zu Thermafil an wurzelspitzenresezierten Zähnen – 123. Jahrestagung der Deutschen Gesellschaft für Zahn-, Mund- und Kieferheilkunde, Bonn, 30.09.-2.10.1999. Dtsch Zahnärztl Z Supplement, 10 (1999)

Gerhards, F., Wagner, W.: Sealing Ability of five Different Retrograde Filling Materials. J Endod 22 463 (1996)

Hülsmann, M.: Konservative Therapiemöglichkeit bei Wurzelquerfrakturen. Zahnärztl Mitt 89, 2280 (1999)

Kim, S.: Principles of endodontic Microsurgery. Dent Clin North Am 41, 481 (1997)

Martic, D., Prpic-Mehicic, G., Simeon, P., Pevalek, J.: Morphometrical analysis of main and accessory canals in apical root portion of frontal teeth. Coll Antropol 22 Suppl, 153 (1998)

Moiseiwitsch, J. R., Trope, M.: Nonsurgical root canal therapy treatment with apparent indications for root-end surgery. Oral Surg Oral Med Oral Pathol Oral Radiol Endod 86, 335 (1998)

Neukam, F. W., Becker, T.: Zysten des Kiefers und der Weichteile. In: Schwenzer, N., Ehrenfeld, M. (Hrsg.): Zahn- Mund- Kiefer-Heilkunde Band 3. Thieme, Stuttgart, New York 2000

Peters, C. I., Peters, O. A., Barbakow, F.: An in vitro study comparing root-end cavities prepared by diamond-coated and stainless steel ultrasonic retrotips. Int Endod J 34, 142 (2001)

Rud, J., Rud, V., Munksgaard, E. C.: Retrograde root filling with dentin-bonded modified resin composite. J Endod 22, 477 (1966)

Terheyden, H.: Verwendung von Knochenersatzmaterialien in der chirurgischen Zahnheilkunde, Stellungnahme der DGZMK V1.0 Stand 9/00. Dtsch Zahnärztl Z 55, 15 (2000)

Torabinejad, M., Watson, T. F., Pitt Ford T. R.: Sealing ability of a mineral trioxide aggregate when used as a root end filling material. J Endod 19, 591 (1993)

Velvart, P.: Das Operationsmikroskop in der Wurzelspitzenresektion – Teil I: Die Resektion. Schweiz Monatsschr Zahnmed 107, 507 (1997)

Velvart, P.: Das Operationsmikroskop in der Wurzelspitzenresektion – Teil II: Die retrograde Versorgung. Schweiz Monatsschr Zahnmed 107, 969 (1997)

Literatur zu Kapitel 9
Akutes Zahntrauma

Andreasen, J.O., Andreasen, F. M.: Essentials of traumatic injuries of the teeth. Munksgaard, Copenhagen (1994)

Flores, M. T., Andreasen, J. O., Bakland, L. K.: Guidelines for the evaluation and management of traumatic dental injuries. Dent Traumatol 17, 1–4, 49–52, 97–102, 145–148 (2001)

Ingle, J. I., Bakland, L. K.: Endodontics. Chapter 17. Fourth ed. Williams & Wilkins, Baltimore (1994)

Lee, J. Y., Vann Jr. W. F., Sigurdsson, A.: Management of avulsed permanent incisors: A decision analysis based on changing concepts. Pediatr Dent 23, 357 (2001)

Trope, M.: Treatment of avulsed tooth. Pediatr Dent 22, 145 (2001)

Trope, M., Chivian, N., Sigurdsson, A.: Traumatic injuries. In: *Cohen, S., Burns, R. C.* (ed.): Pathways of the pulp. Seventh ed. Mosby, St. Louis 1998

Literatur zu Kapitel 10
Bleichen

Geurtsen, W.: Bleichen und Veneers aus heutiger Sicht: Biokompatibilität, Indikation und Methodik. Vortrag Herbsttagung der Gesellschaft für Zahn-, Mund- und Kieferheilkunde Dresden e.V., Dresden 04.11.2000

Kielbassa, A. M., Wrbas, K.-Th.: Extrinsische und intrinsische Zahnverfärbungen. Teil 1: Ursachen. ZWR 109, 177 (2000)

Peters, O. A.: Endodontische Behandlung und internes Bleichen – zwei Fallberichte. Endodontie 10, 179 (2001)

Rotstein, I.: Bleaching nonvital and vital discolored teeth. In: *Cohen, S., Burns, R. C.* (ed.): Pathways to the pulp. Seventh ed. Mosby, St. Louis 1998

Sachwortverzeichnis

Sachwortverzeichnis

Sachwortverzeichnis

Sachwortverzeichnis

Sachwortverzeichnis